"博学而笃志，切问而近思。"

《论语》

博晓古今，可立一家之说；
学贯中西，或成经国之才。

基础医学本科核心课程系列教材

总主编：汤其群

人体寄生虫学

HUMAN PARASITOLOGY

主　　审　吴观陵

主　　编　程训佳

副 主 编　毛佐华

特邀编委　周晓农　宋关鸿　吴忠道

编　　委（按姓氏笔画排序）

王菲菲　毛佐华　付永锋　冯　萌　刘　君

孙建华　吴忠道　宋关鸿　邵红霞　周晓农

胡　薇　程训佳　蔡俊龙

复旦大学出版社

基础医学本科核心课程系列教材
编写委员会名单

总主编　汤其群

顾　问　郭慕依　查锡良　鲁映青　左　伋　钱睿哲

编　委（按姓氏笔画排序）

王　锦　左　伋　孙凤艳　朱虹光　汤其群　张红旗

张志刚　李文生　沈忆文　陆利民　陈　红　陈思锋

周国民　袁正宏　钱睿哲　黄志力　储以微　程训佳

秘　书　曾文姣

序 言

医学是人类繁衍与社会发展的曙光，在社会发展的各个阶段具有重要的意义，尤其是在科学鼎新、重视公民生活质量和生存价值的今天，更能体现她的尊严与崇高。

医学的世界博大而精深，学科广泛，学理严谨；技术精致，关系密切。大凡医学院校必有基础医学的传承而显现特色。复旦大学基础医学院的前身分别为上海第一医学院基础医学部和上海医科大学基础医学院，诞生至今已整60年。沐浴历史沧桑，无论校名更迭，复旦大学基础医学素以"师资雄厚，基础扎实"的风范在国内外医学界树有声望，尤其是基础医学各二级学科自编重视基础理论和实验操作、密切联系临床医学的本科生教材，一直是基础医学院的特色传统。每当校友返校或相聚之时，回忆起在基础医学院所使用的教材及教师严谨、认真授课的情景，都印象深刻。这一传统为培养一批又一批视野开阔、基础理论扎实和实验技能过硬的医学本科生起到关键作用。

21世纪是一个知识爆炸、高度信息化的时代，互联网技术日益丰富，如何改革和精简课程，以适应新时代知识传授的特点和当代大学生学习模式的转变，日益成为当代医学教育关注的核心问题之一。复旦大学基础医学院自2014年起在全院范围内，通过聘请具有丰富教学经验和教材编写经验的全国知名教授为顾问、以各学科带头人和骨干教师为主编和编写人员，在全面审视和分析当代医学本科学生基础阶段必备的知识点、知识面的基础上，实施基础医学"主干课程建设"项目，其目的是传承和发扬基础医学院的特色传统，进一步提高基础医学教学的质量。

在保持传统特色、协调好基础医学各二级学科和部分临床学科的基础上，在全院范围内组织编写涵盖临床医学、基础医学、公共卫生、药学、护理学等专业学习的医学基础知识的教材，这在基础医学院历史上还是首次。我们对教材编写提出统一要求，即做到内容新颖、语言简练、结合临床；编写格式规范化，图表力求创新；去除陈旧的知识和概念，凡涉及临床学科的教材，如《系统解剖学》《病理学》《生理学》《病理生理学》《药理学》《法医学》等，须聘请相关临床专家进行审阅等。

　　由于编写时间匆促，这套系列教材一定会存在一些不足和遗憾，希望同道们不吝指教和批评，在使用过程中多提宝贵意见，以便再版时完善提高。

2015 年 8 月

前　言

　　复旦大学基础医学本科核心课程系列教材《人体寄生虫学》于 2015 年 7 月顺利落笔,欣喜之余,我们重温了前辈老师们在当时的条件下艰苦创业的历史,感慨万千。翻阅数十年前寄生虫学教研室编写的《寄生虫学讲义》,仿佛见到前辈老师们在资源极为匮乏的环境中为教材建设而一字一句埋首笔耕的情景,他们就是以《寄生虫学讲义》这样简陋的印刷形式作为教材,兢兢业业开创了本校人体寄生虫学本科教学和高级师资的培养工作,为许多医学院校和科研机构培养了专业教学骨干,并为我国寄生虫病防治提供了有力的智能支撑,在我国医学寄生虫学教育初创阶段留下了他们至今仍令人难以忘怀的辛劳足迹。抚今追昔,前辈老师们的渊博学识和敬业精神深深地感染了我们。作为后辈的我们,追随前辈们的足迹,在教材建设中做出我们这一代人的努力就成了我们同事们的一个挥之不去的愿望。复旦大学基础医学院启动基础医学本科核心课程系列教材建设,为我们创造了这个机会,让我们有幸搭上了复旦大学出版社复旦博学自创图书品牌列车。已出版的“复旦博学”教材在中国高校师生中具有良好的声誉,为了使《人体寄生虫学》首版自创教材力臻完美,编委们不辞劳苦忘我工作,经过多轮商讨、分析、修改和润色,为新教材按时出版奠定了基础。参与本教材的编写人员均是在教学第一线工作的教师,几乎一半是青年人,同时邀请了中国疾病预防与控制中心寄生虫病预防控制所周晓农所长、第二军医大学宋关鸿教授、中山大学吴忠道教授等参与撰写相关章节,并邀请了南京医科大学吴观陵教授作为全书的主审。他们的参与无疑有助于提高本教材编撰质量。回顾本教材的编撰过程,受到了许多我国老一辈寄生虫学家的关心和指导,也得到了业界同道的热情支持和帮助,本教材面世之际,一并致以衷心地感谢!

　　本教材遵循本系列教材的三大编撰宗旨:内容与时俱进、语言精简凝练、紧密结合临床。为充分反映社会对医学人才需求的变化趋势和追踪最新的教学动态与热点,编委对医学生在基础阶段必须具备的专业知识点、知识面进行了重新审视和梳理。这一努力较好地反映在本教材的内容布局上,做到了既保持了人体寄生虫学的基本理论知识,又反映了本学科进展性学术前沿成果,同时强化了寄生虫病临床和预防知识内容。本书在各论内容设置上具有一定的独特性和新颖性,如为使学生了解寄生虫学和热带病等学科发展的过去、现在和将来,设置了"历史沿革";为了较集中地体现学科一些新进展内容和多学科渗透的魅力,专设了"细胞和分子致病";为贴近临床,使《人体寄生虫学》真正成为通向临床的桥梁课程,设置了"临床学"。这样的内容设置,既有利学科素养的培养,也有于利提升医学生解决实际临床问题的能力。期待本教材的使用能提高医学生们学习人体寄生虫学的兴趣。

全书共 22 章,30 余万字,附图 124 幅,涉及寄生虫及所致疾病 90 余种。文字精练,图文并茂,版面生动活泼、令人耳目一新。本教材适用于长、短学制医学本科人体寄生虫学教育,甚至研究生教育,其多学制和不同层次的通用性是节约出版资源的有益尝试。编者要特别强调的是,在本教材中,大量使用了自己拍摄的镜下实物标本和实体标本图,重新创编和绘制了寄生虫生活史、致病机制及其他相关图谱,凸显了自主知识产权理念,期待可为复旦博学品牌提供借鉴。

本教材是复旦大学基础医学院病原生物学系寄生虫学专业全体教职工共同努力的成果,但在书稿最后的整理中,冯萌老师花费了大量时间承担全书文本的规范化、全部插图的整理、编撰和修改工作,对于他的辛勤付出和出色工作,表示特别的感谢。同时,冯萌、付永锋老师承担了部分编务;在职博士生刘君参与撰写相关章节;蔡俊龙老师、刘君、闵向阳、管悦等在读研究生也部分承担了文字校对工作,对于他们的细致、严谨和负责的工作精神,也表示衷心感谢。

由衷地感谢复旦大学基础医学院和复旦大学出版社自始至终给予的指导和支持。

由于时间、编者学识水平等限制,在本教材的内容、文字、编排、图表等方面难免存在疏漏和错误之处,恳请读者不吝指正。

程训佳 毛佐华

2015 年 8 月

目 录

第一篇 总论

第二篇　医学原虫学

第三篇 医学蠕虫学

第四篇 人类疾病相关的节肢动物

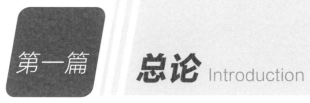

第一篇 总论 Introduction

第一章　概　　论

人体寄生虫学(human parasitology)或称医学寄生虫学(medical parasitology)是研究与人体健康有关寄生虫的生物学、生态学、致病机制、实验诊断、流行规律和防治措施的科学。人体寄生虫学由医学原虫学(medical protozoology)、医学蠕虫学(medical helminthology)和医学节肢动物学(medical arthropodology)3 部分内容组成,是预防医学和临床医学的一门基础学科,尤其是临床医学的一门桥梁学科。

第一节　寄生虫学发展简史

一、国外寄生虫学发展简史

寄生虫学是研究导致人类寄生虫病的病原体的专门学科,而寄生虫也是传染性疾病病原体的重要组成部分,了解和掌握国外寄生虫学的发展历史,对研究寄生虫的生物学特征、掌握寄生虫病流行规律具有重要意义。寄生虫学发展历史大体可分为寄生虫学史前期、萌芽期、形成期和现代寄生虫学 4 个时期。

1. 寄生虫学史前期　寄生虫学史前期是指公元前 4000 至 17 世纪中叶时期。这一时期又可划分为公元前和公元后 2 个阶段。

(1) 公元前阶段:是指公元前 4000 年到公元世纪开始的时期。这一时期内,人们只能从仅有几种文字的记载或古尸中,发现当时人类仅对寄生虫病症状有些模糊的认识。早在古希腊、古罗马和古阿拉伯等国家,就有关于人类感染蠕虫的文字记载。而更早对寄生虫病的认识是在 4000 多年前,人们就认识到疟疾是一种人类疾病。公元前 1500 年,埃伯斯(Ebers)纸草文中记载着埃及肠虫病和血吸虫病等疾病的症状。

(2) 公元后阶段:是指公元世纪开始至 1684 年的时期。在这一阶段中,人们开始发现了一些寄生于人体或动物体内的寄生虫种类。如公元 138 年,Araetaeus 记述了棘球蚴病;盖伦(Galen,129~200)识别出蛔虫、蛲虫和带绦虫,并首次详细记载了疟疾;1379 年,Brie de 记录了在羊体内发现肝吸虫。更为进一步的是 1684 年列文虎克(Leeuwenhoek)在他自己粪便中,借助于自己设计的微小单透镜的显微镜,发现了世界上第 1 个原虫——蓝氏贾第鞭毛虫,并记录了贾第鞭毛虫病。

2. 寄生虫学萌芽期　寄生虫学萌芽期是指 17 世纪后期至 19 世纪中叶时期。该时期以 1684 年意大利内科医生 Francesco Redi 写下的第 1 部寄生虫学书籍 *Osservazioni inforni agli animali viventi che si trovano negli animali viventi* 为标志性事件。他在该书中首次描述开展的现场寄生虫感染调查,描述巨颈绦虫幼虫和肝片形吸虫结构。由于这些贡献,Francesco Redi 被誉为"寄生虫学之父"。在这一时期中,热带病这门学科发展较快,但寄生虫学作为一门学科尚处于萌芽状态。

3. 寄生虫学形成期 寄生虫学形成期是指 19 世纪后期至 20 世纪中叶时期。此期可分为 2 个阶段:①寄生虫学形成阶段,从 19 世纪后期至 20 世纪早期;②寄生虫学建立阶段,为 1914～1942 年。

(1) 形成阶段:1877～1910 年,以 Patrick Manson(1877)提出虫媒传播寄生虫病的概念并创立了热带医学领域,作为这个阶段的标志性起点。Patrick Manson 于 1877 年阐明班氏丝虫生活史,明确了蚊在传播丝虫病中的作用,首次提出了昆虫在人类疾病中的媒介作用。Patrick Manson 于 1898 年出版了《热带病手册》,组建了伦敦热带医学卫生学院,并将寄生虫学作为热带医学的一个学科。此后,寄生虫学方面的科学家发现和阐明了更多的寄生虫生活史及寄生虫病病因、病理、致病机制和流行病学。

(2) 建立阶段:1914～1942 年。尽管在 1908 年,第 1 本寄生虫学英文杂志 *Parasitology* 作为 *Journal of Hygiene* 的补充本而创刊,主要内容为"传播疾病的昆虫、疟疾、锥虫病、螺旋体病、巴贝虫、鼠疫以及寄生蠕虫",但当时大多数有关寄生虫学论文均发表在其他各类学术杂志上,故多数学者认为寄生虫学的建立应该以 1914 年创刊的 *Journal of Parasitology* 为起点。在这一杂志创刊的同期,世界各地的寄生虫学家队伍逐渐形成,各种寄生虫学研究机构和学术团体相继建立,一些较大的高等院校将寄生虫学列入研究生教育课程,不同的寄生虫学专业杂志相继出版。

4. 现代寄生虫学时期 现代寄生虫学时期是指 1948 年起至今。以实验为基础的现代寄生虫学在这一阶段得到发展。寄生虫学科已融入现代生物学、现代生物化学等内容,如 1959 年第一个抗牛、羊肺蠕虫商业疫苗面世;1961 年,Diamond 成功无菌培养溶组织内阿米巴;1962 年,Vickerman 阐明锥虫生活史中生物化学改变的重要意义;1969 年,阐明血吸虫吸附宿主抗原从而伪装、逃避免疫攻击的理论;1969 年,Vickerman 提出了锥虫表膜在抗原变异中的作用;1970 年,Hutchison 发现刚地弓形虫生活史及猫在弓形虫病传播中所起的作用;1976 年,Trager 和 Jensen 成功进行恶性疟原虫红内期体外连续培养;1982 年,美国科学家描述第 1 个疟疾疫苗,即环子孢子蛋白;以及 1993 年 Patarroyos 报道南美疟疾疫苗的试验首次取得可喜结果。特别是在 1963 年,英国的 Brenner 发现自由生活的线虫——秀丽隐杆线虫(*Caenorhabditis elegans*)成虫细胞数量不多,功能也不复杂,身体透明,可以在显微镜下观察细胞的分裂过程,是研究发育生物学和神经生物学理想的模式动物。这种将基因分析与在显微镜下观察细胞分裂相结合的研究方法引发了 Brenner 等在这一领域的一系列重大发现,并成为日后许多相关发现的基础。目前,秀丽隐杆线虫成虫几乎应用到从胚胎发育学到老年学等各个生物学研究领域,其中最杰出的成果是 Brenner、Horvitz 和 Sulston 对器官发育及程序性细胞凋亡(programmed cell death)基因调控机制的研究,3 位科学家也因此获得 2002 年度诺贝尔生理学或医学奖。到 20 世纪中叶,随着分子生物学、生物信息学、免疫学、基因组学、蛋白质组学等技术飞速发展,学科间交叉渗透,相互响应,对寄生虫的研究不断深化,孕育出新型寄生虫学科,如分子寄生虫学、寄生虫细胞生物学、寄生虫免疫学等。此外,多种寄生虫基因组计划及后基因组计划研究的启动,标志着寄生虫学进入了崭新的时代。

二、我国寄生虫学发展简史

我国寄生虫学的发展可以分为以下 3 个时期。

1. 古代期 我国寄生虫最早的记录是秦汉间写成《黄帝内经》。古代寄生虫的各种名称曾散见于各种医籍中,有关于人体常见的 12 种寄生虫的描述,诸如伏虫、蛕虫或称蛔虫、寸白虫、肉虫、肺虫、胃虫、弱虫、赤虫、蛲虫、应声虫、尸虫及癣虫。关于寄生虫病的发病、症状及治疗,我国古代也有不少的记载,如司马迁所著《史记》(公元前 90 年)的《仓公列传》一篇中有"病蠕得之于寒湿,寒湿气宛笃不化为虫"。宋代绍兴十六年(1146 年)窦材所著的《扁鹊心书》中有"三虫者蛔虫、蛲虫、寸白虫也。幼时多吃生冷、硬物及腥厌之物,久之生虫。若多食牛肉则生寸白"。明朝的药物学家李时珍在《本草纲目》中曾提到"蚊产子于水中为孑孓虫,仍变蚊也"。

在我国的寄生虫学的发展中,也有利用寄生虫治疗其他疾病的记载。在《本草纲目》中曾提到一系列关于利用寄生虫治疗疾病的方法,例如利用水蛭、虻、臭虫、蝇、蝇蛆等可以治疗各种疾病。关于蝇蛆,李时珍写道:"马肉蛆,治针箭入肉中,及取虫牙"。

2. 近代期 约于 1870 年后,西方传教士及医生在我国开始了寄生虫病的调查,如 1878 年 Patrick Manson 在我国厦门发现班氏丝虫中间宿主和传播媒介。大约自 1887 年开始,教会医院的医生也开始进行寄生虫病的调查。如 1905 年 Logen 在湖南常德报道了第 1 例日本血吸虫病患者。1910 年 Maxwell 写《中国的疾病》一书,其中有专篇描述了我国寄生虫病的情况。1920 年后,以 Faust 为代表的外国学者,在海关、教会医生工作的基础上,进一步探讨了日本血吸虫病、华支睾吸虫病、姜片虫病、钩虫病和某些原虫病等问题。颜福庆医师早在 1919 年发表了"萍乡煤矿工人钩虫病感染率及实施预防情况的报告"。1930 年后,我国开始有了自己的但为数不多的专业人员,对疟疾、血吸虫病、黑热病、钩虫病等进行了调查和有限的防治实验。尽管如此,我国老一辈寄生虫学工作者,克服重重困难,仍然取得了很大成绩,奠定了寄生虫学在中国发展的基础。我国近代医学教育中最初是将寄生虫学设在病理学或微生物学课程中进行讲授,如洪式闾教授在国立北京医科大学任校长期间兼病理学及寄生虫学教授;金大雄教授在贵阳医学院先任病理科教授后兼寄生虫学教授;陈心陶教授在岭南大学任代院长期间兼任寄生虫学及细菌学教授。

新中国成立后,日本血吸虫病、疟疾、黑热病、丝虫病、钩虫病、肺吸虫病等都列为国家研究的中心工作。这一时期的科学研究是强调理论和实际相结合,同时以解除广大人民的痛苦为出发点,在寄生虫病防治战线上做出了杰出的成绩。在日本血吸虫病方面调查了全国的基线情况,至 1958 年基本控制了很多地区内的血吸虫病。在疟疾方面,发病率也有所降低;1958 年治疗了 3 000 余万例钩虫患者,而且在许多地区开始实施粪便管理;黑热病已在全国大部分地区基本控制。这些防治与科研相结合的工作也带动了其他寄生虫病的防治工作,取得了一定的成绩。

3. 现代期 近60年来,寄生虫学与寄生虫病研究与寄生虫教育发展得到长足进步,最大的特点是科研结合防治实际需要,直接服务于防治策略和技术进步,取得了巨大成绩。据统计,自1949～1986年,在各种公开刊物发表的寄生虫论著、报告不下2万篇,居生物医学各学科之首。1964年,创办了冯兰洲任主编的第1本专业杂志《寄生虫学报》(*Acta Parasitologica Sinica*),之后又创办了一系列中文寄生虫学专业杂志。近年来,更有许多高水平的研究论文发表在许多国际知名刊物上,向世界展示我国寄生虫学与寄生虫病学研究成果。主要集中在针对寄生虫本身的分子寄生虫学研究;针对寄生虫与宿主的关系或寄生虫本身的基因调控研究;针对寄生虫传播媒介的研究,以发现对抗寄生虫的方法;针对寄生虫与宿主间的相互关系及宿主免疫方面的研究;针对寄生虫基因组计划及后基因组计划研究,标志着寄生虫学进入了崭新的时代。2008年,我国宣布在全国范围内消灭了丝虫病,在日本血吸虫病、土源性线虫病、带绦虫病、黑热病等的预防和控制上取得了举世瞩目的成就。面对突飞猛进的生物医学和分子生物学的飞快发展,2012年中国疾病预防控制中心寄生虫病预防控制所创办 *Infectious Diseases of Poverty* 英文杂志,表明我国人体寄生虫学学科正快速融入现代国际生物学主流的步伐,为现代寄生虫学的发展奠定了基础。

(周晓农)

第二节　寄生虫与寄生虫病对人类的危害

在自然界,某些生物随着遗传进化演化成终生或在其生命的某段时间需要生活在另一种生物的体表或体内两者共同生活的现象,称为共生。按照两种生物之间的利害关系,共生又可分为3类,即互利共生、共栖和寄生。其中寄生是在共同生活中一方获利,而另一方受损的关系。获利者称为寄生虫,受损者称为宿主。寄生虫从宿主获得所需的食物和寄居场所,并依据其侵入的数量、毒力、寄生场所、移行途径及宿主的健康和营养状态,造成宿主不同程度的损害。寄生虫学从病原学和病原种群动力学阐明寄生虫进入人体、建立寄生关系、发展为寄生虫病、寄生虫病的流行到控制及终止的过程;从病原种群遗传变异和生态环境改变,预测寄生虫病流行区的变化;从病原增殖与致病力及其和宿主环境的关系探索寄生虫病的病理生理变化和临床症状;对于某一地区新现的人源或人兽共患寄生虫病,或对于已经得到控制和消灭的寄生虫病,进行监测、预报和防止复燃;从寄生虫的物质代谢研究合成抗寄生虫新药的途径。

寄生虫病目前仍然是全球发展中国家的主要公共卫生问题之一,也是我国重要的公共卫生问题之一。寄生虫对人的危害,主要包括其作为病原体引起寄生虫病及作为疾病的传播媒介传播虫媒病两个方面。它不仅危害人类的身体健康,损害社会生产劳动力,增加家庭经济负担,而且也破坏畜牧家禽业生产,阻碍社会经济发展。为此,世界卫生组织(WHO)等将疟疾、血吸虫病、利什曼病、淋巴丝虫病、河盲症、非洲锥虫病和美洲锥虫病7种寄生虫病列人要求防治的对人类危害最严重的 10 种热带病中。据 WHO 估计 20 世纪 70～90 年代,全世界 4 亿～4.9 亿人感染疟疾,每年死亡 220 万～250 万人,仅非洲每年至少有 100 万 14 岁以下儿童死于疟疾;约 1.5 亿人感染血吸虫,5 亿～6 亿人受血吸虫感染的威胁,每年死亡 50 万～100 万人;全球性传播的班氏丝虫病,有 2.5 亿人受感染,约有 9 亿人居住在受威胁地区;全球有约 1 760 万人患盘尾丝虫病(河盲症),在非洲和拉丁美洲流行严重地区,失明患者可达 15%。全球热带和亚热带地区流行的利什曼病,每年约有 40 万新感染的患者;非洲锥虫病(睡眠病)约 40 万人受感染的威胁,美洲锥虫病(恰加斯病)在南美洲至少 1 000 万人受感染。此外,肠道原虫和蠕虫感染也严重威胁人类健康。其重要种类有全球性流行的阿米巴病、蓝氏贾第鞭毛虫病、蛔虫病、鞭虫病、钩虫病和蛲虫病,以及一些地方性流行的猪带绦虫病、牛带绦虫病等肠道蠕虫病。据估计,全球蛔虫、鞭虫、钩虫、蛲虫感染人数分别高达 12.83 亿、8.7 亿、7.16 亿和 3.60 亿。在亚洲、非洲和拉丁美洲的农业生产地区,污水灌溉、施用新鲜粪便等生产方式有利于肠道寄生虫病的传播,在农村营养不良的人群中常见多种寄生虫混合感染。寄生虫感染还可影响优生优育和人口素质,妇女孕期感染弓形虫,可经胎盘血流引起胎儿先天性感染,可致流产、早产、死产或胎儿畸形,出生后可致智力发育不全或癫痫。据估计,我国妇女每年可能生育 8 万～10 万弓形虫病儿童,美国每年也有近 3 300 个新生儿患弓形虫病;感染土源性线虫的儿童,常引起营养不良、贫血、发育迟缓、智力受损,极易患其他感染。

在欧美发达国家,虽然寄生虫病流行不如发展中国家那样严重,但仍然是重要的公共卫生问题。估计阴道毛滴虫感染人数美国 250 万、英国 100 万;蓝氏贾第鞭毛虫感染在前苏联特别严重,美国几乎接近流行。此外,人类免疫缺陷病毒(HIV)感染导致患者免疫功能低下,常继发感染弓形虫、隐孢子虫等机会致病性寄生虫,是导致艾滋病患者继发感染死亡的重要原因。来自热带寄生虫病流行区的移民和前往这些地区旅游的居民及来自流行区的患病军人或务工人员都成为这些国家寄生虫病继续流行或引起"新"寄生虫病流行的传染源。

疟原虫、血吸虫和丝虫等寄生虫感染常可造成慢性健康损害,使患者部分或完全丧失劳动能力,加重医疗负担,严重影响经济发展。轻度血吸虫病患者可丧失劳动力 16%～18%;中度患者丧失劳动力 30%～57%;重度患者丧失劳动力 72%～78%。疟疾流行严重的非洲马拉维(Malawi)地区 1994 年由疟疾造成的直接和间接经济损失,约占家庭年收入的 32%。非洲撒哈拉周边地区 1997 年由疟疾引起的直接和间接经济损失超过 20 亿美元。整个非洲用于疟疾治疗费用,丧失工作日的损失及控制疟疾投入的资金约占国民生产总值(GDP)的 5%。美国每年有约 3 300 个新生儿患弓形虫病,耗费约 2 200 多万美元的医疗费用。

很多寄生虫病是人兽共患病,如旋毛虫病、棘球蚴病、囊尾蚴病、弓形虫病、隐孢子虫病、肉孢子虫病和裂头绦虫病等,不仅危及人类健康,也可使畜牧业蒙受重大损失。例如,1980年墨西哥因猪患囊尾蚴病废弃大量猪肉,损失约 4 300 万美元,相当于养猪业投资总额的 68.5%。我国每年因囊尾蚴病造成的经济损失可达 8 000 万元人民币以上。寄生虫也造成畜禽产品品质下降,如山羊蠕形螨、牛皮蝇蛆可引起羊皮、牛皮穿孔,皮张报废;绵羊寄生虫病严重时,可致背毛粗乱,羊毛质量严重下降。我国山羊蠕形螨引起的山羊皮张损失每年达

1 000多万元人民币。此外,寄生虫在畜禽体内寄生,造成机械损伤,引起组织器官发炎,其代谢产物可对畜禽具有毒素作用,降低畜禽对饲料的利用,而且寄生虫从畜禽体内长期夺取营养,使畜禽慢性营养不良,严重时可致畜禽死亡,造成畜禽养殖业巨大经济损失。

寄生虫病主要在世界贫穷地区流行,与当地经济落后,以及文化、卫生、医疗、健康教育、疾病防控等资金投入不足密切相关。同时,寄生虫病的流行又迫使政府投入大量资金治疗和控制这些疾病,加重了政府的财政负担,影响国家经济建设进程,形成因贫致病和因病促贫的恶性循环。因此,有人称寄生虫病是"乡村病"、"贫穷病",与社会经济和文化落后互为因果,影响社会经济发展和摆脱贫穷落后,妨碍社会进步与发展。

第三节　我国寄生虫病的防治成就与现状

我国疆域辽阔,地处温带和亚热带,自然条件复杂,动物种类繁多。因此,寄生虫种类多,曾是寄生虫病流行严重的国家之一。由于寄生虫病主要流行于广大农村地区,新中国成立后,20世纪50年代中期,党和政府将防治血吸虫病、疟疾、黑热病、丝虫病和钩虫病列入《全国农业发展纲要》。经过50多年的努力,我国自力更生,依靠专业技术人员和基层群众相结合,在上述五大寄生虫病的研究与防治上取得了令人瞩目的成就,成为发展中国家的典范。

血吸虫病曾流行于我国长江流域及其以南12个省(市、区)的454个县(市、区),约有1 100万血吸虫病患者,钉螺面积约148亿平方米。至2002年已有广东、上海、福建、广西、浙江5个省(市、区)阻断了血吸虫病传播;至2008年全国454个流行县(市、区)中已有265个阻断了血吸虫病传播,97个控制了血吸虫病传播。其余县(市、区)的疫情也大大减轻。截至2009年,我国血吸虫病患者人数降至36.6万人,钉螺面积约37.24亿平方米。有效地保护了疫区居民的身体健康,推动了社会经济发展。原先血吸虫病严重流行地区,现都成为我国经济高度发达的地区。然而,尚未控制传播的92个县(市、区)都分布在湖沼地区和高原山区,钉螺分布广泛,孳生环境复杂。加之,病牛、多种动物等保虫宿主作为主要传染源广为存在,渔民和船民流动人口又可造成传染源扩散。水坝工程建设及"平垸行洪、退田还湖"政策的落实,生态环境变化,湖水面积扩大也可能造成钉螺的孳生和扩散。

疟疾在我国乡村和城镇都曾严重流行,从北往南渐趋严重。北纬25°南岭山脉以南地区,多为高疟区和中疟区,恶性疟疾普遍存在;在北纬25°～33°南岭山脉和秦岭、淮河流域之间地区,多为中疟区和低疟区,以间日疟疾为主,兼有恶性疟疾存在,常有暴发流行;在北纬33°秦岭、淮河流域以北地区,疟疾流行相对较轻,间日疟原虫为唯一虫种,但亦有恶性疟疾输入引起的流行。新中国成立之前,疟疾患者约3 000万,流行于1 829个县(市)。经过近60年的积极防治,疟疾流行区的范围明显缩小,危害性明显减轻,发病率大幅度下降。2010年,疟疾发病人数从20世纪50年代的697万降至7 855人;发病率从122.9/万降至0.06/万。全国发病人数和发病率分别下降了近900倍和2 000余倍。但是,传播疟疾的媒介按蚊仍然广泛存在,一旦因人口流动输入新的传染源,或者无免疫力的外来人口进入老疟区,均可能引起新的疟疾流行,甚至暴发流行。随着世界经济全球化和国际交往增加,劳务输出数量逐年增多,特别是来自缅甸和非洲等恶性疟疾高发区的劳务归国人员,输入性疟疾病例增多。2010 年,云南省境外输入恶性疟疾患者 416 例,占全国输入恶性疟疾病人 1 161 例的35.8%。中部黄淮流域的安徽、河南、湖北、江苏 4 省虽对回升的疟疾疫情势头得到有效的遏制,但是疟疾疫情仍处于不稳定状态,输入性疟疾病例仍呈逐年上升的趋势。疟疾疫情基本控制的贵州、四川、广东、广西、浙江、湖南等省(区)疟疾年发病率基本控制在数百例。其余福建、重庆、山东、上海、江西、辽宁、陕西、山西、黑龙江、甘肃、西藏等 11 省(市、区)均有散在疟疾病例报告。除山东省外,其余各省(市、区)报告疟疾病人均少于 100 例,其中山东、辽宁、江西、上海、福建、黑龙江、甘肃等 7 省(市)的疟疾病人 70%~100%为输入性疟疾病例。

丝虫病曾在我国 16 个省(市、区)的 864 个县(市、区)流行,防治前全国有 3.3 亿人口受丝虫病威胁,丝虫病患者多达 3 099.4 万例。经过 50 多年努力,采用大面积海群生药盐普服的科学防治技术以消除丝虫病传染源,于 1994 年实现全国基本消灭丝虫病。2008 年,我国宣布在全国范围内消灭了丝虫病,达到人群微丝蚴率和蚊媒幼虫自然感染率降至零或接近零,未发现人体丝虫新感染,完全阻断了丝虫病的传播。但是,丝虫病的传播媒介仍广泛存在,还有数量可观的现症患者和遗留的晚期患者。

20 世纪 50 年代,在长江以北 16 个省(市、区)650 个县(市、区)有黑热病人约 53 万例,1958 年我国宣布基本消灭了黑热病。但是,40 多年后华东广大老疫区病原并未消灭,皮肤黑热病例还有发现。但在甘肃南部、四川北部山区和自内蒙古、陕北至新疆的广阔荒漠地带,每年仍有数百例黑热病患者和犬内脏黑热病报告。作为自然疫源性疾病,黑热病对当地居民健康和西部经济的发展仍然是一个威胁。

此外,我国在肠道寄生虫病防治方面也取得了显著成就。2001~2004 年全国(除我国台湾、香港、澳门外)土源性线虫钩虫、蛔虫、鞭虫的感染率和估算感染人数分别为 6.12%/3 930万、12.72%/8 593 万和 4.63%/3 909 万;带绦虫的感染率和估算感染人数为 0.28%和 55万;12 岁以下儿童蛲虫感染率为 10.28%;棘球蚴病、囊尾蚴病、并殖吸虫病、旋毛虫病和弓形虫病的血清阳性率分别为 11.98%、0.55%、1.70%、3.31%和 7.97%。比 1990 年的钩虫、蛔虫、鞭虫等土源性线虫感染率大幅度下降,分别降低了 60.72%、71.29%和 73.60%,感染人数显著地减少了 76%(4.07 亿)。但是,各省(区、市)间及省(区、市)内不同地区的感染率差异很大,仍然有 11 个省(区、市)的感染率高于 20.07%~56.22%。目前正在进行第 3 次全国的寄生虫病发病情况调查,一定会有更大的改善。

尽管我国在寄生虫病防治领域取得了巨大成就,但近年来,随着生活与社会的变化,食源性寄生虫病的发病却出现上升趋势。华支睾吸虫感染比 20 世纪 90 年代上升了 75%,其中广东、广西、吉林等省(区)上升幅度尤其显著,分别上升了 182%、164%和 630%。带绦虫感染率比 20 世纪 90 年代上升了 52.49%,其中西藏和四川分别上升了 97%和 98%。囊尾蚴病血清阳性率高达 12.04%,主要分布在我国西部的四川、青海、西藏和甘肃等省(区)的牧区和半农半牧区。食源性寄生虫病增多与一些地区长期以来形成的生食或半生食淡水鱼和肉类的饮食习惯尚难改变;人们生活水平提高,外出就餐机会增多,感染率增加;集约化养殖业迅速发展,肉类、鱼类等食品的卫生检疫工作相对滞后;尚未系统地开展食源性寄生虫病的防治工作等因素有关。

第四节　寄生虫病防治存在的问题与对策

我国控制和消灭寄生虫病的工作,经过近半个世纪的努力,取得了无与伦比的成绩。但形势依旧不容乐观,因为病原生物的出现先于人类,而且与人类相伴而生,永远共存。一旦放松警惕,疏忽防治,加上一些生存条件和环境的改变,病原寄生虫就可能卷土重来,已经基本消灭或控制的寄生虫病再现和新的寄生虫病出现;国际、国内旅游事业的快速发展,世界移民潮、民工潮、难民潮的不断出现,使人口流动频繁,城市化进程加快,大都市人口过分集中拥挤,增加了易感人群和传染源接触的机会;贸易全球化,食品生产、加工和部分人食用方法、习惯的改变,增加了感染食源性寄生虫的风险;随着生态环境的破坏和生活方式的改变,人类接触自然界疾病的虫媒和动物保虫宿主的机会增加,加大人类患人兽共患寄生虫病的概率,这些都是寄生虫病防治工作仍将面临的许多需要克服和解决的问题。

一、机会致病性寄生虫危害加大

一些寄生虫在免疫功能正常的人体内,侵袭力和致病力受宿主机体免疫功能制约,通常无明显致病性,呈隐性感染或共栖状态,但当宿主受各种原因影响而导致机体免疫功能受损或缺陷时,这些寄生虫的致病性增加,使隐性感染转变为临床发病,甚至发生严重的致死性感染。这类寄生虫称为机会致病性寄生虫(opportunistic parasites)。

机会致病性寄生虫以原虫种类居多,可分为内源性感染和外源性感染两类。内源性感染机会致病性寄生虫系指这类寄生虫感染免疫力正常宿主时,其繁殖力和致病力受宿主免疫力抑制,仅有少量虫体潜伏于宿主体内。一旦该宿主的免疫功能遭到破坏,不能抑制寄生虫生长繁殖时,处于潜伏状态的虫体开始大量繁殖,呈现活动性感染,破坏宿主组织,导致疾病发生的寄生虫,如弓形虫、巴贝虫等;外源性感染机会致病性寄生虫系指这类寄生虫感染免疫功能正常宿主时常表现为非致病或致病力较弱,如果侵入免疫缺陷的宿主体内则转化为强致病性的寄生虫,其在免疫缺陷患者中的感染率明显高于免疫功能正常人群,如隐孢子虫、贾第虫等。隐孢子虫在四川正常人群、肿瘤患者和长期使用皮质激素或免疫抑制剂患者的感染率分别为 3.3%、20%和 30%。

机会致病性寄生虫感染的人群,主要是各种原因引起的免疫功能低下或免疫缺陷患者。以细胞免疫功能受损为主的继发性免疫缺陷患者最易感染,如艾滋病患者、晚期恶性肿瘤患者、严重营养不良者,或长期接受大剂量皮质激素及其他免疫抑制剂治疗所致的免疫功能低下者等群体。严重的机会致病性寄生虫感染或与其他病原生物的混合感染往往可成为这类患者的直接致死原因。

机会致病性寄生虫的防治策略主要是以保护易感者为主,辅以消灭传染源和切断传播途径的措施。保护免疫功能低下者,避免接触污染机会致病性寄生虫的食品和饮水;避免与犬、猫等宠物亲密接触,以防止被沾污在宠物皮毛的机会致病性寄生虫感染;对需要接受化疗、放疗、免疫抑制剂抗排异治疗和长期大剂量皮质激素治疗的肿瘤患者、器官组织移植等人群,在治疗前对主要内源性机会致病性寄生虫进行实验室诊断检查,排除这些机会致病性寄生虫的隐性感染,或进行药物驱虫治疗,避免接受治疗,免疫功能下降后,呈现活动性感染,导致疾病发生。

近年来,艾滋病患者增多,器官组织移植接受免疫抑制剂抗排异治疗患者增加,患恶性肿瘤和慢性消耗性疾病患者增多,接受大剂量皮质激素治疗的患者增加等原因,造成机会致病性寄生虫对人类的威胁增加,危害加大,日益引起医学界的高度重视。

二、 食源性寄生虫病发病率上升

食源性寄生虫病(food-born parasitic diseases,food-borne parasitosis)是指食用含某些寄生虫感染期的食物而感染寄生虫,导致的疾病。近几年,随着经济发展和人民生活水平提高,引起膳食结构改变和饮食方式变化,城乡居民喜欢生食和半生食的人越来越多;食谱也越来越广;在餐馆就餐或聚餐机会增多。这些因素不仅使食源性寄生虫病的发病率明显上升,而且使原有的食源性寄生虫病流行出现新的变化和特点,还出现了新的食源性寄生虫病。

据记载食源性寄生虫病有 40 余种。摄入生的或不熟的猪、牛、羊、犬等哺乳动物肉及其制品可患猪/牛带绦虫病、猪囊尾蚴病、旋毛虫病、弓形虫病和肉孢子虫病等;摄入生的或不熟的淡水鱼、虾类可患华支睾吸虫病、后睾吸虫病、次睾吸虫病、异形吸虫病、棘口吸虫病、棘颚口线虫病、管圆线虫病、菲律宾毛细线虫病、肾膨节线虫病和阔节裂头绦虫病等;摄入生的或不熟的海产鱼类可患异尖线虫病;摄入生的或不熟的淡水蟹类及蝲蛄可患卫氏并殖吸虫病、斯氏狸殖吸虫病等;生食蛙类可患曼氏迭宫绦虫病和裂头蚴病等;生食蛞蝓、螺类可患广州管圆线虫病;生食荸荠、菱角、茭白等水生植物可患布氏姜片虫病。此外,吞食活泥鳅可患棘颚口线虫病;皮肤创口敷贴生蛙肉或摄入生的或未煮熟的蛙、蛇、鸡或猪肉可患曼氏裂头蚴病;生食或半生食含有感染性幼虫的昆虫(甲虫、蝗虫)或喝生水可患美丽筒线虫病;摄入未熟透的龟内脏和龟血可患喉兽比翼线虫病;生饮蛇血、生吞蛇胆可患舌形虫病。

防治食源性寄生虫病以切断传播途径为主,并辅以消灭传染源和保护易感宿主的措施。切断食源性寄生虫病传播途径可从 3 个方面着手。首先从源头加强家畜、禽、鱼、虾等集约化养殖管理,人厕与畜圈分离,防止人粪污染家畜饲料,禁止人粪喂养塘鱼等,防止食源性寄生虫感染家畜、禽、鱼、虾等;其次加强猪、牛、羊、家禽屠宰和肉食品加工管理,严格食品卫生检疫检验,杜绝感染食源性寄生虫的肉类和禽、鱼、虾等食品流入市场;第三也是最重要的,就是防止"病从口入",改变生食或半生食动物肉和鱼、虾等不良饮食方式和习惯,不吃生的或未煮熟的猪、牛、羊、家禽等肉食品,忌吃生的未煮的淡水鱼、虾、蟹、螺、蛙、蛇等食物和荸荠、菱角等水生植物。

食源性寄生虫病有时也是人兽共患寄生虫病,自然界存在其脊椎动物保虫宿主。在人迹罕至的自然疫源地,这些食源性寄生虫病可在脊椎动物之间自然传播。即使局部地区人的食源性寄生虫感染得到控制,但是只要有自然疫源地的存在,食源性寄生虫病仍可死灰复燃,重新流行。

三、 被忽视的热带病和寄生虫病有待重视

被忽视的热带病和寄生虫病(neglected tropical and parasitic diseases)是指主要流行于亚洲、非洲和拉丁美洲的不发达地区,长时期不被社会大众、医疗保健体系、科学技术界和政府有关部门重视和资助的疾病。至今共有近20种感染性疾病列为被忽视的热带病,其中包括蛔虫病、钩虫病、鞭虫病、淋巴丝虫病、血吸虫病、盘尾丝虫病、利什曼病、非洲锥虫病、南美锥虫病、龙线虫病、粪类圆线虫病、食源性吸虫病、囊虫病和疥疮等寄生虫病。这些疾病的共同特点是:大多为流行了数世纪的感染性疾病;传播过程常涉及其他动物或媒介;主要流行于热带和亚热带地区;流行的国家或地区通常经济水平落后,如给予恰当的预防和治疗干预,这些疾病一般都是可防可治的。但是,这些疾病是热带及其他一些南部发展中国家特有的疾病,往往处于严重缺乏研究和低公共医疗服务状态,投入的国际卫生资助仅为总量的0.6%。有关这些疾病的药品、疫苗及治疗手段,现代的生物医学研究并不十分重视也未完全解决。因此,这些疾病给全球不发达地区的人群造成极大的损害。WHO估计被忽视热带病在全球149个国家和地区呈地方性流行,影响着世界14亿人口,有约27亿人受这些疾病威胁,超过10亿,甚至20亿民众受一种或多种被忽视热带病慢性疾病的危害,造成丧失劳动力、致残、失明、儿童发育迟缓、婴儿死亡等严重后果,每年超过50万人死于这些疾病。

防治被忽视热带病和寄生虫病需要各级政府、医务技术界和全社会的共同关注和重视。加大医疗卫生资金投入,加强诊断、治疗、防疫的基础医学和临床应用研究;开展卫生宣传教育,提倡健康文明生活习惯,抵制不讲卫生陋习,保护易感人群;结合新农村建设,实行改水、改厕、美化环境,切断疾病传播途径;结合脱贫、扶贫规划,为贫困山区和边远地区送医送药,开展群防群治,做好流行地区人群的实验诊断和药物驱虫治疗,消灭传染源。

在世界范围自然灾害等因素可引起忽视热带病的流行与传播。流行区人口大幅度增长,又给贫困地区预防和治疗被忽视热带病的化疗药物等卫生资源的供应带来严重问题。对热带病基础研究忽视和技术研发资金缺乏,使这些疾病的检验、检疫技术和预防、治疗手段的研究开发和实际应用远远落后于现实需要。国际交往频繁,赴热带旅游、工作的人群增加和全球气候变暖使这些疾病不再局限于自然流行地,对热带和亚热带地区流行的忽视,热带病通过水、陆、空等途径向北或南扩散传播,有可能引发全球性传播流行。

四、 输入性寄生虫病增加

随旅游、探险、商务贸易、劳务输出、学习、维和等活动进入寄生虫病流行区或自然疫源地,感染寄生虫病后返回时引入的寄生虫病称为输入性寄生虫病(imported parasitic diseases),也即引入的在居住地域外感染的寄生虫病。输入性寄生虫病的重要性在于引入非流行地区后,由于这些地区居民对外来输入性寄生虫病缺乏保护性免疫和防疫知识而成为

易感人群。如果当地存在或引入合适的中间宿主或媒介,在适宜的传播环境条件下,即可引起暴发流行,给当地居民的健康造成极大危害,给地区经济带来巨大损失,成为严重的公共卫生问题。

疟疾是我国主要输入性寄生虫病之一。在基本消灭疟疾以后,面临的一个较大问题就是境外输入恶性疟疾患者迅速增加。2011 年,全国 28 个省(区)报告恶性疟疾患者 1 398 例,其中,境外输入恶性恶性疟疾患者 1 366 例,占全部恶性疟疾病人数的 97.7%。输入性恶性疟疾患者中有 1 111 例(81.33%)分布在无恶性疟疾流行的 26 个省(区),比 2010 年全国无恶性疟疾流行区 745 例输入性恶性疟疾患者几乎增加了近一半(49.13%)。2011 年疟疾死亡患者 30 例,是 2010 年疟疾死亡患者 15 例的 2 倍。

此外,2014 年 7 月我国报告了首例输入性非洲锥虫病,患者系江苏省外派非洲加蓬的劳务人员,经常出入当地热带丛林和河谷地带,有蚊、舌蝇叮咬史,回国后出现发热、嗜睡伴性格改变等精神症状,就医后诊断为布氏冈比亚锥虫感染。2006 年,湖北省也曾报告 1 例输入性黑热病患者,系该省赴黑热病流行区新疆库尔勒市乌苏地区务工人员,有白蛉叮咬史,回家后因发热、呕吐,伴上腹部疼痛等症状就医。

防治输入性寄生虫病的重点是做好赴疫区商贸、务工、旅游等出入境人员的卫生教育和监控工作。对于这些重点人群,出境前做好前往地区重要热带寄生虫病的危害和流行情况及自我防护知识的卫生宣传教育,建议携带必要的预防药物(如疟疾预防药氯喹、哌喹等)和防护器具(如防止媒介昆虫叮咬的蚊帐、驱避剂等);入境时做好口岸的输入性寄生虫病检验检疫工作;入境后对疑似输入性寄生虫病患者跟踪随访,避免误诊漏诊,延误治疗,造成严重后果和防止传染源扩散。

随着国家提出"一带一路"战略,实施新一轮对外开放政策,我国和非洲、东南亚等热带、亚热带寄生虫病高度流行地区的商务贸易、基础设施建设等活动将日益扩大,商贸、劳务、旅游、学习和维和等出入境人员数量将大量增加,也会给输入性寄生虫病防治管理带来更大的挑战。

五、 新发现和再现寄生虫病的出现

新发现和再现寄生虫病(emerging and re-emerging parasitic diseases)涵盖新识别的未知寄生虫病和已被人们认知,发病率降至很低,不再被视为公共卫生问题,后因产生抗药性等因素,分布地理范围扩大、宿主数量增加,重新流行,可引起局部和世界范围内公共卫生问题的寄生虫病。

新发现和再现寄生虫病的类型可分为:新认知感染人体的寄生虫病,如隐孢子虫病、环孢子虫病等;发病率和地理分布增加的虫媒病,如库蚊传播的西尼罗热;产生耐药或突破保护措施后感染率增加的寄生虫病,如疟疾、血吸虫病等;自由生活或寄生于动物体内的寄生虫,偶可在人体寄生而且导致严重损伤,如自生生活的棘阿米巴原虫引起角膜炎等;病原体变异、进化导致动物寄生虫感染人体,如非洲和东南亚的灵长类疟原虫——诺氏疟原虫自然感染人体。

新发现和再现寄生虫病发生的原因非常复杂。世界人口膨胀导致加速垦荒和城市化进程,侵蚀动物领地,促进动物疾病向人类转移,出现新发现人兽共患寄生虫病;有严格宿主特异性的寄生虫,有些可随环境改变或其他未知因素变化,发生基因突变,或者偶然感染并逐渐适应新的宿主,建立新的寄生关系,成为新发现寄生虫病;饲养宠物和捕捉饲养野生动物增加患新发现和再现人兽共患寄生虫病的机会;砍伐森林或无规划造林,破坏自然生态环境,导致气候变暖,寄生虫病北移,成为新发现和再现寄生虫病;交通运输业发展便于寄生虫远距离传播,使其地理分布扩大,患病人数增加,成为新发现或再现寄生虫病;病原寄生虫及传播媒介对药物产生抗药性,使几近消失的寄生虫病成为新发现和再现寄生虫病;生食或半生食罕见海鲜、水产和野生动物肉的饮食习惯可导致患新发现和再现食源性寄生虫病。

防治新发现和再现寄生虫病,首先要加强科学技术研究,对新发现和再现寄生虫病病原的生活习性、传播途径、致病机制等开展必要的基础研究,以便制定和采取合适的防治策略和措施;开展应用技术研究,应用分子生物学技术发展和建立鉴定新发现和再现寄生虫病原的诊断技术和方法。其次要按照新发现和再现寄生虫病的分类及其原因,有针对性地采取相应的防治措施,如开展卫生宣传教育,养成卫生、安全的良好生活方式和饮食、饮水习惯;提倡绿色生活,减少温室气体排放,保护自然生态环境;减少和野生动物接触,豢养的宠物定期驱虫治疗和接种疫苗,避免和宠物亲密接触;合理使用抗寄生虫药物和杀虫剂,防止病原寄生虫和媒介昆虫产生抗药性等。

第五节　寄生虫病流行与防治

寄生虫病在一个地区流行,必须具备寄生虫完成发育所需的条件,即传染源、传播途径和易感人群 3 个基本环节。此外,生物因素、自然因素和社会因素对寄生虫病的流行也有影响。

一、寄生虫病流行的基本环节

1. 传染源(infectious sources)　寄生虫病的传染源是指感染寄生虫的人和动物,包括患者、带虫者和保虫宿主(家畜、宠物及野生动物)。传染源体内存在可排出并能直接或间接进入另一宿主体内继续发育的寄生虫生活史某个发育阶段。

2. 传播途径(mode of transmission)　传播途径是指寄生虫从传染源传播到易感宿主的过程。人体寄生虫常见的传播途径如下。

(1) 经土壤传播(soil-borne transmission):肠道寄生线虫(如蛔虫、鞭虫、钩虫和粪类圆线虫)虫卵在土壤中发育为感染性虫卵或感染期幼虫,人体感染与接触污染的土壤有关。

(2) 经水传播(water-borne transmission):有些寄生虫(如血吸虫、溶组织内阿米巴)可经水进入人体。这些寄生虫的感染期幼虫或成熟包囊可污染水源,人体可因接触疫水或饮水而被感染。

（3）经食物传播（food-borne transmission）：主要是指鱼、肉和蔬菜等食品。新鲜粪便施肥，粪便中的感染期虫卵或幼虫可污染蔬菜。人体因生食污染的蔬菜或生食、半生食含感染期幼虫或囊蚴的肉、鱼等而被感染。

（4）经媒介节肢动物传播（vector-borne transmission）：很多医学节肢动物可作为媒介传播多种寄生虫病。如蚊虫传播疟疾、丝虫病等，白蛉传播利什曼原虫病，蚤传播膜壳绦虫病等。

（5）人体直接接触传播（direct contact transmission）：人际之间的直接接触可传播某些寄生虫，如性生活传播阴道毛滴虫，直接接触患者皮肤传播疥螨。

（6）经空气（飞沫）传播（air-borne transmission）：有些寄生虫的感染期借助空气或飞沫传播。如在空气中漂浮的蛲虫卵，随呼吸进入人体引起感染。

感染的直接方式主要如下。

（1）经口感染：感染期寄生虫通过食物、饮用水、污染的手指、玩具或其他媒介经口进入人体，引起感染。这是最常见的感染方式。

（2）经皮肤感染：感染期寄生虫主动经皮肤进入人体，如土壤中的钩虫丝状蚴或水中的血吸虫尾蚴等；或者媒介节肢动物刺叮吸血时经皮肤将感染期寄生虫注入人体，如蚊媒传播疟原虫、白蛉传播利什曼原虫等。

（3）自体感染：寄生虫在宿主体内引起自体内重复感染，如小肠内寄生的猪带绦虫成虫，脱落的孕节因呕吐而反流至胃内被消化，孕节内的虫卵到达小肠孵出六钩蚴，钻入肠壁，随血循环到身体各部位，引起囊尾蚴自体感染。

（4）逆行感染：蛲虫在人体肛门周围产卵，虫卵孵化后，幼虫经肛门逆行进入肠内寄生部位，发育至成虫致病。

（5）经胎盘感染：有些寄生虫感染孕妇后，可随血流，通过胎盘感染胎儿。如弓形虫、疟原虫等。

此外，有的寄生虫尚可经输血、器官移植等方式感染人体。

3. 易感人群　易感人群是指对某种寄生虫缺乏保护性免疫，处于易感状态的人群。人体感染寄生虫多属带虫免疫。人体清除寄生虫后，免疫力会逐渐消失，重新处于易感状态。流行区居民的易感性与年龄有关，儿童的免疫力一般低于成年人。非流行区居民进入流行区会成为易感人群。此外，寄生虫的易感性还与人的生活习惯和生产方式等有关，如饮食习惯和食源性寄生虫感染有关，农业生产方式和土源性蠕虫感染有关等。

二、 影响寄生虫病流行的因素

1. 自然因素　自然因素包括温度、相对湿度、雨量、光照等气候因素和地理环境。气候因素影响寄生虫在外界的生长发育，影响中间宿主或媒介节肢动物的繁殖与活动，并影响中间宿主或媒介节肢动物体内寄生虫的生长发育，也影响寄生虫感染期的侵袭力。地理环境可影响中间宿主的生长发育和媒介节肢动物的孳生与栖息，间接影响寄生虫病的流行。

2. 生物因素　需要中间宿主或节肢动物完成其生活史的寄生虫，中间宿主或节肢动物是这些寄生虫病流行必需的生物因素。

3. 社会因素 社会因素包括社会制度、经济状况、科学水平、文化教育、医疗卫生、防疫保健及人的行为(生活习惯和生产方式)等因素。自然因素和生物因素一般相对比较稳定,社会因素往往可随政治经济状况的变动而改变。经济文化落后伴有的生活方式和生产方式落后,以及不良的卫生习惯和卫生环境,不可避免地造成许多寄生虫病的广泛流行,严重危害人体健康。因此,社会因素也是影响寄生虫病流行至关重要的因素。

三、寄生虫病流行的特点

1. 地方性 寄生虫病的流行与分布常有明显的地方性。主要是寄生虫病的流行与地区气候因素、中间宿主和媒介节肢动物的地理分布、各地居民的生活习惯和生产方式等有关。因为这些因素都有明显的地域特点和地区局限,决定了寄生虫病流行明显的地方性。

2. 季节性 寄生虫病的流行往往呈现明显的季节性。因为需要节肢动物作为传播媒介的寄生虫病流行是与有关节肢动物的季节消长相一致。人群的生产生活活动引起感染的寄生虫病,因这些活动的季节性决定了这些寄生虫病流行的季节性,如急性血吸虫病常出现于人们农田生产或下水活动频繁接触疫水的夏季。

3. 自然疫源性 可在脊椎动物和人之间自然传播的寄生虫感染或寄生虫病,称为人兽共患寄生虫病(parasitic zoonoses)。这些寄生虫在原始森林或荒漠地区,可以一直在脊椎动物之间传播。这类不需要人参与而存在于自然界的人兽共患寄生虫病具有明显的自然疫源性,这些地区称为自然疫源地。人偶然进入自然疫源地,人兽共患寄生虫病可通过一定途径传播给人。寄生虫病的这种自然疫源性不仅说明寄生虫的进化过程,同时也反映某些寄生虫病在流行病学和防治方面的复杂性。

四、寄生虫病的防治措施

1. 消灭传染源 在流行区普查普治患者和带虫者及查治或处理保虫宿主是控制传染源的重要措施。在非流行区,监测和控制来自流行区的流动人口和食品是防止传染源输入和扩散的必要手段。

2. 切断传播途径 加强粪便和水源管理,搞好环境和个人卫生,控制和杀灭媒介节肢动物和中间宿主是切断寄生虫病传播途径的重要手段。

3. 保护易感者 加强集体和个人防护工作,改变不良饮食习惯和个人行为,改进生产方式和方法,皮肤涂抹驱避剂以防吸血媒介节肢动物叮咬和预防服药。

在防治过程中,需根据各地区和各种寄生虫病的具体情况,制订综合防治方案。将消灭传染源、切断传播途径和保护易感者有机地结合起来,突出重点形成良性循环,切实有效地达到控制寄生虫病的流行。

寄生虫病的防治不但在我国是一个重要的公共卫生问题,也是一个长期困扰世界的严重问题。寄生虫病防治是一项复杂的系统工程,它既与医学科学技术进步密切相关,又涉及全民文化素质提高,社会宣传教育普及,经济建设发展和政府资金投入加大等诸多因素,是一项摆在医学界和寄生虫学者面前,需要几代人长期努力奋斗的艰巨任务。

(宋关鸿)

第二章 寄生虫的生物学特征

第一节 寄生关系及其演化

一、寄生与寄生关系

生物的形式多种多样。为了生存和繁衍,各种生物相互之间形成错综复杂的关系。生物在其生命中的某阶段或终生与另一种生物存在共同生活的关系,就形成了共生(symbiosis)现象。从营养、居住和利害关系看,生物间的共生方式的3种类型即:共栖(commensalism)、互利共生(mutualism)和寄生(parasitism)。寄生可以造成另一种生物的损害。

1. **共栖** 共栖是指两种生物生活在一起,表现为一方单独受益,另一方不受益也不受害。它们之间并没有生存上的必须依赖性,双方的关系仅仅是空间或生态上的关系,这种关系就称为共栖,又称片利共生。如海中鮣鱼以背鳍演化而来的吸盘吸附于大鱼体表,随大鱼漫游并摄取大鱼吃剩的食物,这种行为只对鮣鱼有益,对大鱼无害也无益。又如海葵附着在寄居蟹的壳上,借助于寄居蟹的移行而增加寻找食物的机会,此举对寄居蟹既无利也无害。还有些生物传统上被认为是寄生虫,其实是片利共生的关系,在人结肠内寄生的结肠内阿米巴,以肠内细菌为食,并不侵入肠黏膜,无致病性。

2. **互利共生** 互利共生是指两种生物在一起生活,双方彼此依赖,互相受益。互利共生通常具有专一性,因为共生的任何一方大多都不能独立存活。如生活在牛、马胃里的纤毛虫,分解植物纤维获得营养,而纤毛虫的迅速繁殖和死亡也为牛、马提供蛋白质。又如白蚁及其消化道中的鞭毛虫之间的关系。白蚁不能分泌纤维素酶,而生活在白蚁消化道内的鞭毛虫能合成纤维素酶,将白蚁食入的木质作为营养来源,白蚁则利用鞭毛虫排泄的发酵产物作为营养,两者互利共生。

3. **寄生** 寄生是指两种生物生活在一起,一方受益一方受害。前者从后者掠夺营养和居留场所,往往对后者造成伤害。受益一方称为寄生物,受害一方称为宿主(host)。非动物性寄生物由微生物,如细菌、病毒、立克次体、螺旋体等组成。寄生物为动物称寄生虫(parasite),包括多细胞无脊椎动物和单细胞原生动物。寄生虫通过机械性损害,摄取、消化和吸收宿主组织,分泌代谢产物毒害宿主,掠夺营养等多种方式损害宿主。

共栖、互利共生、寄生3种关系并非一成不变,在特定的情况下,它们可以互相转化。三者都是生物的基本生活方式,是在长期演化中形成的。医学上主要是研究寄生关系。

二、寄生关系的演化

寄生虫的演变,这是生物学中令人感兴趣又不完全了解的领域之一。多数的研究者认为:寄生虫最早是由自由生活生物演化来的。假设一个生物最开始时只是偶然与另一个生物相接触,接着,由于两者长时间在空间上接近,其中有一个对另一个产生了依赖,而伴随着时间的推移,依赖性越来越大,以至离开对方就无法生存。为适应这种生存方式,生物可以发生生理上的或形态结构上的改变。如生理变化,开始时仅仅增加对宿主酶和天然免疫等不利因素的抗性,避免被宿主清除,接着出现生理适应性。如消化道寄生虫,最早也是营自由生活的生物,但偶然被宿主吞食,绝大多数死亡,留下的只有极少数。它们由于基因变异而耐受宿主消化酶的破坏作用,并适应消化道的环境从而生存下来,建立了初步的寄生关系。在寄生关系中宿主的体内外环境会影响寄生虫的生存状态,寄生虫会发生一系列的变化适应。这些变化概括起来有以下几个方面。

1. 形态改变　寄生虫生活在宿主体内,不管是肠道还是血液系统,具有丰富的养分,而虫体本身的消化系统功能可能降低,导致退化,甚至消失,如吸虫的消化系统已退化,而绦虫无消化系统;另一些器官组织的功能有所加强,如吸虫表皮演化而成的吸盘,可吸附于肠壁组织避免因肠蠕动而被排出;钩虫有锋利的钩齿或切板,钩虫借助于这些切器咬附在肠黏膜上;体外寄生虫如蚊,有发达的口器,以刺破宿主皮肤而便于吸血。

2. 生理与代谢方式改变　肠道寄生虫生活在宿主肠腔中,由于会接触宿主的胃蛋白酶和胰蛋白酶等消化液,而突变进化出具有抗消化酶活性的能力;在肠道中的低氧状态下,无法再由原先自体生活中的有氧代谢提供能量,而改由无氧酵解作为主要的能量来源。

3. 侵入机制得到加强　寄生虫的侵入机制得到加强,从而增加进入宿主或组织的机会,如并殖吸虫后尾蚴靠前端腺分泌物的作用,钻过肠壁,发育成童虫在组织中移行。钩虫的钩蚴分泌某些水解酶溶解宿主皮肤,而进入宿主体内。

4. 繁殖能力加强　寄生虫往往具有发达的生殖系统及多样的繁殖方式。如猪带绦虫成虫可由700~1 000节片组成链体,每一成熟节片都有雌雄生殖器官各一套,而每一孕节片可含数万个虫卵。蛔虫雌虫每天可产卵24万个。溶组织内阿米巴数小时即可分裂增殖一次。有些寄生虫生活史存在世代交替(alternation of generations),指有些寄生虫完成其生活史中需要有性生殖和无性生殖交替进行的现象,有性生殖和无性生殖同时存在有利于寄生虫个体数量增加、种群扩大。寄生虫生殖能力的增强及繁殖方式多样化表现出了其适应生活环境的能力。

5. 特殊向性的形成　寄生虫会表现出特殊的趋向性,以适应环境和宿主而演化出的一些有利于其生存或繁殖的行为。体外寄生虫,如蚊对宿主的气味有明显的向性;钩虫的丝状蚴具有向上性,常聚集于植物茎叶顶端,便于感染宿主。寄生虫侵入宿主后,表现出对不同组织的特殊向性,很多寄生虫寄生于宿主的特定组织、器官内。有的寄生虫对宿主的选择较严格,只能寄生于一种宿主,如人蛔虫、间日疟原虫;有的寄生虫则可以将人和多种脊椎动物作为其宿主,如日本血吸虫、弓形虫。有些寄生虫有很强的向组织性,如姜片虫和猪带绦虫的成虫一般只寄生在宿主小肠;而另一些寄生虫对寄生部位要求不严格,如细粒棘球绦虫。

寄生虫和宿主的寄生关系的形成是长期相互适应的结果,那些寄生关系存在时间久的寄生虫往往演化较好,对宿主选择专一,寄生部位专一;而寄生关系较短的寄生虫,往往有多种宿主,也可能不固定寄生于特定的组织或器官内。

寄生虫为了在宿主的体内外环境及自然界的生存压力影响下存活和繁衍,会发生基因变异与重组,有助于使寄生现象得到深化和固化。寄生关系的演化,是从偶然性的寄生,暂时性或兼性的寄生,最终演化成专性寄生的过程。

第二节　寄生虫的类别及其生活史

一、寄生虫的类别

按寄生虫与宿主的寄生生活关系,可将寄生虫分为以下几类。

1. 按寄生部位 　按寄生虫寄生部位寄生虫可分为体外寄生虫(ectoparasite),如蚊、白蛉、蜱等,吸血时与宿主体表接触,在饱食后即离开。反之为体内寄生虫(endoparasite),如蛔虫、血吸虫、弓形虫等。也可按所寄生的器官,分为肠道寄生虫,如蛲虫;组织寄生虫,如锥虫;血液寄生虫,如疟原虫。

2. 按寄生时间长短 　按寄生虫寄生时间长短寄生虫可分为永久性寄生虫(permanent parasite),即寄生虫的某一生活阶段必须在宿主体内生活,离开了就不能生存,如钩虫、肝吸虫;相对因觅食需要与宿主暂时接触则称为暂时性寄生虫(temporary parasite),如蝇、锥蝽等。

3. 按寄生性质 　按寄生性质寄生虫可分为专性寄生虫(obligatory parasite),它是指必须寄生,否则无法存活的虫种,如疟原虫生活史各阶段均营寄生生活;或者生活史中的某个阶段必须营寄生生活,如蛔虫虫卵需要在外界发育至感染期虫卵之后,需侵入宿主体内营寄生生活,才能继续发育至成虫。兼性寄生虫(facultative parasite)是指既可营自生生活,又可营寄生生活的寄生虫。兼性寄生虫有自由生活阶段,当这些寄生虫偶然通过某种途径进入宿主体内,则开始寄生生活阶段,如棘阿米巴。偶然性寄生虫(accidental parasite)是指因偶然机会进入宿主体内寄生的寄生虫,或寄生于非正常宿主的寄生虫。这些寄生虫不能继续发育,但可长期寄生在非正常宿主体内,如人不是犬钩虫的终宿主,犬钩虫的钩蚴可钻入人体,但不能发育为成虫,引起钩蚴性皮炎。此外,有些寄生虫在宿主体内处于隐性感染状态,如弓形虫、隐孢子虫,只有当宿主免疫功能低下时,可出现异常增殖和致病力增强。这类寄生虫被称为机会致病性寄生虫(opportunistic parasite)。这些寄生虫用常规检测病原体的方法往往不易检测出来。

二、宿主类型

寄生虫完成生活史过程,有的仅需要一个宿主,有的需要两个或两个以上的宿主。有些原虫和很多蠕虫生活史复杂,常需要多个宿主。寄生虫不同发育阶段所寄生的宿主分为以下几种。

1. **终宿主（definitive host）**　终宿主是指寄生虫成虫阶段或有性生殖阶段所寄生的宿主。例如，人是肝吸虫的终宿主。

2. **中间宿主（intermediate host）**　中间宿主是指寄生虫的幼虫或无性生殖阶段所寄生的宿主。如有两个以上中间宿主，依离开终宿主后发育的先后顺序分别命名为第一中间宿主和第二中间宿主。例如，某些淡水螺和淡水鱼虾类分别是肝吸虫的第一、第二中间宿主。

寄生虫的发育过程中中间宿主越多则有更多的机会生存和繁衍，而中间宿主少或者无，使其生活史过程得以简化，而增加了寄生虫进入终宿主的机会。简而言之，对寄生虫而言，中间宿主数量和种类并不是越多越好。

3. **保虫宿主（reservoir host）**　保虫宿主又称储存宿主、储蓄宿主。有的寄生虫的成虫除了寄生在人体外，还可寄生于一些动物体内，后者在一定条件下可将寄生虫传播给人，该动物即为保虫宿主。在流行病学上，这类动物可成为人寄生虫病的重要传染源。例如，感染肝吸虫的猫是华支睾吸虫的保虫宿主，患血吸虫病的牛为日本血吸虫的保虫宿主。

4. **转续宿主（paratenic host）**　寄生虫的幼虫侵入非正常宿主体内，虽可以存活，但不能继续发育成为成虫，长期保持幼虫状态，如果此幼虫能再进入正常终宿主体内时，可继续发育为成虫，这种非正常宿主就被称为转续宿主。转续宿主的存在对寄生虫完成生活史常常是有益的，有时甚至是非常重要的。例如，如寄生蛙体的裂头蚴被蛇吞食，裂头蚴不能发育为成虫，但可长期存活，一旦人或犬摄入含裂头蚴的活蛇肉，可在其肠道内发育为成虫，蛇即是曼氏迭宫绦虫的转续宿主。

三、寄生虫的生活史

寄生虫完成一代生长发育繁殖的整个过程称为寄生虫的生活史（life cycle）。寄生虫种类繁多，生活史也简繁不一。生活史包括寄生虫侵入宿主、在宿主体内发育/繁殖、虫体直接或间接传播至另一个宿主的全过程。寄生虫在侵入宿主前，必须具有可以侵入宿主并且在宿主体内发育繁殖的能力，即需要发育到感染期（infective stage）。

在寄生虫的整个生长发育过程中有许多阶段，其表现形式多种多样。如肝吸虫生活史中的毛蚴、胞蚴、雷蚴、尾蚴、囊蚴和童虫，虽然都是肝吸虫的幼虫，但寄生的宿主种类不全相同，但都是生活史中必不可少的阶段，其相互连接组成了生活史。同时寄生原虫和寄生蠕虫的生活史也各不相同。在单细胞的原虫的生活史中既有简单的人际传播型，又有节肢动物作为媒介的循环传播型。寄生蠕虫即身体由上皮和肌肉构成的皮肤肌肉囊包裹，具有分化器官的多细胞动物，则可以根据完成生活史是否需要中间宿主，分为两种类型：完成生活史无须中间宿主，虫卵或幼虫在外界发育到感染期后可直接感染终宿主的称直接型生活史，如蛲虫、鞭虫等；那些需要中间宿主，幼虫在中间宿主体内发育到感染期后才能感染终宿主的称间接型生活史，如牛带绦虫、姜片虫等。

从流行病学角度，可以将具有直接型生活史的蠕虫称为土源性蠕虫（soil-transmitted helminth，geohelminthes）；而具有间接型生活史的蠕虫称为生物源性蠕虫（biohelminth）。在寄生虫生长发育过程中，寄生虫发育生长越快，每一增殖阶段增殖的数量越多，则寄生虫种群数量增长的潜力和趋势也越大，在一定范围内该病流行情况也就越严重。寄生虫的生活史是寄生虫本身进化和寄生虫受外部的物质影响相互作用的结果。也就是说寄生虫生活史中虫卵的孵化、幼虫的逸出、成虫在宿主体内的寄生，均受到各种因素的影响。因此，研究寄生虫的生活史，特别是研究其中的规律，必须综合考察这些因素。

第三节　寄生虫对宿主的损害

寄生虫与宿主之间的关系是在长期的相互适应过程中逐渐演化而形成的，包括寄生虫对宿主的损害和宿主对寄生虫的杀伤两个方面：①寄生虫进入宿主，受到宿主免疫系统的攻击，清除侵入的寄生虫；②寄生虫为了应对宿主的攻击，也会发生适应性的改变，宿主则相应地发生病理、生化、免疫等方面的改变。寄生虫与宿主互相影响，相互适应，长期的演化过程中这种影响最终反映在遗传物质上。

寄生虫侵入宿主、发育、繁殖等过程，可对宿主细胞、组织、器官造成损害，可分为 3 方面。

1. **掠夺营养**　寄生虫在宿主体内生长、发育及大量繁殖，所需营养物质往往来自宿主，寄生虫繁殖越快，宿主营养损失也就越大。这些营养还可能包括宿主所必需的物质，如维生素和各种微量元素。这使得被寄生虫感染的宿主较易出现营养不良且在驱虫后往往不容易快速恢复。如贾第虫寄生在人体小肠，附着于小肠黏膜，不仅以人体消化或半消化的营养物质为食，还妨碍营养物质的吸收；长达数米的猪带绦虫寄生在宿主肠腔，通过吸盘吸附在肠壁，掠夺营养，都导致宿主的营养不良等。

2. **机械性损伤**　寄生虫寄生在人体，损伤、压迫或堵塞寄生或邻近的组织器官，如棘球蚴寄生在肝脏内，引起肝脏占位性病变；布氏姜片虫强有力的吸盘吸附在肠壁上，造成肠壁损伤。细胞内寄生的原虫由于大量繁殖，胀破细胞也属于机械性损伤，如疟原虫红内期裂殖体涨破红细胞。

3. **毒性与免疫损伤作用**　寄生虫排泄物、分泌物和虫体死亡崩解物等会对宿主造成化学损害，这些物质还可引起免疫病理损伤。这是寄生虫危害宿主最主要的一个类型，如血吸虫卵的毛蚴分泌可溶性虫卵抗原引起周围组织发生纤维化；疟疾的发热是由疟原虫的排泄物、红细胞碎片、血红蛋白崩解产物刺激下丘脑体温调节中枢引起的。另外，寄生虫的代谢产物和死亡虫体的分解产物具有变应原性，使宿主致敏并引起局部或全身的超敏反应，如蛔虫幼虫在移行过程中引起过敏性哮喘。

上述寄生虫对宿主 3 个方面的影响往往是同时存在的，宿主免疫系统的激活除了杀伤虫体也会损伤宿主自身组织；而宿主修复性机制的激活，如组织增生、纤维化；或者继发其他病原体的感染也会加重对宿主的损害。

第四节　宿主对寄生虫的影响

宿主对寄生虫的作用是决定寄生虫在宿主体内存亡及演化的重要一环。寄生虫进入宿主就受到宿主的天然免疫的抵御性反应,如皮肤和黏膜等。钩蚴在侵入人体皮肤时有一部分会被皮肤阻挡。肺吸虫囊蚴在肠道中孵出的童虫,在体内移行时也部分被消灭。非特异性抵御措施,如胃酸也可杀死进入体内的原虫滋养体。血液中的自然杀伤细胞(NK 细胞)、单核细胞、补体、抗体等也能有效杀死寄生虫。在组织寄生的寄生虫,受到组织内各种免疫细胞的攻击和杀伤。

除了宿主的免疫功能会影响寄生虫感染的结果,宿主的营养状态等因素也对疾病的发生、发展有重要作用,寄生造成的后果是由多个因素共同作用决定的。如宿主饮食对寄生虫感染的影响,高蛋白饮食不利于肠道寄生原虫的发育,而低蛋白饮食则有利于肠道原虫病的发生、发展。糖类饮食有利于某些对糖有特殊需求的绦虫的发育。宿主的全身状况对寄生虫感染所致临床表现的严重程度具有重要的影响。当全身营养状况欠佳时,感染钩虫容易出现严重贫血;反之,则可能不出现临床症状或症状轻微。

第五节　寄生虫与宿主在演化中的相互作用

寄生虫与宿主之间的关系会推动两者间的演化过程,宿主对寄生的反应是寄生虫演化的压力,这就是共同进化关系(co-evolution)的一种形式。当宿主的防御能力提高时,寄生虫产生应对这些防御的方法,如宿主对蛔虫表皮产生攻击作用后,蛔虫体表外质膜快速脱落、出现抗原伪装、抗原变异等免疫逃避机制,提高了抵抗宿主的能力;又如锥虫的变异表面糖蛋白,使得虫体可以逃避宿主的免疫力。平衡的寄生关系是寄生虫能大量繁殖,但不增加对宿主的营养负担,并将对宿主的损害降到最低,而成功的宿主应答则是宿主完全清除体内的寄生虫或虽不能清除所有的寄生虫但最大限度避免寄生虫的损害。如某些绦虫寄生于人体,除了获取人体的营养满足自身生存需求外,对人体无其他致病性,没有临床症状。如果寄生虫在寄生过程中对宿主损害太大,致使宿主在短时期内死亡,也不利于寄生虫的繁殖和传播。

寄生虫为了更好地营寄生生活而出现了各种适应性变化,同时宿主本身也会受影响而发生变化。研究发现疾病是对人类基因变异影响最大的因素,而寄生虫在自然选择中的作用比细菌或病毒更为重要。因为细菌和病毒的进化速度较快,很快就适应了人类基因的变异,而寄生虫由于进化速度较慢,使得人类有时间发展防御系统。

寄生虫与宿主之间相互影响的结果,一般可出现 3 种后果。

(1) 寄生虫进入宿主,寄生虫对宿主产生损害,出现临床症状,宿主不能控制寄生虫的生长、繁殖,最终导致宿主死亡。

（2）寄生虫寄生时,会诱导宿主产生完全免疫力,能够彻底清除体内的寄生虫,并对再感染有抵抗力。

（3）宿主虽能杀伤大部分入侵的寄生虫,但不能全部清除体内的寄生虫,宿主体内还留有少量的寄生虫,此时宿主的免疫系统和寄生虫达到平衡状态。当宿主因某些原因导致免疫功能下降时,那些寄生虫就会重新生长繁殖,给宿主带来损害,如艾滋病患者感染隐孢子虫。

寄生虫与宿主的关系极其复杂,寄生虫研究也涉及多门科学,越来越成为一门交叉学科。细胞学技术及分子生物学的飞速发展,也已成为研究寄生虫与宿主关系的主要方向,有希望成为彻底弄清这一问题的一把钥匙。

（冯　萌　程训佳）

第三章　寄生虫基因组和疫苗

第一节　寄生虫基因组与功能基础研究

一、寄生虫基因组计划

一个物种基因组信息的展现、发掘和解读为人们认识其生命活动的规律,了解物种-物种及物种-环境之间的相互关系提供了新的视角和丰富的资源。WHO 自 1994 年启动了寄生虫基因组计划,覆盖了包括疟原虫、血吸虫、锥虫、丝虫和利什曼原虫在内的重要人体寄生虫,主要包括以下几个目标:①获得寄生虫基因组的物理图谱;②分析、整合并共享基因组数据;③加深对寄生虫分子生物学的认识,特别是抗药机制、抗原变异及遗传多样性方面;④鉴定新的药物靶标、诊断分子及疫苗蛋白。随着基因组测序技术的不断优化及成本的降低,不同研究机构陆续开展了寄生虫基因组的测序工作。迄今已有与疟疾相关的疟原虫、血吸虫病相关的 3 种主要的血吸虫等寄生虫的全基因组序列信息。其他如利什曼原虫、布氏锥虫、刚地弓形虫、蓝氏贾第鞭毛虫、溶组织内阿米巴、马来布鲁丝虫、美洲板口线虫、伯氏疟原虫和约氏疟原虫等 10 余种寄生虫种系均已开展类似的基因组研究,正在日益显示出其巨大的研究价值。

二、寄生虫基因组特点

寄生虫涉及的物种范围较广,横跨原生动物门、扁形动物门、线形动物门、软体动物门及节肢动物门。因此,相对于高等的脊椎动物,寄生虫基因组除了核(染色体)DNA 和线粒体(mitochondrian)DNA 之外,还有动基体(kinetoplast)DNA 和质体(plastid)DNA。

1. 核基因组

寄生虫染色体基因组大小随物种不同而呈现明显的差别,如表 3 - 1 所示,疟原虫仅为 22 Mb,而肝片吸虫(*Fasciola hepatica*)高达 1.275 Gb。甚至有些寄生虫同种之间染色体的大小和数目也变化很大,如两株布氏锥虫的分子核型也会不一样。多数寄生虫基因组中碱基 G/C 含量在 30%～40%,但利什曼原虫的 G/C 含量高达 57%,且编码区比非编码区的 G/C 含量高,3′- UTR 比 5′- UTR 的 G/C 含量高;而阿米巴原虫和疟原虫基因组则富含 AT,如恶性疟原虫第 2～3 号染色体编码区的 A/T 含量在 74%,非编码区则高达 84%～92%。这可能是疟原虫基因组不稳定性的原因之一。一些寄生虫核基因组的多态性较高,如利什曼原虫种内、种间染色体多态性程度相当高。这种多态性大多是由于染色体大小改变所致。

而且同源染色体大小的改变不仅发生在种间,也发生在种内不同克隆株间。除了标准染色体外,利什曼原虫在多拷贝的微小染色体上还载有另外的遗传物质。微小染色体可以自发发生,也可能是暴露于不良环境中引起的基因组扩增的结果。基因扩增在利什曼原虫经常发生,可能是应对药物选择、营养压力选择的结果。微孢子虫的基因多态性也非常显著,表现在核糖体内转录间隔区(internal transcribed spacer,ITS)呈多态性,不同虫种间差异明显;ITS 间的重复序列的多态性;核型及染色体数目的多态性;染色体数目和核型条带各异。

表 3 - 1　目前已经开展的人体寄生虫基因组计划状况

寄生虫	基因组大小	公布年份	测序中心	引文
原虫				
盘状细胞粘菌虫(AX4)	34 Mb	2005	Wellcome Trust Sanger Institute	http://www.nature.com/nature/journal/v435/n7038/full/nature03481.html
溶组织内阿米巴(HM-1:IMSS)	24 Mb	2005	Wellcome Trust Sanger Institute/TIGR	http://www.nature.com/nature/journal/v433/n7028/full/nature03291.html
巴西利什曼原虫(MHOM/BR/75M2904)	32 Mb	2007	Wellcome Trust Sanger Institute	http://www.nature.com/ng/journal/v39/n7/full/ng2053.html
婴儿利什曼原虫(JPCM5/MCAN/ES/98/LLM-877)	32 Mb	2007	Wellcome Trust Sanger Institute	http://www.nature.com/ng/journal/v39/n7/full/ng2053.html
硕大利什曼原虫	32.8 Mb	2005	Wellcome Trust Sanger Institute	http://www.sciencemag.org/content/309/5733/436
恶性疟原虫(3D7)	22.8 Mb	2002	Sanger/The Institute for Genomic Research/Stanford Genome Technology Center	http://www.nature.com/nature/journal/v419/n6906/full/nature01097.html
间日疟原虫(Salvador I)	26.8 Mb	2008	J. Craig Venter Institute (TIGR)	http://www.nature.com/nature/journal/v455/n7214/full/nature07327.html
刚地弓形虫(ME49)	63 Mb	2008	TIGR	http://www.ncbi.nlm.nih.gov/assembly/GCF_000006565.1
刚地弓形虫(GT1)	66 Mb	2009	TIGR	http://www.ncbi.nlm.nih.gov/assembly/GCA_000149715.1
刚地弓形虫(VEG)	65 Mb	2009	TIGR	http://www.ncbi.nlm.nih.gov/assembly/GCA_000150015.1
布氏锥虫	26 Mb	2005	Wellcome Trust Sanger Institute	http://www.sciencemag.org/content/309/5733/416.full
布氏冈比亚锥虫(DAL972)	22 Mb	2009	Wellcome Trust Sanger Institute	http://journals.plos.org/plosntds/article?id=10.1371/journal.pntd.0000658
克氏锥虫(CL Brener)	67 Mb	2005	Trypanosoma cruzi consortium	http://www.sciencemag.org/content/309/5733/409
蠕虫				
细粒棘球绦虫	114.9 Mb	2013	Wellcome Trust Sanger Institute	http://www.nature.com/nature/journal/v496/n7443/full/nature12031.html
多房棘球绦虫	115 Mb	2013	Wellcome Trust Sanger Institute	http://www.nature.com/nature/journal/v496/n7443/full/nature12031.html
微小膜壳绦虫	141.1 Mb	2013	Wellcome Trust Sanger Institute	http://www.nature.com/nature/journal/v496/n7443/full/nature12031.html

寄生虫	基因组大小	公布年份	测序中心	引文
链状带绦虫	122.3 Mb	2013	Wellcome Trust Sanger Institute	http://www.nature.com/nature/journal/v496/n7443/full/nature12031.html
曼氏血吸虫	363 Mb	2009	Wellcome Trust Sanger Institute	http://www.nature.com/nature/journal/v460/n7253/full/nature08160.html
日本血吸虫	397 Mb	2009	Chinese Human Genome Center at Shanghai	http://www.nature.com/nature/journal/v460/n7253/full/nature08140.html
埃及血吸虫	385 Mb	2012	The University of Melbourne	http://www.nature.com/ng/journal/v44/n2/full/ng.1065.html
鼠鞭虫	84 Mb	2014	Wellcome Trust Sanger Institute	http://www.nature.com/ng/journal/v46/n7/full/ng.3010.html
马来布鲁丝虫	93.7 Mb	2007	TIGR	http://www.sciencemag.org/content/317/5845/1756
旋盘尾丝虫	96.4 Mb	2013	Wellcome Trust Sanger Institute	http://metazoa.ensembl.org/Onchocerca_volvulus/Info/Annotation
美洲板口线虫	244 Mb	2014	The McDonnell Genome Institute	http://www.nature.com/ng/journal/v46/n3/full/ng.2875.html
肝片吸虫	1.275 Gb	2015	The University of Liverpool	http://www.genomebiology.com/content/16/1/71
华支睾吸虫	516 Mb	2011	Sun Yat-sen University	http://www.genomebiology.com/2011/12/10/r107

2. 线粒体基因组　线粒体在真核生物中广泛存在,具有独立的基因组,其长度为 14～20 kb 的环状 DNA 分子,含有编码区和非编码区。由于线粒体 DNA 具有母系遗传和快速进化的特点,较核染色体 DNA 更易反映种、株乃至型间的差异,因此通常被用来评价物种的种系发生。目前已有多种寄生虫的线粒体基因组序列信息,相应的寄生虫种系分析及进化分析研究正在开展。

3. 动基体基因组　动基体存在于利什曼原虫、锥虫中,是一种特化了的线粒体。每个动基体拥有单个动基体 DNA(kinetoplast DNA, kDNA),由成千上万拷贝的小型环状 DNA 与拷贝数较少的大型环状 DNA 互相连环形成的有高度组织结构的盘状网络。动基体的大环相当于其他真核生物体的线粒体,而小环被转录成导向 RNA(guide RNA, gRNA)。利什曼原虫 kDNA 大环蛋白编码基因的表达是极其复杂的,它们转录子的大部分必须进行转录后修饰——RNA 编辑,从而矫正阅读框的移码,产生可翻译的 mRNA。而利什曼原虫的小环 DNA 序列高度一致性的特征可以用于区分利什曼虫种、亚种,甚至最终用于临床诊断利什曼病。

4. 质体 DNA(apicoplast, plastid DNA)　质体是由 4 层膜质包围的含有 DNA 的独特细胞器。迄今为止在包括疟原虫、弓形虫、巴贝虫和艾美尔球虫等多种顶器复合门原虫中都发现了这种细胞器。质体 DNA 呈闭合环状,在疟原虫和弓形虫中的大小约为 35 kb。序列比较发现,质体 DNA 与藻类植物的叶绿体 DNA 具有较高的同源性,但质体基因组已经丢失了进行光合作用的基因,只保留了 RNA 聚合酶亚单位、核糖体 RNA 和 tRNA 的基因。

三、寄生虫基因组研究的应用

1. 认识寄生虫生物学特征的分子基础 寄生虫基因组信息的披露为认识其生长发育、营养、代谢、感染、免疫逃避等方面提供了新的视角。恶性疟原虫(*Plasmodium falciparum*)的基因组研究表明,与自由生活的真核微生物相比,疟原虫有很大比例的基因与免疫逃避、宿主-寄生虫互作相关。此外,疟原虫还存在哺乳动物所不具备的类异戊二烯代谢途径。布氏锥虫(*Trypanosoma brucei*)基因组包含 806 个以上的变异表面糖蛋白(variant surface glycoprotein,VSG)基因,这些基因与逃避宿主的免疫相关。日本血吸虫的基因组研究发现了与感染宿主密切相关的弹性蛋白酶(elastase),该蛋白能够消化宿主的皮肤组织从而有助于虫体侵染机体。血吸虫还会编码一些炎症相关分子,如前列腺素、多聚糖、脂质、自身抗原样蛋白等,这些因子可诱导宿主免疫反应,导致严重的血吸虫病。此外,血吸虫编码一些与宿主内分泌基因高度同源的基因,如胰岛素类生长因子受体,纤维原生长因子受体,表皮生长因子受体,生长激素受体,雄/雌激素受体等,说明血吸虫的生长、发育和成熟与宿主密切相关,既可利用自身的,同时也可以利用宿主的生长因子或生长激素来维持其生命活动。绦虫基因组的研究发现,除了明显的基因及通路丢失之外,绦虫具有特殊的解毒通路及营养物质回收机制。这些研究为认识寄生虫的生物学特征、开发药物及研制疫苗奠定了理论基础。

2. 比较基因组学研究 比较基因组学拓宽了分子寄生虫学和分子进化等研究领域。Peacock 等比较了 3 种利什曼原虫(*Leishmania major*,*L. infantum* 和 *L. braziliensis*)的全基因组差异,从中鉴定到了 78 个种特异的基因,其中一些基因可能与 3 种病原致病性的差异相关。Young 等比较了 3 种血吸虫的全基因组,结果显示曼氏血吸虫和埃及血吸虫的基因组最为相近,支持进化上所认为的日本血吸虫更为古老的观点。通过与人、线虫、果蝇和蚊等进行比较分析发现,血吸虫与人的关系更为密切,揭示血吸虫对其寄生终宿主有着适应和利用的共同进化关系(co-evolution)。此外,线粒体基因组序列已广泛应用在系统发育学的分析中。如,血吸虫线粒体基因序列分析表明,血吸虫在亚洲发展然后向西传播到非洲,最近有关血吸虫分子进化史的研究支持这一新假说。

四、寄生虫基因组研究面临的挑战

全基因组测序在寄生虫领域是一场重大的革命,多种寄生虫基因组数据的释放为寄生虫病的研究提供了大量序列信息,拓宽了我们对寄生分子生物学的认识。然而,在寄生虫基因组研究领域,仍然面临如下的挑战。

1. 基因组注释 首先,由于全基因组测序的昂贵及基因组序列的复杂性,因此测序的结果在未来数年内都是不可重复的,更不可能被实验一一验证。比如,疟原虫基因组数据发布时,仅有不到基因组数据 1‰～2‰ 的序列被实验验证。并且自该基因组数据释放以来,后续几乎没有进行相关的序列验证。鉴于基因组及相关的转录组和蛋白组测序提供了大量的复杂性数据,因此如何充分地分析和利用这些数据面临着巨大的挑战。其次,预测编码基因在基因组中的位置及定义基因的功能并不容易,有时候甚至很难完成。例如,疟原虫基因组中非常规的 AT 组分就不适合作为基因预测的算法,因为该算法是针对像人和小鼠这样富含

GC 的基因序列的预测的。而且从某种角度来说,基因组测序为我们提供了更多不明确的信息。以疟原虫为例,在基因组数据释放之前,50～100 个的基因已经被详细描述过,明确与入侵、免疫逃避、次生代谢(intermediary metabolism)、细胞黏附或者对宿主细胞的修饰等过程相关。而基因组测序却仅在整体上进行了描述,如预测了 5 200 多个开放读码框架(ORF),发现其中 60% 左右序列与其他物种明确功能的基因没有相似性;列举了一些蛋白家族(reticulocyte binding protein,RBP;erythrocyte binding antigens,EBAs)的新的未知成员,这仍需要很长的时间去理解它们的功能。

尽管对基因组测序的结果和分析还有大量数据未被确证或审查,但是不能否认的是基因组序列为人们提供了一个难以置信的广阔的有关探讨寄生虫生物学和怎样防治寄生虫的新的领域。为进一步理解和挖掘基因组信息,需要进一步的开发生物信息学的分析方法、提升预测的准确性。

2. 功能基因研究 基因组测序及生物信息学分析为我们提供了很多候选的靶基因,但是要理解这些基因的功能,仅靠生物学预测是不够的,还需要开展一系列的功能研究。目前常用的功能研究方法主要有 RNA 干扰(RNAi)和转基因(transgenesis)等技术。在寄生原虫中,这些技术的应用较为成熟,而在后生动物门的寄生虫中,这些分子操作手段却并不那么有效。

RNA 干扰是目前广泛使用的基因沉默技术,已经在多种生物中成功应用。该技术对寄生虫的功能研究至关重要。一方面它可以帮助筛选关键的基因进而确认可能的药靶,另一方面它可以研究那些不能注释功能的基因。近些年来,很多研究组试图将该技术应用到寄生蠕虫领域。然而,目前仅在马来丝虫(*Brugia malayi*)、巴西钩虫、血吸虫等少数几种寄生虫中获得成功应用。转基因技术也是目前广泛使用的功能研究手段,可以进行基因重组、调控基因表达水平。在寄生虫中,目前没有稳定的可遗传的转基因应用,但是可以进行 DNA 的导入及表达操作。为了使转基因技术在寄生虫中广泛应用,还需要克服以下几个技术问题:①能够在生殖系统中进行基因转化;②能够将外源 DNA 整合到染色体 DNA 中;③开发高通量的方法筛选转化的子代。值得注意的是,最近热门的 CRISPR 基因组编辑技术已经成功地在恶性疟原虫中得到应用,但是在其他的寄生虫中尚未见报告。此外,目前也没有可用的寄生虫细胞系,极大地限制了寄生虫的生化及分子研究。综合而言,由于寄生虫复杂的生活史及多样化的组织分布,且多数不能在体外正常地培育,使得功能基因操作技术更难于应用。

3. 转化应用 寄生虫基因组测序及功能基因组学研究的最终目的是应用于临床检测及治疗,从而达到消除寄生虫病的目的。这种从基础研究到临床应用的转化过程,称为转化医学。目前转化医学普遍存在转化效率低的问题,从药靶的发现到新药的获得平均周期约为 13 年,而失败率超过 95%。目前寄生虫基因组研究的快速发展为转化应用提供了机遇,也带来了巨大的挑战。一方面基因组数据可以帮助我们理解基因与表型、疾病发生发展的机制;另一方面大量的生物标记物亟须验证是否可以作为治疗及预防的靶点。为了使寄生虫基因组数据充分的转化应用,应该从以下几个方面着手:①密切联系临床的需求,重点转化与临床检测及治疗相关的生物标志物,提高转化效率;②建立多学科交叉的研究联合体,建立从基础研究到临床应用的快速转化体系。

(胡　薇)

第二节　抗寄生虫病疫苗研究

近年来,随着生命科学的飞速发展,通过应用现代生物技术如基因工程、细胞工程、发酵工程、蛋白质工程等技术方法,以微生物学、免疫学、生物化学、分子生物学等学科理论为基础,疫苗研制理论、技术和工艺都得到了长足的发展,传统的疫苗概念发生了改变。疫苗的开发和应用已成为转化医学的重要部分,且已广泛用于各个领域其中包括对寄生虫病的预防和治疗中。

一、现代新型抗寄生虫病疫苗种类

1. 基因工程疫苗　基因工程疫苗是指以基因工程方法或分子克隆技术分离出病原保护型抗原基因,将其转入原核或真核系统以表达该病原保护型疫苗;或将病原的毒力相关基因剔除,使其成为不带毒力相关基因的基因缺失疫苗,如多肽或亚单位疫苗、颗粒载体疫苗等。

2. 核酸疫苗　核酸疫苗是指将含有编码特定抗原蛋白质的基因序列克隆到合适的质粒载体上,构建成核酸表达载体,随后通过肌内注射等方法将其导入体内,通过宿主细胞的转录系统合成抗原蛋白质,从而激发机体免疫系统产生针对外源性蛋白质的特异性免疫应答反应。核酸疫苗包括如下。①DNA 疫苗:质粒 DNA 疫苗通过基因枪注入体内,被成髓细胞、肌细胞和朗格汉斯细胞吸收。被导入的 DNA 将保持游离状态至少 1 年,而相应的抗原在细胞质中表达并分泌,通过组织相容性复合性途径,诱导体液和细胞免疫应答。其优势在于胞内表达抗原能诱导细胞毒 T 细胞(CTL)反应,并能在没有佐剂的情况下诱导体液免疫。同时,目的质粒比较稳定,并且易于制备和纯化。然而,DNA 疫苗也存在过量免疫或产生免疫耐受现象,或与宿主的基因发生整合,还可引起强烈 CTL 应答对机体其他细胞产生毒性杀伤作用等缺点。②RNA 复制子疫苗:利用能自主复制病毒 RNA 载体,由外源抗原基因取代其结构蛋白基因。RNA 复制酶可使 RNA 载体在细胞质中高水平复制,并实现外源性抗原基因的高表达,激发免疫反应。同时,病毒复制子能在短时间内诱导被转染细胞发生凋亡,使表达抗原更易被树突细胞(dendritic cell,DC)摄取,激发免疫刺激因子,诱导细胞免疫和体液免疫应答。RNA 复制子疫苗具有抗原表达效率高、安全性好、应用范围广等优点。

核酸疫苗诱导特异性免疫应答产生已被大量的实验室证实,但是 DNA 疫苗的安全性和有效性问题,RNA 疫苗的不易制备、运输和保存等不足,成为核酸疫苗亟须解决的难点。

3. 抗独特型抗体疫苗　抗独特型抗体疫苗是指针对抗体分子 V 区上的特异抗原表位群的抗抗体。抗独特型抗体与原来抗原的决定簇分子互为"内影像"关系,可模拟抗原结构和功能具有始动病原体抗原的作用,免疫宿主后可产生针对相应病原体抗原的免疫效力。

4. DC疫苗　DC是专职抗原呈递细胞,能有效地将抗原呈递给T细胞,从而诱导CTL活化。荷载抗原的DC具有疫苗的功能,故称DC疫苗。荷载抗原可为病毒抗原、血细胞凝集抑制抗体(HIA)限制的CTL表位(8～10个氨基酸的短肽)基因、肿瘤细胞及编码肿瘤抗原基因。DC疫苗可以不依赖于CTL靶细胞,又有较高的抗原呈递效率。

5. T细胞疫苗　T细胞疫苗原是指T细胞或体外T细胞表位多肽刺激产生的T细胞作为疫苗接种,用于治疗某些自身免疫性疾病。但将依据主要组织相容性(抗原)复合体-1(MHC-1)类分子特异的多肽结合基序(MHC binding motif)合成的多肽,在体外诱导产生的抗原特异性CTL,将T细胞转变成CTL直接回输CTL,可以人为地控制CTL的强度,避免其过度而导致大量受染细胞死亡;或避免其过低而无清除病原生物的作用,然后回输人体。

6. 合成肽疫苗　合成肽疫苗分子是由多个B细胞抗原表位和T细胞抗原表位共同组成,以这一类合成肽疫苗免疫动物后所起的免疫保护作用并不强。因为在诱导机体产生免疫的过程中,单一的中和抗原表位作用有限,增加中和抗原表位的数目和引入细胞抗原表位将起到辅助协同作用。

7. 脂肽疫苗　脂肽疫苗即为带有脂质尾的疫苗,它可以在无佐剂条件下诱导全面的免疫应答。脂肽可迅速被动地跨越细胞膜将抗原肽导入细胞内,更加易于导向DC,因为来源于骨髓细胞的DC比巨噬细胞更能有效摄取脂肽,脂肽组分可使多肽快速到达二级淋巴组织的免疫细胞。

二、抗寄生虫病的候选疫苗分子

1. 疟疾疫苗　由于疟原虫是一种生活史复杂的真核生物,现已知疟原虫有约6 000种蛋白质。经长期研究和实践证实疟疾疫苗的研制具有可行性。根据疟原虫抗原来源不同,疟疾疫苗分为3类。

(1)子孢子疫苗(抗红前期原虫疫苗):子孢子疫苗的靶点包括子孢子和感染的肝细胞。目前已有恶性疟原虫、间日疟原虫多个种、株的环子孢子表面蛋白的基因被鉴定,其中以子孢子表面的环子孢子蛋白(circumsporozoite protein,CSP)和血凝素相关匿名蛋白(thrombospondin related anonymous protein,TRAP)是公认的两株重要的疫苗候选抗原。

(2)红内期虫体疫苗:在红内期疟原虫中,由于裂殖子存在于细胞外与宿主免疫系统直接接触。因此,这一时期原虫已成为红内期疫苗的重要靶点。其中公认的疫苗候选蛋白有裂殖子表面蛋白(MSP1-5)、顶端膜抗原1(AMA1)等;其他还包括裂殖子表面抗原、环状体感染红细胞表面抗原、棒状体抗原和其他红内期疟原虫结构抗原等。上述部分疫苗已进入人体试验阶段,并取得较为理想的效果。

(3)传播阻断疫苗(配子体疫苗):这种疫苗通过阻断疟原虫在蚊体内的有性生殖及孢子增殖达到阻断疟疾传播的目的。迄今已批量生产Pfs25和Pfs28候选疫苗,实验动物试验已表明可诱导传播阻断免疫应答。其他几种疫苗(Pfs230,Pfs48/45和蚊肠胰蛋白酶)正处于疫苗开发的起始阶段。但是,疟疾疫苗研制存在诸多困难,主要是缺少有效的动物模型。疟原虫存在抗原变异及多种入侵途径,缺乏持久免疫力和难以产生足够高的抗体水平。

最近,弱化活性的恶性疟原虫子孢子疫苗 PfSPZ 在志愿者的 1 期临床试验获得成功,可以诱导产生抗体和细胞免疫;大剂量疫苗免疫时有一定的保护作用,疫苗的剂量、使用的时间需要进一步研究。另一项儿童抗疟免疫计划征集了莫桑比克疟疾流行区的 10～18 个月的婴儿,接种 RTS、S/AS02D 后临床试验,随访 3 个月具有 65% 的抗疟原虫感染率,6 个月中可以减少临床的发作;表明其对 10～18 个月的婴儿安全、保护性效果较好。

2. 抗血吸虫疫苗 除少数血吸虫病天然分子免疫外,已知候选抗原分子诱导的保护力很少超过 40%,减虫率更低。由于对血吸虫免疫逃避机制尚不完全清楚,单一分子疫苗保护效果低下,抗血吸虫疫苗免疫机制有待深入研究。目前主要的免疫候选分子包括谷胱甘肽转移酶(GST)、磷酸丙糖异构酶(TPI)、副肌球蛋白(Sm97)、血吸虫膜相关蛋白及脂肪酸结合蛋白等。近期,专门针对埃及血吸虫的 Bilhvax 疫苗和针对曼氏血吸虫的 Sm14 蛋白进行了临床试验,疫苗效果正在验证和评价之中。

3. 其他抗寄生虫疫苗候选分子 它们包括溶组织内阿米巴表面蛋白的疫苗、利什曼 GP63、LACK、LeIF、弓形虫 P30、棘球绦虫 EG95、带绦虫 TSA-9、钩虫 ASP-2、经放射处理的丝虫第 3 期幼虫等。

总体而言,抗寄生虫疫苗效果不佳。究其原因主要由于寄生虫为专性寄生,难以通过体外培养获得减毒活疫苗;寄生虫生长繁殖周期复杂,抗原成分复杂,难以获得高效多价疫苗;某些寄生虫能引起严重的超敏反应,疫苗的安全性不足;寄生虫有较强的免疫逃避能力,疫苗保护持续性不够等。

(毛佐华)

第四章 寄生虫感染与免疫

第一节 概 述

人体感染寄生虫后,由于寄生虫数量、机体的免疫和营养状况的差异,有些人可出现临床症状,有些则表现为无症状带虫者。当机体免疫功能不全时,如艾滋病患者、长期服用免疫抑制剂等,可发生某些机会性感染,可导致机会致病性寄生虫病。免疫功能正常的人感染寄生虫后所产生的免疫应答能对抗和消除寄生虫及其所产生的有害影响;同时,寄生虫也相应地演化出多种拮抗机制以逃避宿主的免疫攻击。

除原虫外的寄生虫都是多细胞生物,并具有复杂的生活史,因此寄生虫抗原比较复杂,种类繁多。其化学成分可以是蛋白质或多肽、核酸、糖蛋白、糖脂或多糖。按功能分类可分为诊断性抗原、保护性抗原、致病性抗原等。就来源而言(来自虫体、虫体表膜、虫体的排泄分泌物或虫体蜕皮液、囊液等)可概括为体抗原(somatic antigen)和代谢抗原(metabolic antigen)。体抗原中包括来自表膜的表面抗原(surface antigen);代谢抗原有各腺体分泌物、消化道排泄物、幼虫蜕皮液等。虫体体表、虫体排泄分泌物内或虫体寄生的细胞表面表达的抗原均可与宿主免疫系统直接接触。此外,许多寄生虫的虫体结构含磷脂酰胆碱(phosphorylcholine,PC),是一种半抗原因而具有广泛的载体蛋白交叉反应,可刺激宿主的免疫系统产生抗PC抗体。因而在寄生虫免疫诊断时常有较多的交叉免疫反应,造成假阳性反应。

抗原具有属、种、株、期的特异性。寄生虫生活史中不同发育阶段既具有共同抗原,又具有各发育阶段的特异性抗原,即期特异性抗原。共同抗原还可见于不同科、属、种或株的寄生虫之间,这种特点反映在免疫诊断方面,经常产生交叉反应。特异性抗原比较重要,它的分离、提纯和鉴定有助于提高免疫诊断的特异,对研究免疫病理、致病机制、寄生虫疫苗也是非常关键的因子。

多样化的虫体抗原使得宿主对寄生虫的免疫相当复杂,研究寄生虫感染的免疫能有助于我们认识寄生虫与宿主之间的相互作用。

第二节　宿主对寄生虫感染的免疫应答

一、宿主对寄生虫的免疫

人体对寄生虫的免疫表现为免疫系统对寄生虫的识别和清除过程,包括非特异性免疫和特异性免疫。

1. 非特异性免疫（先天性免疫 innate immunity）　宿主对寄生虫的非特异性免疫是在进化过程中形成的,具有遗传和种的特征。该系统包括:组织屏障(皮肤和黏膜系统、血-脑屏障、胎盘屏障等);固有免疫细胞(吞噬细胞、杀伤细胞、DC 等);固有免疫分子(补体、细胞因子、酶类物质等)。

2. 特异性免疫（获得性免疫 acquired immunity）　特异性免疫是宿主的免疫系统对寄生虫特异性抗原的识别,是免疫活性细胞与寄生虫的抗原相互作用的全过程,其结果导致宿主产生体液免疫、细胞免疫及记忆反应。宿主对寄生虫的免疫常常是特异性免疫和非特异性免疫的协同下起作用的。

二、免疫应答类型

宿主感染寄生虫以后,大多可以产生获得性免疫。由于宿主种类、寄生虫虫种以及宿主与寄生虫之间相互关系的不同,获得性免疫可大致分为以下 3 种类型。

1. 消除性免疫（sterilizing immunity）　这是寄生虫感染中少见的一种免疫类型。人体感染某种寄生虫并获得对该寄生虫的免疫力以后,临床症状消失,虫体完全被消除,并对再感染有长期的特异性抵抗力。如热带利什曼原虫引起的东方疖。

2. 非消除性免疫（non-sterilizing immunity）　这是寄生虫感染中最常见的一种免疫类型。寄生虫感染常常引起宿主对重复感染产生获得性免疫力,此时宿主体内的寄生虫并未完全被消除,而是维持在低虫荷水平;如果宿主体内残留的虫体被清除后,免疫力随即消失。通常这种免疫状态称为带虫免疫。这种情形在血吸虫感染时称为"伴随免疫",在疟疾时称之为"带虫免疫"。

3. 缺乏有效的获得性免疫　它指宿主对消化道内感染蠕虫的免疫反应有限,很难有效地消除虫体。此在蠕虫感染中比较常见,如对肠道内的蛔虫的再感染无免疫力。对一些寄生在细胞甚至免疫细胞内寄生的虫体(如利什曼原虫、弓形虫等),宿主也缺乏免疫力。

三、寄生虫抗原引发宿主免疫应答的特点

寄生虫非蛋白类抗原,诸如多糖、糖脂和核酸等不能以抗原肽- MHC 分子形式被呈递,有些可与 B 细胞表面上的膜 Ig 发生最大限度的交联,引起胸腺非依赖型 B 细胞活化而直接产生体液免疫效应。由于许多寄生虫抗原为多糖性质,故体液免疫是对抗外源性虫体感染的重要抵御力量。

在蠕虫感染时,抗原活化 CD4$^+$ Th2 细胞,分泌细胞因子,活化肥大细胞,募集和活化嗜碱性粒细胞和嗜酸性粒细胞。宿主对寄生虫感染的免疫应答机制十分复杂,且存在个体差异,寄生虫不同的发育期和致病期其优势表达的 T 细胞类型各不相同。

四、免疫代谢学与寄生虫感染

免疫代谢学是指用来研究不同营养物质、代谢路径和免疫系统之间的相互影响和调节的一门新型学科。在免疫系统和控制全身能力代谢的器官之间的信号通路中,巨噬细胞可能发挥着重要的枢纽作用。IL-4 是寄生虫感染免疫过程中一个关键的 Th2 细胞因子,在发生和维持脂肪组织中巨噬细胞替代性活化过程及调控外周胰岛素敏感性方面发挥着重要作用。因此,寄生虫感染可能会对某些代谢性疾病起到有益作用。研究显示嗜酸性粒细胞是脂肪组织中替代激活的巨噬细胞诱导下 IL-4 的关键来源,而寄生虫可诱导嗜酸粒细胞增多,导致巨噬细胞替代性活化,进而持续改善葡萄糖耐受情况。另外,乳-N-岩藻戊糖Ⅲ(LNFPⅢ)是存在于人类乳汁和曼氏血吸虫卵中的一种免疫调节性多糖。在高脂饮食诱导的肥胖小鼠模型中研究发现,LNFPⅢ通过恢复其白色脂肪组织中胰岛素的敏感性、增加巨噬细胞和树突细胞 IL-10 产量,从而改善其全身葡萄糖耐受情况。由此可见,宿主感染寄生虫后,寄生虫引起的宿主免疫应答,可影响宿主的自身代谢及其相应的代谢性疾病。

第三节　寄生虫对宿主免疫反应的逃避

寄生虫侵入免疫功能正常的宿主体后,有些能逃避宿主的免疫攻击而继续生存、发育和繁殖,这种现象称为免疫逃避(immune evasion)。寄生虫在生物长期进化过程中已完成了对宿主及环境变化的适应过程,形成了自己独特的亲组织或细胞性,获得了一定自我保护功能。逃避机制包括以下。

一、解剖或组织位置的隔离

寄生虫一般都具有较固定的寄生部位。有些寄生在细胞、组织和腔道中,特有的生理屏障可使之与免疫系统隔离。如寄生在眼部或脑部的囊尾蚴,有些细胞内的寄生虫,宿主的抗体难以对其发挥中和作用和调理作用。寄生在红细胞内的疟原虫、寄生在吞噬细胞中的利什曼原虫和弓形虫均可在细胞内形成纳虫空泡(parasitophorous vacuole),借以逃避宿主细胞内溶酶体酶的杀伤作用。有些寄生虫在宿主体内可形成保护层如囊壁或包囊,如棘球蚴,虽然其囊液具有很强的抗原性,但由于具有较厚的囊壁,因此可逃避宿主的免疫攻击。腔道内寄生虫,由于分泌型的 IgA 杀伤能力有限,又难以与其他免疫效应细胞接触,也能逃避宿主的免疫攻击。

二、虫体抗原的改变

1. 抗原变异　寄生虫的不同发育阶段,一般都具有期(stage)特异性抗原。即使在同一发育阶段,有些虫种抗原亦可产生变化。如布氏锥虫虫体表面的糖蛋白抗原可不断更新,从而逃避宿主的免疫攻击。

2. 分子模拟与伪装　有些寄生虫体表能表达与宿主组织相似的成分,称为分子模拟(molecular mimicry)。有些寄生虫能将宿主的成分结合在体表,形成抗原伪装(antigen disguise)。如在皮肤内的曼氏血吸虫童虫,其体表不含有宿主抗原,但肺期童虫表面则可结合宿主的血型抗原(A、B 和 H)和组织相容性抗原,从而逃避宿主的免疫攻击。

3. 表膜脱落与更新　蠕虫的表膜处于不断脱落与更新状态,使与表膜结合的抗体随之脱落。

三、降低宿主的免疫反应

有些寄生虫抗原可直接诱导宿主产生免疫抑制、激活抑制性 T 细胞等(详见本章第五节)导致宿主免疫力下降。

四、封闭抗体的产生和裂解抗体

有些结合在虫体表面的抗体不仅不具有杀虫作用,反而可阻断具有杀虫作用的抗体与之结合,这类抗体称为封闭抗体。已证实在感染曼氏血吸虫、丝虫和旋毛虫的宿主中存在封闭抗体。封闭抗体学说可用于解释在血吸虫病流行区,低龄儿童虽有高滴度抗体水平,但对再感染却无保护力的现象。

五、补体的灭活与消耗

某些寄生虫的虫体或分泌物(酶或毒素)具有抗补体作用,能降解补体或抑制补体的激活过程;一些血液原虫产生的分泌/排泄抗原与抗体形成免疫复合物后,消耗大量的补体,从而保护虫体免受补体损伤。

第四节　寄生虫感染诱发的免疫病理

寄生虫感染人体除了虫体及代谢产物对宿主直接损伤外,宿主引发的免疫反应本身也具有免疫病理效应,导致炎症反应、组织损伤和功能紊乱等病理损害。寄生虫可诱导宿主产生超敏反应(hypersensitivity, allergy),引起炎症反应和组织损伤。超敏反应一般分为 4 型,Ⅰ、Ⅱ、Ⅲ型为抗体介导,Ⅳ型主要为 T 细胞和巨噬细胞所介导。

一、Ⅰ型超敏反应

Ⅰ型超敏反应又称速发型或反应素性超敏反应。有些寄生虫抗原,如尘螨、棘球蚴囊液等刺激肥大细胞或嗜碱粒细胞脱颗粒,释放炎症介质,使毛细血管扩张、通透性增强,器官和内脏平滑肌收缩和局部炎症反应,严重者出现过敏性休克,甚至死亡。Ⅰ型超敏反应具有明显的个体差异与遗传倾向,发生迅速,消退亦快。只引起宿主的功能紊乱,一般不导致机体的组织损伤。引起Ⅰ型超敏反应的抗体主要是 IgE 和某些 IgG 的亚类。

二、Ⅱ型超敏反应

Ⅱ型超敏反应又称细胞溶解型(cytolytic type)或细胞毒型(cytotoxic type)。Ⅱ型超敏反应是抗体直接作用相应的靶细胞或组织上的抗原,在补体、巨噬细胞和 NK 细胞作用下发生的抗体依赖性细胞介导性细胞毒性(ADCC)作用、补体依赖性细胞毒作用、促进吞噬作用等效应过程,导致组织和细胞损伤。如黑热病和疟疾患者中,虫体抗原吸附于红细胞表面,引起Ⅱ型超敏反应,出现溶血,这是导致患者贫血产生的重要原因。

三、Ⅲ型超敏反应

Ⅲ型超敏反应又称免疫复合物型(immune complex type)。其特征为抗原与抗体(IgG 或 IgM)在血液循环中形成免疫复合物(IC),可沉积于肾小球基底膜、血管壁等处,激活补体,释放血管活性胺等生物活性介质,产生充血水肿,局部坏死和中性粒细胞浸润的炎症反应和组织损伤。如血吸虫和疟原虫寄生在宿主体内,不断释放虫体抗原至循环中。当抗原略过剩时,可形成沉淀系数为 19S,分子量约 100 000、中等大小的可溶性 IC,后者可在循环中长期存在,也可在组织如肾小球基底膜中沉积,导致疟疾和血吸虫肾炎。

四、Ⅳ型超敏反应

Ⅳ型超敏反应又称迟发型超敏反应(delayed hypersensitivity,DH)。此型变态反应由 T 细胞与单核-巨噬细胞介导的免疫反应,当致敏淋巴细胞再次接触抗原后,T 细胞释放淋巴因子、吸引聚集形成以单核细胞浸润为主的炎症反应,如血吸虫虫卵肉芽肿的形成。

在寄生虫感染中,某些寄生虫病可存在多种类型的变态反应,如血吸虫病可引发速发型、免疫复合物型和迟发型变态反应。

第五节 寄生虫感染免疫与免疫调节研究

人类与寄生虫之间经过漫长的进化而适应共存,这种共生关系的关键之处在于寄生虫和其人体宿主之间免疫作用的相互影响。寄生虫之所以能够在宿主体内长期生存,可能是因为自身可以分化调节免疫应答反应和过程,如蛔虫、钩虫、鞭虫和血吸虫感染往往无症状,仅有少数感染较重者可出现明显的临床病理改变。宿主对寄生虫所产生的免疫应答对宿主具有不同程度的保护作用,但也可能出现超敏反应,导致宿主组织损伤和免疫病理变化。

一、 特异性免疫调节网络

宿主的免疫应答、寄生虫的免疫逃避及来自宿主和寄生虫的免疫调节三者之间的相互作用和制约，形成寄生虫感染免疫的复杂网络。

不同的病原体诱导的免疫途径有所差异。例如，寄生蠕虫主要诱导 Th2 免疫途径；细胞内寄生原虫诱导 Th1 型免疫途径，胞外寄生虫诱导 Th17 免疫途径等。一旦上述免疫反应失衡时，T 细胞反应则会导致病理改变，若不加以控制，则可使累及组织器官发生损伤。

寄生蠕虫或其排泄物/分泌物、虫卵可激活调节网络。大量研究证实调节性 T 细胞（Treg）在寄生虫感染过程中数量增加和功能增强；寄生虫衍生的分子物质可促使小鼠 Treg 细胞诱导分化，调节性 B 细胞可分泌白细胞介素 10（IL-10），抑制 T 细胞免疫反应。因此，寄生虫及其排泄-分泌的代谢产物分子，能够发挥一系列细胞调节剂的作用，以调和宿主免疫应答反应。

二、 免疫抑制作用

免疫功能低下（immuno-compromised condition）是指免疫系统受损，其功能低于正常水平。一般按其原因分为原发性（或遗传性）和继发性（或获得性）免疫功能低下（或缺陷）两大类，后者更为常见。寄生虫感染尤其是细胞内寄生的原虫大多影响免疫功能，且多为慢性感染，使免疫功能下降。最典型的是利什曼原虫感染患者有时会出现机体免疫无反应。

寄生虫抗原的复杂性表现在有些抗原也可直接诱导宿主的免疫抑制，某些寄生虫感染后细胞免疫功能受抑制、抑制性 T 细胞功能增强、巨噬细胞活动受抑制及多种因子相互作用也可导致机体免疫功能低下。主要体现在以下方面。

1. 抑制溶酶体融合与抗溶酶体　弓形虫、利什曼虫能够抑制吞噬体与溶酶体的融合，避免溶酶体中水解酶的作用，从而在吞噬细胞内存活。

2. 抑制性 T 细胞（Ts）的激活　Ts 细胞激活可抑制免疫活性细胞的分化和增殖。动物实验证明感染利什曼原虫、锥虫和血吸虫的小鼠有特异性 Ts 的激活，产生免疫抑制。从伯氏疟原虫分离、提纯的 4 种抗原具有免疫抑制效应，CD8$^+$ 抑制性 T 淋巴细胞明显升高，通过 CD8$^+$ 抑制性 T 淋巴细胞对 CD4$^+$ T 淋巴细胞的抑制，可造成小鼠脾脏 CD4$^+$ T 淋巴细胞和 B 细胞下降。

3. 对吞噬细胞的影响　在旋毛虫的Ⅳ期幼虫体内存在巨噬细胞移动抑制因子，感染患者血清能抑制白细胞趋化和吞噬作用；肠道蠕虫与革兰阴性细菌共同感染时，蠕虫引起的巨噬细胞功能改变导致细菌引起的肠壁损伤更重、病程更长。

4. 抑制体液免疫　感染旋毛虫可抑制小鼠产生 T 细胞依赖性抗原的抗体。有些寄生虫抗原可直接诱导宿主产生免疫抑制，如特异性 B 细胞克隆的耗竭。有些寄生虫感染可诱发宿主产生高 Ig 血症，提示多克隆 B 细胞激活，产生大量无明显保护作用的抗体。至感染晚期，虽有抗原刺激，B 细胞亦不能分泌抗体，表明多克隆 B 细胞的激活导致了能与抗原反应的特异性 B 细胞的耗竭，抑制了宿主的免疫应答，甚至出现继发性免疫缺陷。

5. 多种寄生虫共有的免疫抑制抗原　蠕虫成虫提取物中富含磷脂酰胆碱成分，后者具有抑制淋巴细胞增殖的作用。

6. 虫源性淋巴细胞毒性因子　寄生虫的分泌、排泄物中有些成分具有直接的淋巴细胞毒性作用或可抑制淋巴细胞激活,如肝片形吸虫的分泌、排泄物可使淋巴细胞凝集;克氏锥虫分泌、排泄物中分子量 30 000 和 100 000 蛋白质可抑制宿主外周血淋巴细胞增殖和 IL-2 的表达;曼氏血吸虫分子量 100～500 热稳定糖蛋白可直接抑制 ADCC 杀虫效应,克氏锥虫分泌的蛋白酶可直接分解附着于虫体表面的抗体,使 Fc 端脱落而无法激活补体。

三、免疫刺激作用

在寄生虫感染中,大多数表现为 Th2 型免疫反应。Th2 型反应的细胞因子能够活化肥大细胞,招募和活化嗜碱性粒细胞和嗜酸性粒细胞。此外,寄生虫感染中机体产生的免疫反应往往从一种类型(如 Th1 型)向另一种类型(Th2 型)转化。其机制为 DC 向初始 Th 细胞提供抗原信号和共刺激信号,由此决定初始型 Th 细胞向 Th1 型细胞或 Th2 型细胞分化。

此外,研究表明某些寄生虫(如细粒棘球蚴和旋毛虫)的抗原成分能够抑制肿瘤的生长,可能具有免疫功能上调的作用。裂体吸虫成虫可激发宿主对再感染产生部分抵抗力,而对成熟虫体本身并无影响,即产生伴随免疫。肝片吸虫童虫在肝实质移行中的炎症应答,这种免疫属细胞免疫;而体液免疫则在腹腔内移行途径中发生。在感染旋毛线虫的 24～48 h 内,胸导管淋巴细胞有明显的保护性免疫作用,特异性抗体不起作用,但对于成熟的旋毛线虫在肠内阶段则有保护性免疫。猪蛔虫对再感染可引起强大的免疫应答,血清或细胞的被动转移和初乳免疫转移都获得成功。

(毛佐华)

第五章　寄生虫感染的特征

第一节　寄生虫的分类

寄生虫的分类是为了更好地认识虫种及各虫种之间的亲缘关系,了解寄生虫与宿主之间的关系,进行溯源工作。

形态学是寄生虫分类的基础。虽然寄生虫的种类繁多,个体变异、种群差别等也较大,但同一种群的基本形态特征是相似的,这成为了目前寄生虫分类的重要依据。

按照动物分类系统,人体寄生虫分隶于动物界(Kingdom Animal)无脊椎动物的 7 门:线形动物门(Phylum Nemathelminths)、棘头动物门(Phylum Acanthocephala)、扁形动物门(Phylum Platyhelminthes)、节肢动物门(Phylum Arthropoda)及单细胞的原生动物亚界(Subkingdom Protozoa)中的顶复门(Phylum Apicomplexa)、肉足鞭毛门(Phylum Sarcomastigophora)和纤毛门(Phylum Ciliophora)。

门下的阶元是纲、目、科、属、种。而亚门、亚纲、亚科及总纲、总目、总科是中间阶元。在有些种下还有亚种、变种、株等存在。种下分类的根据是种内的空间关系,是种内群与群间因地理上的差异隔离而造成的遗传变异。种上分类的根据是种间的历史关系,是种与种间在历史发展中的演化流程、顺序等。

根据国际动物命名法,寄生虫采用二名制,种的学名(species name)采用拉丁文或拉丁化的文字,属名(genus name)在前,种名(specific name)在后。有写在种名之后还有亚种名(subspecies name),种名或者亚种名之后是命名者姓名及命名年份。如华支睾吸虫[*Clonorchis sinensis* (Cobbold,1875) Looss,1907]表示 Cobbold 1875 年命名该虫,Looss在 1907 年又再次将其命名。

形态学分类由于其局限性,并不适合种以下的分类,因此目前分类学正越过形态学,进入遗传学、生态学、地理学与分子生物学等多个领域。随着研究的深入,分类依据也越来越多,导致寄生虫的分类从定性的水平走向更精确基因水平。原虫、蠕虫和昆虫处于不同的演化阶段,寄生虫学研究也侧重于对人危害性的较大的寄生虫种类,所以对不同的寄生虫了解并不一致,因此采用的分类依据也就有所不同。也因此导致分类方法繁复,同种异名和异种同名现象较多见。

常见的人体寄生虫可分为以下 3 类。

一、原虫

原虫包括内阿米巴、蓝氏贾第鞭毛虫、阴道毛滴虫、人毛滴虫、口腔毛滴虫、利什曼原虫、锥虫、疟原虫、刚地弓形虫、隐孢子虫、肉孢子虫、结肠小袋纤毛虫等。

二、蠕虫

蠕虫由吸虫、绦虫和线虫所组成。

1. **吸虫**　吸虫包括华支睾吸虫、布氏姜片吸虫、肝片形吸虫、卫氏并殖吸虫和斯氏狸殖吸虫、日本血吸虫、曼氏血吸虫、埃及血吸虫等。

2. **绦虫**　绦虫包括曼氏迭宫绦虫、链状带绦虫、肥胖带绦虫、阔节裂头绦虫、细粒棘球绦虫、多房棘球绦虫、水泡带绦虫等。

3. **线虫**　线虫有似蚓蛔线虫、毛首鞭形线虫、蠕形住肠线虫、十二指肠钩口线虫、美洲板口线虫、旋毛形线虫、粪类圆线虫、班氏吴策线虫、马来布鲁线虫、结膜吸吮线虫、东方毛圆线虫、广州管圆线虫、美丽筒线虫等。

三、医学节肢动物

医学节肢动物,包括昆虫纲的蚊、蝇、白蛉、虱、蚤、蜚蠊、蠓、虻、蚋、锥蝽,蛛形纲的硬蜱、软蜱、革螨、恙螨、疥螨、蠕形螨和尘螨等。

第二节　寄生虫感染的特点

一、带虫者、慢性感染与隐性感染

带虫者(carrier)是指人体感染寄生虫后不出现临床症状,但体内有寄生虫存在,可传播病原体。带虫者是寄生虫病流行的重要传染源之一。慢性感染(chronic infection)在寄生现象中较为常见,尤其是临床症状轻微者,急性感染之后未得到治疗或者治疗不彻底,未能清除所有病原体,常转为慢性感染。慢性感染也和人体对绝大多数寄生虫不能产生清除性免疫有关。慢性感染者也可以成为传染源而在流行病学上有重要的意义。带虫者和慢性感染都可使寄生虫在人体内生存很长一段时期,有利于寄生虫的传播。

隐性感染(inapparent infection)是指人体感染寄生虫后,不会引起或只会引起轻微的组织损伤,不出现明显临床表现,也无法用常规方法检出病原体。但当宿主长期使用免疫抑制剂、抗肿瘤药物或艾滋病患者出现免疫功能低下时,寄生虫大量增殖,致病力大大增加,可导致患者死亡。

二、多寄生现象

人体同时有2种或2种以上虫种寄生,称为多寄生现象(polyparasitism),这在肠道寄生虫中相当普遍。如蛔虫,钩虫常寄生于同一宿主体内。20世纪90年代初期的全国人体肠道寄生虫调查发现超过 90 万人感染寄生虫,其中单一感染人数和多重感染人数大约各占一半。多寄生现象并非完全对寄生虫是有利的,不同的寄生虫间可互相促进或制约。如蓝氏贾第鞭毛虫与某些肠道线虫同时存在的情况下,其生长、繁殖会受到抑制。

三、 幼虫移行症和异位寄生

幼虫移行症(larva migrans)是指在人体内不能发育成为成虫的寄生虫幼虫偶然侵入人体后,在机体内移行所致的疾病。幼虫移行症往往伴有嗜酸性粒细胞增多症、血中 IgE 水平升高等超敏反应征象。

根据幼虫侵犯的组织及器官,幼虫移行症可分为以下两种类型。

(1) 内脏幼虫移行症(visceral larva migrans):幼虫侵入人体后在内脏移行,引起内脏器质性病变与功能损害,如广州管圆线虫引起嗜酸性粒细胞增多性脑膜脑炎。

(2) 皮肤幼虫移行症(cutaneous larva migrans):幼虫侵入人体后主要在皮下移行,皮肤可出现匐形疹,如某些犬钩虫幼虫侵入人体,导致钩蚴性皮炎,但不能继续发育;如斯氏狸殖吸虫童虫侵犯人体出现游走性皮下包块。

蛔虫、钩虫的幼虫必须经过移行才能完成生活史,因此是这类情况属于正常移行。

异位寄生(heterotropic parasitism)是指寄生虫在常见寄生部位以外的器官或组织内寄生的情况。这种由寄生虫在非正常寄生部位引起的损害又称异位损害(ectopic lesion)。如蛔虫通常寄生在人体小肠,但偶尔可侵入胆道或肝脏,引起胆道蛔虫症或肝异位寄生。这一系列的异位寄生或由于异位寄生造成的异位损害增加寄生虫病的严重性和临床诊断的复杂性。

四、 机会性致病

已知机会致病性寄生虫可以引起内源性感染和外源性感染。内源性感染机会致病性寄生虫往往呈隐性感染,呈低水平虫荷,感染者无临床症状,而当机体免疫功能低下或者宿主的免疫功能遭到破坏,不能抑制寄生虫生长繁殖时,处于潜伏状态的虫体开始大量繁殖,呈现活动性感染,破坏宿主组织,导致严重的病理损害甚至患者死亡。而外源性感染机会致病性寄生虫是指寄生虫感染免疫功能正常的宿主时常表现为非致病或致病力较弱,一旦侵入免疫功能低下的宿主体内则转化为强致病性的寄生虫,而引起宿主出现一系列疾病状态。这类在一般情况下不致病或呈弱致病性,但在宿主免疫功能低下等特定条件下能引起一系列疾病状态的寄生虫称为机会性致病性寄生虫(opportunistic parasites),而由这一系列寄生虫引起的感染称为机会性寄生虫病(opportunistic parasitosis)。例如,弓形虫病、巴贝虫病、隐孢子虫病等。机会性寄生虫病是造成免疫功能低下患者死亡的重要原因之一。

五、 合并感染

全球常见的合并感染(co-infection)是艾滋病合并结核感染,在一些国家,高达 80% 的结核病患者都同时感染 HIV。但是感染了寄生虫尤其是机会致病性原虫,同时感染其他病毒、细菌、真菌或者其他寄生虫的情况在也并不少见,或者在儿科的"秋季腹泻"中隐孢子虫与轮状病毒共感染的情况,这样的情况往往使疾病症状加重,若不及时治疗,预后极差。

例如,在非洲钩虫和恶性疟原虫共感染很常见,几乎 1/4 的非洲儿童存在恶性疟和钩虫病共感染情况。一般认为钩虫和恶性疟原虫共感染会损害宿主的免疫反应,但是也有一些假设和研究表明,蠕虫感染对脑型疟起到一定的保护作用,可能是蠕虫感染导致 IgE 复合物增加,从而激活 CD23,并释放抗炎性细胞因子 IL-10 和激活诱导型一氧化氮合酶,从而导致一氧化氮的释放,最终减少寄生红细胞的吸附,改善微血管阻塞。而在疟疾和结核分枝杆菌的共感染中,由于感染过程中巨噬细胞、单核细胞和 DC 在控制和清除两种病原体中起到了关键作用,宿主对疟原虫的免疫调节作用削弱结核分枝杆菌感染引起的宿主反应,破坏了抗结核分枝杆菌感染的细胞因子的相互作用。HIV 与克氏锥虫共感染时,病毒可导致免疫抑制而促进克氏锥虫增殖,即 HIV 感染后出现恰加斯病再激活,临床表现为致死性脑膜脑炎。同样,HIV 感染诱导产生的 Th2 细胞因子,如 IL-4、IL-6 和 IL-10 损害了 Th1 细胞功能及巨噬细胞杀伤能力,而 Th1 介导的免疫反应是控制利什曼感染的关键。所以,HIV 与利什曼原虫共感染可能促进利什曼原虫在巨噬细胞内生长。艾滋病患者往往出现隐球菌性脑膜炎,也会在此基础上合并感染刚地弓形虫和结核分枝杆菌,而成为艾滋病患者的临终并发症。

(冯　萌　程训佳)

第六章　寄生虫的检查方法

寄生虫的寄生部位各异，导致疾病临床表现多样，增加了临床诊断的难度。需要结合寄生虫感染症状、流行特点进行综合考虑、明确诊断；对无症状携带者、隐性感染等的明确诊断需要用免疫学方法；寄生虫感染合并其他疾病时，需要合理地进行综合考虑。寄生虫学诊断方法主要包括病原学检查、免疫学检测和分子诊断等，同时正确地采集、运输和处理标本也是明确诊断的关键步骤。正确合理规范的诊断流程是寄生虫病的诊治工作的保障。

第一节　病原体检查总论

鉴于寄生虫病和寄生虫感染的特性，一些热带地区居住或者去过热带地区的人们可能患某些寄生虫病或者热带病，也有些地区性特点不明显的疾病，尤其是与其他传染病或者内科疾病合并感染时，合理和明确的诊断极其重要。例如，一位从非洲回来的销售人员，以主诉发热、消瘦，怀疑疟疾入院。一般检查发现患者肝大、碱性磷酸酶升高，进一步检查发现患者已经是肿瘤晚期广泛扩散，并不是患有疟疾或非洲睡眠病。另一位从非洲回来的年轻人，有发热和消瘦的主诉，尽管在其粪便中发现少量曼氏血吸虫卵，但不足以引起患者的上述症状，最后检查发现是一位结核病患者。所以，必须注意避免对一些有明显症状的患者进行粪便检测发现一些蠕虫虫卵或者原虫的包囊就作出诊断而进行治疗，而忽视患者真正的病因。

许多寄生虫感染往往是无症状的或者是呈慢性而有轻微的症状，因此，需要有准确和敏感的诊断标准和方法。常规的血常规检查或者粪便检查甚至血清学检查经常不能明确诊断一些疑难的寄生虫病，临床医生必须了解标本如何收集、如何保存、需要送检的次数和注意事项。另外，感染一些寄生虫后经常出现嗜酸性粒细胞升高，这是一个非常重要的寄生虫感染的标志。然而，原虫感染与嗜酸性粒细胞升高并不十分相关，尤其是细胞内寄生或侵入组织的原虫；嗜酸性粒细胞升高的程度也会因不同的个体而异。一般而言，嗜酸性粒细胞升高在感染的急性期的标志性意义高于慢性期；但是嗜酸性粒细胞升高还有其他的病理意义。例如，过敏性哮喘、嗜酸性粒细胞性白血病、一些器官的肿瘤、结缔组织病等。

寄生虫感染的分布往往是极具有地域性的，了解这一特点对于寄生虫感染的正确诊断具有非常重要的作用。例如，患者有腹痛腹泻症状，粪便检查发现有日本血吸虫卵，患者却从来没有去过日本血吸虫病流行区，这时应该考虑是其他疾病或应用其他诊断方法进行确诊。另一位长期侨居英国的华人因为乙型肝炎进行肝活检病理检查时，发现肝内有嗜酸性肉芽肿，应该考虑选择进一步诊断手段、进一步询问病史和作出正确诊断。另外，寄生虫感染具有长潜伏期或者长隐匿期,有时在感染起病时,一种不规范的治疗会使疾病出现不典型发展而误诊。例如,疟疾的发作会由于不规范使用药物预防而延迟 3 年;一个盘尾丝虫性结节在感染后 4 个月才发现;棘球蚴病在感染后 15 年才出现症状;血吸虫病在患者离开疫区 25 年后才发病等。

患者的饮食习惯、生活习惯、是否在河水或湖水中游泳戏水和昆虫叮咬史都有利于各种寄生虫感染的诊断。寄生虫感染后的症状也是多种的,而且依病原侵入不同的组织而异;不同的病原感染可以出现类似的症状,但是致病的机制不同,需要结合各方面资料进行综合考虑。成功的诊断,除了需要在患者血液涂片、粪便涂片或其他排泄物涂片中检查到病原体,包括虫卵、幼虫、包囊、滋养体等,还需要与所谓的假性寄生虫(pseudoparasitic form)进行鉴别。例如,粪便中的真菌、植物颗粒、食物残渣、脱落的细胞;血涂片中的血小板、染色颗粒等。

寄生虫病的病原学诊断具有非常重要的临床意义,发现病原体有助于诊断,表示患者有感染或者是携带者,是临床诊断的重要依据;同时有助于临床医生的合理用药,而防止误诊。另外,病原上明确诊断,可以防止不必要的医院感染。

第二节　样本的收集

每种寄生虫病具有明确的病原体,在一些疑难的病例中可能发现不止一种病原体,而造成判断的困难。因此为了正确检出真正的病原体,正确的采集标本、运输和标本处理的方法在某种程度上比病原体的鉴定更为重要,是明确诊断的关键步骤。在采集标本时需要注意如下事项:①标本必须直接采自病变部位;②尽可能在合适的时间采集标本。例如,怀疑疟疾的患者在高热时是采血涂片的最佳时间,而必要的免疫学知识对解释血清学结果至关重要;③尽可能采集足够量的标本送检;④选择合适的送检容器和避免药物、消毒液等的污染。

根据寄生虫感染的部位不同,一般可以分成胃肠道感染、呼吸道感染、血液感染、泌尿生殖道感染和中枢神经系统感染等。粪便标本的采集应该注意挑取脓血、黏液部分进行病原检查和培养;送检标本应该注意保温和避免干燥。一次检查阴性不能确定无病原体,需要 3 次阴性才能排除,因为寄生虫往往有间歇性排出的特点。呼吸道标本主要是痰液。痰液常会受到咽喉部细菌的影响出现性状的变化,建议用深咳出的痰液标本检查寄生虫病原;也可以应用支气管镜获得肺泡灌洗液进行检查。血液感染的标本则主要是取外周血涂片进行检查,也可以骨髓穿刺涂片进行检查,还可以进行特殊培养基培养或者动物接种提高阳性率。泌尿生殖道感染的标本主要是患者的尿液、阴道分泌液、前列腺液等,可以直接镜检也可以离心沉淀检查或者培养。脑脊液标本的检查对中枢神经系统寄生虫感染具有重要意义,一般需要采集 1~2 ml,可以直接涂片染色或离心沉淀检查或者培养,应尽快进行检查。其他感染部位的标本,包括眼分泌液、角膜刮取物、脓液等,均可进行涂片检查、染色或者培养,以提高检出率。

病原学检查的方法受感染密度、检查方法和技术的影响,免疫学方法检查寄生虫抗原或抗体可以提高检出率,再结合患者病史询问和临床诊断,可以及时诊断寄生虫感染,积极治疗患者。

第三节 病原学检测方法

寄生虫的病原学检测技术可确诊疾病,但对早期、低虫荷感染或隐性感染常常漏诊。

一、粪便检查

粪便检查(fecal examination)是诊断寄生虫病常用的病原学检测方法。粪便标本应该新鲜;送检时间不超过 24 h;送检需要保温;盛器必须洁净,防止被其他物质污染;具体检查方法如下。

1. 直接涂片法（direct wet smear） 主要是用以检查蠕虫卵、原虫包囊或滋养体。方法简便,建议连续作 3 次涂片检查,以提高检出率。蠕虫的涂片厚度以透过玻片隐约可辨认书上的字迹为宜。加盖片后用低倍镜或高倍镜观察。而原虫标本观察时涂片需要较薄,应注意保温以保持滋养体活力。

2. 碘液染色法（iodine stain） 原虫的包囊可以进行碘液染色观察,以 1 滴碘液加入载玻片上,若需检查活滋养体,可在玻片另一侧滴 1 滴生理盐水,各自进行涂片,再盖上盖片;片中一侧查包囊;另一侧查活滋养体。

碘液的配方:碘化钾 4 g,碘 2 g,蒸馏水至 100 ml 定容。

直接涂片法操作如下:载玻片上滴加 1 滴生理盐水,用牙签挑取绿豆大小的粪便,自生理盐水滴中心向外作圆形涂抹,涂片厚度以透过玻片隐约可辨认印刷物上的字迹为宜。加盖片后用低倍镜或高倍镜观察(图 6 - 1)。

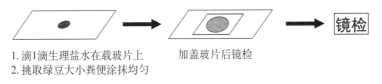

1. 滴1滴生理盐水在载玻片上
2. 挑取绿豆大小粪便涂抹均匀

加盖玻片后镜检

镜检

图 6 - 1　直接涂片法

3. 改良加藤厚涂片法（Kato-Katz method） 透明液配制:量取蒸馏水和纯甘油各 100 ml,混合后,再加入 3‰孔雀绿或亚甲基蓝 1 ml。储瓶备用;取亲水玻璃纸(25 mm×30 mm×40 μm)放入透明液中浸泡 24 h 以上方可使用;将尼龙绢片(6 cm×6 cm,80 目)置于粪便标本上,用刮棒自尼龙绢刮取粪便,使细粪渣通过尼龙绢片滤出至绢片表面;将定量板(圆台孔短径 3 mm,长径 4 mm,高 1 mm,容积为 38.75 mm³)置于载玻片中部,用刮棒将尼龙绢片表面的细粪渣填入圆台形孔中,使填满全孔并抹平;提起并移去定量板,取 1 张浸泡好的亲水玻璃纸,除去多余浸泡液,盖在粪样上,用橡皮塞或载玻片于玻璃纸上竖直均匀用力压制,使粪便均匀展开至玻璃纸边缘;透明 0.5～1 h 后镜检,记录观察到的全部虫卵数。在大规模流行病学调查中,只要将每片的全部虫卵数乘以 24,即得每克粪便虫卵数(EPG)(图 6-2)。

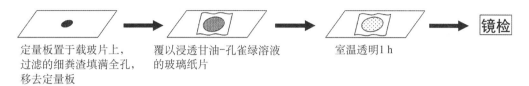

定量板置于载玻片上,　　　覆以浸透甘油-孔雀绿溶液　　　室温透明1 h　　　　镜检
过滤的细粪渣填满全孔,　　　的玻璃纸片
移去定量板

图 6-2　改良加藤厚涂片法

4. 饱和盐水浮聚法(brine flotation method)　此法用以检查钩虫卵效果最好,也可用于检查其他线虫卵和微小膜壳绦虫卵,但不适于检查吸虫卵和原虫包囊。用竹签取黄豆粒大小的粪便置于浮聚瓶中,加入少量饱和盐水调匀,再慢慢加入饱和盐水至液面略高于瓶口,以不溢出为止。此时在瓶口覆盖一载玻片,静置 15 min 后,将载玻片提起并迅速翻转,镜检(图 6-3)。

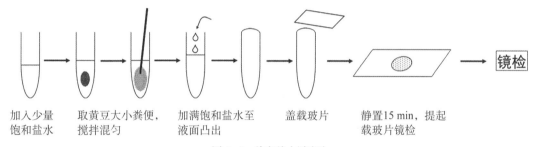

加入少量　　　取黄豆大小粪便,　　加满饱和盐水至　　盖载玻片　　　静置15 min, 提起
饱和盐水　　　搅拌混匀　　　　液面凸出　　　　　　　　　　载玻片镜检

图 6-3　饱和盐水浮聚法

5. 沉淀法(sedimentation method)　最常用的是醛醚沉淀法,可以用于原虫包囊和蠕虫卵的检测,可浓缩粪便中的包囊和蠕虫卵,但不损伤包囊和虫卵的形态,便于观察和鉴定。取粪便 1～2 g(黄豆大小),加磷酸缓冲液(PBS)混匀制成悬液,滤过 2 层纱布以去除粗渣,滤过液 600 rpm 离心 1 min,弃上清液,沉渣加入 10% 的甲醛- PBS 5 ml,固定 30 min,加入 3 ml 乙醚,剧烈振摇 1 min,600 g 离心 1 min,弃上层液,以棉签擦净试管壁上的残液,直接镜检或碘液染色镜检(若为可疑 AIDS 患者,为安全起见,可直接以 10% 的甲醛- PBS 5 ml 或更多固定 30 min,再离心调节体积为 5 ml,其余步骤同前)。

6. 肛门拭子法(anal swab method)　适用于检查在肛周产出的虫卵(蛲虫卵等)或常可在肛门附近发现的带绦虫卵。棉签拭子法先将棉签浸泡在生理盐水中,取出时挤去过多的盐水,在肛门周围擦拭,随后将棉签放入盛有饱和盐水的试管中,用力搅动,迅速提起棉签,在试管内壁挤干水分后弃去,再加饱和盐水至管口处,覆盖一载玻片,务必使其接触液面,5 min 后取下载玻片镜检。也可将擦拭肛门的棉签放在盛清水的试管中,经充分浸泡,取出,在试管内壁挤去水分后弃去。试管静置 10 min,或经离心后,倒去上液,取沉渣镜检。另外,透明胶纸法用长约 6 cm,宽约 2 cm 的透明胶纸有胶面,粘贴肛门周围的皮肤,取下后将有胶的一面平贴在玻片上,镜检(图 6-4)。

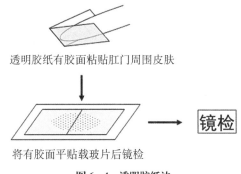

透明胶纸有胶面粘贴肛门周围皮肤

将有胶面平贴载玻片后镜检 → 镜检

图 6-4 透明胶纸法

二、血液检查

血液检查是诊断疟疾、巴贝虫病、丝虫病的基本方法。涂制血膜用的载玻片用前需经洗涤液处理,再用自来水、蒸馏水冲洗干净,在 95％乙醇中浸泡,擦干或烤干后使用。采血针用前必须消毒或用一次性针,避免交叉感染。

1. **采血** 用 75％酒精棉球消毒手指,待干后右手持取血针、刺破皮肤,挤出血滴。薄、厚血膜可涂制在同一张玻片上(图 6-5)。间日疟在发作后数小时采血可见红细胞各期。恶性疟在发作初期采血可见大量环状体,10 天后可见配子体。巴贝虫病患者在发热时取血即可。鉴于微丝蚴的夜现周期性的特点,怀疑丝虫病患者可以在夜间取血检查。

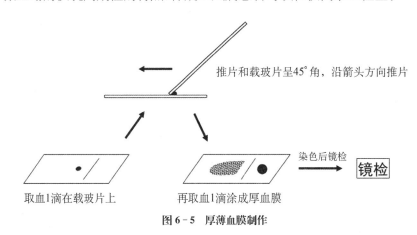

推片和载玻片呈45°角,沿箭头方向推片

取血1滴在载玻片上

再取血1滴涂成厚血膜

染色后镜检 → 镜检

图 6-5 厚薄血膜制作

2. **涂片** 可涂制薄、厚两种血膜。

(1) 薄血膜(thin blood film):在载玻片 1/3 与 2/3 交界处蘸血一滴,以一端边缘光滑的载片为推片,将推片的一端置于血滴之前,待血液沿推片边缘扩散后,自右向左推成薄血膜。操作时两载片间的角度为 30°～45°,推动速度适宜。合格的薄血膜,在显微镜下观察应是一层均匀分布的血细胞,血细胞间无空隙且血膜末端呈舌形。

(2) 厚血膜(thick blood film):于载玻片的另一端(右)1/3 处蘸血一小滴,以推片的一角,将血滴自内向外作螺旋形摊开,使之成为直径约 1 cm、厚薄均匀的血膜。厚血膜为多层血细胞的重叠,其一个视野等于 20～25 倍薄血膜的视野。

3. **染色**　采用瑞氏染色法(Wright's staining):此法操作简便,适用于临床诊断。

三、排泄物、分泌物的检查

1. **痰液**　怀疑肺吸虫病、阿米巴病、棘球蚴病等者可以行痰液检查,痰液中也可能检出粪类圆线虫幼虫、蛔虫幼虫、钩虫幼虫等。

(1)肺吸虫卵等检查:可先用直接涂片法检查,如为阴性,改为浓集法,以提高检出率。

1)直接涂片法:在洁净载玻片上先加 1 滴生理盐水,取痰液少许,以取铁锈色的痰为佳,涂成痰膜,加盖片镜检。如未发现肺吸虫卵,但见夏科-莱登晶体,疑似肺吸虫感染;多次涂片检查为阴性者,可改用浓集法。

2)浓集法:收集 24 h 痰液,置于玻璃杯中,加入等量 3％ NaOH 溶液消化,置 37℃ 温箱内,数小时后痰液被消化成稀液状。分装于数个离心管内,以约 400 g 离心 5 min,弃去上清液,取沉渣数滴涂片检查。

(2)溶组织内阿米巴滋养体检查:取新鲜痰液作涂片,高倍镜观察,如为阿米巴滋养体,可见伸出伪足并作定向运动。

(3)蛔虫幼虫、钩虫幼虫检查:一般以浓集法检出率比较高。

2. **十二指肠液和胆汁**　用十二指肠引流管抽取十二指肠液及胆汁(包括胆总管、胆囊及肝胆管 3 部分胆汁),以直接涂片法镜检;也可以经离心浓集后,取沉渣镜检。此法可检出蓝氏贾第鞭毛虫滋养体、华支睾吸虫卵等。检查时,可将各部分十二指肠引流液分别滴于载玻片上,加盖片后直接镜检。为提高检出率,常将各部分引流液加生理盐水稀释搅拌后,分装于离心管内,以约 400 g 离心 5 min,吸取沉渣涂片镜检。引流液也可以 3％ NaOH 消化后再离心,检查沉淀,引流中的贾第虫滋养体常成聚集状。另外,肠检胶囊法(entero test)也可以应用于贾第虫病或华支睾吸虫病的诊断,其分为 90 cm 儿童专用和 140 cm 成人专用两种胶囊,胶囊中有 20 cm 硅酮橡胶和缠于其上的 70 cm 或 120 cm 的尼龙线,胶囊上端有孔,患者温水送服有牵引线的胶囊直至十二指肠,留下 10 cm 左右的线用胶布贴于患者脸颊或者颈部。4 h 后回收硅酮橡胶,显微镜检查染有胆汁或者黏液附着的末端,或者经过离心,取沉淀物镜检是否有虫卵或者滋养体等。相比十二指肠引流管获得十二指肠液及胆汁检查,患者依从性和配合比较好。

3. **尿液**　尿液中可查见阴道毛滴虫、丝虫微丝蚴、埃及血吸虫卵等。一般取尿液 3～5 ml,约 400 g 离心 5 min 后,取沉渣镜检。如果患者出现鞘膜积液,应在无菌条件下抽取鞘膜积液作直接涂片检查,也可以加适量生理盐水稀释后离心,取沉渣镜检,以发现丝虫微丝蚴等病原体。

4. **阴道分泌物**　主要用于阴道毛滴虫的检查。用消毒棉签在受检者阴道后穹窿、子宫颈及阴道壁上取分泌物,然后用生理盐水涂片法镜检,可检测到活动的虫体。

四、其他组织器官检查

1. 骨髓穿刺液 骨髓穿刺液主要检查杜氏利什曼原虫无鞭毛体。一般常作髂前上棘穿刺。嘱患者侧卧,暴露髂骨部位。视年龄大小,选用 17～20 号带有针芯的干燥无菌穿刺针,从髂前上棘后约 1 cm 处刺入皮下,当针尖触及骨面时,再慢慢地钻入骨内 0.5～1 cm 拔出针芯,接一个 2 ml 消毒注射器,抽取骨髓液。骨髓液涂片,甲醇固定,同检查瑞氏或吉姆萨染色,油镜检查。

2. 淋巴结穿刺液

(1) 利什曼原虫诊断:其检出率低于骨髓穿刺法,但方法简便、安全。对于经过治疗的患者,因其淋巴结内原虫消失较慢,故仍具有一定诊断价值。穿刺部位一般选腹股沟部淋巴结,少量淋巴结组织液滴于载玻片上,涂片、染色检查。

(2) 丝虫成虫检查:可用注射器从可疑的肿大的淋巴结节中抽取成虫,或剖检摘除的结节寻找成虫。

3. 肌肉组织

(1) 怀疑感染了旋毛虫病的患者可以在发病 10 天以后对患者进行腓肠肌、肱二头肌或三角肌摘取 0.2～0.5 g 肌肉组织,剪成小米粒大小,置于载玻片上,加 1 滴 50% 甘油溶液,用解剖针将肌肉撕碎,另覆盖 1 张载玻片,用手指轻压后低倍镜检查,发现旋毛虫幼虫即可确诊。为保证幼虫形态,活检的肌肉组织必须马上检查。

(2) 并殖吸虫、裂头蚴、猪囊尾蚴检查用外科手术方法摘取的可疑结节,可以直接压片镜检。也可做病理切片检查。

4. 皮肤及皮下组织

(1) 怀疑皮肤及皮下组织囊尾蚴、裂头蚴、并殖吸虫寄生的可直接取组织活检。

(2) 对于皮肤出现丘疹或结节等疑似皮肤型黑热病患者,可选择病变较明显之处,无菌条件下切取患处表面组织或刮取表面组织,涂片后用瑞氏染色或吉姆萨染色显微镜检查,如果没有发现病原体,可固定后,作组织切片检查。

5. 黏膜组织

(1) 怀疑日本血吸虫在感染者可以行直肠镜检查,发现病变部位可以钳取小肠黏膜进行活检。

(2) 怀疑阿米巴病患者可做乙状结肠镜检查,发现溃疡和特征性病灶,可以钳取活检。

另外,在肠道组织黏膜活检时,可能发现相应的寄生虫病原体或病变组织,需要进行诊断和鉴别诊断。

6. 角膜分泌物 将角膜标本和冲洗液镜检或者将角膜深部刮取物或活检的病变角膜制片可以确认是否是棘阿米巴感染。或者选择最佳的培养温度培养棘阿米巴。将角膜分泌物接种至含大肠埃希菌的无营养琼脂培养基上,平板置 28～30℃ 培养,24 h 后,在倒置显微镜下直接观察有无滋养体;在 2 周内应每天用显微镜检查 1 次。一般经 1～3 天的培养可繁殖出大量的棘阿米巴。平板培养的棘阿米巴,在室温下可保存 3 个月或更长,而在 4℃ 下则可保存 6～12 个月。

五、寄生虫的培养和动物接种

寄生虫的培养也是常用的寄生虫病原检测的手段,具有一系列的方法和技术,但是由于方法比较繁琐,不是常规实验室都能够开展的。但是一旦有需要可以咨询专门实验室和研究机构。可以进行培养而提高检出率的寄生虫一般包括钩虫、利什曼原虫、阿米巴原虫、阴道毛滴虫、刚地弓形虫、克氏锥虫等。另外,诸如利什曼原虫、刚地弓形虫、克氏锥虫等可以进行实验动物接种。一些寄生虫对一些动物敏感性是有选择性的。例如,不同品系的小鼠(mice)、豚鼠(guinea pig)和仓鼠(hamster)为常用的实验动物。可以收集可疑患者的可能含有病原体的样本。例如,血液、淋巴结穿刺液、脑脊液和骨髓进行敏感动物接种。一般以腹腔接种为多,经过一定的时间进行检测,如果阴性可以盲传数代,验证。而接种诊断法(xenodiagnosis)是一种用于诊断美洲锥虫病的方法,以人工饲养的未受感染的锥蝽幼虫吸食可疑患者的血液,一段时间后检查锥蝽粪便中内有无锥虫,而确定诊断。

第四节　免疫和分子生物学诊断技术

免疫和分子诊断在寄生虫病或寄生虫感染的诊断和鉴别诊断中具有非常重要的意义。分子生物学的诊断方法还是检测寄生虫混合感染和亚临床感染病例的最有效的方法。而免疫学的方法可以在体内外应用抗原检测患者体内的抗体或者应用抗体检测患者体内的循环抗原,可以特异、敏感诊断寄生虫病或者感染,不仅可以让患者得到及时的治疗,而且还可以避免药物的滥用,对于及时、合理治疗寄生虫病是必不可少的,也是进行寄生虫病防治的关键。同时,随着现代医学技术的发展和各种新兴技术的发展,与免疫学方法相互结合,使这些免疫学方法更为敏感、快速、高通量。例如,一种基于免疫反应原理的快速生物分析技术——微流控芯片技术,就是由样品富集及免疫分析模块和信号采集模块及对芯片的系统控制组成。这样的芯片可以应用于检验患者被检样品中的病原体或其抗体为目的的临床快速检测。整个检测系统具有的优点,就是微流控芯片用于操作微小网络通道(5~500 μm)中流体,传输微升至毫微升量级的流体,许多分析过程可以在数分钟内完成,缩短反应时间,提高分析效率;节约试剂和样本,使微流控芯片在寄生虫病的诊断方面表现出巨大的应用潜力。还有将一种抗寄生虫的特异性抗体用胶体金或者胶体硒标记,这种抗体可与血液标本中的寄生虫抗原相结合形成抗原抗体复合物,抗原抗体复合物在层析过程中可以被另一种固定在硝酸纤维素膜上的抗寄生虫的特异性抗体捕获,从而在膜上出现肉眼可见的沉淀带。这样可以在 30 min 以内获得结果。另外,应用基于蛋白质组学的病原体筛查和确认技术、基于蛋基因组学的病原体整合芯片测定技术、基于核酸扩增质谱法的病原体检测技术都可以应用到寄生虫病或感染的诊断和鉴别诊断。但是,这一些新技术、新方法的应用也与相应寄生虫的基因组测序的完成与否、高度保守基因存在、基因的拷贝数、同源性的多少和寄生虫生活史不同时期基因表达的不同有关。基因检测和质谱分析对寄生虫虫种的鉴定、基因分型和确定抗药基因的存在与否是其他诊断方法不可比拟的。

一般而言,免疫学方法包括检测患者体内病原体的抗原和检测患者体内抗相应病原体的抗体。尽管方法相当多,但是基本的原理往往类似。

1. 间接荧光抗体技术(indirect fluorescent antibody technique, IFA) 以荧光物质标记抗体而进行抗原定位的技术称为荧光抗体技术,而间接荧光抗体技术用荧光抗体示踪或检查相应抗原的抗体。以荧光色素标记抗体球蛋白结合,标记抗体再与患者血清中相应抗体结合用于检测或定位各种抗原。例如,以间接荧光抗体技术来确诊患者是否感染利什曼原虫、弓形虫、溶组织内阿米巴、巴贝虫、疟原虫等。而且根据 IgM 和 IgG 升高的变化可以判断急性或亚急性感染。该方法的主要特点是:特异性强、敏感性高、速度快;可以根据血清的稀释度来判断感染的程度。主要缺点是:非特异性染色问题尚未完全解决,结果判定受主观性影响。随着患者病情的好转,血清的效价逐渐可下降至正常。

2. 酶联免疫吸附测定法(enzyme-linked immunosorbent assay, ELISA) ELISA 是一种特殊的试剂分析方法,它采用抗原与抗体的特异反应将待测物与酶连接,然后通过酶与底物产生颜色反应,用于定量测定。其可以测定患者血清中的病原体的抗体也可以检测患者排泄物、分泌物、脑脊液中的病原体抗原。在这种测定方法中有 3 种必要的试剂:①固相的保留其免疫活性抗原或抗体;②保留其原免疫活性与酶活性的酶标记的抗原或抗体(标记物);③酶作用的底物,即是显色剂。在检测时需要决定抗原的性质。例如,天然抗原或者重组抗原,糖蛋白还是限速酶,是膜抗原还是细胞质抗原等,因为抗不同抗原抗体的抗体效价、持续时间和临床意义各不相同。最终反应所生成的颜色深浅与需要测试的抗原(抗体)含量呈正比。这种有色产物可用分光光度计(酶标仪)测定、肉眼可以观察、光学显微镜也可以观察。其方法简单、快速、特异性好,在检测中可以应用血清、脑脊液检测抗体和粪便、脑脊液和新鲜血清检测抗原,应用范围非常广泛几乎可以覆盖所有的寄生虫感染。目前商品化的试剂盒大多属于 ELISA 检测方法。

3. 斑点印迹法(dot-blot) 该方法有类似 ELISA 的原理,将抗原样品固相化在醋酸纤维素膜或硝酸纤维素膜上对抗原固定化基质膜进行抗体的检测和分析。抗原可以是纯化的天然抗原,纯化的重组蛋白,用于检测患者血清相应抗体的反应性,最后进行酶作用的底物显色。其方法简单,快速,检测不需要特殊的设备,如果抗原的特异性好,就可以达到高敏感和特异的水平。可检测血清、脑脊液中特异性的抗体。可以应用于血吸虫病、肝吸虫病、肺吸虫病、棘球蚴病、部分原虫病等的诊断和鉴别诊断。

4. 免疫印迹法(Western blot) 免疫印迹法又称蛋白质印迹法,经过聚丙烯酰胺凝胶电泳(PAGE)分离的蛋白质样品,转移到固相载体[硝酸纤维素薄膜或者聚偏氟乙烯(PVDF)膜]上,然后利用抗体进行检测的方法。对已知的蛋白,可用相应抗体作为一抗进行检测,对一些新发现的基因产物,也可通过重组蛋白的抗体进行检测。以固相载体上的蛋白质或多肽作为抗原,与对应的抗体起免疫反应,再与酶或同位素标记的第二抗体起反应,经过底物显色或放射自显影以检测电泳分离的特异性目的基因表达的蛋白成分。这个方法尽管特异性好,但是操作费时费力,一般不在临床检验科使用,但是对各种寄生虫蛋白的表达和诊断的研究非常重要。

分子生物学的诊断方法是检测寄生虫感染最有效的方法,所以分子诊断方法是控制寄生虫病和发现亚临床感染病例的重要手段,可以避免误诊。以聚合酶链反应(polymerase chain reaction,PCR)为基础的基因扩增方法均可以应用,核酸探针杂交和基因芯片等均以其特异性强、敏感性高的优点而可以应用于寄生虫病或感染的诊断。

5. 聚合酶链反应(polymerase chain reaction, PCR)　应用 PCR 和 PCR 产物测序可以特异和敏感地检测寄生虫的基因,尤其是寄生原虫的基因扩增,这已经成为分析研究寄生虫多样性的理想的工具。选择合适的 PCR 基因分型的策略,例如选择基因标志、基因的扩增效率、不同寄生虫种株的兼容性等。一般而言,作为基因标志的任何多态性序列应该有以下特征:①这段基因在该寄生虫的基因组中必须是单拷贝的;②不同虫种株均存在这一可变区,自然情况下不能存在无效变异;③具有稳定的多态性序列,将多态性序列作为基因标志则应考虑在该种群的多态性程度和这种变异的容易鉴别程度。在一些情况下,可以出现两种或多种的重复序列,其重复的次数和排列可以作为不同种株间的特征。由于大多数等位基因的变化可以简单地以电泳图上片段的大小进行区分,所以重复序列而导致的多态性可以成为基因分型最为适宜的标志。

在进行标本收集、DNA 提取和基因扩增的过程中,有许多细小却重要的问题需要注意。在 PCR 扩增时注意所谓抑制剂的存在;在扩增靶基因时有两个主要的问题可能影响到 PCR 的效率:①模板 DNA 的质量、试剂的质量或一些人为的因素;②人为的污染,也许是 DNA 或试剂的交叉污染或是在进行巢式 PCR 时的污染等。

靶基因扩增 PCR 法具有敏感性高、特异性强、快速等优点,整个反应过程是在 PCR 仪上自动进行。除了常规 PCR,尚有巢式 PCR(nested PCR)、复合 PCR(multiplex PCR)等多种 PCR 技术用于寄生虫感染的诊断。理论上说,只要标本中存在几个拷贝的寄生虫基因就可通过基因扩增出特异的 DNA 序列。PCR 方法还是目前一致公认的敏感性及特异性好的诊断方法。但是 PCR 检测寄生虫需要 PCR 扩增仪、高速离心机、电泳仪、凝胶成像系统等设备。对比起病原学检测而言结合患者体液或血液中的病原体 DNA 来进行 PCR 诊断寄生虫病具有很大的潜力。

6. 实时定量聚合酶链反应法(quantitative real-time PCR, qPCR)　分子技术检测特异性的寄生虫核酸序列可以检测到非常低含量的病原体核酸。qPCR 具有快速、低污染风险、高敏感性和特异性的特点。这些特性决定了其不仅具有诊断和临床检测的价值,而且具有流行病学调查、疾病控制和疾病监测的作用。例如,在流行区系统性的回顾性调查中应用了血涂片疟原虫病原检测和 PCR 技术,应用血涂片病原检测的感染率情况仅仅是 PCR 检测的 50.8%,说明 PCR 比血涂片病原检测更优越。其实,Real-time PCR 不仅可以在低寄生虫血症时可以明确诊断,而且在不同虫种、虫株间的鉴定也有重要作用。应用 Real-time PCR FRET 探针根据不同的熔解温度来区分恶性疟原虫、间日疟原虫、卵形疟原虫和三日疟原虫;再以特异的 FRET 探针来检测诺氏疟原虫,建立了在一个系统应用 2 套引物以检测 5 种不同的疟原虫体系,所以应用 Real-time PCR 诊断疟疾在流行区是有效和敏感的方法。

一些改良的 PCR 方法包括巢式 PCR、复合 PCR、Real-time PCR 等可以作为二线的诊断方法应用于传统方法难以确诊的疾病。PCR 方法也具有一些限制的因素。例如,方法比较综合、检测的成本比较高、需要培训操作人员等。另外,PCR 方法的质控问题和设备保养问题,PCR 方法在操作上的复杂性和实验资源上的问题,其在基层仍然不是临床常规的方法。

7. 环介导等温扩增技术(loop-mediated-isothermal-amplification, LAMP) LAMP 技术是近年来发展的一种灵敏、特异、快速的新型基因检测与核酸扩增技术。与传统的 PCR 方法相比,LAMP 不需要热循环,为等温扩增,其检测结果可以通过加入核酸染料 SYBR GREEN 进行肉眼观察或使用浊度计即可进行判定。因此,LAMP 是一种不需要热循环仪,肉眼即可判定结果的高度特异性和敏感的 DNA 扩增技术,所以更适用于现场、基层条件较差的实验室进行快速检测。LAMP 技术是一种简单经济、特异和灵敏的快速基因检测技术,可以检测寄生虫保守的 18S rRNA 基因等,而其敏感性和特异性与巢式 PCR 相似,所需时间明显缩短。一些实验显示,在寄生虫感染的诊断过程中相比巢式 RT - PCR,RT - LAMP 具有更高的敏感性和相似的特异性,而且节约分析时间。其仅仅需要非常基础的仪器,容易观察结果,操作简单可以应用于流行病研究。所以 LAMP 是寄生虫病常规诊断的更可靠和有用的方法。由于实验试剂需要冷藏,所以 LAMP 在寄生虫感染的临床诊断上的可行性和权威性有待进一步确认。

8. 微阵列芯片 随着多种寄生虫基因组测序的完成给寄生虫病的诊断提供许多的机会,微阵列分析将在寄生虫病、热带病的诊断中起着重要的作用。微阵列分析的工作原理是传统上的 Southern 印迹杂交。以高密度阵列为特征,微阵列分为 cDNA 微阵列和寡聚核苷酸微阵列,微阵列上"印"有大量已知部分序列的 DNA 探针。探针的种类有基因组 DNA 探针,重复序列 DNA 探针,寡核苷酸探针及 RNA 探针等。所获结果因探针种类和不同的样本处理方法而缺乏均一性。探针放射性核素半衰期短,存在污染环境等问题。其后,以生物素或地高辛配基标记探针,但敏感性又有所下降。由于微阵列技术就是利用分子杂交原理,使同时被比较的标本与微阵列杂交,通过检测杂交信号强度及数据处理,把它们转化成不同标本中特异基因的丰度,从而全面比较不同标本的基因表达水平的差异。

(程训佳)

第七章　抗寄生虫病药物

寄生虫病或感染确诊后的治疗或者所谓诊断性治疗中需要各种特异性的药物。不同于抗细菌感染的抗生素,抗寄生虫病的药物往往是广谱的治疗性药物;患者在治疗时根据其病情和药物的特性,可以选择口服、静脉注射、肌内注射给药。另外,也可以根据需要进行局部给药,提高治疗效果。对于儿童寄生虫病或感染的治疗剂量可以根据体重进行计算。鉴于抗寄生虫病药物也存在抗药性、不良反应和毒性作用,所以,抗寄生虫病或感染的药物应该在临床医生的指导下进行服用,以达到最为安全有效,治疗疾病的目的。

第一节　抗原虫病药物

一、抗疟药物

由于疟原虫的生活史复杂,不同的抗疟药对各个发育阶段疟原虫的疗效各异,将抗疟药分为:①红前期虫体杀灭药;②红外期裂殖体杀灭药;③红内期裂殖体杀灭药;④配子体杀灭药。而在临床上却将抗疟药分为 3 类,即控制症状的抗疟药、用于根治的抗疟药和用于预防的抗疟药。

1. 控制症状的抗疟药　已知疟疾的症状发作是由红内期疟原虫的裂殖体增殖所引起,用红内期裂殖体杀灭药可迅速控制疟疾临床症状。

(1) 氯喹(chloroquine):氯喹为 4 -氨基喹啉类衍生物,在同类抗疟药中以疗效好,安全、廉价被列为一线药物。但 20 世纪 60 年代以来,世界各地恶性疟原虫对氯喹产生耐药性,成为防治疟疾规划中的重大障碍。氯喹对红内期的虫体均有较强的杀灭作用,对间日疟原虫肝细胞内的休眠子则无效。对感染对药物敏感虫株的患者,氯喹可在口服用药后24~48 h内清除原虫,控制临床症状。对间日疟原虫、三日疟原虫、卵形疟原虫及恶性疟原虫敏感株,氯喹仍是目前首选的治疗药物。一般无不良反应,或反应轻微,停药后可自行消失。氯喹主要通过阻止虫体 DNA 的复制和 RNA 的转录,从而影响蛋白质的生成;氯喹对血红素有高度的亲和力,与血红素结合可能在抗疟作用中起着重要作用。而出现耐药,主要是因为疟原虫干扰了离子通道和转运蛋白等降低氯喹进入食物泡的有效量,使位点的药物降低;氯喹被宿主肝脏的细胞色素 P450 酶系或虫体本身的谷胱甘肽氧化还原酶系代谢失活;虫体不同步发育或者抗原性变异或者耐药基因表达增强;氯喹的作用位点丧失等。另外,氯喹对心脏有抑制作用;心脏病的患者服用后,可因血压下降而猝死,故不宜肌内注射和禁忌静脉注射。

（2）甲氟喹(mefloquine)：为 4-氨基喹啉甲醇类衍生物。甲氟喹对各种疟原虫红内期虫体均有效，对配子体亦有作用，但对子孢子和红外期疟原虫则无效。对氯喹有中度和高度耐药性的疟原虫，则有交叉耐药性。甲氟喹主要用于对氯喹等有耐药性的恶性疟治疗。由于疟原虫易对甲氟喹产生耐药性，故宜与其他抗疟药合并使用。甲氟喹抗疟机制尚不清楚。不良反应较多，一般于停药后可自行消失。

（3）奎宁(quinine)：奎宁是金鸡纳(Cinchona)树皮中所含的生物碱之一。在水中溶解度大，可制成注射剂，但是口服吸收好，仅在抢救脑型疟疾患者时采用静脉给药。奎宁与氯喹的药理活性相似，对各种红内期疟原虫有杀灭作用，可用于控制疟疾症状，但疗效较氯喹差。奎宁对间日疟原虫、三日疟原虫的配子体，对恶性疟原虫的未成熟配子体亦有一定的杀灭作用。奎宁的药理机制与氯喹相仿。服用奎宁后也有不良反应，大剂量的奎宁对心肌有抑制作用，重症肌无力者禁用，有心脏病者慎用。奎宁因治疗疟疾的复燃率较高和不良反应多，目前国内已很少应用。

（4）青蒿素(artemisinin)及其衍生物：青蒿素是中国发现的第 1 个被国际公认的天然药物，是我国学者于 20 世纪 70 年代初自菊科艾属植物黄花蒿(*Artemisia anuua L.*)中提出的抗疟有效成分。过氧基团是抗疟作用的必需基团，还原青蒿素具有更强的抗疟作用，但稳定性不够。在其基础上合成了多种衍生物，如双氢青蒿素、蒿甲醚、青蒿琥酯等。青蒿素类药物毒性低、不良反应较少。被 WHO 批准为世界范围内治疗脑型疟疾和恶性疟疾的首选药物。也已成为治疗耐氯喹恶性疟原虫感染的重要药物之一。

青蒿素对疟原虫的红内期裂殖体有强大而迅速的杀灭作用，对红外期无效。青蒿素类药物为过氧化物。在虫体酶类作用下释放出了大量血红素和少量游离铁。血红素结合铁和游离铁能催化青蒿素的过氧桥断裂，产生一系列自由基活性代谢物，攻击虫体生物膜上的不饱和脂肪酸发生过氧化反应，导致膜结构的破坏。主要用于间日疟、恶性疟的症状控制；以及耐氯喹虫株感染的治疗，也可用于治疗凶险型恶性疟如脑型疟等。蒿甲醚及青蒿琥酯逐渐取代青蒿素而应用于临床救治。蒿甲醚的抗疟活性为青蒿素的 10～20 倍，疗效快。青蒿琥酯钠主要也是用于抢救脑型疟及治疗恶性疟和间日疟。

2. 根治疟疾的抗疟药——伯氨喹（primaquine） 间日疟原虫和卵形疟原虫具有迟发型子孢子，即休眠子，从而有了复发的根源。一般杀红内期裂殖体的药物对红外期原虫无效，达不到根治。伯氨喹是 8-氨基喹啉类化合物，能杀灭间日疟原虫和卵形疟原虫的休眠子，达到防止复发的目的，其对疟原虫红外期和配子体有较强的杀灭作用，所以可以阻止复发、中断传播。其作用机制可能是可拮抗辅酶 Q 的作用，阻断原虫线粒体内的电子传递，从而抑制原虫的氧化磷酸化过程。治疗剂量的伯氨喹不良反应轻。伯氨喹常与氯喹合用，用于间日疟和卵形疟的根治；另外，它对各种疟原虫的配子体有效，可抗疟疾的传播。

3. 用于预防的药物——乙胺嘧啶（pyrimethamine） 乙胺嘧啶杀灭侵入人体的疟原虫子孢子和红前期，可有效预防疟疾发作，主要是对某些恶性疟原虫和间日疟原虫红前期有效，且一次服药，预防作用可持续 1 周以上，主要用于疟疾的病因性预防，控制疟疾的流行。乙胺嘧啶的抗疟机制与其抑制叶酸代谢的作用有关。常规剂量治疗与预防毒性低，较为安全。剂量较大或长期应用,可出现叶酸缺乏现象。

二、抗巴贝虫病药物

1. 阿托伐醌(atovaquone) 阿托伐醌为羟基 1,4-萘喹啉,是辅酶 Q 的同系物,具有抗几种原虫的活性,高度亲脂性药物,具有抗红细胞内巴贝虫、红细胞内期的各种疟原虫和弓形虫的速殖子和包囊的特性。对红细胞外期的恶性疟原虫也有一定作用;但是对间日疟原虫的休眠子无作用。阿托伐醌抗寄生虫活性很强。其作用部位为细胞色素 bcl 结合点(结合点Ⅲ)。通过辅酶 Q 连接线粒体作电子传递,通过抑制电子传递阻止吡啶的合成。一些代谢酶通过辅酶 Q 参与线粒体的电子传递,而阿托伐醌主要是抑制电子传递作用从而抑制了这些酶的活性。阿托伐醌和阿奇霉素配伍使用可以治疗巴贝虫病。阿托伐醌的不良反应不大,接受阿托伐醌治疗者偶可出现血清转氨酶和淀粉酶水平异常,新生儿、孕妇不宜使用。

三、抗黑热病药物和抗锥虫病药物

1. 葡萄糖酸锑钠(sodium stibogluconate) 葡萄糖酸锑钠属 5 价锑剂,含锑量30%~34%,性质较为稳定。用于治疗黑热病的五价锑化合物还有甲基葡萄糖胺锑(meglumine antimoniate),与葡萄糖酸锑钠的药理作用相似,均是治疗黑热病的首选药物。

葡萄糖酸锑钠临床治疗黑热病有显著疗效,对其他利什曼病(皮肤利什曼病和黏膜皮肤利什曼病)亦有效。用药后大多数患者治愈,仅少数复发。该药体外无直接杀虫作用,但在宿主体内有显著疗效。临床上用葡萄糖酸锑钠治疗黑热病,能迅速减轻各种症状并肃清病原体。葡萄糖酸锑钠可能选择性地进入含有杜氏利什曼原虫的巨噬细胞吞噬体内,还原成三价锑,再与原虫糖酵解途径的磷酸果糖激酶的巯基结合,导致该酶失活,影响虫体糖代谢,宿主的单核巨噬细胞将其杀灭。五价锑葡萄糖酸锑钠的一般治疗剂量的不良反应轻微。大剂量、长疗程可损害心肌。

2. 喷他脒(pentamidine) 喷他脒为芳香双脒类化合物,可制成戊烷脒羟乙基磺酸盐和戊烷脒二甲磺酸盐。研究表明它能与核酸结合干扰 DNA 合成,并能抑制二氢叶酸还原酶活性。不良反应较为常见。静脉注射过快易引起血压急剧下降。肌内注射的耐受性较好,但因其刺激性强,可致局部疼痛、硬结与血肿。应用较大剂量可损害肾脏、肝脏和胰腺。用于治疗利什曼病和锥虫病。对于利什曼病,喷他脒治疗后加用五价锑可巩固疗效减少复发。

3. 苏拉明(suramin) 苏拉明是一种多磺酸萘醌盐类,合成聚阴离子化合物。对锥虫的选择性毒性作用可能是因为与低密度脂蛋白结合后经受体介导的细胞内吞作用被虫体摄取。据推测苏拉明可能抑制多胺类的生物合成而有抗虫体作用。主要用于治疗早期非洲冈比亚锥虫病和罗得西亚锥虫病,由于不能到达脑脊液,所以对后期中枢神经系统受影响的患者无效。也可用于治疗盘尾丝虫病。如与乙胺嗪并用,兼有杀微丝蚴作用。对班氏丝虫病、马来丝虫病无效。不良反应中直接毒性是引起虚脱、肾脏毒性、消化道毒性、剥脱性皮炎、粒细胞缺乏症和溶血性贫血等。间接毒性是引起过敏反应。所以,有肾功能不全者或 10

岁以下儿童和年老体弱患有严重肝病者禁用。患者必须住院严密观察下接受治疗。

4. 硝呋替莫（nifurtimox） 硝呋替莫又称硝呋噻氧、硝呋硫啉、硝呋噻氧，是抗锥虫的硝基呋喃的衍生物。药物的杀锥虫作用是其可经硝基自由基阴离子的部分还原而活化，活化药物的电子发生转移，从而形成超氧阴离子和其他活性氧。自由基反应导致膜损伤、酶失活和 DNA 损伤。主要口服治疗克氏锥虫所致的早期美洲锥虫病，需要连续治疗 3 个月。锥虫病的临床治疗率可达 80%～90%。不良反应比较常见，与剂量有关，多数是可逆的。有抽搐、精神病和酒精依赖病史者应慎用。

5. 苄硝唑（benznidazole） 苄硝唑属于 2-硝基咪唑衍生物，具有抗原虫的活性。可用于治疗由克氏锥虫的急性感染阶段和慢性期早期的患者。药物也是在电子转移过程以产生硝基阴离子自由基，导致细胞损伤，主要是抑制原虫血症。需要连续治疗 3 个月。常见的不良反应有恶心、呕吐、腹痛、周围神经病、恶病质和严重的皮肤反应。

四、抗阿米巴病和其他肠道原虫病药物

阿米巴病包括溶组织内阿米巴引起的肠道阿米巴病和肠外脓肿，也包括致病性自生生活阿米巴引起的一系列疾病，但是后者没有特效的药物，选择抗真菌药物或抗生素用于临床治疗。而肠道其他原虫病包括贾第虫病、结肠小袋纤毛虫病和隐孢子虫病，但是隐孢子虫病迄今没有特异性的药物，临床上以支持疗法为主。

1. 甲硝唑（metronidazole） 甲硝唑是硝基咪唑类药物，具有广谱抗厌氧菌和抗原虫作用。在体外，甲硝哇可杀灭溶组织内阿米巴、阴道毛滴虫、蓝氏贾第鞭毛虫、结肠小袋纤毛虫等原虫。作用机制尚未明确，一般认为是抑制病原体的氧化还原反应，使氮链断裂，或由其活性代谢物抑制病原体的 DNA 合成，并使已合成的 DNA 变性。甲硝唑对肠道和肠外阿米巴病均有效，用于治疗急性阿米巴痢疾和阿米巴肝脓肿，治愈率几近 100%，但对无症状的带包囊者无效。甲硝唑也可用于贾第虫病、结肠小袋纤毛虫病及厌氧菌感染等。至今，溶组织内阿米巴对甲硝唑尚未出现明显的耐药虫株。甲硝唑的不良反应较轻微。但是孕妇和哺乳期妇女不宜用，有中枢神经系统疾患及血液病患者禁用。

2. 替硝唑（tinidazole） 替硝唑为甲硝唑的衍生物，另外还有奥硝唑。这一类药物的药理作用和作用机制与甲硝唑相似，也具抗多种原虫和厌氧菌作用。对肠道和肠外阿米巴病均较好疗效，对急性阿米巴病和阿米巴肝脓肿的治愈率近 100%。对贾第虫病的疗效优于甲硝唑。而对无症状带包囊者疗效差。不良反应与甲硝哇相似，但较轻微，亦可出现过敏反应。

3. 硝唑尼特（nitazoxanide）和脱乙酰基-硝唑尼特（替唑特, desacetyl-nitazox-anide） 硝唑尼特是一种硝噻柳酸酰胺的衍生物，一般被认为与抑制丙酮酸盐，铁氧化还原蛋白氧化还原酶的酶依赖性电子转移反应有关，而与厌氧能量代谢有关。对隐孢子虫、贾第虫、溶组织内阿米巴有活性作用；也有人证实药物对蛔虫、钩虫、牛带绦虫等均有活性；且抗寄生虫谱较阿苯达唑、甲苯达唑及甲硝唑广泛，常见的不良反应有腹痛、腹泻、呕吐和头痛等，患者一般易于耐受。停药可消除。而脱乙酰基-硝唑尼特（替唑尼特）是硝唑尼特衍生物，

具相似作用。

五、抗滴虫病药

滴虫病主要是由阴道毛滴虫寄生于女性生殖系统和男性泌尿生殖系统所致的疾病。甲硝唑、替硝唑等是治疗滴虫病的特效药。它对阴道毛滴虫具有很强的杀灭作用,可口服给药或阴道给药。治愈率可达 90%,若一次治疗无效者经重复治疗的治愈率仍可达 90%。

第二节 抗蠕虫病药物

一、抗日本血吸虫病药

1. 治疗血吸虫病的药物 自 1918 年首次应用酒石酸锑钾治疗血吸虫病以来,经过 50 多年的努力,终于有了可以有效治疗 5 种血吸虫病的吡喹酮,目前,吡喹酮是治疗日本血吸虫病和埃及血吸虫病的唯一药物。

(1) 吡喹酮(praziquantel):临床用的吡喹酮是消旋体,左旋吡喹酮和右旋吡喹酮等量组成,前者为有效成分。吡喹酮对宿主组织中的血吸虫虫卵发育无明显影响;而对刚钻入皮肤的童虫则有明显杀灭作用。而口服吡喹酮对多种啮齿动物和猴及狒狒的曼氏血吸虫、埃及血吸虫和日本血吸虫等均有效。吡喹酮是一种广谱抗蠕虫药,除用于治疗血吸虫病外,对华支睾吸虫、肺吸虫和姜片虫,以及多种绦虫病,包括猪囊虫病均有效。

吡喹酮抗血吸虫的作用机制研究较多,首先吡喹酮可引起皮层的空泡变化、皮层细胞质突起肿胀,基质的分泌体减少,皮层细胞核则示核仁肿大、空泡变化、核染色质浓缩、溶解及胞质内的线粒体和粗面内质网明显退化、减少以至消失。日本血吸虫经吡喹酮处理后,虫对葡萄糖的摄入量及其掺入虫体的糖原量亦明显减少和被抑制,而且还可促进虫糖原分解。未发现吡喹酮有诱突变性、致畸性和致癌性。而且吡喹酮的不良反应轻,患者依从性好。

吡喹酮是目前用于治疗日本血吸虫病的唯一药物,不良反应轻和疗效高,在血吸虫病防治中起重要作用;根据血吸虫病防治的需要,周期性的应用吡喹酮进行群体化疗成为控制血吸虫病的主要手段。

2. 预防血吸虫病药 由于吡喹酮仅对血吸虫成虫和童虫有效,可减低患病率,但不能预防重复感染,重复感染又使血吸虫病流行地区人群感染率难以持续降低,预防血吸虫病的药物的研发非常重要,目前将蒿甲醚和青蒿琥酯列为预防血吸虫病药物。

(1) 蒿甲醚(artemether):蒿甲醚为青蒿素的衍生物,已广泛应用于疟疾治疗。研究发现,蒿甲醚可杀灭侵入人体内的血吸虫童虫,使其不能发育成熟产卵,从而保护宿主免于受到或减轻虫卵的损害。在血吸虫病流行比较严重的地区或感染频率较高的地区,患者感染不同发育期的血吸虫,若将吡喹酮与有杀灭童虫作用的蒿甲醚配伍治疗,则有可能提高疗效。蒿甲醚无明显不良反应,但是妊娠早期妇女禁用;有严重肝、肾功能障碍和药物过敏史及血液病者忌用。

（2）青蒿琥酯（artesunate）：青蒿琥酯为青蒿素的衍生物，对不同发育期的血吸虫均有杀灭作用，以侵入人体6～10天的童虫最为敏感，具有防止急性血吸虫病的作用。其作用机制可能是药物影响了虫体的能量代谢和消化作用，而使童虫出现皮层肿胀、糜烂、肌层溶解、口及腹吸盘受损、肠上皮细胞破坏及微绒毛脱落，影响虫体的渗透平衡、营养物质的吸收与代谢物的排泄。青蒿琥酯没有明显的不良反应，也没有致突变和致畸作用。妊娠早期妇女禁用，有肝肾疾病、药物过敏史和血液病者忌用。

二、抗其他吸虫病药物

1. 吡喹酮（praziquantel） 吡喹酮为广谱抗蠕虫药物，目前除作为治疗日本血吸虫病和绦虫病的首选药物外，亦广泛用于华支睾吸虫病、肺吸虫病和姜片虫病的治疗，对其他吸虫，如后睾吸虫、异形吸虫、斜睾属吸虫的感染等亦有效，但对肝片形吸虫则无效。不良反应轻，耐受性良好，疗效优于其他药物。一旦怀疑有患中枢神经系统吸虫病的患者应该住院治疗。

2. 硫氯酚（bithionol） 硫氯酚目前主要应用于治疗肺吸虫病，对多种吸虫病有效，硫氯酚的不良反应为食欲缺乏、恶心、呕吐、腹部不适、腹泻、头昏和皮疹，停药后可消失，但服用大剂量可出现中毒性肝炎。

3. 三氯苯达唑（triclabendazole） 三氯苯达唑是苯并咪唑类的衍生物，其药物作用机制可能是选择性干扰虫体内的微管结构和功能；破坏和抑制虫体的蛋白质的代谢和合成。三氯苯达唑是治疗肝片形吸虫病的首选药物；对斯氏狸殖吸虫也具有良好的临床效果。三氯苯达唑的治疗剂量小，疗程比较短，没有明显的不良反应。对实验动物未发现致畸作用和胚胎毒性作用。疗效优于其他药物。一旦怀疑有患中枢神经系统吸虫病的患者应该住院治疗。

三、抗丝虫病药物

丝虫病是世界十大热带病之一，常用治疗药物仍以20世纪40年代末研制的乙胺嗪（海群生）为主。除淋巴丝虫病外，在非洲和拉丁美洲流行的盘尾丝虫病又称河盲症，常用治疗药物为苏拉明、乙胺嗪和卡巴胂等，但是治疗效果均不够理想。近年来发展的伊维菌素，经过几年来反复、深入的临床观察，现已成为防治盘尾丝虫病的有效药物。

1. 乙胺嗪（diethylcarbamazine） 乙胺嗪治疗丝虫病已经有68年的历史。乙胺嗪一直是治疗淋巴丝虫病的首选药物，亦可用于治疗罗阿丝虫病、盘尾丝虫病、热带嗜酸性细胞增多症（隐性丝虫病）和内脏幼虫移行症。对体外的丝虫微丝蚴无杀灭作用。经乙胺嗪作用后，血液循环中的微丝蚴几乎全部聚集在肝脏，并在肝窦状隙内被吞噬和溃溶。而剂量较大时则对体内的丝虫成虫有致死作用，但作用机制不明。丝虫病患者用乙胺嗪口服治疗可出现不良反应，且反应程度与剂量和血中微丝蚴的数量及其寄生的部位有关。不良反应主要是由于微丝蚴大量死亡，释出异源蛋白而引起的过敏反应。罗阿丝虫病和盘尾丝虫病用药的过敏反应相当严重，有的可并发脑膜脑炎，或休克死亡。通过乙胺嗪的应用，淋巴丝虫病已可达到有效的防治,我国实施包括乙胺嗪药盐在内的防治措施后,已消除淋巴丝虫病。

2. 伊维菌素(ivermectin) 伊维菌素为放线菌属所产生的大环内酯阿维菌素 B1 的二氢衍生物,其可能刺激神经突触前的 γ-氨基丁酸释放,并与突触后的受体结合,而阻断其介导的神经信息的传递,使虫体麻痹。主要用于治疗盘尾丝虫病,但杀成虫的作用较差,对淋巴丝虫病亦有效。该药物出现不良反应发生率低,患者耐受良好,有时可见有轻度的眼睛刺激症状和短暂的非特异性心电图变化。

四、抗绦/囊虫病药物

1. 氯硝柳胺(niclosamide) 氯硝柳胺原为杀钉螺药,用于预防血吸虫病。后用其作为杀绦虫药。现为治疗多种绦虫病的药物。该药在低浓度时能促进虫体对氧的摄取,高浓度时则抑制呼吸链并阻断对葡萄糖的摄取;主要是抑制绦虫线粒体的氧化磷酸化过程,并可兴奋 ATP 酶。如果药物作用于绦虫的头节或邻近节片,虫体可从肠壁脱落,随粪便排出。超出治疗浓度的药物可影响哺乳类动物线粒体的氧化磷酸化反应。氯硝柳胺对大多数绦虫(猪带绦虫、牛带绦虫、短膜壳绦虫及阔节裂头绦虫等)均有杀灭作用;但对虫卵无作用。没有明显的肠道不良反应,有关致癌、致突变尚未全面评价,但在人体外周淋巴细胞显示出染色体畸变,其数量的增加与剂量相关。

氯硝柳胺可用于治疗阔节裂头绦虫、短膜壳绦虫、牛带绦虫和人感染的大部分肠道绦虫引起的感染。对猪带绦虫亦有效,但是药物仅对成虫有杀灭作用,而对虫卵无作用,仍然有致囊虫病的危险。一般在用药后 1～2 h 内必须给予泻药,如此随着节片的消化,虫卵被释放到肠腔中,可以快速排到外界,也有主张先服镇吐药,以防虫卵因呕吐反流入胃及十二指肠,引起囊虫病。

2. 吡喹酮(praziquantel) 吡喹酮作为广谱抗寄生虫药,它不仅对各种吸虫有杀灭作用,对绦虫和囊虫病也有良好的治疗效果。对其敏感的蠕虫在低浓度时即可使蠕虫肌肉收缩,接着出现痉挛性麻痹,与宿主组织分离;在较高浓度的治疗剂量能使蠕虫体表出现空泡化,甚至使其崩解。服用吡喹酮后可出现与剂量相关的暂时性反应。给药几小时后可出现不良反应;用药后几天,可能出现由于虫体死后引起的过敏反应。

一般说来,在诊断未明或已知为猪带绦或短膜壳绦虫感染时,吡喹酮应属首选。

五、抗线虫病药物

苯并咪唑类(benzimidazoles)驱虫药在临床上是很重要的广谱抗蠕虫药物,包括甲苯达唑及阿苯达唑等。目前应用广泛的是甲苯达唑和阿苯达唑。这些药物口服不吸收,正是治疗肠道蠕虫感染所需。这类药的主要作用机制是与真核细胞支架蛋白,微管蛋白间的相互作用。药物对虫体微管蛋白有很高的亲和力,在很低浓度就与其结合,从而抑制微管蛋白的聚合,干扰依赖微管的葡萄糖的摄取。这类驱蠕虫药的特点是广谱、高效和低毒。

1. 甲苯达唑(mebendazole) 甲苯达唑对蛔虫、蛲虫、鞭虫、钩虫、绦虫及粪类圆线虫等肠道蠕虫均有作用;并能杀灭钩虫、蛔虫及鞭虫的虫卵。药物不可逆地阻断肠线虫对葡萄糖的摄取,导致糖原耗竭或三磷酸腺苷(ATP)的生成减少,以致影响蠕虫的生长繁殖。几乎无不良反应。甲苯达唑大剂量治疗棘球蚴感染(棘球蚴病)时可能产生变态反应、脱发、可逆性中性粒细胞减少症、粒细胞缺乏、肾小球肾炎及暂时性肝功能不正常等。偶见剥脱性皮炎。

2. 阿苯达唑(albendazole) 阿苯达唑为苯并咪唑的氨基甲酸酯。目前阿苯达唑是该类药中疗效最好的广谱驱虫药,与甲苯达唑有类似的驱蠕虫活性,可驱除肠线虫。哺乳期妇女禁用阿苯达唑。肝硬化患者禁用阿苯达唑。有癫痫史者慎用。

3. 噻苯达唑(tiabendazole) 噻苯达唑是苯并咪唑类广谱驱虫药中活性较强的一种,但因不良反应较重,现主要用于治疗粪类圆线虫病,旋毛虫病及皮肤幼虫移行症等。噻苯达唑对人或家禽、家畜的多种肠道蠕虫均有作用。该药不仅能杀灭粪类圆线虫、蛲虫、钩虫、蛔虫、鞭虫等多数肠线虫和旋毛虫的成虫,且对某些蠕虫的幼虫和卵也有杀灭作用。但是不主张用于治疗蛔虫、蛲虫、鞭虫或钩虫等肠线虫感染,尤其是有蛔虫的混合感染。此药国内不生产。

4. 三苯双脒(tribendimidine) 三苯双脒是苯脒类衍生物,对多种肠道寄生虫均有驱除作用;对两种钩虫感染都有明显的驱除作用,其中对美洲钩虫感染疗效显著是其有别于其他驱虫药物。药物主要是破坏虫体的角质层、肌层、肌纤维、口囊、肠管、生殖系统等特殊结构,影响虫体的运动、消化和生殖功能而达到驱虫效果,且无明显不良反应。是我国科学家20多年潜心研发的一类新药,是高效、广谱、低毒的最新一代驱肠虫药。

(程训佳)

第二篇　**医学原虫学** Medical Protozoology

第八章　原虫学概论

原虫(protozoan)以单细胞形式生活的生物,整个机体虽由一个细胞构成,但具有生命活动的全部生理功能,如摄食、代谢、呼吸、排泄、运动及生殖等。多数营自生或腐生生活,分布在海洋、土壤、水体或腐败物内。少数寄生性原虫,寄生在动物体内或体表。医学原虫包括寄生在人体腔道、体液、组织或细胞内的致病及非致病性原虫,有40余种。有些原虫如疟原虫、利什曼原虫、锥虫、溶组织内阿米巴可以引起热带病,对人类造成严重危害;一些机会性致病原虫,如刚地弓形虫、隐孢子虫、蓝氏贾第鞭毛虫等,也日益受到重视。随着重要寄生虫基因组计划的完成我们将更好、更深去认识医学原虫。

一、形态和结构

原虫形态因虫种和不同的生活史发育阶段而异,呈球形、卵圆形或不规则形。由细胞膜、细胞质和细胞核3部分构成。原虫体积微小,一般直径由 $2\sim3\ \mu m$ 至 $100\sim200\ \mu m$,在光学显微镜下才能看见,而细微结构需用电子显微镜观察。生活史的不同阶段,形态也可完全不同;有的是圆形、椭圆或梨形如鞭毛虫;有的无一定形状或经常变形如阿米巴原虫。原虫的基本结构包括表膜、胞质及胞核。胞质内有各种具有特殊生理功能的细胞器。多数寄生性原虫具有复杂的生活史、特殊的形态结构和独特生理生化代谢。

原虫体表包有表膜(pellicle)或质膜(plasmalemma),被于原虫细胞表面。与其他生物膜一样,是一种具有可塑性、流动性和不对称性、嵌有蛋白质的脂质双分子层结构。原虫表膜的蛋白质分子具有配体(ligand)、受体(receptor)、酶类和其他抗原等成分,是寄生性原虫与宿主细胞和其寄生环境直接接触的部位。原虫细胞膜参与其营养、排泄、运动、感觉、侵袭及逃避宿主免疫效应的多种生物学功能。

原虫的细胞质由均匀的基质和细胞器组成,有些原虫的细胞质分为外质和内质。外质为凝胶性,均匀透明,并呈不同程度的硬性,决定原虫的形状,如阿米巴原虫的外质为胶性流体,能变形运动。内质为溶胶性,颗粒状。很多原虫细胞质结构均匀,无内外质之分。细胞器可以分成如下。①膜细胞器:主要由细胞膜分化而成,包括线粒体、高尔基复合体、内质网、溶酶体等,大多参与能量与合成代谢。某些细胞器可因虫种的代谢特点而缺如。例如至今未发现溶组织内阿米巴有线粒体。某些鞭毛虫的动基体(kinetoplast)与线粒体功能相似,并含有与其相似的酶。②运动细胞器:是原虫分类的重要标志,有伪足(pseudopodium)、鞭毛(flagellum)和纤毛(cilium)3种。伪足是外质暂时性突出部分,多为叶状或指状如阿米巴,鞭毛是细胞质呈丝状突出形成,始自毛基体,数目少,较长,多集中于虫体前端,如鞭毛虫。而纤毛数目多,较短,如纤毛虫。纤毛的结构与鞭毛相似,其协调运动由膜下的神经微丝系统控制。有些鞭毛虫还有特殊的运动细胞器,如波动膜(undulating membrane)等。③营养细胞器:一些原虫有胞口、胞咽、胞肛等,具有取食和排泄功能。④渗透调节细胞器:寄生的纤毛虫大多有伸缩泡,能有节奏地调节虫体的渗透压。胞质内可见多种内含物,如食物泡、营养储存物(糖原泡、拟染色体)、代谢物(如疟色素)等。某些原虫的胞质内含有原虫的代谢产物或共生物甚至病毒等。

原虫的细胞核具生存、繁殖功能,其结构为泡状核或实质核。由核膜、核质、核仁和染色质组成。核膜为两层单位膜,核膜上有微孔,借以交换核内外物质。核质中含有一个富含RNA的核仁和富含 DNA 不规则分布的染色质粒。染色质粒可附着于核膜内缘或集中于核质中,细胞分裂时形成染色体。少数原虫的胞核为实质核,染色质粒均匀分散在核质内,如纤毛虫。原虫的营养期大多只含一个核,少数可有两个或更多。胞核的形态特征是鉴别医学原虫的重要依据。

二、 生理代谢

1. 运动　原虫的运动方式有伪足运动、鞭毛运动和纤毛运动。孢子虫纲原虫没有特殊运动细胞器。有些寄生原虫体表虽并不具备可辨认的运动细胞器,但却具有特殊的运动方式,例如螺旋式运动、扭转(twisting)运动、滑动(gliding)或弯曲(bending)运动等。

2. 摄食　原虫摄取养料的方式有渗透、胞饮与吞噬。渗透是小分子物质通过被动扩散、易化扩散或主动运输进入虫体。胞饮是指通过表膜摄入液体养料。液体养料先与表膜接触形成细管状凹陷,以后,断裂成许多由单位膜包围的饮液小泡,使养料进入细胞内部。原虫通过表膜或胞口摄入固体食物称为吞噬,如阿米巴吞噬细菌时,伪足把细菌包围形成食物泡。在食物泡通过酶的作用而消化分解,剩下不能被消化的物质经胞膜排出。有些纤毛虫纲和孢子虫纲原虫有胞口,经胞口摄食固体食物形成食物泡后进行消化吸收。

3. 代谢　寄生原虫营需氧、厌氧或兼性厌氧代谢。绝大多数原虫营兼性厌氧代谢,特别是在肠腔内寄生的原虫,如溶组织内阿米巴,要求在几乎无氧的环境中才生长良好。血液内寄生的疟原虫、巴贝虫或锥虫,则进行有氧代谢。一般利用葡萄糖或其他单糖取得能量。在肠道原虫糖的无氧酵解是主要的代谢通路。但有些种类有三羧酸循环的酶系统。原虫通过各种酶的作用,使糖、脂肪和蛋白质等营养物质分解消化,并进行合成和利用。原虫在代谢过程中产生的一些可溶性废物,如氨、二氧化碳等,以弥散方式通过表膜排出体外。

4. 生殖　寄生原虫的生殖方式分无性生殖和有性生殖。无性生殖包括二分裂、多分裂和芽殖。①二分裂(binary fission):核分裂为二,细胞质再分裂形成两个子体,如阿米巴滋养体的增殖。②多分裂(multiple fission):分裂时核先连续多次分裂,达到一定数目后,每个核与一部分细胞质形成新个体,使一个虫体一次增殖为多个子体。疟原虫红细胞内期的裂体增殖(schizogony)即属此种方式。③出芽生殖(gemmation):母体细胞先经过不均等细胞分裂产生一个或多个子体,再分化发育成新个体,即为出芽生殖。例如,弓形虫的滋养体。有性生殖包括接合生殖和配子生殖。接合生殖是指两个形态相同的原虫暂时结合在一起,互相交换核质,然后分开,各自成为独立的个体,如结肠小袋纤毛虫。配子生殖是雌、雄配子完全融合为一,形成合子。例如,疟原虫在蚊体内的配子生殖。有的原虫以有性和无性方式相互交替而生殖称为世代交替,疟原虫相继在人体内和蚊体内进行无性生殖和有性生殖,两者交替进行。

三、原虫生活史类型

（1）生活史中只需一个宿主,又称人际传播型:此类原虫生活史简单,完成生活史只需一种宿主,通过接触方式直接或间接在人群中传播。这类原虫生活史简单,一些原虫生活史只有滋养体(trophozoite),如阴道毛滴虫,滋养体是原虫能运动、摄食、增殖和致病能力的阶段。更多的是有滋养体和包囊(cyst)两个时期,如溶组织内阿米巴、蓝氏贾第鞭毛虫等,包囊则是滋养体在外界环境不利情况下,分泌成囊物质而形成的原虫的静止状态,不能运动和摄食但是抵抗力强,往往是感染期。在包囊阶段可有或没有核分裂,在外界存活时间较长,这类原虫一般通过饮水或食物进行直接或间接传播。

（2）生活史中需要一个以上的脊椎动物宿主,又称循环传播型:这类原虫在完成生活史和传播过程中,需要1种以上的脊椎动物作为终末宿主和中间宿主,并在两者之间进行传播。如弓形虫以猫为终宿主,在其体内进行裂体增殖和配子生殖,以鼠、猪等动物为中间宿主,在其体内进行内芽生殖。人因摄入卵囊或含有弓形虫的肉类而感染。

（3）需要吸血昆虫作为宿主,又称虫媒传播型,原虫需在吸血昆虫体内以无性或有性繁殖方式发育至感染阶段,然后再通过虫媒叮咬、吸血将其接种人体或动物体。这类原虫生活史具有宿主转换或兼有世代交替。在人体内进行无性生殖,在昆虫体内进行无性生殖或兼营有性生殖。如利什曼原虫在人体单核巨噬细胞及白蛉消化道均以二分裂增殖;而疟原虫在人体肝细胞及红细胞内均进行裂体增殖,在按蚊体内营配子生殖和孢子生殖。这类原虫的感染期往往存在于昆虫体内,通过吸血传播。

四、致病特点

原虫主要借助3个途径进入人体。①经口侵入宿主体内;②通过性传播;③通过媒介昆虫的传播。寄生性原虫的致病特点可概括为虫体在宿主细胞内大量增殖破坏宿主细胞或者原虫增殖后的造成的脏器或组织间的播散作用;原虫释放毒素的毒性作用。

1. 增殖作用　原虫在宿主细胞内大量增殖而破坏宿主细胞,出现相应的临床症状。如疟原虫在红细胞内期进行裂体增殖,当增殖的虫体达一定数目时便造成红细胞周期性破裂,从而导致患者出现贫血症状;又如,蓝氏贾第鞭毛虫寄生宿主小肠内,以其吸盘吸附于小肠上皮细胞表面并引起黏膜萎缩,影响小肠的吸收功能而导致腹泻。虫体增殖的数目越多,破坏微绒毛的面积就越大,腹泻也就越严重。另外,当虫体增殖数目增加时,可向邻近或远方组织、器官播散,造成病理组织学改变。如侵入结肠壁的溶组织内阿米巴滋养体,可导致溃疡病灶扩大,甚至侵入血流到达肝、肺等器官并引起病变。

2. 毒性作用　致病性医学原虫可以产生一系列的可以溶解宿主组织的酶类、毒性物质,通过不同途径损伤宿主细胞、组织和器官。原虫的分泌物(包括多种酶类)、排泄物和死亡虫体的分解物对宿主均有毒性作用。如寄生于结肠的溶组织内阿米巴滋养体分泌阿米巴穿孔素可造成宿主细胞膜的孔状破坏,半胱氨酸蛋白酶具有溶解宿主组织的作用;棘阿米巴分泌丝氨酸蛋白酶、半胱氨酸蛋白酶降解宿主细胞间粘连基质,破坏组织结构完整性;阴道毛滴虫的多种水解酶可以降解局部组织蛋白质和细胞外基质成分。

3. 机会性致病　某些原虫感染免疫功能正常个体后可能并不表现临床症状,而处于隐性感染状态。一旦宿主机体抵抗力下降或免疫功能受损时(例如,艾滋病患者、长期接受免疫抑制剂的器官移植受者或长期接受放化疗的肿瘤病人),原虫的大量繁殖和致病,患者出现明显的临床症状,甚至危及生命。此类原虫称为机会性致病原虫(opportunistic protozoa)。常见的机会性致病原虫有弓形虫、隐孢子虫、蓝氏贾第鞭毛虫和棘阿米巴等等。

五、 医学原虫的分类

现代的病原体分类中往往通过对核糖体 RNA(rRNA)小亚基、看家基因和蛋白质序列的对比进行分析,其在原虫的研究中有相当大的应用。而在传统上寄生性原虫归属于原生生物界(Kingdom Protista)下属的 3 个门,即肉足鞭毛门(Sarcomastigophora)、顶复门(Apicomplexa)和纤毛门(Ciliophora)。寄生性原虫的分类如下。

肉足鞭毛虫门 Sarcomastigophora

鞭毛亚门 Mastigophora

　动鞭毛虫纲 Zoomastigophora

　　动基体目 Kinetoplastida

　　　锥虫科 Trypanosomatidae

　　　　利什曼原虫属 *Leishmania*

　　　　　杜氏利什曼原虫 *L. donovani*

　　　　　热带利什曼原虫 *L. tropica*

　　　　　巴西利什曼原虫 *L. braziliensis*

　　　　锥虫属 *Trypanosoma*

　　　　　布氏冈比亚锥虫 *T. brucei gambiense*

　　　　　布氏罗德西亚锥虫 *T. brucei rhodesiense*

　　　　　枯氏锥虫 *T. cruzi*

　　曲滴虫目 Retortamonas

　　　唇鞭毛虫科 Chilomastigidae

　　　　唇鞭毛虫属 *Chilomastix*

　　　　　迈氏唇边毛虫 *Chilomastix mesnili*

　　双滴虫目 Diplomonadida

　　　六鞭毛科 Hexamitidae

　　　　贾第鞭毛虫属 *Giardia*

　　　　　蓝氏贾第鞭毛虫 *G. lamblia*

四鞭毛虫科 Tetramitidae

　　肠滴虫属 *Enteromonas*

　　　人肠滴虫 *Enteromonas hominis*

毛滴虫目 Trichomonadida

　毛滴虫科 Trichomonadidae

　　毛滴虫属 *Trichomonas*

　　　阴道毛滴虫 *T. vaginalis*

　　　口腔毛滴虫 *T. tenax*

　　　人毛滴虫 *T. hominis*

　单尾(滴虫)科 Monocercomonadidae

　双核阿米巴属 *Dientamoeba*

　　脆弱双核阿米巴 *D. fragilis*

肉足亚门 Sarcodina

　根足超纲 Rhizopoda

　叶足纲 Lobosea

　　阿米巴目 Amoebida

　　哈曼科 Hartmannellidae

　　　哈氏阿米巴属 *Hartmannella*

　　　　透明哈氏阿米巴 *Hartmannella hyaline*

　　内阿米巴科 Entamoebidae

　　　内阿米巴属 *Entamoeba*

　　　　溶组织内阿米巴 *E. histolytica*

　　　　哈门氏内阿米巴 *E. hartmanni*

　　　　结肠内阿米巴 *E. coli*

　　　　齿龈内阿米巴 *E. gingivalis*

　　　内蜒属 *Endolimax*

　　　　微小内蜒阿米巴 *E. nana*

　　　嗜碘阿米巴属 *Iodamoeba*

　　　　布氏嗜碘阿米巴 *I. butschlii*

　　棘阿米巴科 Acanthamoebidae

　　　棘阿米巴属 *Acanthamoeba*

　　　　棘阿米巴 *Acanthamoeba* sp.

　　裂芡目 Schizopyrenida

　　简变虫科 Vahlkampfiidae

　　　耐格里属 *Naegleria*

　　　　福氏耐格里阿米巴 *N. fowleri*

芽囊虫亚门 Blastocysta
　　笋囊虫纲 Blastocystea
　　　笋囊虫目 Blastocystida
　　　　笋囊虫科 Blastosystidea
　　　　　笋囊虫属 *Blastocystis*
　　　　　　人芽囊原虫 *Blastocystis hominis*
顶器复合门 Apicomplexa
　　孢子虫纲 Sporozoa
　　球虫亚纲 Coccidiasina
　　　真球虫目 Eucoccidiida
　　　艾美球虫亚目 Eimeriorina
　　　　肉孢子虫科 Sarcocystidae
　　　　　肉孢子虫属 *Sarcocystis*
　　　　　　肉孢子虫 *Sarcocystis* sp.
　　　　　弓形虫属 *Toxoplasma*
　　　　　　刚地弓形虫 *Toxoplasma gondii*
　　　　艾美球虫科 Eimeriidae
　　　　　等孢球虫属 *Isospora*
　　　　　　等孢球虫 *Isospora* sp.
　　　　隐孢子虫科 Cryptosporidiidae
　　　　　隐孢子虫属 *Cryptosporidium*
　　　　　　隐孢子虫 *Cryptosporidium* sp.
　　　　　环孢子球虫属 *Cyclospora*
　　　　　　环孢子虫 *Cyclospora* sp.
　　　血孢子虫亚目 Haemosporina
　　　　疟原虫科 Plasmodidae
　　　　　疟原虫属 *Plasmodium*
　　　　　　间日疟原虫 *P. vivax*
　　　　　　三日疟原虫 *P. malariae*
　　　　　　恶性疟原虫 *P. falciparum*
　　　　　　卵形疟原虫 *P. ovale*
纤毛虫门 Ciliophora
　　侧口纲 Litostomatea
　　前庭亚纲 Vestibuliferia
　　　毛口目 Trichostomatida
　　　毛口亚目 Trichostomatina

小袋纤毛虫科 Balantidiidae

　小袋纤毛虫属 *Balantidium*

　　结肠小袋纤毛虫 *B. coli*

（程训佳）

第九章　寄生于肠道及其他腔道的原虫

第一节　溶组织内阿米巴

一、引言

在人类结肠中主要有 4 类阿米巴寄生,即内阿米巴属、微小内蜒阿米巴、布氏嗜碘阿米巴和脆弱双核阿米巴,但只有溶组织内阿米巴(*Entamoeba histolytica* Schaudinn,1903)被肯定为可引起人类的疾病,包括无症状带包囊者、阿米巴性结肠炎和肠外阿米巴病。人多因摄入被成熟包囊污染的食物或饮水而感染;具有致病性的滋养体侵入宿主肠黏膜导致肠壁溃疡,引起阿米巴肠道病变;亦可随血流侵入肝脏和其他器官致肠外脓肿。迪斯帕内阿米巴是非致病性阿米巴,但其与溶组织内阿米巴形态完全一致,而抗原性、同工酶谱、基因序列各有差异,可以借助于同工酶、ELISA 和 PCR 分析鉴别两种阿米巴。

二、历史沿革

我国古代医书《内经素问》、《伤寒论》等有"下痢"、"赤痢"等有关论载。1875 年,Fedor Losch 在苏联腹泻患者粪便中发现了该原虫,称其为大肠阿米巴(Amoeba coli)。他在人类结肠溃疡中发现了该原虫,并将患者的粪便经直肠注入犬肠可引起犬的腹泻。1891 年,Councilman 和 Lafleur 在无菌性肝脓肿的脓液中发现了该原虫,提出了该原虫具非细菌依赖性致病潜力,将该原虫称为痢疾阿米巴(Amoeba dysenteriae)。1903 年,Fritz Schaudinn 将这种致痢疾的原虫命名为溶组织内阿米巴(*Entamoeba histolytica*)。1961 年,溶组织内阿米巴无菌培养成功。大约 15 年以后,Sargeaunt 与墨西哥、印度、日本、澳大利亚、以色列和南非等的研究者合作,对约 1 万个溶组织内阿米巴分离株进行了同工酶分析。对从阿米巴痢疾(amoebic dysentery)或阿米巴肝脓肿(amoebic liver abscess)患者体内分离的虫株称为致病性酶谱型(pathogenic zymodeme)。之后德国、美国科学家以 DNA 分析和核型分析分别证实了阿米巴可以分成形态相同,但抗原性和小亚基核糖体 RNA(SSUrRNA)基因完全不同的两种。1993 年,正式将引起侵入性阿米巴病的虫种命名为 *Entamoeba histolytica* Schaudinn,1903,而肠腔同栖的阿米巴虫种命名为 *Entamoeba dispar* Brumpt,1925。

三、形态

1. 滋养体（trophozoite） 滋养体具侵袭性，可吞噬红细胞，直径在 $10\sim60\ \mu m$ 之间，平均直径 $20\ \mu m$。其形态与虫体的多形性和寄生部位有关。例如，滋养体在阿米巴痢疾患者新鲜黏液血便或阿米巴肝脓肿穿刺液中可以每秒 $5\ \mu m$ 的速度活泼运动，以二分裂法增殖，形态变化大。当其从有症状患者组织中分离时，常含有摄入的红细胞，有时也可见白细胞和细菌，直径为 $20\ \mu m$，甚至 $60\ \mu m$；而其生活在肠腔、非腹泻粪便中或有菌培养基中直径则为 $10\sim30\ \mu m$，一般不含红细胞。滋养体有透明的外质和富含颗粒的内质，运动时虫体的外质首先向外流出形成透明的伪足，而后含颗粒的内质缓慢覆盖进入伪足，虫体就这样作单一定向运动，这一现象有别于其他阿米巴。滋养体含一个直径为 $4\sim7\ \mu m$ 的球形泡状核；纤薄的核膜内缘有单层均匀分布、大小一致的核周染色质粒（chromatin granules）。核仁小，直径为 $0.5\ \mu m$，常居中，其周围有纤细无色的丝状结构，称核纤丝（图 9‑1、图 9‑2）。但在无菌培养基中生长的滋养体往往有 2 个以上的核。

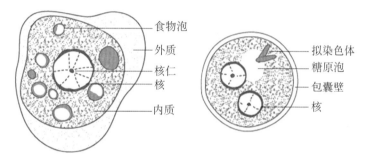

图 9‑1 溶组织内阿米巴模式图

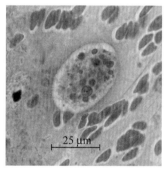
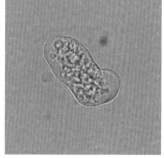

图 9‑2 溶组织内阿米巴滋养体形态

2. 包囊（cyst） 滋养体在肠腔内形成包囊，这一过程称为成囊（encystation），但在肠腔以外的脏器或外界环境中不能成囊，目前尚未成功人工成囊。在成囊过程中，滋养体首先在肠腔内下移并逐渐缩小，停止吞噬和活动变成近似球形的包囊前期（precyst），最后形成 1 核包囊，经有丝分裂，形成 2 核包囊。含有 1 个核和 2 个核的包囊为未成熟包囊，胞质内有呈短棒状的特殊营养储存结构，称为拟染色体（chromatoid body）。该结构有虫种鉴别意义。在未成熟包囊中还有糖原泡（glycogen vacuole）；2 核包囊继续分裂为 4 核成熟包囊，呈圆形，直径 10

～16 μm,囊壁厚 125～150 nm,光滑,核亦为泡状核,与滋养体的相似但稍小,胞质中糖原泡和拟染色体往往已消失。4 核包囊为溶组织内阿米巴的感染阶段(见图 9 - 1、图 9 - 3)。

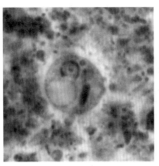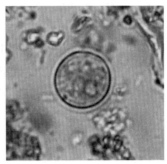

图 9 - 3　溶组织内阿米巴包囊形态

四、生活史

人为溶组织内阿米巴的适宜宿主,但虫体在猴、猫、犬和猪等动物体内也偶可寄生。溶组织内阿米巴生活史简单,包括具有感染性的包囊期和增殖、致病的滋养体期(图 9 - 4)。当具有感染性的 4 核包囊随被污染的食品或水经口摄入,随即通过胃和小肠,在回肠末端或结肠的中性或碱性环境中,由于囊内虫体活动,并受肠道内酶的作用,囊壁变薄,囊内虫体伸出伪足脱囊而出,形成滋养体。含有 4 核的虫体再经 3 次胞质分裂和 1 次核分裂成 8 个子虫体,随即在结肠上端摄食细菌和二分裂增殖。虫体在肠腔中下移,在肠内容物脱水或环境变化等因素的刺激下形成包囊前期,由其分泌出厚厚的囊壁,再经 2 次有丝分裂形成 4 核包囊随粪便排出体外;未成熟的包囊也可以排出体外(图 9 - 4)。

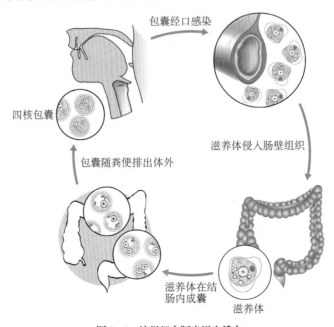

图 9 - 4　溶组织内阿米巴生活史

包囊在外界适宜条件下可保持感染性数日至 1 个月,但在干燥环境中易死亡。在组织器官中滋养体不形成包囊。滋养体在外界自然环境中只能短时间存活,即使被宿主吞食也会在通过上消化道时被消化液所杀灭。滋养体是虫体的侵袭形式也是致病时期,它可侵入肠黏膜,吞噬红细胞,破坏肠壁,引起肠壁溃疡;滋养体可随坏死组织脱落入肠腔,通过肠蠕动随粪便排出体外;也可随血流播散到其他器官,如肝、肺、脑等,引起肠外阿米巴病。

五、 细胞和分子致病

溶组织内阿米巴的侵袭能力受基因表达水平所控制,其滋养体几乎可以破坏人体所有组织。溶组织内阿米巴可以侵入宿主组织,尔后聚集在结肠,或穿过覆盖在结肠上皮的黏液层,尔后开始其侵袭的过程。滋养体破坏胞外间质和溶解宿主组织是虫体侵入的重要模式。同时,虫体侵入组织需适应有氧环境和抵抗补体的作用。吞噬细菌和红细胞、对血红素的分解作用为其在宿主体内生存的重要潜能。溶组织内阿米巴侵犯宿主细胞的过程基本概括为3 个步骤:滋养体黏附于宿主细胞、宿主细胞膜出现孔状破坏和宿主细胞溶解。在这过程中半乳糖/乙酰氨基半乳糖可抑制性凝集素、阿米巴穿孔素、半胱氨酸蛋白酶 3 种因子起着重要作用。当滋养体接触到细胞时,滋养体借助其表面的半乳糖/乙酰氨基半乳糖可抑制性凝集素,与宿主结肠上皮细胞表面黏蛋白中的半乳糖/乙酰氨基半乳糖残基发生多价结合而附着在结肠上皮细胞表面,接着分泌阿米巴穿孔素。阿米巴穿孔素是一组包含在滋养体胞质颗粒中的小分子蛋白家族。滋养体在与靶细胞接触时或侵入组织时可注入穿孔素,使靶细胞形成离子通道,与宿主细胞的损害、红细胞和细菌的溶解有关。当滋养体接触到宿主细胞后,可激活细胞凋亡途径的终末因子半胱氨酸天冬氨酸蛋白酶 3(caspase 3),该因子参与杀伤宿主细胞过程,使靶细胞凋亡并易被滋养体吞噬。另外,在滋养体与宿主结肠上皮细胞相互作用时引起以 NF - κB(nuclear factor κB)的激活和淋巴因子的分泌为特征的炎症反应。上皮细胞反应程度与滋养体的毒力因子有关,诸如半胱氨酸蛋白酶是虫体最丰富的蛋白酶,可使靶细胞溶解,或降解补体 C3 为 C3$_a$,从而抵抗补体介导的抗炎反应,并可降解血清和分泌型 IgA。对宿主组织的溶解和中性粒细胞介导的肠道损害有关。早期侵袭性阿米巴病的特点主要为肠道的炎症反应,滋养体不断侵犯溶解邻近细胞组织,使病灶不断扩大。

宿主对阿米巴侵入的反应主要是细胞和体液免疫。获得性免疫起重要的防御作用并具抗再感染作用。感染初期、急性期是细胞介导的免疫反应,而 T 细胞也辅助 B 细胞产生抗体,例如分泌型 IgA、IgG 等。阿米巴抗原特异性 T 细胞可以促进抗体产生,主要是靠细胞因子的释放和 B 细胞接触依赖的刺激。总之,在感染初期保护性免疫是细胞介导的免疫反应,而体液免疫起到辅助作用。而阿米巴肝损害时在宿主和虫体之间发生了复杂的相互作用。在活动性感染时,虫体可调节 T 细胞和巨噬细胞的反应性。尤其是在肝阿米巴病的急性期,机体处于暂时免疫抑制状态,有利于虫体存活。免疫受累患者恢复期,出现免疫重构,是否造成对溶组织内阿米巴易感性的变化,有待进一步研究。

六、 临床学

阿米巴病的潜伏期 2~26 天不等,以 2 周多见。起病突然或隐匿,呈暴发性或迁延性,可分成肠阿米巴病、肠外阿米巴病。

1. 肠阿米巴病（intestinal amoebiasis）

肠阿米巴病包括无症状带包囊者和阿米巴性结肠炎。目前无症状携带者增多，甚至在流行区也有这种趋势。一般来说，90%的无症状者为迪斯帕内阿米巴感染；艾滋病（AIDS）患者中亦有迪斯帕内阿米巴感染的无症状者。但是有极少数感染溶组织内阿米巴而无症状。他们可以排出包囊，成为严峻的公共卫生问题。有报道记载，那些携带有溶组织内阿米巴包囊的感染者往往在1年内出现肠炎性症状。

（1）无症状型：主要是指患者感染溶组织内阿米巴后呈无症状带包囊者，他们粪便中可以排出包囊，在其肠腔内有原虫生长，而并无症状。有少数无症状带包囊者肠道内存在局限、浅表的溃疡病变，每天有可能排出上万个包囊；也可以在宿主健康条件不利的情况下出现所谓的无症状肝脓肿或阿米巴痢疾。

（2）普通型：溶组织内阿米巴阿米巴肠病变的症状严重程度视肠道的受累程度而定，主要是阿米巴性结肠炎（amoebic colitis），其临床过程可分急性或慢性。急性阿米巴病的临床症状从轻度、间歇性腹泻到暴发性、致死性痢疾不等。典型的阿米巴痢疾常有局限性腹痛、不适、胃肠胀气、大便次数增多，每日数次至10次，常伴有里急后重、厌食、恶心呕吐等；腹泻粪便往往含血性黏液，甚至呈果酱状，时有黏液便或黏液血便；有些轻症患者仅有间歇性腹泻。检体主要是右下腹包括盲肠、升结肠部位有压痛，伴有发热和血中性粒细胞数升高。慢性阿米巴病则长期表现为间歇性腹泻、腹痛、胃肠胀气和体重下降，可持续1年以上，甚至达5年之久，病程迁延或反复发作者可能出现贫血和慢性消耗症状。有些患者出现阿米巴肿（ameboma），亦称阿米巴性肉芽肿（amebic granuloma），呈团块状损害而无症状。

（3）暴发型：急性暴发性痢疾则是严重和致命性的肠阿米巴病，常为儿科疾病，也见于免疫力低下者或营养不良者。往往是因感染严重、机体抵抗力差或者合并细菌感染，患者从急性型阿米巴结肠炎可突然发展成急性暴发型。患者有大量的黏液血便、发热、低血压、广泛性腹痛、强烈而持续的里急后重、恶心呕吐和腹水。检体主要会发现患者全腹弥漫性压痛，如果不及时治疗，患者可能会在短期内死亡。60%的患者可发展成肠穿孔，亦可发展成肠外阿米巴病。

（4）并发症：阿米巴性结肠炎最严重的并发症是肠穿孔和继发细菌性腹膜炎，呈急性或亚急性过程。肠穿孔往往是由于严重的溃疡病变累及了浆膜层所致，一般多发生在盲肠、升结肠和阑尾的多处穿孔。极少数患者因不适当应用肾上腺皮质激素治疗而并发中毒性巨结肠，病情可能会迅速恶化，胀气伴肠鸣音消失，需要急症手术。肠道出血并不常见。

肠阿米巴病多发于盲肠或阑尾，往往累及乙状结肠和升结肠，偶及回肠。典型的病损是口小基底大的烧瓶样溃疡，一般仅累及黏膜层。溃疡间的黏膜正常或稍有充血水肿，除重症外原发病灶仅局限于黏膜层。镜下可见组织坏死伴少量的炎症细胞，以淋巴细胞和浆细胞浸润为主，由于滋养体可溶解中性粒细胞，故中性粒细胞极少见（图9-5）。急性病例滋养体可突破黏膜肌层，引起液化坏死灶，形成溃疡可深及肌层，并可与邻近的溃疡融合，引起大片黏膜脱落。阿米巴肿是结肠黏膜对阿米巴刺激的增生反应，主要是组织肉芽肿伴慢性炎症和纤维化；一般主要位于盲肠和直肠乙状结肠，这一类慢性病变需与其他肿瘤进行鉴别诊断。

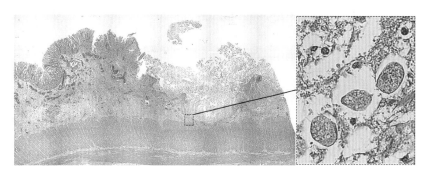

图9-5　阿米巴性结肠炎病理

2. 肠外阿米巴病（extraintestinal amoebiasis）　溶组织内阿米巴滋养体浸入肠壁的血管或淋巴管，进入血流播散到肠外的各个器官引起肠外阿米巴病。例如，肝脏、肺脏、胸膜、脑等组织引起相应器官组织的脓肿，其中以阿米巴性肝脓肿（amebic liver abscess）最常见。阿米巴性肝脓肿经常继发于肠道阿米巴病。患者以青年人多见，男女比例约为6∶1。10％患肠阿米巴病的患者伴发肝脓肿。因为阿米巴肠道病变多发于升结肠，而该处血流汇入肝脏右叶，所以脓肿往往累及肝右叶。临床症状有右上腹痛，向右肩放射，深呼吸和体位改变会加剧疼痛；发热、寒战、盗汗、食欲缺乏和体重下降，累及肺部患者可出现咳嗽、气急等；小部分患者甚至可以出现黄疸。肝穿刺可见"巧克力酱"状脓液，可检出滋养体。肝脓肿最常见的并发症是脓肿破裂，破裂入胸腔（10％～20％）最常见。肝脓肿穿破支气管造成胸膜-肺-支气管瘘；破入腹腔（2％～7.5％），引起腹膜阿米巴病；少数情况下破入心包，而肝脓肿破入心包往往是致死性的。

而肺、胸膜阿米巴脓肿往往是阿米巴肝脓肿最常见的并发症，甚至在高达35％的肝脓肿患者中出现。经过直接蔓延、淋巴或体循环途径至肺、胸膜。患者有胸痛、咳嗽和呼吸困难。患者出现的主要病变还包括：浆液性积液、脓肿、实变形成、脓胸或肝支气管瘘。脓肿破裂入胸腔引起脓胸，而致突发的呼吸道受累，尽管进行引流非常关键，但其病死率仍然接近15％～30％。

中枢神经系统的溶组织内阿米巴性脓肿相当少见，往往尸体解剖时才发现。这一类脓肿往往继发于肝、肠或肺的阿米巴病，而脑脓肿患者中94％合并有肝脓肿，往往是中枢皮质的单一脓肿。其症状依脓肿的大小和部位而异，包括头痛、呕吐、眩晕、癫痫发作或者出现神经精神症状。45％脑脓肿患者可发展成脑膜脑炎。患有阿米巴病的患者出现神经精神症状就应该怀疑阿米巴滋养体侵袭了中枢神经系统。而皮肤阿米巴病病例非常少见，常由直肠病灶播散到会阴部引起，会阴部损害则会散布到阴茎、阴道甚至子宫。皮肤阿米巴溃疡亦可发生在胸腹部瘘管周围，或胸腹部由于穿刺抽穿亦可出现局部皮肤阿米巴病。一般病变边缘清楚，容易出血，溃疡内可以检出滋养体。

肠外阿米巴病往往呈无菌性、液化性坏死，周围以淋巴细胞浸润为主，几乎极少伴有中性粒细胞。肝脓肿最常见，肝脓肿播散主要是滋养体侵入门静脉系统，由于滋养体有抵抗补体的溶解作用，自到达肝脏的滋养体侵入肝内小血管引起栓塞开始，继而出现急性炎症反

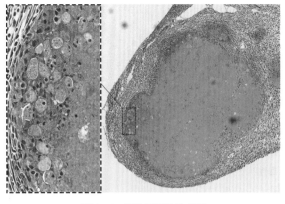

图9-6 阿米巴肝脓肿病理

应,病灶扩大,中央液化,充满坏死物、组织碎片,形成脓肿,淋巴细胞浸润,最终纤维化;滋养体则主要在脓肿边缘(图9-6)。脓肿往往位于右叶肝脏,脓肿大小不一,有的似小儿头颅大小,多为单个,时有多发性的脓肿,但不常见。脓液则由坏死变性的肝细胞、红细胞、胆汁、脂肪滴、组织残渣组成。其他组织亦可出现脓肿。例如,肺、腹腔、心包、脑、生殖器官,病理特征亦以无菌性、液化性坏死为主。

七、诊断

诊断主要包括病原诊断(含核酸诊断)、血清学诊断和影像诊断。我国在2008年制定了细菌性和阿米巴性痢疾诊断标准(WS287-2008),标准化阿米巴性结肠炎的诊断。关于阿米巴肠外病变的诊断标准正在制定中。

1. 病原诊断

(1)直接涂片法:对肠阿米巴病而言,粪检仍为最有效的手段。这种方法可以检出活动的滋养体。一般在稀便或带有脓血的便中滋养体多见,伴黏集成团的红细胞和少量白细胞。滋养体内可见被摄入的红细胞。但由于虫体在受到尿液、水等作用后会迅速死亡,故应注意快速检测、保持25～30℃以上的温度和防止尿液等污染,并要注意某些抗生素、致泻药、收敛药、灌肠液等的应用均可影响虫体生存和活动,影响检出率。对脓肿穿刺液等亦可行涂片检查,但应注意虫体多在脓肿壁上,故穿刺和检查时应予以注意。

(2)碘液染色法:对慢性腹泻患者及成形粪便中以检查包囊为主,可作碘液染色,以显示包囊的胞核,同时进行鉴别诊断。用甲醛乙醚法沉淀包囊可以提高检出率40%～50%。另外,对于一些慢性患者,粪检应持续1～3周,多次检查,以确保无漏诊患者。

(3)体外培养:培养法比涂片法更敏感,常用Robinson培养基。对亚急性或慢性病例检出率比较高,在目前非一般实验室和临床实验室能开展,主要用于研究工作,颇有价值。

在粪便检查中,溶组织内阿米巴必须与其他肠道原虫相鉴别,尤其是结肠内阿米巴(*Entamoeba coli*)和哈门氏内阿米巴(*Entamoeba hartmanni*)。哈门氏内阿米巴因其体积较小而易于区别,与结肠内阿米巴鉴别比较困难,应考虑多种鉴别标准。1997年,WHO专门委员会建议,显微镜下检获含四核的包囊应鉴定为溶组织内阿米巴/迪斯帕内阿米巴;粪中检测含红细胞的滋养体应高度怀疑为溶组织内阿米巴感染;血清学检查结果,高滴度阳性应高度怀疑溶组织内阿米巴感染;阿米巴病仅由溶组织内阿米巴引起。

(4)核酸诊断:这是近10年来发展很快而且十分有效、敏感、特异的方法。主要提取脓液穿刺液、粪便培养物、活检的肠组织、皮肤溃疡分泌物、脓血便甚至成形便或石蜡切片中虫体的DNA,而后以特异的引物,进行PCR。对扩增产物进行电泳分析和测序,可以区别溶组织内阿米巴和其他阿米巴原虫。引物种类很多,各有所长,但原则上选择具有高拷贝的基因,可以有良好的敏感性,甚至 100 倍高于 ELISA。应用 PCR 技术,可以检出仅含 2～5 个包囊的标本,而作出快速诊断。PCR 诊断需要相当熟练的技术,容易造成污染而出现假阳性,应用于现场诊断或基层诊断有一定的局限性。

2. 血清学诊断　自从溶组织内阿米巴无菌培养成功后,血清学诊断发展很快,可以说是诊断阿米巴病的关键步骤。大约有 90％的患者血清,以间接血凝试验(indirect hemagglutination test,IHA)、ELISA 等可以检测到不同滴度的抗体。其中 IHA 是简单易行和价廉的诊断方法,可用于筛选大量的标本,但有敏感性和特异性低的缺点。该方法可检出 10 年前感染而存在的抗体,难以用于诊断急性发作的阿米巴病。ELISA 检测的抗阿米巴抗体滴度在患病后几个月内即可转阴,这亦提示一旦抗阿米巴抗体阳性,可能为急性感染。ELISA 检测唾液抗凝集素抗体可用于检出无症状感染阿米巴的儿童和血清学阳性的儿童。检出血清 IgA 抗体对诊断阿米巴病十分重要,在 83.8％阿米巴结肠炎患者的血清中,IgA 抗体阳性,而且这些患者唾液中 IgA 的滴度显著升高。另外,间接荧光抗体试验(indirect fluorescent antibody method,IFA)是十分有效的诊断手段,在感染后 1 周以内就可以检出抗体,而在痊愈后半年至 1 年其抗体滴度可明显下降或转阴。在流行区溶组织内阿米巴的血清阳性率可高达 50％,故流行区血清学检测手段有一定局限性。

抗体滴度一般与病情的严重程度无十分密切的关系。一般感染了溶组织内阿米巴虽然无症状或仅为包囊携带者,血清抗体阳性,故对于无症状带溶组织内阿米巴包囊者血清学诊断是一种十分有效的检测手段。检测到 IgM 抗体有助于诊断急性感染。在非感染者体内约 2.8％抗体假阳性,无症状者中约 13.4％为阳性,阿米巴结肠炎患者中 55％为阳性,而阿米巴肝脓肿者中阳性率可达 77％。

3. 影像学诊断　肠阿米巴病诊断可应用结肠镜,尤其是对那些显微镜检查、血清学、PCR 检查均未获阳性结果的临床高度怀疑病例,可行结肠镜检,并活检或吸取分泌物,可行一般固定染色涂片、切片;亦可用单克隆或多克隆抗体进行免疫组织化学染色或免疫荧光试验,可大大提高敏感性,也可提纯 DNA,行 PCR 分析诊断。对肠外阿米巴病,例如肝脓肿可应用超声波检查、计算机断层扫描(CT),结合血清学、DNA 扩增分析等手段作出诊断。肝脓肿可在超声波监测下穿刺减压、治疗。总之,影像学诊断应结合实验室显微镜、血清学、DNA 扩增和临床症状作出早期、准确的诊断,及时治疗患者。

4. 鉴别诊断　肠阿米巴病应与细菌性痢疾相鉴别,后者起病急,发热,全身状态不良,粪便中白细胞多见,抗生素治疗有效,阿米巴滋养体阴性。阿米巴性肝脓肿则应主要与细菌性肝脓肿相鉴别。后者患者往往在 50 岁以上,全身情况较差,伴发热、疼痛,有胃肠道疾病既往史,抗阿米巴抗体阴性。同时阿米巴肝脓肿亦应与肝癌、肝炎或其他脓肿相鉴别。

八、流行

溶组织内阿米巴病呈世界性分布,在热带和亚热带最常见,临床症状从无症状包囊携带者到结肠炎或肠外脓肿不等。据 2015 年全国寄生虫病调查结果显示,我国溶组织内/迪斯帕内阿米巴加权感染率为 0.06％。在发达国家中阿米巴病暴发流行是由于水源污染所致,而在发展中国家则以"粪-口"播散为主。例如在印度、印度尼西亚、撒哈拉沙漠周边国家、热带非洲和中南美洲。这主要与气候、卫生和营养等条件有关。其他因素，如高糖饮食、酒精中毒、宿主遗传特性、肠道细菌感染或结肠黏膜局部损伤等也易导致阿米巴感染。肠道阿米巴病无性别差异，而阿米巴肝脓肿患者男性较女性多。这可能与饮食、生活习惯和职业等有关。近年来，阿米巴感染率在男性同性恋中特别高，欧美、日本为 20％～30％。故被列为性传染疾病（sexually transmitted disease，STD）。有数据显示我国同性恋人群中溶组织内阿米巴感染率增高，应引起高度重视。阿米巴病在某些特殊人群中流行情况尤为严重。例如，有感染患者的家族、男性同性恋者、入院的精神病患者、弱智者、囚犯和孤儿院儿童等。高危人群，还包括旅游者、流动人群、孕妇、哺乳期妇女、免疫力低下者、营养不良者及恶性肿瘤和长期应用肾上腺皮质激素的患者。这也是艾滋病的常见并发症。有研究证明，14 岁以下的儿童和 40 岁以上的成人是两个感染高峰年龄。

阿米巴病的传染源主要为粪便中持续带包囊者（cyst carrier or cyst passenger）。溶组织内阿米巴除可感染人外，犬、猫、猪、猴、猩猩等均可自然或实验感染。最近对从猕猴体内分离的形态与溶组织内阿米巴相似的虫株基因序列分析结果显示，其与从阿米巴病患者体内分离的虫株有一定差异，属于诺氏内阿米巴（Entamoeba nuttalli），但其是否可以感染人类有待进一步研究。溶组织内阿米巴包囊对外界的抵抗力较强，在适当温度、湿度下可生存数周，并保持有感染力，且通过蝇或蟑螂的消化道后仍具感染性，但对干燥、高温的抵抗力不强。本病的食源性暴发流行是由于不卫生的用餐习惯或食用由包囊携带者制备的食品而引起。蝇或蟑螂携带的包囊也可造成传播。

溶组织内阿米巴流行情况与年龄、居住条件、其他感染流行情况有关，在欠发达国家，由于不良居住条件、不洁饮水或食品污染等因素造成阿米巴病传播流行居高不下，需要快速、简单、有效、高敏感、特异性强的诊断方法，并及时治疗患者。在西方发达国家，一些男性同性恋者则由于粪-口传播而造成迪斯帕内阿米巴的流行增加；另外，精神异常和弱智者中溶组织内阿米巴感染率也比较高；在这些特殊人群中抗阿米巴的抗体水平比其他人群高，这些现象应引起高度重视。

九、治疗和预防

对于阿米巴病的病因治疗具有两个基本目标：①治愈肠内外的侵入性病变；②清除肠腔中的包囊。

1. 针对无症状包囊携带者的治疗 绝大多数的无症状溶组织内阿米巴包囊携带者，他们粪便中可以排出包囊，在其肠腔内有原虫生长而并无症状。应用血清学诊断和核酸诊断技术可以鉴别溶组织内阿米巴与迪斯帕内阿米巴感染。所有无症状溶组织内阿米巴包囊携带者必须应用肠道活性的抗阿米巴药物进行治疗。治疗上应选择肠道不吸收的、不良反应小的药物。例如，巴龙霉素（paromomycin，Humantin）、二氯尼特（diloxanide）（糠酰胺）、双碘羟喹（iodoquinol）等。有资料提出甲硝唑或替硝唑等这类药物主要在感染组织中具有活性而不能清除肠腔内的病原体，所以不用于治疗包囊携带者。

2. 针对阿米巴病的药物治疗

（1）肠阿米巴病：甲硝唑（metronidazole）是目前治疗急性期肠阿米巴病和包括阿米巴脓

肿等慢性侵袭性肠道病变的首选药物。另外,替硝唑(tinidazole)、奥硝唑(ornidazole)和塞克硝唑(secnidazole)似有相同作用,还可以用去氢依米丁(dehydroemetine)来替代。其疗效强,但毒性大,治疗量与中毒量接近。对于急性或慢性侵入性肠阿米巴病患者应用甲硝唑,其口服几乎100%吸收。严重的肠阿米巴病患者,可以合并抗生素治疗。另外,有报告提示甲硝唑有致畸作用,所以对孕妇使用存在争议,在早孕和哺乳期应该慎用。

(2)肠外阿米巴病:溶组织内阿米巴的滋养体播散至肝、肺、脑、皮肤等处引起的脓肿治疗,主要发病部位是肝脏。治疗方案亦以甲硝唑为主,再辅以清除肠腔内病原体的药物。氯喹(chloroquine)也为一有效药物,只是其与甲硝唑没有相加作用。对没有并发症的轻中度病变者,在患者不能接受5～10天的疗程情况下,可用2.5 g甲硝唑一次性给药。合并细菌感染时,可以根据细菌的情况选择相应的抗生素。肝脓肿一般可以药物化疗配以外科穿刺,达到较好效果。同时,对有阿米巴脓胸或其他有脓液或大量积脓的情况下可以进行闭合引流等。

尽管药物治疗阿米巴病还很有效,但阿米巴病的存在还是一个世界范围内的公共卫生问题,人们在治疗该疾病的同时,还要采取综合措施防止感染包囊,对粪便进行无害化发酵处理,杀灭包囊,保护水源、食物,并不断提高文化素养,搞好环境卫生和驱除有害昆虫。另外,也应该注意阿米巴病在同性恋者中流行这一新的公共卫生问题。

(程训佳)

第二节　寄生于消化道的其他阿米巴

一、引言

在人类的消化道中主要有4类阿米巴寄生,即内阿米巴属、微小内蜒阿米巴、布氏嗜碘阿米巴和脆弱双核阿米巴。其中,除了内阿米巴属的溶组织内阿米巴是人类阿米巴病的病原体外,其余均为非致病性的共栖性原虫,它们一般不侵入人体组织,也不引起临床症状。但如果有大量原虫存在或宿主防御功能减弱或合并细菌感染而致肠功能紊乱时,也可能会出现症状。例如,迪斯帕内阿米巴(*Entamoeba dispar* Brumpt,1925)、莫西科夫斯基内阿米巴(*Entamoeba moshkovskii* Tshalaia,1941)、结肠内阿米巴(*Entamoeba coli* Grassi,1879)、哈门氏内阿米巴(*Entamoeba hartmanni* von Prowazek,1912)、波列基内阿米巴(*Entamoeba polecki* von Prowazek,1912)、微小内蜒阿米巴(*Endolimax nana* Wenyon et O'Connor,1917)、布氏嗜碘阿米巴(*Iodamoeba butschlii* von Prowazek,1912)和齿龈内阿米巴(*Entamoeba gingivalis* Gros,1849)。尤其是前两者经常在粪检中检到,但不引起临床症状,若其包囊存在于水中则提示水源的粪便污染。在一些精神病院的调查中发现这类肠道原虫的存在与异食癖、食土癖、食粪癖等心理异常显著有关,提示不正常的饮食习惯是引起非致病性阿米巴感染的原因。齿龈内阿米巴常见于齿龈部,虽为非致病性,但95%的牙龈炎人群中发现该原虫的寄生;在免疫功能低下的人群与牙周病相关,具有致病潜力。在防治上主要是环境、个人卫生条件的改善。各种非致病性阿米巴的形态特征比较见表9-1。

表 9 - 1　常见的非致病性阿米巴

发育期	特征	迪斯帕内阿米巴	结肠内阿米巴	哈门氏内阿米巴	微小内蜒阿米巴	布氏嗜碘阿米巴	齿龈内阿米巴
滋养体	大小	12～60 μm	15～50 μm	4～12 μm	6～12 μm	8～20 μm	10～20 μm
	内容物	细菌,一般无红细胞	细菌,真菌	细菌	细菌	细菌	细菌,白细胞,偶见红细胞
	伪足	指状,透明,形成快	钝性,颗粒,形成慢	钝性,透明,形成慢	钝性,透明,形成慢	钝性,透明,形成慢	钝性,透明,形成慢
	运动	活跃,单一定向	行动迟缓	行动迟缓	行动迟缓,中等活跃	行动迟缓,轻度活跃	中等活跃
	核仁	小而大小一致的核仁居中,大小一致的核周染色质粒	含大而偏位的核仁和排列不齐的核周染色质粒	小而居中,有大小一致的核周染色质粒	粗大明显,无核周染色质粒	大而明显,核膜间有一层颗粒,无核周染色质粒	明显居中或略偏位,有核周染色质粒
包囊	大小	10～20 μm	10～35 μm	4～10 μm	5～10 μm	5～10 μm	无包囊期
	形状	圆球形	圆球形或卵圆形	圆球形	卵圆形或圆形	卵圆形或圆形	—
	糖原泡	弥散分布	大团块状,边缘模糊	不明显	不明显或弥散分布	大团块状,边缘清晰	—
	拟染色体	短棒状卵圆形	草束状,末端不齐	短棒状,末端纯圆	少见,颗粒或小圆形	少见,小颗粒状	—
	核数	1～4个,成熟4个	1～8个,成熟8个	1～2个多见,成熟4个	1～4个,成熟4个	成熟1个	—

二、 迪斯帕内阿米巴和莫西科夫斯基内阿米巴

迪斯帕内阿米巴的人群感染情况大概9倍高于溶组织内阿米巴，与溶组织内阿米巴一起引起10%世界人口感染。但是迪斯帕内阿米巴不引起疾病、无症状，因为没有侵袭性所以宿主也不产生相应血清抗体。莫西科夫斯基内阿米巴的流行情况不明。最近，在孟加拉国、巴基斯坦等地，经常从儿童粪便中分离到该种阿米巴，在鉴别诊断时尤需注意。

这两种内阿米巴除了与溶组织内阿米巴有不同的抗原性外，基因序列有差异，其除了大小上有区别外，其形态上三者没有差异。

三、 结肠内阿米巴

结肠内阿米巴呈世界性分布，以温暖地方多见，寒冷地区如阿拉斯加等地也有报道。结肠内阿米巴的感染与当地的卫生条件有关，人因摄入包囊污染的水或食物而感染。在水中检出结肠内阿米巴包囊则表示水源污染。其为非致病性，从人体检出也无须治疗。

四、 哈门氏内阿米巴

哈门氏内阿米巴是又一种非致病性阿米巴，曾称小宗溶组织内阿米巴。世界性分布，流行病学调查中，常以包囊直径 10 μm 为特征与溶组织内阿米巴相鉴别。但值得注意的是，溶组织内阿米巴在治疗后或营养不良的患者体内也将会变小。该原虫对人不致病，仅在猫犬引起阿米巴性结肠炎。感染与食用或饮入了含包囊粪便污染的食物或水有关。

五、 波列基内阿米巴

该原虫最早发现于猪和猴肠内。在巴布亚岛、新几内亚是最常见的人类肠道阿米巴；在东南亚等地也时有感染人类的报道；也有长期感染而并无症状的病例；也有研究者认为是迪斯帕内阿米巴的一个亚型；有研究认为人类感染中除了猪与人之间的传播，还有人与人之间的传播，在 HIV 感染者中也有合并该原虫感染的报道。鉴于感染该原虫会出现腹泻症状，故建议用甲硝唑治疗。

六、 微小内蜒阿米巴和布氏嗜碘阿米巴

一般认为此阿米巴是非致病性，曾有2例引起脑膜脑炎的报道，但最终由免疫染色证实为耐格里阿米巴感染，故应注意鉴别诊断。两者所分布的组织不同，一般鉴别诊断并不困难。布氏嗜碘阿米巴对人类为非致病性，其包囊仅有大的糖原泡，可与其他肠内阿米巴相鉴别。但结肠内阿米巴有时可含小的糖原泡，微小内蜒阿米巴亦有小的胞核，应注意鉴别。分布广泛，但在粪便中检出率偏低，两种阿米巴包囊污染了食物和水源可以造成原虫的传播。另外，苍蝇或蜚蠊等节肢动物的携带包囊传播也是造成感染的原因。

七、 齿龈内阿米巴

齿龈内阿米巴呈世界性分布，为第1个被描述的人体阿米巴原虫，多在牙垢、扁桃体隐窝

可分离到,在支气管黏膜可以增殖。最近有齿龈内阿米巴引起肺部感染和胸腔感染的报道,值得关注。在牙周病、牙周炎的患者口腔中检出率达50%以上,但病理切片中未发现虫体侵入组织。曾在子宫置避孕器的妇女阴道及宫颈涂片中查见,一旦摘除内置避孕器滋养体就自行消失。在口腔疾患患者或正常人口腔中均可检获,以前者寄生率高。虽然认为齿龈内阿米巴为非致病性,但是在人类免疫缺陷病毒感染者中寄生率亦高,不过与免疫缺陷的程度并无直接关系。一般以直接接触感染为主,或经飞沫传播。

第三节　致病性自生生活阿米巴

一、引言

在自然界水体和土壤中存在有多种自生生活阿米巴,其不仅可在外界营自生生活,亦可以侵入宿主营寄生生活,造成宿主严重病变甚至死亡。这类阿米巴性疾病的发生、发展并不依赖人与人之间的传播。自生生活的阿米巴主要包括棘阿米巴(*Acanthamoeba* spp.)、狒狒巴拉姆希阿米巴(*Balamuthia mandrillaris*)、福氏耐格里属阿米巴(*Naegleria fowleri*)等。

二、历史沿革

早在1958年,Culbertson就已预见性地第1次提出了自生生活阿米巴的潜在致病性,曾在培养脊髓灰质炎病毒的猴肾组织出现细胞病理变化,并非由病毒引起,却由棘阿米巴引起,后来证实将这类阿米巴注射入小鼠或猴体内可引起实验动物死亡。首例人类阿米巴性脑膜脑炎由澳大利亚报道,随后提出了病原体为耐格里属阿米巴。棘阿米巴感染亦频有报道,多发生于衰弱或患慢性疾病的人群,而被认为是机会感染。随后由棘阿米巴引起的角膜炎也被明确诊断。在1990年首报狒狒巴拉姆希阿米巴引起脑膜脑炎的病例。在免疫受累或免疫抑制的个体中常发生由棘阿米巴或狒狒巴拉姆希阿米巴引起的机会感染,HIV/AIDS的流行则可引起棘阿米巴和狒狒巴拉姆希阿米巴的发病增加,由其引起的脑炎呈肉芽肿型,病程相对较长。其中福氏耐格里属阿米巴脑膜脑炎和棘阿米巴角膜炎并不属于机会感染。这些阿米巴在动物中均可造成相似损害。

三、形态

1. **棘阿米巴(*Acanthamoeba*)**　棘阿米巴可以土壤、水体中的细菌为食,具有包囊期和滋养体期。大约有20种的棘阿米巴,其形态为圆形,直径8~25 μm,一些含有星形的内包囊壁或有皱褶的外包囊壁;或者有呈多角形、球形、卵圆形或星形的内包囊壁和波纹状的外包囊壁;或有球形、卵圆形的内包囊壁,光滑或有皱纹的外囊壁。一般以多角形、球形、卵圆形或星形的内包囊壁和波纹状的外包囊壁的形态多见。例如,卡氏棘阿米巴(*Acanthamoeba castellanii*)和多噬棘阿米巴(*Acanthamoeba polyphaga*)等严重致病性虫体的包囊。包囊的胞质内布满细小颗粒,单核,常位于包囊中央。可根据包囊的形态对这类棘阿米巴进行鉴别;18 S rRNA 基因的序列也可以用于鉴别,迄今已经鉴定出 19 个不同基因型。棘阿米巴可以在室温人工培养。

棘阿米巴属的滋养体为多变的长椭圆形,直径 12～45 μm,滋养体体表有许多不断形成与消失的棘刺状伪足(acanthopodia),虫体做无定向的缓慢运动。胞质内含颗粒及食物泡。核直径约 6 μm,核中央含一大而致密的球状核仁,核膜与核仁之间有明显的晕圈,却无核周染色粒。但有时核仁呈多态形,或内含空泡(图 9-7、图 9-8)。

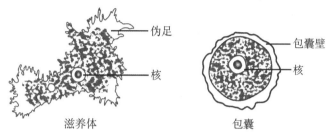

图 9-7　棘阿米巴模式图

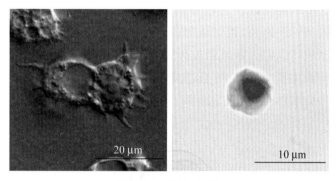

图 9-8　棘阿米巴形态

2. 狒狒巴拉姆希阿米巴（Balamuthia mandrillaris） 其与棘阿米巴相似,亦具滋养体期和包囊期。滋养体有较大的泡状核,核仁居中,指状伪足,虫体直径 12～60 μm。成熟的包囊常呈圆形,直径 6～30 μm。

3. 耐格里属阿米巴（Naegleria） 耐格里属阿米巴是唯一有 3 个形态时期的阿米巴,包括阿米巴型滋养体、鞭毛型滋养体和包囊期。阿米巴型滋养体呈椭圆或狭长形,直径 10～35 μm,一般约 15 μm。滋养体一端有一圆形或钝性伪足,运动活泼。染色后,滋养体的核为泡状核,直径约 3 μm,居中的核仁大而致密,核膜与核仁之间有明显的晕圈。细胞质呈颗粒状,内含数个空泡、食物泡和收缩泡。在 37℃蒸馏水中,24 h 内滋养体可变成梨形的一端有 2～9 根鞭毛,直径 10～15 μm 的鞭毛型。此型虫体为暂时的,24 h 后又转变为阿米巴型。鞭毛型滋养体运动活泼,但不取食、不分裂,亦不直接形成包囊(图 9-9)。

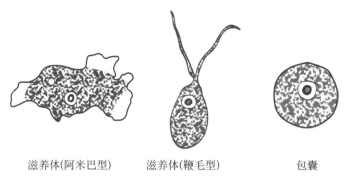

滋养体(阿米巴型)　　滋养体(鞭毛型)　　　包囊

图9-9　耐格里属阿米巴模式图

四、生活史

致病性自生生活阿米巴生活史较简单。在自然界中普遍存在于水(湖泊、泉水、井水、污水等)、淤泥、尘土和腐败的植物中。滋养体可吞噬细菌、真菌和藻类。有些细菌进入滋养体后可以抵抗其消化而增殖并随时逸出宿主,阿米巴毒力似与这类细菌的存在有关。滋养体行二分裂繁殖;条件不利时可形成包囊。滋养体期和包囊期都可以感染宿主。

棘阿米巴包囊对寒冷、干燥、自来水和各种抗微生物药剂都具有很强的耐受性,包囊也可漂浮在空气、尘土中,甚至可能作为过敏原。在牙科治疗台、血液透析装置、暖气、通风和空调组件中均可以检测到该原虫,也可以存在于人类的鼻腔、咽喉或者人和动物的脑、皮肤和肺组织中。棘阿米巴可以侵入眼或通过鼻腔进入下呼吸道,经溃疡或破溃的皮肤侵入人体。一旦侵入眼部可致角膜炎;侵入呼吸道或皮肤的虫体可侵入中枢神经系统引起肉芽肿性阿米巴脑炎或其他弥散性疾病或皮肤疾病,在病变的组织中可以检测到滋养体和包囊(图9-10)。

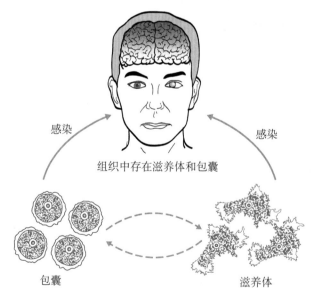

感染　　　　　　　　　　　　　感染

组织中存在滋养体和包囊

包囊　　　　　　　　　　　滋养体

图9-10　棘阿米巴生活史

狒狒巴拉姆希阿米巴具有以土壤中小型自由生活阿米巴为食,不吞食细菌的特性,所以须在哺乳动物细胞内培养,其他与棘阿米巴相似。该原虫以通过鼻腔进入下呼吸道,经溃疡或破溃的皮肤侵入人体再经血循环侵入中枢神经系统引起肉芽肿性阿米巴脑炎或其他弥散性疾病或皮肤疾病,在病变的组织中可以检测到滋养体和包囊。

耐格里属阿米巴滋养体有双态性,即鞭毛型滋养体和具伪足的阿米巴型滋养体。在不利环境中,滋养体可形成包囊,而当培养基含有足够营养成分时即发生脱囊,滋养体通过包囊上的小孔逸出。滋养体主要穿入鼻黏膜沿嗅神经迁移入脑组织,引起病变,在脑组织可检出滋养体却无包囊(图9-11)。

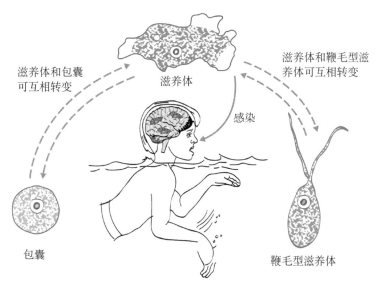

图9-11　耐格里属阿米巴生活史

五、细胞和分子致病

致病性自生生活阿米巴的侵袭能力与其致病基因的表达有关。有实验证明滋养体可以破坏各种宿主细胞,仅是严重程度各异;而且各虫株之间的增殖速度、对宿主细胞的黏附能力、蛋白酶的分泌及免疫逃避各有差异。这类自生生活的原虫有两个主要特征:①能突破机体的防卫功能而侵入宿主;②能摄取人体内物质作为营养而生存,并能在人体内繁殖引起疾病能力。虫体需有氧代谢,虫株的毒力与蛋白酶、过氧化物酶和超氧化物歧化酶的关系密切。这些蛋白是阿米巴致病性和毒力的生物化学标记。这类阿米巴滋养体对宿主细胞的黏附作用是其感染致病的首要条件,接着滋养体可以通过分泌多种蛋白酶破坏宿主细胞间基质,介导宿主细胞或组织发生病理变化,最终使宿主细胞被吞噬或发生死亡。

阿米巴黏附宿主细胞的能力强弱是影响感染发生、发展的重要因素,并与宿主的炎症反应程度呈正相关。在黏附宿主细胞的过程中滋养体表面的伪足起到了决定性的作用。其表面还存在一些胞外蛋白酶,在滋养体黏附宿主细胞后,原虫的胞内信号通路被激活,产生致病过程。比如,分泌蛋白酶、吞噬作用或诱导宿主细胞的凋亡等。有研究显示这些蛋白酶在原虫入侵过程中发挥降解宿主细胞间粘连基质,破坏组织结构完整性,便于滋养体的吞噬作用和迁移的作用。滋养体黏附于宿主细胞后,通过分泌多种蛋白酶致使宿主细胞间粘连基质被降解,组织结构完整性被破坏;破碎的细胞及组织可被阿米巴滋养体表面的一些类似吞噬结构而吞食,导致宿主细胞最终被破坏;滋养体也可直接分泌黏附宿主细胞直接导致宿主细胞病变的穿孔肽,使宿主细胞表面出现孔状结构,致使宿主细胞渗透压的改变,从而导致胞内离子流失,最终宿主细胞发生死亡。对致病性自生生活阿米巴致病机制的研究有待进一步深入。

六、临床学

棘阿米巴、狒狒巴拉姆希阿米巴和福氏耐格里属阿米巴等的致病性自生生活阿米巴感染的潜伏期随虫种不同从 2 天至数月不等,起病突然或隐匿,发展暴发或迁延,可分成肉芽肿性阿米巴脑炎(granulomatous amebic encephalitis,GAE)、棘阿米巴角膜炎(acanthamoeba keratitis,AK)、阿米巴性皮肤损害、狒狒巴拉姆希阿米巴性肉芽肿性脑炎和原发性阿米巴脑膜脑炎(primary amebic meningoencephalitis,PAM)等。

1. 肉芽肿性阿米巴脑炎 棘阿米巴或狒狒巴拉姆希阿米巴往往侵犯免疫受累者。例如,艾滋病患者、器官移植受者或接受化疗的患者引起肉芽肿性阿米巴脑炎。滋养体或包囊经破损或溃疡的皮肤、损伤的角膜、眼结膜、呼吸道及泌尿生殖道等侵入人体,可经血行播散至颅内。发病冬季多见,潜伏期较长,起病比较缓慢、症状相对良性、病程迁延,1～2 个月,患者常无游泳史。临床以占位性病变表现为主。脑脊液中以淋巴细胞为主。病理表现以肉芽组织和胶质细胞增生为特点,故称肉芽肿性阿米巴脑炎。脑膜病变较轻,脑实质病变多位于深部。病灶中滋养体和包囊可同时存在。脑脊液中蛋白含量＞100 mg/L,并有白细胞存在。阿米巴亦可寄生在其他器官,诸如肾脏、肾上腺、胰腺、甲状腺和肺,但一般在脑脊液中检测不到。在肾上腺、肾脏、肺、肝等器官亦可见肉芽肿性病变,受累器官有时出现坏死或出血。由狒狒巴拉姆希阿米巴引起脑部病变的早期征象是发热、性格改变、颈项强直、共济失调、偏瘫、失语、惊厥,但是难以与病毒性或结核性脑膜炎或神经细胞的肿瘤等相鉴别。其他患者也存在头痛、发热、呕吐、轻度偏瘫、嗜睡、颅神经麻痹、视力障碍、精神异常等。如果有出血性坏死性病变,患者可能出现严重的脑膜刺激症状。在免疫受累患者,尤其是艾滋病患者出现呼吸道感染、皮肤溃疡或脑脓肿就应该高度怀疑是致病的自生生活阿米巴感染。这类脑炎的病变往往集中在基底神经节、脑干、中脑;也可能在中枢神经系统的脑实质出现慢性肉芽肿性病变而出现中枢性不全性偏瘫。但是在免疫功能严重受损者,由于细胞免疫反应受损,肉芽肿性反应可能不明显;其他受损伤的组织器官包括皮下组织、皮肤、肝脏、肺脏等而出现相应的症状。肉芽肿性阿米巴脑炎预后大多不良,在免疫受累的患者中病情的进展尤为快速,迅速恶化。患者头颅 CT 检查显示大脑皮质或皮质下密度降低伴有梗死,需要与病毒性或结核性脑膜炎或神经细胞的肿瘤等相鉴别。

2. 棘阿米巴角膜炎 在健康人群中,常常因使用角膜接触镜,尤其是使用污染的接触镜清洗液或在游泳时佩戴接触镜而引起眼部感染棘阿米巴,主要有角膜炎、虹膜炎等。潜伏期不易确定,可能是数天或数周甚至数月,与棘阿米巴滋养体的大小或角膜损伤的范围有关。临床表现为慢性(或亚急性)进行性角膜炎症和溃疡,并有时轻时重的反复倾向。患者早期出现流泪、异物感、畏光;剧烈眼痛,眼痛与炎症的程度不呈正比为特征。感染的初期病变为表浅性角膜炎,呈慢性或亚急性进行性进展,病变可以引起角膜上皮损伤、基质脓肿伴有视力缺损。溃疡周围的基质层常见弧形或环形白色浸润。其他尚有点状的上皮下浸润,早期葡萄膜炎、基质穿孔、巩膜炎症。也可能出现继发性细菌感染等并发症,青光眼、视神经萎缩、视网膜脱离也是常见的并发症。临床上常误诊为单纯疱疹性角膜炎或细菌及真菌性角膜炎。如不及时治疗,可致角膜穿孔、失明等。单眼感染多见,并不会发展成脑膜炎。患者眼分泌物或角膜深部刮取物或活检的病变角膜可以检测到阿米巴原虫。

3. **阿米巴性皮肤损害**　棘阿米巴或者狒狒巴拉姆希阿米巴,尤其后者引起皮肤感染多见。病损呈节结状和皮肤溃疡,可能检测到阿米巴滋养体和包囊。在健康人群中,这类阿米巴性皮肤感染非常少见,有自限性的特点。狒狒巴拉姆希阿米巴在免疫受累的个体或衰弱的个体和 HIV/AIDS 患者多见,也有人称之为一种机会感染。75%的艾滋病患者有此并发症。病原体进入血流后行血源性传播至各个组织器官,而导致严重后果。一般情况下经皮肤感染阿米巴数周内可以出现阿米巴脑炎的症状,一旦进入中枢神经系统患者可能在数周内死亡。阿米巴性皮肤感染经常有与细菌、真菌混合感染发病的情况。

4. **原发性阿米巴脑膜脑炎**　本病是指由福氏耐格里属阿米巴引起的原发性阿米巴脑膜脑炎。该原虫可存在于氯浓度<1 mg/ml 的温水泳池中,患者往往在这类污染的水中游泳或嬉水而感染。疾病好发于夏季,因为泳池游泳或其他水上运动时接触含有阿米巴的泳池等水体而感染,也可以通过直接接触土壤、水或由风传播的包囊而感染耐格里属阿米巴。虫体可以侵入鼻腔黏膜,再沿嗅神经移行,穿过筛状板入颅内,大量增殖引起脑组织化脓性、出血性、坏死性病变,引起原发性脑膜脑炎。由于儿童、青少年的筛状板上的孔多于成人,故患者以青少年、儿童为多。该病起病急,潜伏期仅 2～14 天。病情发展快,可以迅速恶化,病程一般不超过 2 周。患者有严重的持续性头痛,伴呕吐、颈项强直、38.5～41℃的高热,往往在第 3 天后转入神志不清、谵妄、瘫痪、昏迷等。此时脑脊液内含 26～118 个阿米巴/mm^3,而且中性粒细胞可达 330×10^6～9×10^9/L($330 \sim 9\,000$/mm^3)以上。病理上以急性脑膜炎和浅层坏死出血性脑炎为特征,滋养体周围常有大量炎症细胞浸润,以中性粒细胞为主,少数为嗜酸性粒细胞、单核细胞或淋巴细胞,甚至有小脓肿形成。宿主组织中仅见滋养体而无包囊。值得一提的是在健康人、无症状的儿童的鼻腔内可以分离到阿米巴滋养体,这些人群可能成为无症状带虫者。

七、诊断

自生生活阿米巴的各虫种各具有特异性抗原,属间几乎无交叉现象,而种间则有交叉。病原诊断是致病性自由生活阿米巴感染确诊的主要依据,检出阿米巴包囊或滋养体即可确诊。核酸诊断、影像学诊断或血清学诊断可作为辅助诊断。其 5.8S 核糖核蛋白体 RNA 基因具有诊断、鉴别诊断意义。

1. 肉芽肿性阿米巴脑炎 棘阿米巴或狒狒巴拉姆希阿米巴往往侵犯免疫受累者,所以活动期 HIV/AIDS 患者皮肤损伤或创伤后接触污染的水体或土壤易于感染;患有淋巴组织增生的疾病、血液系统疾病、糖尿病、肺炎、肝肾功能不全、丙球蛋白缺乏症、妊娠、系统性红斑狼疮、6-磷酸葡萄糖缺乏、结核病者感染的危险性显著升高;组织或器官移植后使用大量免疫抑制剂者也容易感染。患者往往有皮肤、黏膜破损、溃疡或者角膜、眼结膜溃疡史。首选脑脊液穿刺做病原检查,脑脊液中蛋白含量>100 mg/L,并有白细胞存在。也可以用特异性荧光标记的寡核苷酸探针原位杂交来诊断棘阿米巴感染。虽然在棘阿米巴和狒狒巴拉姆希阿米巴感染者的脑脊液或血清中可检出抗体,尚未常规应用。

2. 棘阿米巴性角膜炎 棘阿米巴角膜炎患者往往有接触池水、外伤史或戴角膜接触镜史。棘阿米巴能生存于自来水中,用自制生理盐水冲洗接触镜者,其棘阿米巴性角膜炎的发病率明显高于用医用生理盐水冲洗接触镜者。可以进行相应的检查。①角膜标本和冲洗液镜检:将角膜深部刮取物或活检的病变角膜制片,用甲醇或 Schaudim 液喷洒固定。甲醇固定的标本用 Giemsa-Wright 染色或 Wheatley 三色染色。②棘阿米巴培养:此法不但可提高检出率,而且还可进一步用同工酶电泳作虫株鉴定和药敏试验,在无营养琼脂平板上,加大肠埃希菌菌液,置30℃培养,一般培养3~7天可检出棘阿米巴滋养体。③活体共聚焦显微镜(*in vivo* confocal microscopy, IVCM)检查:临床可以直接检查患者的角膜。镜下可见高度反光的圆形或卵圆形的虫体,直径10~25 μm,同时也可发现有2层囊壁的包囊。④PCR技术检测:分离分泌物中的棘阿米巴 DNA,进行 18S 核小亚基核糖体 DNA 和线粒体 16S 核糖体 DNA 或者核或线粒体基核糖体 RNA 等靶基因扩增,其敏感性高于培养。用泪液作 PCR 检查也可作为一种有用的补充试验,若与角膜标本联合检测,则可进一步提高检出率。

3. 阿米巴性脑膜脑炎 询问病史对诊断有重要启示。耐格里属阿米巴性脑膜脑炎患者,在神经刺激症状出现前2~6天,有接触池水史。病原检查主要是脑脊液穿刺检查,此时常呈血性,中性粒细胞数显著增加,但无细菌;蛋白含量升高,葡萄糖含量下降。湿片中可见活动的阿米巴滋养体。也可将低速离心后的脑脊液或尸检后的组织接种在无营养琼脂平板上,加大肠埃希菌菌液,置37~42℃培养,24 h后,在倒置显微镜下直接观察有无滋养体。患者鼻腔分泌液也可以检测。亦可提取脑脊液或者鼻腔分泌液或者尸检后的组织 DNA,进行特异性靶基因扩增,进行诊断和鉴别诊断。

由于 PAM 起病急、病程短,患者常在1~2周内死亡,故免疫系统尚无足够的时间产生有效的抗体来拮抗阿米巴,免疫学检查往往不能检测到 PAM 患者血中抗体。但免疫学的方法可以对可疑死亡患者的组织切片进行间接荧光免疫或通过酶技术检测到滋养体。

八、流行

随着科学和诊断技术的发展原先那些自生生活的阿米巴也逐渐发现可致人类的疾病,而且原虫呈全世界分布。首先发现了福氏耐格里属阿米巴,随后棘阿米巴、狒狒巴拉姆希阿米巴均被认为可以作为脑炎的病原体;棘阿米巴还可引起棘阿米巴性角膜炎。棘阿米巴、狒狒巴拉姆希阿米巴脑炎往往发生在免疫受累的人群,而福氏耐格里阿米巴脑膜脑炎和棘阿米巴角膜炎则不属于机会感染。

目前,全世界确诊为福氏耐格里阿米巴脑膜脑炎的病例约 200 例,其病死率 95％以上。在 1962～1965 年,捷克共和国有 16 例在室内游泳池游泳的青年死于阿米巴脑膜脑炎;新西兰在 1968～1978 年,在地热水中的游泳者有 8 例死于原发性阿米巴脑膜脑炎;1979 年,英国的一个女孩由于在游泳时吞入池水后 5 天死于阿米巴脑膜脑炎;在印度却有仅几个月的婴儿死于阿米巴脑膜脑炎的报道;在委内瑞拉也有因感染福氏耐格里阿米巴而死亡的病例;巴基斯坦卡拉奇仅仅在 4 个月里至少有 13 例病例,只是用自来水淋浴而感染;而在美国近 10 多年来,有 32 例以上的病例。自发现该病至今的 50 多年来幸存者仅 3 人;我国台湾地区也有温泉洗浴而感染 25 天后而死亡的。在伊朗却有 5 个月龄的婴儿患了阿米巴脑膜脑炎经两性霉素 B 和利福平治疗 2 个月后进入无症状期,非常罕见。也许由于生活习惯和卫生管理体系的不同,澳大利亚、捷克共和国和美国报道的病例占了总病例的 75％。

棘阿米巴性脑炎患者的报道约 200 例以上。由于免疫受累的问题,在一些艾滋病患者中枢神经系统感染棘阿米巴后却出现原发性阿米巴脑膜脑炎症状。尽管棘阿米巴性角膜炎发病并不普遍,但是其引起的角膜感染能够导致视觉损害或失明。2007 年,美国疾病预防与控制中心(CDC)的调查发现大量的所谓的棘阿米巴性角膜炎暴发流行的原因是由于使用有问题的角膜接触镜或处理液。最近的统计显示每百万角膜接触镜使用者中有 17～70 例患棘阿米巴性角膜炎,而全世界有 1.2 亿角膜接触镜使用者,如此的估算患者会超过 5 000 例,但是全世界确切的发病率还是难以估算。

狒狒巴拉姆希阿米巴存在于外界环境里,1986 年其第 1 次在美国圣地亚哥野生动物园的一头狒狒的脑内发现。后来人体感染的病例也开始报道。其可以通过皮肤伤口或者吸入含有原虫的尘埃而感染。迄今,感染狒狒巴拉姆希阿米巴而患阿米巴性脑炎的患者有 100 余例。棘阿米巴和狒狒巴拉姆希阿米巴可以作为机会致病性原虫引起人类的疾病,构成对人类健康的新威胁,需要广泛关注。

九、治疗和预防

对原发性阿米巴脑膜脑炎和肉芽肿性阿米巴脑炎等中枢神经系统的感染,至今尚无明确有效的治疗药物。一旦原发性阿米巴脑膜脑炎早期明确诊断,两性霉素 B 静脉给药 0.75～1.5 mg/(kg·d),可以缓解一些临床症状。一般建议应同时使用磺胺嘧啶(sulfadiazine)、利福平。也有报道用利福平口服可以治疗患者,也有建议蛛网膜下隙内直接注射咪康唑进行治疗。但是总体上病死率仍在 95％～98％。也有一些实验报道阿奇霉素(azithromycin)在体内外均有抗原虫作用。而由于肉芽肿性阿米巴脑炎多见于侵犯免疫受累者,例如艾滋病患者、器官移植受者或接受化疗的患者,往往是由于未能早期确诊和药物不良反应呈间断性用药或者不规范用药,使药物作用不显著。一般临床可以选择戊烷脒(pentamidine isethionate)、氟胞嘧啶(flucytosine)和氟康唑(fluconazole)或者伊曲康唑(itraconazole)。

对于阿米巴性皮肤损害可以在选择上述全身药物治疗的同时保持皮肤清洁,加用氯己啶葡萄糖酸盐(chlorhexidine gluconate)或酮康唑乳膏(ketoconazole cream),临床效果会比较好。

治疗棘阿米巴性角膜炎的药物主要包括双脒剂(丙烷脒、己脒定)、双胍类药物[聚盐酸己双胍、氯己定(洗必泰 0.02%)]、氨基糖苷类药物(新霉素、巴龙霉素)和咪唑类/三唑类药物(伏立康唑、氟康唑、伊曲康唑、酮康唑)。其中有氯己定、聚盐酸己双胍杀原虫滋养体和包囊作用最强。上述药物可单独应用,可联合应用。一般建议长期用药,常规用药 3～6个月。一般最大用药方案不能控制病情者、基质溶解现象严重者可行角膜成形术或角膜移植等。

为预防这类致病性自由生活阿米巴感染,应加强卫生宣传教育和公共游泳池管理。应尽量避免在停滞的、不流动的河水或温泉中游泳、洗浴、嬉水,或应避免鼻腔接触水。对婴幼儿和免疫力低下或 AIDS 患者尤应防止以及时治疗皮肤、眼、泌尿生殖道的棘阿米巴感染,也是一种防止肉芽肿性阿米巴脑炎的有效方法。另外,对角膜接触镜佩戴者须加强自我防护意识,不戴角膜接触镜游泳、淋浴或矿泉浴,防止污水溅入眼内。据报道,热消毒镜片可有效地灭活包囊,优于化学消毒,也有推荐用苯甲羟胺防腐的盐水和含硫柳汞及依地酸(EDTA)的溶液清洗和保存角膜接触镜。

(程训佳)

第四节　蓝氏贾第鞭毛虫

一、引言

蓝氏贾第鞭毛虫(*Giardia lamblia* Stile,1915)又称梨形鞭毛虫,简称贾第虫,寄生于人体小肠,以十二指肠常见,偶尔寄生于胆道或胆囊内,可引起腹泻和吸收不良等症状的蓝氏贾第鞭毛虫病(giardiasis,简称贾第虫病)。旅行者常因饮用该虫包囊污染的水而导致腹泻,该虫被认为是"旅游者腹泻"的重要病原之一。蓝氏贾第鞭毛虫也是常见的 HIV/AIDS 合并感染的机会致病性病原体。

二、历史沿革

蓝氏贾第鞭毛虫最早是荷兰学者 Leeuwenhoek 于 1681 年在观察自己粪便时发现的,但未定名。随后,Lambl 在 1859 年于一腹泻的儿童粪便中发现此种鞭毛虫,命名为 *Lamblia intestinalis*。1915 年,Stiles 为纪念 Giard 和 Lambl 的发现,将其改名为蓝氏贾第鞭毛虫(*Giardia lamblia*)。蓝氏贾第鞭毛虫隶属于双滴虫目(Diplomonadida),六鞭毛科(Hexamitidae)、贾第鞭毛虫属(*Giardia*)。该属共有 6 个虫种,仅有蓝氏贾第鞭毛虫寄生人体。

三、形态

本虫生活史中包括滋养体和包囊两个时期。

1. 滋养体（trophozoite）　滋养体呈倒置的纵切半梨形，大小为$(9.5\sim21)\mu m\times(5\sim15)\mu m\times(2\sim4)\mu m$。前端钝圆，后端尖细。背面隆起，腹面扁平。腹面前半部向内凹陷，形成吸盘。虫体左右对称，一对卵圆形的泡状核位于虫体前端 1/2 靠近吸盘处，核前端的基体发出 4 对鞭毛，按其位置分别为前侧鞭毛、后侧鞭毛、腹鞭毛和尾鞭毛各 1 对。依靠这些鞭毛摆动，作活泼的翻滚运动。应用铁苏木素染色时，滋养体可见 1 对平行的轴柱向后延伸连接尾鞭毛，将虫体分为两半。在轴柱之中部有 1 对新月形的中体（median body）（图 9-12、图 9-13）。

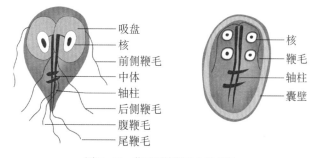

图 9-12　蓝氏贾第鞭毛虫模式图

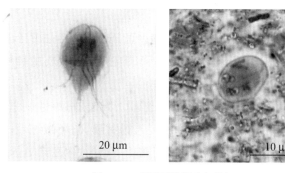

图 9-13　蓝氏贾第鞭毛虫形态

2. 包囊（cyst）　包囊椭圆形，大小为$(8\sim12)\mu m\times(7\sim10)\mu m$。囊壁与虫体之间有明显空隙，此空隙常不均匀。未成熟包囊内有 2 个核，成熟包囊内有 4 个核。囊壁内可见到由轴柱与鞭毛盘绕组成的细丝（见图 9-12、图 9-13）。

四、生活史

人是蓝氏贾第鞭毛虫的适宜宿主，家畜（如牛、羊、猪等）、宠物（如猫、犬）和野生动物（如河狸、海狸）等动物可以作为其保虫宿主。蓝氏贾第鞭毛虫的生活史简单，包括增殖、致病的滋养体期和具有感染性的包囊期。成熟的 4 核包囊是感染期，包囊随污染食物和饮水进入人体，在十二指肠内脱囊形成 1 对滋养体。滋养体主要寄生在人体的十二指肠，有时也可在胆囊和空肠。利用吸盘吸附肠壁,以渗透方式或胞饮摄取营养,以纵二分裂繁殖。当滋养体落入肠腔随食物到达肠腔后端,它们变成包囊,随粪便排出。一般在成形的粪便中只能查到包囊,在腹泻者粪便中可查到滋养体(图9-14)。

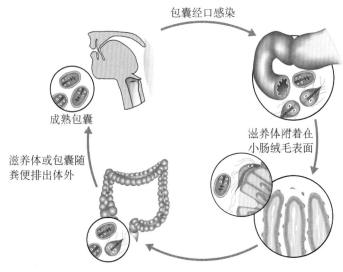

包囊经口感染

成熟包囊

滋养体附着在小肠绒毛表面

滋养体或包囊随粪便排出体外

图9-14 蓝氏贾第鞭毛虫生活史

五、 细胞和分子致病

蓝氏贾第鞭毛虫的致病机制尚不完全清楚。蓝氏贾第鞭毛虫的致病作用受多种因素影响,包括宿主的营养状况,全身及局部肠黏膜的免疫力,以及虫种株的致病力等因素相关。

蓝氏贾第鞭毛虫滋养体通过吸盘吸附于肠黏膜上,造成机械性刺激,至一定程度时,可使肠道活动功能失常。电镜研究表明,虫体可侵入肠黏膜,破坏微绒毛;原虫的机械刺激引起肠黏膜充血、水肿、溃疡,影响宿主肠黏膜的正常功能,导致维生素A及可溶性脂肪的吸收障碍,从而导致腹泻,尤以脂肪泻常见。轻度感染者滋养体并不侵入肠黏膜上皮组织,严重感染者虫体可侵犯肠黏膜,引起小肠黏膜绒毛萎缩,固有层急性炎症细胞和慢性炎症细胞浸润,肠上皮细胞增生。

此外,由于IgA抗体可通过凝集,或影响虫体的活动力,或作用于参与吸附作用的虫体表面成分,而阻止虫体吸附于肠黏膜,抑制虫体聚集。因而,丙球蛋白缺乏患者对蓝氏贾第鞭毛虫易感,且感染后可导致慢性腹泻和吸收不良。不同的虫株具有不同的致病力。

六、 临床学

人感染蓝氏贾第鞭毛虫后,临床表现多样。有无症状的带虫者,也有患者出现严重的吸收不良综合征。贾第虫病潜伏期长短不一,平均1～2周,最长可达45天。部分患者无临床症状,而成为带包囊者,是重要传染源。临床表现分如下。

1. 急性期　往往仅持续几天。早期症状有恶心、食欲缺乏、上腹及全身不适,伴有低热或寒战。后期,可出现暴发性恶臭水泻,伴有胃肠胀气及上中腹痉挛性疼痛。粪便中缺乏脓血为本虫引起的腹泻特征。急性期症状与阿米巴痢疾或细菌性痢疾或沙门菌属感染症状类似,应注意鉴别诊断。在免疫功能正常的患者,腹泻多为自限性,包囊也可在粪便内消失。部分患者可以转为无症状带包囊者。幼儿病程可持续数月,可导致吸收不良、脂肪泻、衰弱和体重减轻。

2. 亚急性或慢性期　若未得到及时治疗,急性期患者可转为亚急性或慢性期。临床表现为肠胀气、排恶臭软便或呈粥样便,腹胀、腹部痉挛性疼痛,可伴有恶心、食欲缺乏、头痛、便秘和体重减轻。少数患者伴有呕吐、发热和寒战。

七、诊断

主要包括病原学诊断、免疫学诊断和分子生物学诊断。我国在 2007 年制定了感染性腹泻诊断标准(WS271 - 2007),标准化蓝氏贾第虫肠炎的诊断。

1. 病原学检查

(1) 粪便检查:本虫诊断主要作粪便生理盐水涂片检查。新鲜的急性期或间断发作期患者的水样便,可查到运动的滋养体;亚急性期或慢性期患者的粪便可查到包囊。为了提高包囊检出率,可采用硫酸锌浮聚或醛-醚浓集等方法。包囊排出呈间歇性,故反复检查很重要。

(2) 小肠液检查:在粪检阴性的可疑病例,可采用十二指肠引流液检查或肠检胶囊法。

(3) 小肠活体组织检查:粪检及小肠液检查均为阴性的可疑病例,必要时可进行小肠活体组织检查。通常在小肠曲氏(Treitz)韧带附近取组织,在染色标本中,虫体多见于微绒毛的刷状缘。

2. 免疫学诊断　可采用 ELISA、IFA 检查患者血清中特异性抗体,具有高敏感性和特异性。

3. 分子生物学方法　DNA 探针和 PCR 等方法检测特异性基因进行诊断。

八、流行

蓝氏贾第鞭毛虫是世界性分布的肠道寄生虫病,不仅常见于经济落后、卫生状况不良的国家地区,发达国家如美国、英国、加拿大等国都有流行甚至暴发性流行。本病在儿童中流行尤为广泛。据 WHO 估计全世界感染率为 1%～20%。某些地区儿童感染率可达50%～70%。我国蓝氏贾第鞭毛虫感染呈全国性分布,据 2015 年数据显示,加权感染率为 0.6%。国内感染率高低不一,农村高于城市。

蓝氏贾第鞭毛虫病主要传染源是患者和带虫者,尤以带包囊者最为重要。家畜(如牛、羊、猪、兔等)、宠物(如猫、犬)、河狸(beaver)为重要保虫宿主。蓝氏贾第鞭毛虫可通过水源、人际、性及食物传播途径进行传播。水源传播为主要传播途径。包囊通过污染食物、水经口感染。包囊对外界抵抗力很强,在水中可存活 1～3 个月,在含氯 0.5% 水中可活 2～3 天。一般自来水中的余氯不能杀死包囊。旅行者、男性同性恋者、胃切除患者、胃酸缺乏及免疫球蛋白缺陷患者易受感染。儿童患者多见。

九、治疗和预防

彻底治愈患者、带虫者,注意饮水卫生,加强水源保护是预防本病重要措施。旅游者的饮水应煮沸后饮用。

治疗主要用甲硝唑(灭滴灵)、替硝唑、氯硝唑等药物。孕妇感染可选用巴龙毒素。

(付永锋)

第五节　阴道毛滴虫

一、引言

阴道毛滴虫(*Trichomonas vaginalis* Donne,1837),俗称阴道滴虫,寄生在阴道及尿道内,引起滴虫性阴道炎及尿道炎,统称为毛滴虫病或滴虫病(trichomoniasis)。滴虫病也属于性传播疾病,是艾滋病患者的常见并发症。

二、历史沿革

1836 年,Donne 首先在女性阴道分泌物和男性泌尿生殖道的分泌物中发现。次年定名为 *Trichomonas vaginalis*。阴道毛滴虫属于毛滴虫目(Trichomonadida)、毛滴虫科(Trichomonadidae)、毛滴虫属(*Trichomonas*)。

三、形态

阴道毛滴虫生活史中仅有滋养体期。

滋养体活体呈无色透明状,典型者为梨形的鞭毛虫,大小为(10～19)μm×(2.5～12.5)μm,借其前端的鞭毛以及体侧的波动膜而运动,活动力强。经铁苏木素或姬氏染色虫体后,呈椭圆形或梨形,在体前 1/3 处可见一椭圆形的细胞核。核的前缘有 5 颗排列成环状的基体。从基体发出 4 根前鞭毛和 1 根后鞭毛。后鞭毛向虫体后部作波浪式延伸,并与波动膜相平行。波动膜的长度为虫体的 1/3～2/3。后鞭毛不游离于体外。基染色杆和副基纤维也从基体发出。细胞质内有染色颗粒,以基染色杆和轴柱周围较多。1 根纤细透明的轴柱贯穿虫体并从末端伸出,富有黏性,常常附有上皮细胞和颗粒性物质(图 9-15)。

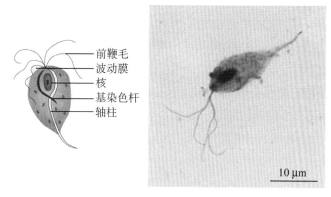

前鞭毛
波动膜
核
基染色杆
轴柱

10 μm

图 9 - 15　阴道毛滴虫滋养体模式图和形态

四、生活史

阴道毛滴虫的生活史比较简单,仅有滋养体而无包囊时期,以二分裂方法增殖。主要寄生在女性阴道的后穹窿,亦可寄生于尿道、膀胱、子宫、尿道旁腺等处;男性主要寄生在前列腺及尿道,也可侵入睾丸、附睾或包皮下组织。滋养体在外界生活力颇强,为其感染时期,通过直接和间接接触而传播(图 9 - 16)。

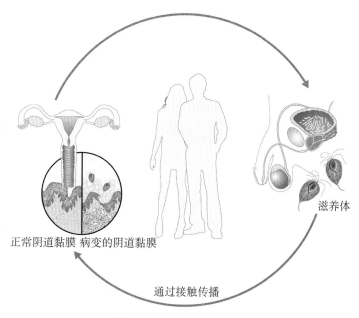

正常阴道黏膜　病变的阴道黏膜

滋养体

通过接触传播

图 9 - 16　阴道毛滴虫生活史

五、细胞和分子致病

阴道毛滴虫的致病与虫株毒力及宿主机体的生理状况有关。正常妇女阴道中由于乳酸杆菌的存在,酵解阴道上皮细胞的糖原产生乳酸,使阴道酸碱度维持在 3.8～4.4 之间,以抑制其他细菌的生长繁殖,称为阴道的"自净作用"。阴道毛滴虫寄生在阴道,消耗糖原,妨碍乳酸杆菌酵解作用,从而影响乳酸生成,使阴道由酸性趋向中性或碱性,影响阴道自净作用,使滴虫大量生长繁殖,同时促进其他细菌的繁殖,导致阴道炎。此外,不同虫株具有的致病力也不同,其致病因子有黏附因子及多种水解酶。阴道毛滴虫可通过多种黏附因子介导黏附到宿主细胞,导致细胞病变。同时,阴毛滴虫可分泌多种水解酶,如半胱氨酸蛋白酶等,可降解局部组织蛋白及细胞外基质,从而导致组织细胞解离。

阴道毛滴虫的病理为阴道壁黏膜充血、水肿,上皮细胞脱落,白细胞浸润等。表皮下层可见淋巴细胞和浆细胞浸润,具有明显的坏死区,并在病灶内可见滋养体。

六、临床学

多数女性感染后无临床症状或症状不明显,病程可持续 3～5 年。常见症状为白带增多和外阴痛痒,白带可呈白色、赤色、泡沫、脓状和水状。以泡沫状白带最为典型;白带呈脓状或粉红色黏液是因阴道黏膜出血所引起,脓状白带伴有臭味是由于有化脓性细菌同时存在所致。泌尿系统如有感染,可出现尿痛、尿频等尿道刺激症状。

男性感染者常无临床症状,成为带虫者,可导致配偶连续重复感染。患者尿道分泌物或精液中可见虫体。当感染严重时,可累及前列腺、精囊以及高位尿道而出现尿痛、夜尿、前列腺肿大触痛和附睾炎等。虫体还可吞噬泌尿生殖道上皮细胞和精子,以及影响精子活力而导致男性不育症。

婴儿感染后,往往呼吸道及眼结膜易受到感染,少数可出现阴道毛滴虫肺炎。这是由于患有阴道毛滴虫病的孕妇,在阴道式分娩过程中,将滴虫传给婴儿,使其获得感染。

七、诊断

1. 直接涂片法　以棉签在阴道后穹窿及阴道壁拭取阴道分泌物、尿液沉淀物或前列腺液,以生理盐水法涂在玻片上镜检。在冬天要注意保温,迅速检查,以防毛滴虫因过冷而死亡降解,增加检查时的困难。此法简便快速,检出率颇高,门诊多采用。

2. 涂片染色法　按上法取阴道分泌物,在载玻片上涂成薄膜,用瑞氏或姬氏染液染色,镜检。此法可同时观察阴道微生物相和清洁度,但手续较复杂,门诊多不采用。

3. 培养法　取阴道分泌物放入培养基内,在 37℃ 温箱内培养 48 h,镜检。常用培养基有肝浸汤或蛋黄浸液培养基。此法不但检出率较高,并可作为疑难病例的确诊及疗效考核的依据。

八、流行

阴道毛滴虫呈世界性分布,我国也流行广泛。该病传播与性活动密切相关。阴道毛滴虫病可增加艾滋病病毒的感染概率,也可导致妇女盆腔炎从而引起出生率降低。

滴虫性阴道炎患者和无症状带虫者或男性感染者是本虫的传染源。传播途径有直接传播和间接传播两种方式。①直接传播:主要通过性生活传播;②间接传播:主要通过浴池、浴缸、脚盆、脚布、公用游泳衣裤及马桶等传播。阴道毛滴虫在不同的环境中生活力相当强,在半干燥的环境下能生活 10～20 h；在 2～3℃中能活 65 h；在零下 10 ℃能活 7 h；在(46±1)℃能活 20～60 min；在井水中能活 5 天；室温 17～22℃时，在自来水及 0.5％甲酚(来苏儿)液中至少能活 15 min；在 3 ℃尿中至少能活 4 天；在普通肥皂水中，浓度 0.06％时，能活 45～150 min。因此，在集体生活中若不注意预防，容易相互传染。

九、治疗和预防

1. 预防　定期普查，积极治疗，消灭传染源，在诊治时亦须注意男性配偶的检查和治疗；改进公共卫生设备；禁止滴虫病患者或带虫者进入游泳池；加强卫生宣教，注意个人卫生，特别是经期卫生。

2. 治疗　口服药常用甲硝唑(灭滴灵)，适用于局部用药而不能根治者、泌尿道感染者或男性感染者。通常服用 5 日即可治愈，但该药具有致畸作用，孕妇或哺乳期妇女禁用。替硝唑的效果亦较好。

局部常用甲硝唑、乙酰胂胺等。在局部治疗时应注意使阴道保持酸性环境。可用 1∶5 000高锰酸钾或 1％乳酸冲洗。

（付永锋）

第六节　寄生于腔道的其他毛滴虫与鞭毛虫

一、口腔毛滴虫

口腔毛滴虫(*Trichomonas tenax* Muller，1773)寄生于人口腔的鞭毛虫，定居于齿龈脓溢袋和扁桃体隐窝内，常与齿槽化脓性病变同在。1773 年，Muller 首先发现该原虫。

（一）形态

生活史仅有滋养体期。其外形与阴道毛滴虫类似，呈梨形或椭圆形，大小为(4～13)μm×(2～15)μm。有 4 根前鞭毛和 1 根无游离端的后鞭毛。体侧有一波动膜，约为体长一半。细胞核 1 个，呈卵圆形或椭圆形，位于体前中央部，核内染色质质粒丰富、深染。1 根纤细轴柱，自前向后伸出体外。

（二）生活史

生活史简单，仅有滋养体无包囊。患者通过接吻、飞沫、食物感染虫体，虫体定居于口腔的齿龈脓溢袋和扁桃体隐窝内，在口腔内以食物残渣、上皮细胞和细菌为食，以二分裂繁殖。

（三）临床学

目前，口腔毛滴虫是否致病，尚无定论。有人认为口腔毛滴虫为口腔共栖原虫，但也认为与牙周炎、牙龈炎、龋齿等口腔疾病有关。此外，口腔内的毛滴虫偶可经咽部进入肺，引起支气管炎和肺炎。

（四）诊断

口腔毛滴虫诊断主要以取齿龈刮拭物，做生理盐水直接涂片或染色涂片，查找滋养体。也可以取齿龈刮拭物进行体外培养，培养采用 Noguchi 和 Ohira 二氏腹水培养基。

（五）治疗和预防

口腔毛滴虫呈世界分布。虫体在体外抵抗力强，室温可活 3～6 天。主要通过接吻的直接传播，也可通过飞沫、食物、餐具间接传播。注意口腔卫生和饮食卫生是最好的预防方式。

常用药物为甲硝唑，合并细菌感染可用抗生素。

二、脆弱双核阿米巴

脆弱双核阿米巴（*Dientamoeba fragilis* Jepps & Dobeel，1918）为一种阿米巴型鞭毛虫，寄生于盲肠和结肠黏膜陷窝内，可引起黏膜刺激，导致腹泻，是旅行者腹泻重要原因之一。1909 年，Wenyon 发现，1918 年定名。脆弱双核阿米巴常被误认为阿米巴原虫，但根据核糖体 DNA 及电子显微镜研究表明其为一种阿米巴性鞭毛虫，分类学上接近于组织滴虫和毛滴虫属。

（一）形态

生活史仅有滋养体期。阿米巴型鞭毛虫，大小为 7～12 μm。滋养体虽无鞭毛，但其结构和抗原特性与鞭毛虫类似，故生物分类学仍属鞭毛虫科的鞭毛虫。多数虫体具有 2 核，缺核膜，无核周染色质粒，核中央可见核染色体分为 4～8 个相互分开且呈对称排列的团块。伪足宽而透明，叶状，边缘呈锯齿状，向前运动。

（二）生活史

生活史简单。无包囊，仅有滋养体阶段。人、猪和灵长类动物为脆弱双核阿米巴的适宜宿主，其滋养体寄生于宿主的盲肠和结肠上段。其生活史尚未完全阐明，传播途径不清楚。

（三）临床学

脆弱双核阿米巴是否致病尚存有争议，其致病机制也不清楚。脆弱双核阿米巴不吞噬红细胞，也不侵犯组织，可引起黏膜刺激作用。临床症状有腹泻、腹痛、粪内带血或黏液、恶心、呕吐等。多数患者出现间歇性腹泻和易疲劳。部分患者出现低热、体重下降、烦躁易怒等全身症状或神经症状。

（四）诊断

脆弱双核阿米巴的诊断主要采用粪便涂片检查，至少连续 3 次检查。也可采用 IFA 和蛋白质印迹法检测患者血清中的特异性抗体。

（五）治疗和预防

传播机制尚不清楚。环境拥挤和不卫生可增加感染率。儿童和青年人发病率较高。良好的卫生习惯是该病的重要预防措施。采用碘化对苯二酸、甲硝唑、巴龙霉素等治疗。儿童患者常用甲硝唑治疗。

（付永锋）

第七节 隐孢子虫

一、引言

隐孢子虫(*Cryptosporidium* Tyzzer，1907)为体积微小的球虫类寄生虫。广泛存在多种脊椎动物体内，主要为微小隐孢子虫，引起隐孢子虫病(cryptosporidiosis)，是一种以腹泻为主要临床表现的人畜共患原虫病，被列为世界最常见的 6 种腹泻病之列，WHO 于 1986 年将人隐孢子虫病定为艾滋病怀疑指标之一。隐孢子虫是重要的机会致病性原虫。

二、历史沿革

早在隐孢子虫由 Tyzzer 于 1907 年在小鼠胃消化腺上皮细胞内发现并命名和描述，但认为不致病。直到 1955 年 Slavin 发现火鸡隐孢子虫(*Cryptosporidium meleagridis*)可导致火鸡严重腹泻，隐孢子虫才引起人们注意。1976 年，Nime 等在美国首先报道人体病例。随着诊断技术不断提高，人体病例的不断增加。隐孢子虫不仅对免疫缺陷和艾滋病患者是机会性感染病原体，对于免疫力正常的患者也是一种重要的腹泻病原体。隐孢子虫属顶器复合门（Phylum Apicomplexa）、孢子虫纲（Class Sporozoasida）、球虫亚纲（Subclass Coccidiasina）、真球虫目（Order Eucoccidiorida）、艾美球虫亚目（Suborder Eimeriorina）、隐孢子虫科(Cryptosporidiidae)、隐孢子虫属(*Cryptosporidium*)。该属有 10 个种，其中可以感染人的主要是微小隐孢子虫(*C. parvum*)和人隐孢子虫(*C. hominis*)。微小隐孢子虫既可感染人，也可感染家畜。人隐孢子虫只感染人。

三、形态

卵囊呈圆形或椭圆形，大小为 2～5 μm，分为薄壁卵囊和厚壁卵囊。薄壁卵囊存在小肠绒毛区，直径约为 1 μm。厚壁卵囊可随粪便排出体外，具有 2 层囊壁，直径 4～6 μm。成熟的卵囊内含 4 个子孢子和颗粒状物质组成的残留体。子孢子月牙形，大小为 1.5 μm×0.752 μm，核一个位于虫体后部。抗酸染色呈玫瑰红色(图 9-17、图 9-18)。

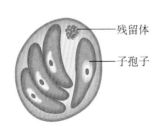

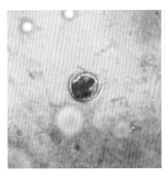

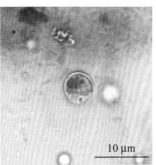

10 μm

图 9-17 隐孢子虫卵囊模式图　　　　　　**图 9-18 隐孢子虫卵囊形态**

残留体

子孢子

四、 生活史

隐孢子虫生活史简单,无须转换宿主,完成整个生活史只需一个宿主。生活史包括无性生殖阶段的裂体增殖和孢子增殖,以及有性生殖阶段的配体生殖。人吞食了被成熟卵囊污染的食物或水后,子孢子在消化液的作用下从卵囊内逸出,侵入肠上皮细胞的微绒毛区形成纳虫泡。纳虫泡内的虫体进行裂体增殖,发育成滋养体,首先滋养体经 3 次核分裂,发育成 I 型裂殖体,再经 2 次核分裂发育为 II 型裂殖体。成熟的 II 型裂殖体含有 4 个裂殖子,释放后可以侵入肠上皮细胞,也可进一步发育成雄配子体和雌配子体。两者结合形成合子,经孢子增殖发育成卵囊。薄壁卵囊在肠内,逸出子孢子侵入肠上皮细胞,进行裂体增殖,形成宿主的自体感染。厚壁卵囊经孢子化形成成熟的 4 个孢子后,随粪便排出体外。整个生活史需 5~11天。

五、 细胞和分子致病

隐孢子虫寄生于人的小肠上皮细胞刷状缘形成纳虫空泡,导致肠黏膜表面出现凹陷,破坏肠绒毛的结构,肠绒毛出现萎缩、变短或变粗或融合、脱落,从而破坏小肠正常生理功能,导致消化吸收障碍及腹泻。子孢子入侵肠上皮细胞后发育成裂殖子后,胀破细胞重新侵入新的上皮细胞。子孢子的表面蛋白复合抗原分子,丝氨酸酶及半胱氨酸蛋白酶等具有附着和吸附宿主细胞的功能;微小隐孢子虫还可以产生肠毒素。

六、 临床学

人感染隐孢子虫卵囊后,多数患者发病并出现临床症状,少数患者发展为隐性感染的带虫者,其粪便可排出卵囊。潜伏期为 1 周左右,临床症状与机体的免疫状态相关。

免疫功能正常者:主要症状为自限性腹泻,病程 1~2 周,每日腹泻多次,粪便呈水样且量大,并伴有发热、恶心、食欲缺乏、腹部痉挛性疼痛和全身不适等症状。症状逐渐减轻或消失,但患者仍可持续数周排出卵囊。

免疫功能异常者:病情明显而严重,不能自愈,表现为持续性霍乱样水泻,一日数次至数十次,粪便量可达 5~10 L,可持续数周甚至终身,可导致难治性致死性腹泻,还可出现营养吸收障碍,出现肺部、胆道或其他呼吸道等肠外感染。艾滋病合并隐孢子虫感染,同时可并发肠外隐孢子虫病,如侵入呼吸道,引起慢性咳嗽、呼吸困难、支气管炎和肺炎,如侵入胆管和胆囊上皮,引起急性或坏死性胆囊炎。常是艾滋病患者致死的主要因素之一。

儿童感染麻疹、水痘和巨细胞病毒后易感,可出现严重慢性腹泻。

七、 诊断

主要包括病原学诊断、免疫学诊断和分子生物学诊断。我国在 2007 年制定了感染性腹泻诊断标准(WS271 – 2007),标准化隐孢子虫病的诊断。

1. 病原学诊断 病原诊断主要是从患者粪便、呕吐物或痰液中查得卵囊。由于卵囊小,未染色易与标本中的颗粒混淆。常采用以下几种方法染色后镜检。①金胺-酚染色法:染色后卵囊在荧光显微镜下,低倍镜为圆形亮点,高倍镜卵囊带有乳白色或略带绿色荧光。②改良抗酸染色法:染色后卵囊为玫瑰红色,背景为蓝绿色。③金胺酚-改良抗酸染色法。

2. 免疫学诊断　采用 ELISA 方法检测血清中特异性抗体,或用单克隆抗体检测隐孢子虫卵囊抗原。常用抗原有 CP23、CSP 蛋白,抗体多为识别隐孢子虫子孢子的单克隆抗体。

3. 分子生物学方法　可采用 PCR,DNA 探针检测隐孢子虫基因,具有较高敏感性和特异性。检测目的基因有 18S rDNA、乙酰辅酶 A 合成酶、热休克蛋白 70 等基因。

八、流行

隐孢子虫呈世界分布,除感染人体外,还可感染家畜、野生动物和鸟类等。同性恋并发艾滋病患者近半数感染隐孢子虫。在与患者、病牛接触的人群和在幼儿集中的单位,隐孢子虫腹泻暴发流行时有发生。在发展中国家,儿童感染率高。在腹泻患者中,发达国家隐孢子虫病的流行率为 0.1%～27.1%,不发达国家为 0.1%～31.5%,我国流行率为 1.36%～13.3%。

隐孢子虫病的主要传染源为感染隐孢子虫患者和无症状的带卵囊者,动物传染源包括牛、羊、猫等。隐孢子虫病患者的粪便和呕吐物中含有大量卵囊,患者腹泻停止后数日甚至数周后仍有卵囊排出。

传播途径有接触传播、水源传播、食物传播和空气传播。粪口途径的直接传播和食物传播是发展中国家的主要传播方式,水源传播是发达国家暴发隐孢子虫流行的主要传播方式。

人对隐孢子虫普遍易感,免疫缺陷患者感染后病情严重。

九、治疗和预防

1. 预防本病的重要措施　加强粪便管理,避免卵囊污染食物和水源;注意饮食卫生和环境卫生;保护免疫力低下人群,避免接触患者、病畜和宠物。

2. 治疗　目前尚无有效药物,主要对症治疗。可采用的治疗药物有巴龙霉素、螺旋霉素、大蒜素等。卵囊疫苗正在研制当中。

（付永锋）

第八节　结肠小袋纤毛虫

一、引言

结肠小袋毛虫(*Balantidium coli* Malmsten,1857)是人体最大的寄生原虫,其寄生于人体大肠,侵犯肠壁,引起痢疾。称为结肠小袋纤毛虫病(balantidiasis)。猪为重要的保虫宿主。

二、历史沿革

1857 年，Malmsten 在 2 例急性腹泻患者的粪便中发现，定名为结肠草履虫。1861 年，Leukart 在猪大肠内也发现该虫。1863 年，Stein 正式定名为结肠小袋纤毛虫（*Balantidium coli*）。

三、形态

本虫生活史中有滋养体和包囊两个时期。

1. **滋养体（trophozoite）** 椭圆形，大小为（50～200）μm×（40～70）μm，是人体最大寄生原虫。整个虫体披有纤毛，运动活泼。虫体的前端有胞口，胞口周围的纤毛较其他部分为长，借助红毛运动将周围环境里的食物摄入胞口，胞口经胞咽与内质相通，后端有胞肛。内质中有大核和小核、食物泡和 2 个伸缩泡。一个伸缩泡在虫体中部，另一个伸缩泡在虫体后部，后部的伸缩泡似有一小管通向胞肛。未染色标本中不易看清细胞核，常经铁苏木素染色后，可见大核呈肾形，小核呈球形，位于大核的凹陷部。核为实质核。

2. **包囊（cyst）** 圆形或椭圆形，大小为 45～75 μm，呈淡绿色或淡黄。囊壁厚而透明，分为两层。在包囊中，虫体表面的纤毛消失，大核和后伸缩泡明显。

四、生活史

结肠小袋纤毛虫包囊随食物或水被宿主吞食，在胃肠道中包囊内虫体脱囊而出，转变为滋养体进入大肠寄生。滋养体在肠中以食物残渣、沉粉颗粒、红细胞、白细胞及组织碎片为食物。当环境不适宜时，滋养体分泌囊壁，形成包囊。包囊随粪便排出体外，可污染食物或饮水，人因吞食包囊而感染。包囊内的虫体不能分裂增殖，一个包囊只能形成一个滋养体。部分滋养体随粪便排出体外后也能形成包囊。

五、细胞和分子致病

结肠小袋纤毛虫以前被认为是肠道共栖原虫或致病力不明确原虫，但随着病例的增加，对其致病力得到认可。结肠小袋纤毛虫的致病性不仅与不同虫株虫体本身的毒力有关，还与宿主的免疫状态和寄生环境有关。滋养体在宿主大肠中寄生，当宿主的消化功能紊乱、营养不良或患慢性病而抵抗力降低时，虫体可借机械作用和透明质酸酶的作用侵入肠黏膜、黏膜下层甚至肌层，在肠壁内以红细胞及组织为营养物质，进行繁殖，在局部形成溃疡。溃疡的组织病理变化与溶组织内阿米巴所引起的溃疡相似。早期，肠黏膜呈现火山口状溃疡，随着溃疡数目的增多及扩大而融合，在黏膜下形成口小底大、边缘不整齐的溃疡。溃疡的发生部位常在盲肠，但乙状结肠和直肠也可发生。

六、临床学

多数患者为无症状的带虫者。部分患者出现临床症状，其临床表现与阿米巴痢疾相似，分为急性期和慢性期。

1. **急性期** 急性期亦称痢疾期,患者常有腹痛、大便次数增多、黏液血便、发热等症状。有时出现脱水、营养不良及消瘦。

2. **慢性期** 治疗不当或不及时,部分患者可转变为慢性期。临床症状有上腹不适,回盲部及乙状结肠部压痛,周期性腹泻,大便呈粥样或水样,伴黏液。还可并发肠穿孔、尿道炎、阴道炎等,引起异位病变。有些表现为无症状带虫者。

七、诊断

确诊本病可用粪便涂片法检查,由于该虫在人体内很少形成包囊,故粪便中滋养体较常见。其排出呈间歇性,需反复检查,慢性患者粪便中虫数较少,必须作多次检查。必要时可用乙状结肠镜观察肠壁病变,并取样检查。

八、流行

结肠小袋纤毛虫呈世界分布,主要见于热带和亚热带地区。结肠小袋纤毛虫宿主广泛,包括家畜和野生动物,如猪、鼠、马、牛、灵长类等。猪感染普遍,感染率为 $20\%\sim100\%$。通常认为人的感染来源于猪,不少病例有与猪接触的病史。人体感染主要是通过吞食被包囊污染的食物或饮水。自猪体排出的滋养体在厌氧环境和室温条件下能生存 10 天。在室温中,包囊在潮湿环境里能生存 2 月,在干燥而阴暗的环境里能生活 1~2 周,包囊在直射阳光下,经 3 h 后即死亡。对于化学药物的抵抗力较强,在苯酚(石炭酸)中包囊能生活 3 h,在 10%甲醛(福尔马林)中能生活 4 h。

九、治疗和预防

1. **预防** 防治本虫的原则与溶组织内阿米巴相同,应管好人和猪的粪便,注意个人卫生与饮食卫生。

2. **治疗** 患者可用甲硝唑、小檗碱、四环素或土霉素等药物治疗。

（付永锋）

第九节　人芽囊原虫

一、引言

人芽囊原虫(*Blastocystis hominis*)是一种寄生于高等灵长类和人类肠道内的寄生原虫。

二、历史沿革

Perroncito 于 1899 年首次报道人芽囊原虫的形态学特征。Brumpt 于 1912 年将其正式命名为 *Blastocystis hominis*,并将其归属于酵母类。此后的半个多世纪内,该虫一直被认为是对人类无害的酵母菌。随着电镜技术的应用，1967年Zierdt根据该生物体在超微结构方面的特点，提出应将其归属于肠道原虫类，至此才引起人们的关注。现在这一观点已被普遍接受，但其具体的分类地位仍存在争议。Zierdt(1988)将其归属于肉足虫亚门、阿米巴目、芽囊原虫亚目，但许多学者对此提出异议，如我国学者江静波、何建国(1993)认为应将其归入芽囊原虫亚门(Blastocysta)，芽囊原虫纲(Blastocystidea)，芽囊原虫目(Blastocystida)，芽囊原虫科(Blastocystidae)，芽囊原虫属(*Blastocystis*)。

三、形态

人芽囊原虫有5种基本类型：空泡型、颗粒型、阿米巴型、复分裂型和包囊型。

1. 空泡型　空泡型亦称中央体型。光镜下虫体呈圆形或卵圆形，直径4～15 μm，中央有一透亮的大空泡，内含数量不等的糖原物质。核呈月牙状或块状，核数1～4个不等。该型常见于感染者粪便中。

2. 颗粒型　虫体内充满颗粒状物质，可将其分为代谢颗粒、脂肪颗粒和繁殖颗粒。该型很少出现在粪便中，当培养基中马血清增高时可见到本型。

3. 阿米巴型　阿米巴型又称变形型。该期虫体移动缓慢，形似溶组织内阿米巴滋养体，形态多变，可见伪足突起，胞质内含细菌及许多小颗粒状物质。少数虫体的泡状结构中充满大量致密颗粒，周围胞质密度低，含大小、形态不同的小泡状结构。该型主要见于培养物中，偶见于腹泻患者的水样便中。

4. 复分裂型　虫体内含多核，核与核之间有胞质相连，将泡状结构分隔成多个"小泡状结构"，一个虫体往往可分裂成3个、4个或更多。

5. 包囊型　包囊圆形或卵圆形，直径2～5 μm，囊壁厚5～100 nm。胞质中有1～3个线粒体和多个大小不一的糖原泡。也有研究发现存在有薄壁包囊和厚壁包囊。薄壁包囊可在肠道内增殖，导致自体感染，而厚壁包囊则导致肠外肛-口传播。

四、生活史

人芽囊原虫主要寄生在回盲部，其生活史尚不完全清楚，一般认为阿米巴型为致病期，包囊为感染期。根据体外观察结果，推测其途径为包囊-空泡型-阿米巴型-包囊。虫体生殖方式包括如下。①二分裂：为主要增殖方式；②孢子生殖：偶在空泡型虫体可见；③内二芽殖：在阿米巴型虫体可见；④裂体增殖：在空泡型虫体可见。

五、细胞和分子致病

尽管人芽囊原虫是否具有致病性尚存在争议，但目前多数学者认为该虫具有一定的致病力，感染后是否发病与虫体数量、机体免疫力等情况有关。

其发病机制也尚不明确。组织病理检查显示，盲肠和结肠有炎症细胞浸润、黏膜脱落、肠壁绒毛水肿，但无溃疡。在肠上皮边缘可见虫体，并未侵入肠壁。部分患者血液中嗜酸性粒细胞增高，肠道内大肠埃希菌过度繁殖，同时念珠菌增多、乳酸杆菌减少。

六、临床学

感染人芽囊原虫后,患者的临床表现轻重不一。免疫功能正常者感染人芽囊原虫后,大多数人无症状或症状轻,表现为间歇性腹泻,腹泻数天后即可自愈。若感染严重,患者可出现急性或慢性胃肠炎,最为常见症状为经常性腹泻,并伴有腹痛、胀气、恶心、呕吐,也可出现低热、乏力等全身症状。一般症状可反复出现,持续数天至数月或更长。慢性、迁延性病程多于急性病程。免疫功能低下者病症可迁延数月至数年。

七、诊断

人芽囊原虫的病原学检查中检出虫体是诊断该病的"金标准",免疫学检测可作为辅助诊断及流行病调查。

1. **病原学**　常采用以粪检为主,具体方法有生理盐水直接涂片法、碘液染色法、三色酸染色法、固定染色法(如姬氏、瑞氏染色法)、改良抗酸染色法及培养法等,观察时应注意与溶组织内阿米巴、哈门内阿米巴、微小内蜒阿米巴的包囊、隐孢子虫的卵囊及真菌相鉴别。

2. **免疫学**　人芽囊原虫感染者 IgG_2 常增高。感染者血清中可有针对虫体的多种抗体。血清学诊断尚未用于临床,实验室应用 ELISA 和 IFA 检测患者体内的血清中特异性抗体。

八、流行　人芽囊原虫呈世界性分布,在亚洲、南美等发展中国家的感染率较高。传播途径为经口感染。人芽囊原虫除可寄生于人类和灵长类动物以外,还可寄生于犬、猫、猪、鼠、家兔、家禽等多种动物体内。凡可排出虫体的人或保虫宿主均可作为传染源。包囊常温下可在水中存活 19 天,但在高温或消毒剂作用下易被杀死。该病传播与水质、卫生习惯、家庭卫生状况密切相关,有家庭聚集性。昆虫在疾病传播中也可能有一定作用。人群对人芽囊原虫普遍易感,感染率与性别、年龄、种族等因素无关。

九、治疗和预防

1. **预防**　应注意个人卫生和饮食卫生,同时对粪便作无害化处理,防止污染水源。

2. **治疗**　大多数轻症患者可自愈。对部分重症患者可用甲硝唑治疗,连续 7～10 天,患者症状可完全消失。对甲硝唑有抗性的虫株可用甲氟苄氨嘧啶-磺胺甲基异噁唑(TMP - SMX)治疗,其他药物还有甲氟喹、喹碘方等。最近有报道硝唑尼特和脱乙酰基-硝唑尼特(替唑尼特)几乎对所有人芽囊原虫株均有细胞毒性作用。

（付永锋）

第十章　寄生于血液和组织中的原虫

第一节　杜氏利什曼原虫

利什曼原虫(*Leishmania* spp.)是一种小型鞭毛虫,泛指利什曼虫属原虫,可引起利什曼病(leishmaniasis)。利什曼原虫的宿主为脊椎动物,常见的感染对象包括蹄兔目、啮齿目、犬科和人类。目前,全世界有 88 个国家报道过利什曼原虫症的病例,感染人数达 1 200 万人。可导致人体疾病的利什曼原虫主要有 4 种,即:①杜氏利什曼原虫[*Leishmania donovani* (Laveran et Mesnil,1903)Ross,1903],是内脏利什曼病又名黑热病(Kala-azar)的病原,致病最为严重。该病主要分布于欧洲南部地中海地区,亚洲的东部、西部,非洲的北部、东部及拉丁美洲。我国仅流行杜氏利什曼原虫。②热带利什曼原虫[*L. tropica* (Wright,1903)Lühe,1906],仅寄生于皮肤的巨噬细胞内引起皮肤病变,不侵犯内脏。该病主要分布于亚、欧、非洲地区。传染源为野鼠类,称为动物源型。热带利什曼原虫有两个亚种,即热带利什曼原虫大型亚种和热带利什曼原虫小型亚种。③墨西哥利什曼原虫[*L. mexicana* (Biagi,1953)Garnham,1962],寄生于皮肤黏膜,为墨西哥胶工皮肤溃疡的病原。分布于墨西哥、伯利兹、危地马拉地区。保虫宿主为森林啮齿类动物如树鼠、袋鼠、棉鼠等。④巴西利什曼原虫(*L. braziliensis* Vianna,1911),为巴西或美洲黏膜皮肤利什曼病的病原。广泛分布在中、南美洲,但智利及阿根廷尚未发现本病。巴西利什曼原虫保虫宿主为森林啮齿类、灵长类、食虫类动物、树獭及犬科动物。

当前,利什曼病影响地球上最贫困的一些人。该病的流行与营养不良、人口流离失所、居住状况不佳、免疫系统差和缺乏资源有关;还与砍伐森林、建筑大坝、灌溉项目和城镇化等环境变化关系密切。WHO 把黑热病列为再度回升的一种寄生虫病。据估计,全球每年有130 万新发病例,2 万～3 万例死亡。由利什曼属寄生虫引发的感染仅有少部分人会最终得病。患者大都在得病后 1～2 年内因并发其他疾病而死亡。本病多发于地中海国家及热带和亚热带地区,以皮肤利什曼病这种形式最为常见。

一、引言

杜氏利什曼原虫可导致内脏利什曼病(visceral leishmaniasis)或称黑热病,主要表现为发热、贫血、脾大和鼻出血等。有的患者可有蛋白尿、血尿。如不及时治疗,常可致死。该病在印度土语中称为"kala azar"即黑热病,指患者有发热和皮肤色素沉着(我国的患者无皮肤色素沉着）。近些年,因 HIV 全球流行及因其他各种原因导致免疫功能低下的人群增加,在这些人群中利什曼原虫病的病程及临床症状极不典型或症状加重。利什曼/HIV 共感染已经被单独命名为一种新的疾病类型,这两种疾病都损伤宿主的免疫系统,利什曼原虫感染可加速 HIV 复制并促进发展为艾滋病,而 HIV 的免疫抑制增加黑热病的危害。我国将黑热病归属于法定管理的丙类传染病。

二、历史沿革

利什曼原虫首先是英国学者 Leishman(1903)及爱尔兰学者 Donovan(1903)同时在印度的不同地区发现的,它们在印度的黑热患者体内查获了无鞭毛体,经法国学者 Lareran 和 Mesnil 鉴定,误认为是一种寄生于红细胞内的原虫,并定名为杜氏梨形虫(*Piroplasma donovani*)。后由英国学者 Ross 与 1903 年确定为一新属即利什曼属(*Leishmania*),同时将该虫更名为杜氏利什曼原虫(*L. donovani*)。

三、形态

利什曼原虫生活史中有两种形态。在脊椎动物体内为无鞭毛体,在媒介动物白蛉体内为前鞭毛体。

1. 无鞭毛体（利杜体,amastigote）　无鞭毛体寄生于人和其他哺乳动物单核吞噬细胞内。虫体卵圆形,大小为$(2.9～5.7)×(1.8～4.0)\mu m$,常见于巨噬细胞内。瑞氏染液染色后,细胞质呈淡蓝色或深蓝色,内有一个较大的圆形核,呈红色或淡紫色。动基体(kinetoplast)位于核旁,着色较深,红色或紫色,细小,杆状。在高倍镜下有时可见虫体从前端颗粒状的基体(basal body)发出一条根丝体(rhizoplast)。基体靠近动基体,在光镜下不易区分开(图 10 - 1、图 10 - 2)。

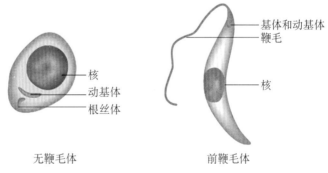

图 10 - 1　利什曼原虫模式图

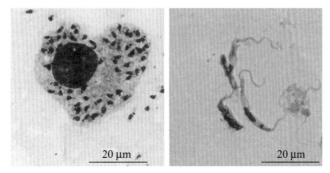

图 10 - 2　利什曼原虫形态图

2. 前鞭毛体（promastigote） 前鞭毛体寄生于白蛉消化道。虫体呈梭形,大小为(14.3～20)μm×(1.5～1.8)μm。核一个,位于虫体中部,动基体位于前部,基体发出一鞭毛游离于虫体外,长度与体长相近。在培养基内虫体常以前端聚集成团,排列成菊花状。有时也可见到粗短形前鞭毛体,这与发育程度不同有关(见图10-1、图10-2)。

在透射电镜下,虫体由内外两层表膜包被,每一层为一个单位膜。在内层表膜下有排列整齐的管状纤维,称为膜下微管(subpellicular microtubule),微管数量、直径、间距等在种、株鉴定上有一定意义。虫体前端的表膜向内凹陷,形成一袋状腔,称为鞭毛袋,内有一根很短的鞭毛。基体为中空圆形。动基体为腊肠状,其内有一束与长轴平行的纤丝,该纤丝由 DNA 组成。由于动基体在虫体发育过程中可分出新的线粒体。因此,实际上它是一个大线粒体。其他线粒体呈泡状或管状,内有少数排列不整齐的板状嵴。核一个,卵圆形,大小约1.5×1.0 μm。核膜两层可见核孔。核仁1～2个。

四、生活史

利什曼原虫生活史需要两个宿主即人或哺乳动物和吸血昆虫白蛉。

1. 在人或其他哺乳动物体内发育 感染前鞭毛体的雌性白蛉刺叮人或易感的哺乳动物,前鞭毛体即进入宿主的皮下组织。部分前鞭毛体被白细胞吞噬消灭,一部分则进入单核-巨噬细胞系统进一步发育。在巨噬细胞内的原虫逐渐变圆,失去鞭毛的体外部分,转化为无鞭毛体,同时巨噬细胞内形成纳虫泡(parasitophorous vacuole),并与溶酶体融合,使虫体处于溶酶体酶的包围之中。由于原虫表膜上存在的抗原糖蛋白可抗溶酶体所分泌的各种酶的作用,且其体表能分泌超氧化物歧化酶,对抗巨噬细胞内的氧化代谢物。因此,虫体在纳虫空泡内不但可以存活,而且还能进行分裂繁殖,最终导致细胞破裂。游离的无鞭毛体又进入其他单核细胞、巨噬细胞重复上述增殖过程(图10-3)。

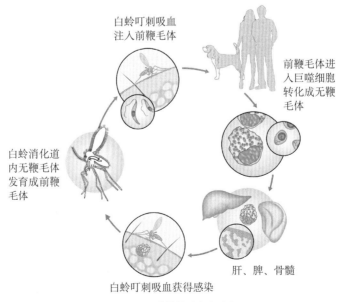

白蛉叮刺吸血
注入前鞭毛体

前鞭毛体进入巨噬细胞转化成无鞭毛体

白蛉消化道内无鞭毛体发育成前鞭毛体

肝、脾、骨髓

白蛉叮刺吸血获得感染

图10-3 利什曼原虫生活史

利什曼原虫前鞭毛体转化为无鞭毛体的机制目前尚未完全阐明。一般认为可能与微小环境的改变如 pH、温度等及原虫所需营养物质和宿主对原虫产生的特异性等因素有关。

2. 在白蛉体内发育　当雌性白蛉刺叮患者或受感染的动物时,血液或皮肤内含有无鞭毛体的单核细胞和巨噬细胞被吸入白蛉胃内,约 24 h,无鞭毛体发育为早期前鞭毛体;后者呈卵圆形,鞭毛已伸出虫体外。48 h 后发育为梭形前鞭毛体或短粗的前鞭毛体;体形从卵圆形逐渐变为宽梭形或长度超过宽度 3 倍的梭形,此时鞭毛也由短变长。前鞭毛体活动加强,以纵二分裂繁殖,至第 3、4 天出现大量成熟前鞭毛体,1 周后在白蛉的口腔和喙聚集,再次吸血时可感染新宿主。

五、 细胞与分子致病

利什曼原虫首先黏附于巨噬细胞,再进入该细胞内。黏附的途径有两种:①配体—受体结合途径;②前鞭毛体吸附的抗体和补体与巨噬细胞表面的 Fc 或 C3b 受体结合途径。在调整或封闭这些受体后,可减少前鞭毛体与巨噬细胞的结合。黏附后原虫则随巨噬细胞的吞噬活动而进入巨噬细胞。前鞭毛体的能动性只增加接触机会,并非它主动入侵巨噬细胞。受感染的巨噬细胞表面有利什曼原虫抗原存在。前鞭毛体质膜中的分子量为 63 000 糖蛋白(GP63)系多种利什曼原虫表面抗原的主要成分。GP63 是巨噬细胞上 C3b 受体的配体,利什曼原虫前鞭毛体可通过 GP63 多肽链上的 Arg-Gly-Asp 即所谓的"黏性"序列与巨噬细胞上 C3b 结合,从而介导前鞭毛体进入巨噬细胞。此外,利什曼原虫前鞭毛体还可从体表脱落一种糖耦合物,称排泄因子(excretory factor,EF)。GP63 或 EF 能与巨噬细胞表面结合从而进入巨噬细胞。

人体感染杜氏利什曼原虫后,经 3~5 个月或更长的潜伏期,即可出现症状及体征。无鞭毛体在巨噬细胞内繁殖,使巨噬细胞大量破坏和增生。巨噬细胞增生主要见于脾、肝、淋巴结、骨髓等器官。浆细胞也大量增生。细胞增生是脾、肝、淋巴结大的基本原因,其中脾大最为常见,出现率>95%。后期则因网状纤维结缔组织增生而变硬。贫血是黑热病重要症状之一,导致贫血原因有:①脾功能亢进导致血液中红细胞、白细胞及血小板计数都减少,即全血象减少,血细胞在脾内遭到大量破坏,患者伴有血细胞的显著减少,脾切除后血象可迅速好转。②免疫性溶血也是产生贫血的重要原因。实验表明患者的红细胞表面附有利什曼原虫抗原。此外,杜氏利什曼原虫的代谢产物中有 1~2 种抗原与人红细胞抗原相同,因而机体产生的抗利什曼原虫抗体有可能直接与红细胞膜结合,在补体参与下破坏红细胞造成贫血。由于血小板计数减少,患者常发生鼻出血、牙龈出血等症状。

患者血浆内白蛋白明显减少,球蛋白增加,导致白蛋白与球蛋白的比例倒置,IgG 滴度升高。尿蛋白及血尿的出现可能与患者发生肾小球淀粉样变性及肾小球内有免疫复合物的沉积有关。

黑热病患者多见于婴儿及儿童,常呈现免疫缺陷、伴随有特异性细胞免疫反应的抑制,还可能导致机体对除了该原虫以外的其他抗原产生细胞免疫和体液免疫反应的能力降低,即非特异性抑制。患者对伤寒甲、乙菌苗的免疫应答显著下降。免疫力低下的原因,可能与原虫繁殖快速,产生的抗原过多,机体处于免疫无反应(anergy)状态关联,患者易并发各种感染疾病,此是黑热病患者死亡的主要原因。患者经药物治愈后易并发感染的现象消失,且痊愈率较高,一般不会再次感染,可获得终生免疫。

六、临床学

进入单核细胞-巨噬细胞系统的无鞭毛体可随血液到达全身各处,以肝、脾、淋巴结、骨髓等脏器分布较为集中。

1. 内脏利什曼病(visceral leishmaniasis) 人源型内脏利什曼病一般起病缓慢,潜伏期通常为3~10个月,最短者10天左右,最长可达9年。起始有不规则发热,以弛张热型为多见。发病2~3个月后临床症状逐渐明显,可伴有咳嗽、腹泻、贫血等症状,病程中常出现缓解期,患者体温恢复正常,但经过一个时期后再发热,肝脾缓慢肿大,其他症状又出现,如此反复发作,病情加重。主要症状如下。①发热:发热是黑热病最主要的症状,占病例数的95%左右。黑热病的热型极不规则,升降不定,有时呈间歇或弛张,有时在1天内可出现2次的升降,称双峰热。患者一般在下午发热,伴有恶寒和头痛。②脾大:脾大是黑热病的主要体征,一般在初次发热半个月后即可触及,至2~3个月时脾肿的下端可能达到脐部,半年后可能超过脐部,最大的可达耻骨上方。肿大的脾脏在疾病早期时都很柔软,至晚期则较硬。脾脏表面一般比较平滑,且无触痛。③肝大:有半数左右的患者肝脏大,不如脾大明显,出现也滞后。④消化系统症状:患者常有口腔炎,除黏膜有溃疡外,齿龈往往腐烂,且易出血,儿童患者易并发走马疳。患者食欲缺乏,常有消化不良及食后胃部饱胀的感觉,甚至可引起恶心、呕吐及腹痛等症状。⑤循环系统症状:由于患者血浆蛋白总量的下降及贫血,可以发生水肿,以下肢和脸部最为常见。由于血小板计数大量减少,患者有鼻出血及齿龈出血。⑥其他症状和体征:患者的淋巴结常有轻微或中度肿大,尤以颈部及腹股沟等部位较易扪及。夜间咳嗽为黑热病常诉的症状之一,且比较剧烈。黑热病患者由于肝功能的失调和肝、脾内浆细胞的大量增生,致使球蛋白大量增加及白蛋白减少,白、球蛋白的比例大致为1∶1.7。

自然疫源地的内脏利什曼病,多为2岁以下儿童发病,潜伏期短、起病急、持续高热、脾脏迅速肿大,在骨髓和脾脏涂片中难以查见病原,病情凶险,如不及时治疗可危及生命。

2. 皮肤型利什曼病(post-kala-azar dermal leishmaniasis) 该型较少见,潜伏期比较长,主要分布在我国平原地区。主要临床表现在肢体的暴露部位如面部或上、下肢的皮肤出现丘疹或大小不等的结节,无色素沉着,多在面部和颈部,偶尔可侵犯口腔黏膜。结节内可查见利什曼原虫。

3. 淋巴结型黑热病(lymph gland visceral leishmaniasis) 本型在内蒙古荒漠地区多见,北京、新疆先后有过报道。患者的特征是无黑热病病史,全身多处淋巴结大,大小不一,无压痛,无红肿。以腹股沟和股部多见,其次是颈部、腋下和滑车上等处。患者伴嗜酸性粒细胞增多为本病特征之一。淋巴结活检可在类上皮细胞内查及无鞭毛体。

4. 皮肤利什曼原虫病（cutaneous leishmaniasis）　我国新疆地区如克拉玛依有病例发现,患者多为儿童及青壮年。其病原体为婴儿利什曼原虫（*L. infantum*）或杜氏利什曼原虫婴儿亚种（*L. donovani infantum*）。本病以皮肤损害为主,常常发生溃疡,表面伴有黏稠的脓性分泌物。多发于肘、膝及腕关节等部位。如继发感染可使之加重,出现更广泛皮肤损害,多数呈结节型或疣型麻风样变。本病即使未经特殊治疗,数月后亦可结痂自愈。

5. 艾滋病合并利什曼病　虽然内脏利什曼病合并 HIV 患者在感染早期的临床表现大体上与单一内脏利什曼病相似,但患者的症状较后者更严重和复杂。患者常伴有机会致病原虫如弓形虫的机会性感染出现间质性肺炎、弓形虫肺炎或脑弓形虫病,最终因机体的免疫系统崩溃和利什曼原虫在体内广泛寄生而并发其他多种机会性感染,或发生败血症而死亡。AIDS 若并发黑热病,利什曼原虫还可播散到胃肠道和皮肤组织,在胸腔积液与血液内极易查见原虫。此外,皮肤利什曼病合并 HIV 感染者因其免疫系统极度抑制,患者有全身性皮肤、齿龈及硬腭溃疡,鼻腔阻塞或鼻出血,伴发口腔及食管白念珠菌感染,病死率很高。

6. 并发症　并发症是引起黑热病死亡的主要原因,常见的有以下 3 种。

（1）肺炎:患者可并发间质性支气管炎、大叶性肺炎或小叶性肺炎。间质性支气管炎是儿童患者最容易并发的一种疾病,同时也是导致黑热病患者死亡的最主要原因。

（2）走马疳:常见于儿童患者。一般都发生在口腔,先病发于牙龈或颊和唇部,继蔓延至颊部,甚至波及鼻、颚、颏、咽等处。并发走马疳的黑热病患者一般都有显著贫血,白细胞计数亦减少。以往由于缺乏有效的治疗,黑热病并发走马疳者较为常见,多致死亡。自抗生素问世以来,此种病例的死亡率已明显降低。

（3）急性粒性白细胞缺乏症:患者的白细胞数特别是中性多型核白细胞数突然锐减,淋巴细胞相对增加,单核细胞的百分比正常或减少。由于粒细胞的减少或消失,白细胞总数明显降低,骨髓象显示粒性白细胞的再生障碍。

利什曼原虫存在虫种（或亚种）的差异,可导致宿主免疫应答的差异,出现复杂的免疫现象。利什曼原虫在巨噬细胞内寄生和繁殖,其抗原可在巨噬细胞表面表达。宿主对利什曼原虫的免疫应答属细胞免疫,效应细胞为激活的巨噬细胞,通过细胞内产生的活性氧杀伤无鞭毛体。借助内含无鞭毛体巨噬细胞的坏死,达到清除虫体的这种现象在皮肤利什曼病表现明显。有证据表明,抗体也参与宿主对利什曼原虫的免疫应答。一些利什曼病有自愈倾向,另一类无自愈倾向,如热带利什曼原虫引起的东方疖属前者,黑热病则属后者。无自愈倾向的黑热病患者常出现免疫缺陷,易并发各种感染性疾病。例如,病毒、细菌、螺旋体、原虫、蠕虫等各种病原生物感染。一旦黑热病治愈后则这种对疾病易感的现象便消失。杜氏利什曼原虫感染不仅伴随有特异性细胞免疫的抑制,而且还可能导致机体对其他抗原产生细胞免疫和体液免疫反应能力的降低,即非特异性免疫抑制。

七、诊断

1. 病史和临床表现　在黑热病流行区内居民,或于 5～9 月份白蛉活动季节在流行区居住过的人员,其相关流行病学资料相符,有上述临床症状者需考虑。

2. 实验检查

(1) 病原学检查

1) 穿刺检查:最常用的方法是骨髓穿刺涂片法和脾脏穿刺涂片法,也可用淋巴结穿刺涂片法。

涂片染色显微镜检查:将穿刺物涂成薄片,晾干后用甲醇固定,姬姆萨染液染色后,油镜下检测,发现原虫即可确诊。

骨髓穿刺法较常用,其检出率高,所需时间短。脾穿刺物涂片法虽最为敏感,但对穿刺技术要求高,危险性也较高。若患者合并有血小板计数减少、出现明显凝血功能障碍时,脾脏穿刺要慎重。淋巴结内因其原虫消失慢,其检查结果可作为疗效考核的指标。

2) 原虫培养法:将穿刺物接种于 NNN 培养基,置 22~25℃ 温箱内培养 1 周,取少量培养液镜检运动活跃的前鞭毛体可予确诊。该培养方法虽能增加病原检测的敏感性,但耗时长,较少使用。

动物接种法:直接将穿刺物接种于易感动物(如金黄地鼠、BALB/c 小鼠等),1~2 个月后取肝、脾作印片涂片,瑞氏染液染色后在镜检。该法一般在原虫量较少、培养失败的情况下采用。

3) 皮肤或组织检查:用消毒针头在皮肤结节处刺破皮肤,取少量组织液,或用手术刀刮取少许组织作涂片,染色后镜检。

(2) 免疫学诊断:可通过检测血清循环抗原、抗体等方法来诊断。

1) 检测循环抗原:单克隆抗体-抗原斑点试验、夹心 ELISA 等可采用。循环抗原的检测是一种比较理想的诊断方法,但由于高球蛋白血症、循环免疫复合物、类风湿因子等因素的干扰,可影响结果判定和使用。

2) 检测抗体:常用的技术如 IFA、直接凝集试验(DAT)、ELISA 和 rK39 免疫层析试条法(Dip-stick)等。但检测结果与其他疾病出现交叉反应,并且抗体短期内不易消失,不宜用作疗效考核。

(3) 分子生物学方法:有 PCR 法扩增杜氏利什曼原虫特异 DNA 片段和 DNA 探针杂交法如 K - DNA 探针杂交法等。PCR 技术检测结果特异性高,而敏感性取决于扩增的靶序列与所用的组织材料。探针杂交法可检测 50~100 个原虫。PCR 与 ELISA 结合使用后敏感性提高,可检测 0.1 个原虫。

(4) 其他实验室辅助检查:内脏利什曼患者常伴有全血细胞计数减少,血清丙种球蛋白明显增高,白/球蛋白比率倒置,蛋白尿和血尿,红细胞沉降率(血沉)加速等。

2006 年,我国卫生部制定黑热病诊断标准(WS258 - 2006),规定了诊断依据、原则、诊断标准和鉴别诊断,具有重要的临床诊断指导意义。

3. 鉴别诊断 病原学检查应注意与播散性组织胞质菌、马尔尼青霉菌和恶性组织细胞(引起恶性组织细胞增生症)进行鉴别。

八、流行

1. 分布与危害　黑热病是严重影响人民健康的虫媒病,在 WHO 列出的危害严重的媒介传播寄生虫病中名列第 3,我国将黑热病归属于法定管理的丙类传染病。WHO 估计全世界每年有 30 万内脏利什曼患者。20 世纪 40~50 年代,印度的恒河三角洲、地中海沿岸地区及国家和我国为主要的三大黑热病流行区。目前,90% 的内脏利什曼病分布在印度、中国、孟加拉国、巴西、地中海沿岸、尼泊尔和苏丹,死亡人数估计超过 2 万。此外,该病在许多地方呈明显的上升趋势,在不发达地区由于贫穷、灾难、战争、饥荒致儿童营养不良造成免疫力低下,利什曼病与艾滋病毒共感染者加重机会性感染病的发生和发展,即使给予治疗,预后不佳。

我国的黑热病曾流行于 16 个省、市、自治区。新中国成立初期全国约有 53 万病人。其中山东、江苏、安徽、河南、河北 5 省为重流行区,陕西、甘肃和新疆次之,其他省、市、自治区为轻度流行。1958 年,黑热病在我国大部分流行区已消除,目前仅在新疆、甘肃、四川、陕西、山西和内蒙古等省(自治区)尚存有感染病例,其中新疆、甘肃、四川的患者最多,其余则呈零星散发。在西北的荒漠山区,由于自然疫源的存在,流行因素比较复杂,防治难度较大,至今仍有黑热病的散在发生。近年来,四川的川北和陇南地区的患病人数有增无减,每年至少有 300 余例,成为我国目前黑热病的高发区。在新疆有 14 个县(市)仍继续出现新发病人,主要分布在喀什三角洲及其周围的绿洲和山区。20 世纪 70 年代以来,上述地区由于恢复养犬,加上近年来人口流动频繁,黑热病又有扩散的趋势。

2. 流行环节　内脏利什曼病是人兽共患病,在偏远的地区原发于犬科野生动物如狐、狼、貉等中流行。由于人类活动范围扩大、垦荒或森林开发导致自然环境的改变,人类进入自然疫源地,使这一野生动物疾病逐渐转向人类和家犬。

(1) 传染源:利什曼病的传染源包括患者、病畜及野生动物。

(2) 传播媒介:利什曼病的传播媒介是白蛉。利什曼病的传播媒介涉及 10 余种白蛉,我国传播内脏利什曼病的重要媒介有:中华白蛉(*Phlebotomus chinensis*)、长管白蛉(*P. longiductus*)、吴氏白蛉(*P. wui*)和亚历山大白蛉(*P. alexandri*)等 4 种。吴氏白蛉也是新疆克拉玛依地区动物源性皮肤利什曼病的传播媒介。

3. 易感人群　流行区的婴幼儿以及进入疫区的流动人口均为易感人群。

根据传染来源的不同,黑热病在流行病学上可大致分为 3 种不同的类型,即人源型、犬源型和自然疫源型。这 3 种不同类型的黑热病在国内都能见到,其在流行历史,寄生虫与宿主的关系及抗虫免疫等方面存有明显的差别,在流行病学上也各有其特点。

(1) 人源型:多见于平原,分布在黄淮地区的苏北、皖北、鲁南、豫东及冀南、鄂北、陕西关中和新疆南部的喀什等地,主要是人的疾病,可发生皮肤型黑热病,犬类很少感染,患者为主要传染源,常出现大的流行。患者以年龄较大的儿童和青壮年占多数,婴儿极少感染,成人得病的比较多见。传播媒介为空栖型中华白蛉和新疆的长管白蛉。

(2) 犬源型:多见于西北、华北和东北的丘陵山区,主要是犬的疾病,人的感染大都来自病犬(储存宿主),患者散在,一般不会形成大的流行。患者多数是 10 岁以下的儿童。婴儿发病较高;成人很少感染。传播媒介为近野栖或野栖型中华白蛉。

（3）自然疫源型:分布在新疆和内蒙古某些荒漠地区,亦称荒漠型。主要是某些野生动物的疾病,在荒漠附近的居民点以及因开垦或从事其他活动而进入这些地区的人群中发生黑热病。患者几乎全是幼儿。来自外地的成人如获感染,可发生淋巴结型黑热病。传播媒介为野栖蛉种,主要是吴氏白蛉,亚历山大白蛉次之。

4. 传播途径 主要由白蛉叮咬传播,也可通过输血或共用注射器传播,也可由孕妇传给胎儿,但较罕见。

5. 影响流行的因素 利什曼病是虫媒寄生虫病,由吸血白蛉传播,自然界有大量的野生动物作为保虫宿主,因而其传播和流行受自然因素和社会因素的影响,较难控制。由于城镇化步伐加快、开发荒漠森林、各种探险、旅游及军事人员的活动等增加了人们在利什曼病自然疫源地的活动范围,无免疫力人群进入疫区,患病机会也随之增加。此外,在某些地区一些免疫缺陷患者特别是艾滋病人口的增加,使利什曼原虫与艾滋病病毒合并感染的病例增加。艾滋病病毒还可激活流行区人群中存在的隐性感染和亚临床型的内脏利什曼原虫,使其发展为典型的内脏利什曼病患者,从而加剧内脏利什曼病的流行。

利什曼病的流行与分布与当地的自然环境密切相关,包括地理环境、气候条件以及各种自然灾害等。自然条件的改变,增加了野生动物间内脏利什曼病向人群中传播的机会;另一方面,也改变了传播媒介白蛉的生态环境,进而影响人群利什曼病的传播与流行。

九、治疗和预防

1. 治疗患者 内脏利什曼病治疗原则包括选择疗效可靠、不良反应较低且价格低廉的药物;重视药物不良反应,监测药物敏感性;实行个体化治疗,认真分析和掌握患者的临床治疗效果;严格控制手术标准,对内脏利什曼病患者不主张施行脾切除手术。

治疗药物如下。①葡萄糖酸锑剂(斯锑黑克):为五价锑制剂,对黑热病治疗效果良好。②戊烷脒:对锑剂有抗性病例的备选药物。③两性霉素 B:是五价锑耐药的备选药物,因毒性较大,患者须住院治疗。④巴龙霉素:被认为是替代五价锑最有希望的候选药,与五价锑制剂联合使用有协同作用。⑤其他:对于少数经锑剂反复治疗无效果的患者可用喷他脒、二脒替等芳香双脒制剂治疗。

2. 杀灭病犬 在我国大部分流行区中病犬是主要传染源,捕杀病犬是防治工作中的关键。由于对病犬的治疗十分困难,查出的病犬采用捕杀措施,做到早发现、早捕杀。我国陇南、川北山丘疫区防治实践经验表明,当疫区内灭犬工作彻底,患者数也迅速下降。

3. 控制传播媒介 杀灭利什曼原虫的传播媒介白蛉,切断其传播途径,是防治利什曼病的重要措施之一。在平原地区采用杀虫剂室内和畜舍滞留喷洒杀灭中华白蛉,WHO 推荐的用于室内滞留喷洒灭蛉的杀虫药物有氯菊酯、溴氰菊酯、氯氰菊酯等。也可使用物理法消灭白蛉,如诱蚊(蛉)灯法、黏性油纸法、灯光诱捕法等。在山区、丘陵及荒漠地区对野栖型或偏野栖型白蛉,采取防蛉、驱蛉措施,以减少或避免白蛉的叮刺。

4. **保护易感人群**　使用浸泡氯菊酯的纱帐、避免日出及日落时到户外或树林中活动、外露的皮肤涂上驱虫剂等措施防止白蛉叮咬。

（毛佐华）

第二节　锥虫

一、引言

锥虫(trypanosome)属于肉足鞭毛虫门、鞭毛亚门、动鞭毛虫纲、动基体目、锥虫亚目、锥虫科、锥虫属的寄生原虫,多寄生在鱼类、两栖类、爬行类、鸟类、哺乳动物,包括人类。锥虫寄生于上述动物的体液包括血液或组织细胞内,引起锥虫病(trypanosomiasis)。锥虫完成生活史需要节肢动物作为媒介。根据寄生在哺乳动物体内锥虫病原体传播的形式分为涎源性锥虫和粪源性锥虫。涎源性锥虫包括布氏冈比亚锥虫(*Trypanosoma brucei gambiense* Dutton,1902)、布氏罗得西亚锥虫(*T. brucei rhodesiense* Stephens & Fanthan,1901)和布氏布氏锥虫(*T. brucei brucei*),引起非洲锥虫病(African trypanosomiasis),也称非洲睡眠病(sleeping sickness)。前两者主要引起人体锥虫病(human African trypanosomiasis,HAT),布氏布氏锥虫主要引起动物锥虫病。布氏冈比亚锥虫引起慢性病变,主要分布在西非和中非,也称西非睡眠病;布氏罗得西亚锥虫主要引起急性病变,分布在东非和南非,也称东非睡眠病或罗得西亚型锥虫病,实际上是人兽共患病,主要感染动物,偶尔感染人类,所以症状往往非常严重。冈比亚型锥虫病主要是人类的疾病,在非洲锥虫病的流行中起重要作用。两者均在吸血昆虫舌蝇(*tsetse fly*)体内发育繁殖,通过舌蝇吸血传播。粪源性锥虫为克氏锥虫(*Trypanosoma cruzi* Chagas,1909),在吸血昆虫锥蝽体内发育繁殖后随粪便排出后经皮肤伤口或黏膜再感染人体,引起美洲锥虫病(American trypanosomiasis),又称恰加斯病(Chagas' disease),是一种自然疫源性疾病,流行在拉丁美洲的21个国家。两种锥虫病主要流行在非洲和中南美洲,对当地人体健康和经济发展造成的危害是极其严重的。

二、历史沿革

其实早期的非洲文明并不利于锥虫病的流行。例如,非洲作为一个整体人口稀少、分散的地区,疾病蔓延的风险不是很高;人们保持大面积的村庄周围的植被,可作为屏障防制舌蝇;部落之间的独立性,避免了疾病从一个部落蔓延到另一个部落。在流行区的人们认识了疾病晚期的症状和早期的症状,采取了原始的预防措施。随着撒哈拉沙漠的通商开始,1373年就有了关于当地的居民患睡眠病的记载。15世纪的海外贸易路线建立后,对该疾病的认识有所深入。从15~19世纪非洲奴隶贸易的出现,被贩卖到欧洲的非洲奴隶出现类似的疾病。直到1901~1902年,Émile Brumpt注意到睡眠病与舌蝇地域上的关系;19世纪末开展欧洲传教士、商人等大量的进入非洲,造成锥虫病的广泛传播。基本在1910年左右非洲锥虫病的病原得到认识。虽然人类的睡眠病似乎并不重要,在传染病中不如疟疾和艾滋病等疾病,它仍然是一种非洲的重要地方性的疾病。

有报道显示从南美 9 000 年以前的木乃伊中扩增到克氏锥虫的动基体 DNA 基因。另外,16 世纪的木乃伊中也发现了该原虫的 DNA;推测克氏锥虫引起的美洲锥虫病起源于安第斯山脉地区。16 世纪以后,有旅行者和医生描述患者有类似美洲锥虫病的症状。1707 年,由葡萄牙内科医生 Miguel 第 1 次发表关于这类患者的肠道病变的临床报告。以后又有诸多的报道提示,在拉丁美洲的土著居民和西班牙的统治者中发现有该病患者存在。关于传播媒介的发现也有许多的报道。达尔文也曾描述了他被一种 1 英寸长、没有翅膀、有非常难闻气味和饱血后虫体变大的昆虫叮咬,以后他一直有胃肠道和神经系统的症状,所以有达尔文在他的晚年患有美洲锥虫病的假说。1909 年,巴西公共卫生和细菌学家 Carlos Chagas 发现和实验证实锥蝽是美洲锥虫病传播媒介,而且他在临床病例中发现了与动物实验一样的结果,所以用他的名字命名了美洲锥虫病(Chagas' disease)。以后通过许多年、许多国家的科学家的努力终于阐明美洲锥虫的生活史、传播途径、诊断方法、药物。尽管这个疾病局限在拉丁美洲,但是随着移民和其媒介的高度适应性已经成为世界范围内的重要疾病。

三、 布氏冈比亚锥虫与布氏罗得西亚锥虫

(一) 形态

布氏冈比亚锥虫和布氏罗得西亚锥虫寄生在人体形式为锥鞭毛体(trypomastigote),可在人体血液、淋巴液和脑脊液内寄生。锥鞭毛体具有多形性(pleomorphism),包括细长型、

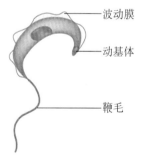

中间型和粗短型。细长型锥鞭毛体长 20~40 μm,宽 1.5~3.5 μm,前端的游离鞭毛长约 6 μm,动基体位虫体近末端;粗短型锥鞭毛体长 15~25 μm,宽 3.5 μm,游离鞭毛不足 1 μm 或不游离,动基体位于虫体后端。鞭毛从虫体后端发出沿边缘向前,鞭毛起自基体,伸出虫体后,与虫体表膜相连。当鞭毛运动时,表膜伸展,形成波动膜。虫体的其他结构与真核细胞相似。姬氏染色血涂片,可见锥鞭毛体的细胞质呈淡蓝色,外侧可见呈淡蓝色的波动膜;核居中呈红色或紫红色的、染成深红色的点状动基体(图 10 - 4)。

图 10 - 4　锥鞭毛体模式图

波动膜

动基体

鞭毛

(二) 生活史

布氏冈比亚锥虫和布氏罗得西亚锥虫的生活史过程包括在舌蝇体内的发育和在脊椎动物体内的发育。锥鞭毛体在病程的早期存在于血液,淋巴液内,晚期可侵入脑脊液。锥鞭毛体在血液、淋巴液或者脑脊液中一般 8 h 分裂一次。细长型锥鞭毛体以二分裂法增殖,而粗短型则不增殖。在高原虫血症时,锥鞭毛体以细长型为主。在 2 型锥鞭毛体中,仅粗短型对舌蝇具感染性。锥鞭毛体从不侵入宿主细胞。当雌性或雄性舌蝇叮刺感染的哺乳动物宿主,锥鞭毛体随血餐进入舌蝇体内,经前胃到达中肠,随之细长型虫体死亡,粗短型最终到达舌蝇唾腺,发育为上鞭毛体(epimastigotes),分裂增殖形成循环后期锥鞭毛体(metacyclic trypomastigotes），循环后期锥鞭毛体成熟后对人具感染性。当舌蝇刺吸宿主时，循环后期锥鞭毛体随涎液进入皮下组织，转变为细长型，进一步繁殖后进入血液或淋巴液和脑脊液内寄生（图 10 - 5）。

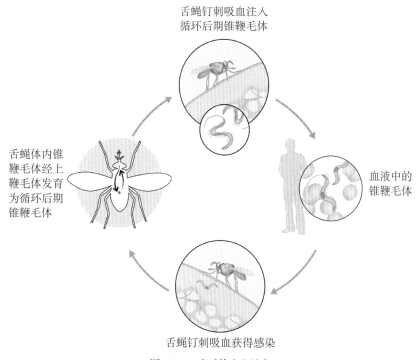

舌蝇钉刺吸血注入
循环后期锥鞭毛体

血液中的
锥鞭毛体

舌蝇体内锥
鞭毛体经上
鞭毛体发育
为循环后期
锥鞭毛体

舌蝇钉刺吸血获得感染

图 10 - 5　布氏锥虫生活史

（三）细胞和分子致病

当舌蝇刺吸宿主时，感染性循环后期锥鞭毛体随涎液进入宿主皮下组织，在其体内转变为细长型并开始增殖。在其侵入中枢神经系统前，虫体首先侵入血液和淋巴系统。这些原虫随血液和淋巴系统播散到宿主全身，而且虫体体表密集着由 107 个相同的蛋白质分子组成的外壳，该蛋白称为变异表面糖蛋白（variant surface glycoprotein，VSG）。这样的蛋白分子在宿主产生特异性抗体前可以保护虫体细胞免受攻击。而且，VSG 有超过 1 000 种不同的基因可以顺序表达而使虫体出现免疫逃避；宿主的一系列细胞因子功能失调和抗原抗体形成的可溶性免疫复合物沉积于血管壁和局部组织，引起炎症反应致组织损伤，或者产生自身抗体，所以说，锥虫致病与免疫病理反应密切相关。病原体最终得以侵入中枢神经系统，导致脑组织弥漫性炎症、神经元变性、胶质细胞增生。观察锥虫在脉络膜间质内的情况显示，锥虫并没有损伤血管内皮，也许锥虫借助于膜局部蛋白酶的作用而进入基质；而且在脑脊液中发现的原虫主要是锥鞭毛体中间型，这种特殊的形式使其在蛛网膜下隙活动活跃，也可能通过脑脊液进入脑细胞层，导致疾病的终末期。也可以再次入血，锥鞭毛体从血液系统进入中枢神经系统是一个可逆的过程，保证了感染的持续性和传播的持续性。

（四）临床学

布氏冈比亚锥虫和布氏罗得西亚锥虫的锥鞭毛体侵入人体后的致病过程包括虫体在局部增殖所致的局部初发反应，在体内播散的血淋巴期以及侵入中枢神经系统的脑膜脑炎期。潜伏期依虫种而异，布氏冈比亚锥虫病为数月至数年，而布氏罗得西亚锥虫病则为数日至数周。布氏罗得西亚锥虫病呈现急性经过，致死亡前病程很少超过 1 年，有的患者在中枢神经系统尚未受侵犯之前即已死亡。

1. 初发反应期　患者被舌蝇叮刺后 1 周，局部皮肤肿胀，中央有红点。虫体在局部增殖，炎性细胞浸润，形成呈局部红肿，称锥虫下疳（trypanosomal chancre）。肿胀局部的可见淋巴细胞、巨噬细胞和少量嗜酸性粒细胞浸润，有时可见锥虫。局部皮肤病变为自限性，一般持续 1～2 周。

2. 血淋巴期　当锥鞭毛体在局部繁殖后进入血液和淋巴液系统，并寄生于血液和淋巴系统，引起广泛淋巴结肿大，尤以颈后、颌下、腹股沟淋巴结为显著，淋巴结大、坚韧、无压痛，不粘连，直径约 1 cm。而颈后三角部淋巴结肿大（Winterbottom 征）为冈比亚锥虫病的特征。肝脾大，淋巴细胞、单核细胞浸润，原虫在淋巴结、血液和血管周围组织增殖，在淋巴结穿刺液中可以检到原虫，出现锥虫血症。伴有发热、头痛、无力、失眠、嗜睡等症状。发热可持续 24 h 或者数日后自行消退。因为宿主可能产生一定的免疫反应，疾病开始时症状会比较明显。隔几日后体温可再次升高。其他体征有深部感觉过敏（Kerandel 征）等。此外，心肌炎、心外膜炎及心包积液等也可发生（表 10 - 1）。

表 10 - 1　布氏冈比亚锥虫病典型的症状和体征

症状和体征	症状出现率（%）	症状和体征	症状出现率（%）
头痛	78.7	行为异常	24.7
失眠/嗜睡	74.4	食欲下降	22.9
淋巴结大	56.1	行走困难	21.7
感觉过敏	51.1	震颤	21.0
脾大	42.5	发热	16.1
无力	34.8	语言困难	13.4
肝大	25.5	异常动作	10.5
营养不良	25.2		

3. 脑膜脑炎期　尽管在第 1 阶段和第 2 阶段患者都存在头痛病、失眠/嗜睡等症状，但是发病数月或数年后，随着锥虫侵入中枢神经系统，导致弥漫性软脑膜炎、脑皮质充血和水肿、神经元变性、胶质细胞增生。患者出现性格改变、智力迟钝、呈无欲状态。出现异常反射，深部感觉过敏、共济失调、震颤、痉挛、嗜睡、昏睡、昏迷等。

两种锥虫所致疾病的分布、病程和严重性各异，其中布氏冈比亚锥虫病分布在西非和中非，呈慢性过程，病程可持续数月至数年，其间可有多次发热，但症状较轻。有时无明显的急性症状，但可出现中枢神经系统异常；布氏罗得西亚锥虫病则分别分布在东非和南非，呈急性过程，病程为 6～12 个月，患者多表现显著消瘦、高热和衰竭，有些患者在中枢神经系统尚未受侵时已经死亡（表 10 - 2）。

表 10-2　布氏冈比亚锥虫和布氏罗得西亚锥虫所致疾病的区别

	布氏冈比亚锥虫病	布氏罗得西亚锥虫病
病原体	*T. b. gambiense*	*T. b. rhodesiense*
主要的媒介	须舌蝇(*Glossina palpalis*)	刺舌蝇(*G. morsitans*)
高发病率的地区	中非共和国,刚果,苏丹南部,乌干达北部	乌干达西南部,坦桑尼亚
主要感染的宿主	人类、猪、犬	羚羊、牛
疾病病程	长潜伏期,慢性过程(年)	短潜伏期,急性过程(月)
原虫血症情况	低度原虫血症	中度原虫血症
诊断	淋巴结穿刺 浓缩血液检查 脑脊液检测	浓缩血液检查 脑脊液检测
治疗药物		
第1阶段	戊烷脒	苏拉明
第2阶段	依氟鸟氨酸、硝呋替莫	硫砷嘧胺
替代治疗	硫砷嘧胺	硫砷嘧胺和硝呋替莫
疾病控制	积极治疗急性患者,控制昆虫媒介	控制昆虫媒介

（五）诊断

布氏冈比亚锥虫感染的常用的诊断程序是筛选、诊断确认疾病时期。疑似病例需要在血液和淋巴液的病原学检查后应用血清学方法确认,主要是锥虫病卡式浓集试验(card agglutination test for trypanosomiasis,CATT),一旦阳性就需行脑脊液检测确定疾病时期。而布氏罗得西亚锥虫感染则直接血液检查。

1. 病原学检查　病原学检查是非常重要的方法,往往取体液包括血液、淋巴结穿刺液、脑脊液检测有无锥鞭毛体。另外,骨髓穿刺液和腹水也可以检测到原虫。取患者血液做薄血片或厚血片,经姬姆萨染色镜检病原体。也可以做湿片检测,可以检测活动的虫体。淋巴液、脑脊液、骨髓穿刺液、淋巴结穿刺物等也可以涂片检查。也可以将血液等浓集后进行涂片检测以提高检出率。此外,取上述标本进行动物接种也是一种有用的病原学检查方法。布氏罗得西亚锥虫可以选择小鼠或大鼠,但是布氏冈比亚锥虫则需要选择 SCID 小鼠和免疫缺陷的大鼠。

2. 免疫学检查　流行区的免疫筛选往往选择使用基于冰冻干燥的锥虫 VSG 蛋白的 CATT。该方法快速、经济,可与寄生虫病原鉴定方法互相确认。尽管布氏罗得西亚锥虫没有相应的免疫检测试剂,但是在血液中检测到该锥虫也会早于该疾病的症状出现。当然在实验室,检测抗体的方法包括酶联免疫吸附试验、间接荧光抗体试验和间接血凝试验等。

3. 分子生物学检测　PCR 进行靶基因的扩增是比较可靠的方法。有研究表明,其敏感性 88.4%,特异性 99.2%。另外,应用环介导等温扩增反应(Loop-mediated isothermal amplification,LAMP)技术进行靶基因检测也是非常经济、快速、无需特别的仪器。可以应用在锥虫病的诊断和药物治疗的随访中。一些分子诊断的芯片也已经进入一期临床的评估阶段。

对锥虫病的疾病进程的判断是十分重要的,因为治疗药物的选择是根据疾病的发展时期而决定的。在脑脊液中发现锥鞭毛体或者脑脊液中白细胞计数升高至 $\geqslant 5 \times 10^6$ 个细胞/L(5 个细胞/mm^3),就提示进入病程的第 2 期,另外,脑脊液中免疫球蛋白也有明显升高,尤其是 IgM 的水平升高是锥虫病第 2 期的标志。在锥虫病的第 1 期，临床上需要与疟疾、伤寒、病毒性肝炎、淋巴结大与单核细胞增多症、结核、淋巴结炎等区别。而在疾病的第 2 期有必要与梅毒性脊膜脊髓炎、脑肿瘤、结核性脑膜炎、隐球菌性脑膜炎和慢性病毒性脑炎相鉴别。

（六）流行

非洲锥虫分布于非洲平原，在撒哈拉以南的 36 个国家约有 200 个以上的灶性流行区，占到整个非洲面积的 1/3，其中布氏冈比亚锥虫分布于西非和中非，布氏罗得西亚锥虫则分布于东非和南非。而扎伊尔和乌干达，两种锥虫均有分布。人类因为被雌性或雄性舌蝇叮刺吸血而感染。据 WHO 估计，共有约 6 000 万人受感染威胁，每年新增病例仅 10% 得到诊断治疗。锥虫病是严重的公共卫生问题。

非洲锥虫的媒介舌蝇不同种类有宿主特异性，雌性或雄性舌蝇均叮刺吸血。舌蝇吸血频度和生殖动力学对非洲锥虫病的流行病学具重要意义。布氏冈比亚锥虫的主要媒介为须舌蝇（*Glossina palpalis*）等，主要栖息于沿河岸的植物和潮湿的森林地带，主要吸人血，动物猪、犬为储存宿主。布氏罗得西亚锥虫主要媒介为刺舌蝇（*G. morsitans*）等，孳生在东非热带草原和湖岸的森林及植丛地带，主要嗜吸动物血，在动物中传播锥虫，这些动物包括羚羊、牛，而人是偶然感染。中国不是非洲锥虫病的疫区，但是输入性病例时有发生，应该引起关注。

（七）治疗和预防

对锥虫病早期诊断，而后分期治疗患者可提高治愈率、降低病死率。布氏冈比亚锥虫和布氏罗得西亚锥虫对药物的敏感性也各异，不同时期药物的选择也不同（表 10 - 2）。一般来说主要的药物有苏拉明（suramin）、戊烷脒［羟乙基磺酸戊双脒（Pentamidine isethionate，PI）］，对人体非洲锥虫病早期疗效均良好。对第 2 期锥虫病和已累及中枢神经系统的病例，需采用依氟鸟氨酸、硝呋替莫、硫砷嘧胺等进行治疗。在锥虫病的预防中控制媒介昆虫也是非常重要的。媒介控制措施主要包括杀虫剂应用和物理捕杀，也就是可以通过改变媒介昆虫孳生环境，如清除灌木林、喷洒杀虫剂等措施来控制媒介传播。个人的预防感染的措施包括加强个人防护。例如穿长袖衣裤、使用驱避剂等。预防用药可肌内注射戊烷脒，给予羟乙磺酸戊烷脒 50 mg，每 6 个月 1 次。

四、克氏锥虫

（一）形态

克氏锥虫的形态以不同的生活史发育时期而异，可分为无鞭毛体、上鞭毛体和锥鞭毛体 3 个时期。上鞭毛体（epimastigotes）存在于锥蝽的消化道内，行二分裂增殖。无鞭毛体（amastigote）存在于宿主细胞内，球形或卵圆形，大小为 2.4～6.5 μm，有核和动基体，无鞭毛或仅有短鞭毛，在细胞内行二分裂增殖，为复制型虫体。锥鞭毛体（trypomastigote）存在于宿主血液或锥蝽的后肠内（循环后期锥鞭毛体），虫体比非洲锥虫小，长 11.7～30.4 μm、宽 0.7～5.9 μm；有细胞核，游离鞭毛自核的后方发出，并与虫体附着形成波动膜，鞭毛前端游离。在血液内，外形弯曲如新月状。侵入细胞或吸血时进入锥蝽消化道。锥鞭毛体无增殖，为非复制型虫体（图 10 - 6）。

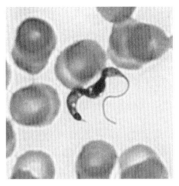
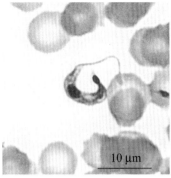

10 μm

图 10-6　克氏锥虫锥鞭毛体形态

（二）生活史

克氏锥虫生活史包括在锥蝽体内和在人或脊椎动物宿主体内的发育过程。在人或脊椎动物宿主体内有血流内的锥鞭毛体和细胞内的无鞭毛体寄生；而媒介锥蝽体内存在上鞭毛体和循环后期锥鞭毛体。锥蝽的雌雄成虫、幼虫、若虫都吸血。当锥蝽叮人吸血时，其体内的感染阶段循环后期锥鞭毛体随粪便污染哺乳动物体表，虫体细长而高度活跃，可穿过破损的皮肤或经被叮咬的伤口而进入宿主体内，也可通过口腔、鼻腔黏膜、眼结膜或生殖道黏膜而侵入。锥鞭毛体侵入人体血流后可进入周围的宿主细胞，包括吞噬细胞，转变为无鞭毛体，开始二分裂增殖，产生大量的无鞭毛体，形成假囊或假包囊，继之转变为呈"C"字形锥鞭毛体，锥鞭毛体释入周围组织，侵入血流或者可侵入其他细胞，包括巨噬细胞和肌细胞，尤其是心肌细胞或者平滑肌细胞内，锥鞭毛体转变为无鞭毛体，再行分裂增殖，破坏细胞，再转变为锥鞭毛体，如此反复持续感染。感染往往累及宿主组织包括心脏、肝脏和脑等。当另外的锥蝽叮刺感染的脊椎动物时吸入锥鞭毛体进入锥蝽肠道，数小时后锥鞭毛体失去游离鞭毛，在锥蝽中肠进一步发育为上鞭毛体。以二分裂法大量增殖，当虫体达到后肠发育为循环后期锥鞭毛体，其为感染阶段。当染虫锥蝽吸血时，循环后期锥鞭毛体随锥蝽粪便排出并经皮肤伤口或黏膜进入人体，再开始生活史的循环。在锥蝽体内的发育繁殖时间一般需 10～15 天。人或脊椎动物宿主除了上述感染途径外还可通过输血、母乳、胎盘或摄入被传染性锥蝽粪便污染的食物而获得感染（图 10-7）。

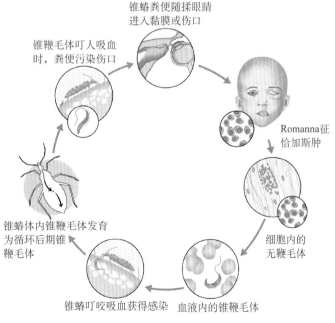

图 10-7　克氏锥虫生活史

人和 150 余种动物均可感染克氏锥虫,其引起的美洲锥虫病是一种自然疫源性的人兽共患热带病。作为最重要传播媒介的锥蝽是骚扰锥蝽、长红猎蝽和二分锥蝽。

(三) 细胞和分子致病

当宿主感染的克氏锥虫后锥鞭毛体侵入人体可进入周围的巨噬细胞等宿主细胞,变为无鞭毛体,并且大量分裂繁殖,再溶解细胞,锥鞭毛体释入周围组织,再侵入邻近组织,通过淋巴液和血液播散开来。在感染初期侵入的虫体直接引起细胞介导的炎症反应,而且锥鞭毛体表面糖蛋白可诱导宿主产生体液免疫而起保护效应。这些由原虫引起的细胞或体液免疫仅仅控制了急性感染却没有完全清除原虫。而之后由于不同的虫株、原虫的感染程度和宿主免疫反应或者是否重复感染都会影响疾病进入慢性无症状期。克氏锥虫的一些抗原与宿主的心肌细胞或其他细胞有交叉反应,所以在慢性期可以出现自身免疫反应;而且在慢性期,心肌组织的炎性渗出以巨噬细胞为主,CD8$^+$ 和 CD4$^+$ 的淋巴细胞次之,INF - γ 的水平升高;反之,IL - 10 水平呈下降趋势。在克氏锥虫感染的过程中自身免疫反应、血管周围微环境的紊乱和持续性炎症在疾病的发生、发展上有重要作用,造成了神经源性和肌源性病变。克氏锥虫在急性和慢性致病过程决定向性的分子机制和趋势尚未完全明确。对疾病的发生、发展可以总结为图 10 - 8 所示。

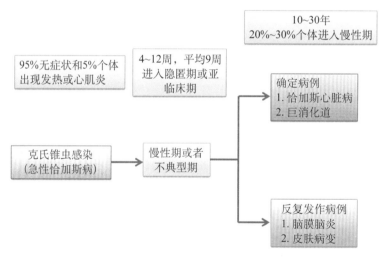

图 10 - 8　克氏锥由虫临床病程及症状

(四) 临床学

克氏锥虫引起的美洲锥虫病(American trypanosomiasis),又称恰加斯病(Chagas' disease),是一种人兽共患的热带病。可以分成急性恰加斯病、慢性恰加斯心脏病、慢性恰加斯胃肠病(见图 10 - 8)。而且在年龄＜5 岁的婴幼儿往往出现中枢神经系统的病变;大龄儿童、成人多数在急性发作后进入轻微、亚急性或慢性期。症状往往在锥蝽叮咬后的 4 天至 2 周或者更长的时间出现,外周血的病原往往在锥蝽叮咬后的 10 天出现,在整个急性期持续存在。这些与锥鞭毛体侵入细胞、无鞭毛体在细胞内繁殖,所产生的锥鞭毛体在细胞之间传播能力有关。

1. 急性恰加斯病　被感染锥虫的锥蝽粪便污染叮咬伤口,锥虫侵入部位的皮下结缔组织出现炎症反应,日后局部出现肿大的疼痛结节,称为恰加斯肿(Chagoma)。多见于脸部,主要是患者污染有锥蝽粪便的手瘙抓眼部皮肤,锥虫可经结膜侵入,可致无痛性炎性单侧眼周水肿和结膜炎,即 Romana 征。两者均为急性恰加斯病的典型体征,2 个月或者 3 个月内可以消退。在引起恰加斯肿的同时,病原体很快播散到淋巴结和其他部位。但 95% 患者仅有原虫血症,并无体征,可持续数月。1%～40% 出现症状的患者可能诊断出心肌炎、脑炎与肝脾大,患者往往死于心力衰竭或者脑膜脑炎。一旦渡过急性期,患者心功能趋正常状态或者出现心肌纤维化。一般急性患者以儿童多见,约 10% 的患儿在急性期死亡。脑膜脑炎主要见于婴幼儿,预后极差。

2. 慢性恰加斯心脏病　常在感染后 5～10 年后或更长时间出现。有高达 30% 的慢性感染的人发生心脏病变,主要是锥虫造成心脏肌原性病变和神经源性病变。锥虫病慢性患者的神经源性病变多见于心脏传导系统,以右束支最常受累,患者可有心律失常、心悸、胸痛、水肿等。慢性恰加斯病的肌原性病变的患者,呈进行性心肌炎,病变弥漫,伴有左室扩张、充血性心力衰竭和血栓性栓塞症状。心尖部动脉瘤的患者有猝死危险,而慢性心功能减退而较少猝死。总之,恰加斯病心脏病的临床预后很差。慢性恰加斯心脏病患者中 55%～65% 的患者发生猝死;25%～30% 患者出现充血性心力衰竭;而 10%～15% 的患者出现血栓性栓塞。脑栓塞最常见,肺、肾栓塞次之。

3. 慢性恰加斯胃肠病　10%～30% 的持续感染克氏锥虫的患者由于相关的兴奋和抑制神经节损害可能出现消化道的巨脏症。基本整个消化道均会受累。在许多恰加斯病的患者出现唾液腺肥大、流涎、呕吐等症状;恰加斯贲门失弛缓症和巨食管(megaesophagus)在恰加斯病的患者中多见,每次吞咽动作所吞咽的容量减少,造成严重的营养不良。巨结肠(megacolon)的发生率比较高,造成便秘和排便极度困难。

一般来说,慢性期患者在血液和组织内不易检出锥虫;先天性感染的患者,无鞭毛体广泛地播散,以心肌和骨骼肌细胞及巨噬细胞为最多见;脑膜脑炎者的血管周围间隙或胶质细胞及神经元细胞内可以检出锥虫。

(五) 诊断

恰加斯病的诊断可以分成病原学诊断、免疫学诊断和核酸诊断。在急性期,血液中有多量的锥鞭毛体,厚薄血涂片后染色镜检,但是一般情况下检出率并不高。血液浓缩后镜检锥鞭毛体可提高检出率。在慢性期,因血中锥虫数量少,可用血液或者骨髓穿刺液接种实验动物或用 NNN 培养基培养。肿大的淋巴结穿刺活检可检出无鞭毛体,亦可进行实验动物接种;也可应用接种诊断法(xenodiagnosis),即用人工饲养的未受感染的锥蝽幼虫饲食受检者血液,10～30 天后检查锥蝽肠道内有无锥虫。免疫学方法可以辅助诊断,IFA、ELISA 等包括一些商品化的诊断试剂盒可以选择。由于一旦感染后血清阳性可能持续终身,所以抗体检测阳性仅仅提示有无感染,难以说明是否急性感染。一旦患者有明显美洲锥虫病症状而且符合流行病学特点,而且抗克氏锥虫 IgM 抗体阳性,具有诊断急性恰加斯病意义。当然,检测虫数极低或者高度怀疑的血液标本,可以进行靶基因扩增 PCR 诊断,但是 PCR 方法尚未商品化。

（六）流行

克氏锥虫主要分布于南美洲和中美洲,北美地区极其少见。其中流行最严重的是巴西。其传播媒介锥蝽广泛分布,多数栖息在岩洞树林,人居室滋生种类并不多,但在传播疾病上具有重要意义,而且不同流行区的媒介种类有一定差异。这些地区有多种哺乳动物可以作为保虫宿主,例如狐、松鼠、食蚁兽、犰狳、家养的犬猫。在南美流行区,流行程度基本是20%的人口面临危险,主要是相对贫困和简陋的居住条件是导致流行的主要原因,那里20%～30%锥蝽感染有锥鞭毛体;而在北美的锥蝽感染率则低下。过去20多年里在南美开展过多次的防治运动,强制性的血源筛选,使恰加斯病的新发病例和疾病负担显著下降。20世纪80年代,在中南美的18个流行国家有1 700万病例,1亿人受到威胁;20世纪90年代,在多个南美国家开展控制传播媒介的计划,使恰加斯病得到一定控制,WHO在2002年报告仍然有700～800万人感染克氏锥虫;最近估计在墨西哥、中南美洲还有760万人感染克氏锥虫。

人和哺乳动物对克氏锥虫具易感性,婴幼儿更是易感和病情危重。主要感染途径为锥蝽吸血时排出的粪便内的循环后期锥鞭毛体经体表侵入宿主;摄入被污染食物、输血、器官移植、哺乳或经黏膜、胎盘均可致感染。也存在实验室操作感染的风险。恰加斯病经口腔黏膜传播往往会导致没有居室滋生锥蝽的地区出现暴发感染;一旦感染原虫的量多会导致严重的急性发病和高病死率。

（七）治疗和预防

目前,治疗恰加斯病的首选药物是合成硝基呋喃类的硝呋替莫(nifurtimox)和硝基咪唑类的苄硝唑(benznidazole)。对急性感染阶段和慢性期的早期的患者均可治疗,主要是抑制原虫血症。但是妊娠期妇女忌用,这些药物均有一定的不良反应。例如,皮疹、末梢神经过敏等,以苄硝唑的临床患者的耐受性较好。儿童对两种药物的耐受性均好,一般建议12岁以下的儿童仅选用苄硝唑。另外,别嘌呤醇(allopurinol)在治疗利什曼原虫感染时是一个有效的药物,也可以应用于克氏锥虫的感染。有实验显示,其与硝呋替莫或苄硝唑配伍使用具有协同作用。巨结肠和巨食管症除了对症治疗外,需要手术治疗以提高生活质量。

在恰加斯病的预防中传播媒介的控制无疑是最重要的。阻止传播是需要建立在具有良好的媒介控制系统上。首先是改善流行区的居住条件和房屋结构;其二,采用杀虫剂滞留喷洒方法以杀灭室内锥蝽;其三,进行杀灭锥蝽与锥虫病关系的健康教育,这样就可以控制锥蝽在室内孳生与栖息;其四,进入流行区的旅游者和短期工作的其他人员避免可能接触锥蝽的居室;其五,流行区对献血员应进行血清学筛选和对孕妇的锥虫感染情况的检查等。另外,血液原虫感染情况的检查是防止输血和器官移植的重要途径。目前还没有可以预防的疫苗。

（程训佳）

第三节　疟原虫

一、引言

疟原虫(plasmodium)是一类单细胞、寄生性的原生动物,也是导致人类疟疾(malaria)的病原体。疟原虫属于血孢子亚目(Suborder Haemosporea)、疟原虫科(Family Plasmodiidae),疟原虫属(*Plasmodium*)。疟原虫种类繁多,有严格的宿主特异性。在自然界,大多数寄生于两栖类、爬行类、鸟类、哺乳类等动物的疟原虫虫种一般不寄生于人体。寄生于人类的疟原虫主要有4种,即恶性疟原虫(*Plasmodium falciparum* Welch,1898)、间日疟原虫(*Plasmodium vivax* Grassi and Filetti,1889)、三日疟原虫(*Plasmodium malariae* Laveran,1881)和卵形疟原虫(*Plasmodium ovale* Stephens,1922)。近期有报道寄生于灵长类的疟原虫诺氏疟原虫(*P. knowlesi* Sinton *et* Mulligen,1932)为第5种人体疟原虫。在导致人类罹患疟疾的5种疟原虫中,恶性疟原虫是最致命的。而寄生于灵长类的疟原虫与人体疟原虫在亲缘关系上相近,如食蟹猴疟原虫(*P. cynomolgi* Mayer,1907)、豚尾猴疟原虫(*P. inui* Halberstaedter *et* von Prowazek,1907)等偶可感染人体,但是症状轻微。这5种疟原虫生活史包括在蚊体内的有性繁殖和人体内的无性增殖,携带疟原虫的按蚊通过叮人吸血而传播。而其他疟原虫会感染多种动物,包括其他灵长目动物、啮齿目动物、鸟类及爬虫类等。

疟疾是严重危害人民健康和生命安全的重大传染病之一,WHO把疟疾与艾滋病、结核一起列为全球三大公共卫生问题。据WHO估计,截至2010年底疟疾分布在世界上106个国家和地区,81%的病例发生在非洲,91%的死亡病例发生在非洲。2013年,有1.98亿例疟疾病例和估计58.4万例疟疾死亡病例。自2000年以来,预防和控制措施的加强已经使全球的疟疾病死率降低了47%以上,WHO非洲区域已降低58%。几乎所有的疟疾死亡病例发生在非洲,每分钟约有1名非洲儿童死于疟疾。疟疾也是我国重要传染病之一,对人体健康造成了严重威胁。

二、历史沿革

古今中外都认为疟疾与恶浊的气体有关,我国称为"瘴气",俗称"打摆子"。公元前1200多年前的殷墟甲骨中,就有"疟"的象形文字的记载;古医典《内经·素问》有疟论之专篇记述。汉建安年间张仲景也有专篇论述疟疾之问题。我国最古的一部药书——《神农本草》及举世闻名的《本草纲目》(明朝李时珍)均列举治疟的良方。除医学书籍外,其他书籍也时有疟疾的记载。例如,《周礼》《礼记》《易说》《广雅》《左传》《吕氏春秋》等书都不断提到疟疾。有史称滇、黔为"蛮烟瘴雨",所谓瘴气弥漫之地。在意大利疟疾称之为mala(污浊的)aria(空气)。1880年,由法国学者Laveran在恶性疟患者血液中发现引起疟疾的病原体——疟原虫,1897年,英国军医Ross发现了疟疾的传播媒介,即疟原虫在按蚊体内的生活周期及通过叮咬进行传播;由此他们获得了诺贝尔生理学或医学奖。此后,意大利科学家Raffaele(1934)证实鸟疟原虫存在红细胞外期的发育过程；1948年，英国学者 Shortt 和 Garnham 在猴及人体内证实在肝脏内发育繁殖的疟原虫，从而解释了疟疾潜伏期的存在。1977年，Lysenko 等发现间日疟原虫子孢子进入肝细胞后发育速度不同，提出子孢子休眠学说；Krofoski 等（1980，1982，1986）多方面研究证实在受累猴疟原虫和间日疟原虫的灵长类动物肝细胞内存在休眠子。在近一个世纪时间内，人类才完全认识了疟原虫的生活史周期。

WHO 将疟疾列为"热带病特别规划"（TDR）中重点防治的10类热带病之首。近年来，随着分子生物学，生物信息学等现代理论和技术的不断应用，有关疟原虫入侵、基因组与基因表达、与宿主细胞的相互作用、免疫应答以及抗药性等方面有了更深的认识，如恶性疟原虫及其传播媒介——冈比亚按蚊（Anopheles gambiae）的基因组于2002年同时完成测序，通过应用疟原虫基因转染技术改变基因后观察表型变化在活体研究基因的功能，使疟原虫研究工作进入后基因组时代。此外，对 var 基因家族与抗药性的关系、子孢子和裂殖子入侵细胞的受体及分子机制及疟疾疫苗研究均为寻找疟疾控制新途径奠定了坚实的基础。

三、形态

疟原虫的形态主要以寄生于红细胞内的原虫为代表，虫体的构造有核、胞质、空泡和细胞器等。经瑞氏或姬氏染色的血涂片在光学显微镜下可见疟原虫的细胞核染成紫红色，细胞质呈蓝色，常因厚薄不同而显深浅不一。环形体以后各期尚有消化分解血红蛋白后的终产物——疟色素（malarial pigment）。疟色素为红细胞内期疟原虫所特有，散布或集中于细胞质内，呈棕黄色、棕褐色或黑褐色。细胞质中含一个或数个空白处，即空泡。疟原虫的形状及大小依据原虫的发育程度而异。4种人体疟原虫的基本构造相同，又有各自的特征（图10-9）。被疟原虫寄生的红细胞在形态上可发生变化，如间日疟原虫和卵形疟原虫寄生的红细胞可以变大，变形，颜色变浅，常有明显的红色薛氏点（Schüffner's dot）；恶性疟原虫寄生的红细胞有粗大的紫褐色茂氏点（Maurer's dot）；三日疟原虫寄生的红细胞可有西门氏点（Ziemann's dot）。

1. 滋养体（trophozoite） 滋养体为疟原虫的生长发育期，有小滋养体和大滋养体之分。裂殖子侵入红细胞后，随虫体增大时细胞质并不明显增多，虫体中间为一大的空泡，细胞质呈环状，细胞核位于虫体的一侧，形似镶有红宝石的戒指，此时即为小（早期）滋养体，又称环形体（ring form）。随着间日疟原虫继续发育，胞质增多，虫体变大，形状不规则，可伸出伪足，伪足活动增加而形态出现多种变化。胞质中有1至数个空泡，并出现黄褐色细小杆状疟色素颗粒；胞核增大，呈不规则的团块状，但尚未分裂，此时为大滋养体（large trophozoite），或称晚期滋养体。染色后光镜下可见被寄生的红细胞也明显胀大，颜色变浅，并可出现被染成淡红色的薛氏小点。

电镜下观察该小点乃是在红细胞表面由一个凹窝及围绕凹窝的蜂窝状小泡组成的复合结构。恶性疟原虫环状体在外周血液中发育后，逐渐进入各种器官组织的毛细血管、血窦或其他血流缓慢处，因被虫体寄生的红细胞膜表面发生明显的棘突，可与血管内皮细胞或正常红细胞发生黏附，并继续发育为大滋养体和裂殖体，故在外周血液中常检测不到恶性疟原虫的大滋养体和裂殖体。4种疟原虫滋养体和被寄生的红细胞变化有所不同（表10-3）。

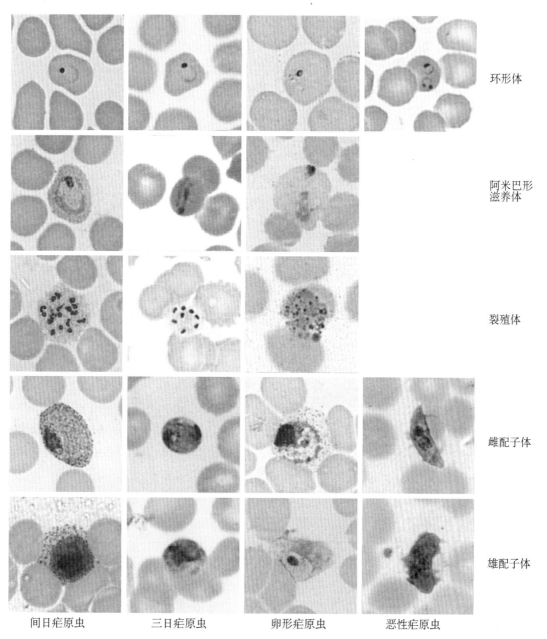

环形体

阿米巴形
滋养体

裂殖体

雌配子体

雄配子体

间日疟原虫　　　三日疟原虫　　　卵形疟原虫　　　恶性疟原虫

图 10-9　4 种疟原虫的红内期虫体形态

表10-3 4种疟原虫的形态区别

虫体阶段	间日疟原虫	恶性疟原虫	三日疟原虫	卵形疟原虫
环形体	环较粗壮,约为红细胞直径的1/3;核1个;红细胞内多为1个原虫寄生	环纤细,约为红细胞直径的1/5;核2个;可有多个原虫寄生和多边缘寄生	大小同间日疟原虫,核1个;多为单个原虫寄生	基本与三日疟原虫相似
大滋养体	虫体渐大,活动显著,有伪足伸出空泡明显,虫体形态不规则;疟色素黄棕色,烟丝状	虫体小,结实,不活动;疟色素集中一团,呈黑色,外周血中一般不能查见	体小,结实,不活动;有一个大空泡;疟色素黑色,颗粒状,常分布于虫体的边缘	虫体圆形,似三日疟原虫,但较大;疟色素似间日疟原虫较细小
未成熟裂殖体	核开始分裂成多个,虫体渐呈圆形空泡消失;疟色素开始集中	虫体仍似大滋养体,虫体渐呈圆形空泡,但核分裂成多个;外周血中一般不能查见	虫体圆形或呈宽带状,但核分裂成多个,疟色素集中较迟	虫体圆形或卵圆形,核分裂成多个,疟色素分裂成多个;量较少
成熟裂殖体	裂殖子12~24个,排列不规则;疟色素集中成堆,虫体占满胀大了的红细胞	裂殖子8~36个,排列不规则;疟色素集中成一团,虫体占红细胞体积的2/3,外周血中一般不能查见	裂殖子6~12个,排成一环;疟色素多集中在中央,虫体占满整个不胀大的红细胞	裂殖子6~12个,排成一环;疟色素集中在中央或一侧
雄配子体	圆形,略大于正常红细胞,胞质蓝而略带红,核疏松,淡红色,位于中央;疟色素分散	腊肠形,两端钝圆,核疏松,淡红色,位于中央;疟色素黄棕色,小杆状	圆形,略大于正常红细胞,胞质淡蓝色,核疏松,淡红色,位于中央;疟色素分散	似三日疟原虫,但稍大,疟色素似间日疟原虫
雌配子体	圆形,占满胀大的红细胞,核结实,较小,深红色,偏于一侧;疟色素分散	新月形,两端较尖,胞质蓝色,核结实,较小,深红色,位于中央;疟色素深褐色	圆形,如正常红细胞,胞质深蓝色,核结实,偏于一侧;疟色素分散	似三日疟原虫,但稍大;疟色素似间日疟原虫
被寄生红细胞变化	胀大,常呈长圆形或多边形;滋养体期开始出现鲜红色的薛氏点	大小正常或略缩小,常见有几颗粗大紫褐色的茂氏点	大小正常,有时缩小,颜色无改变;偶可见齐氏点	略胀大,有的变长形,边缘呈锯齿状,薛氏点较间日疟原虫的粗大,环状体期即出现薛氏点

2. 裂殖体（schizont）　　裂殖体由原虫晚期滋养体继续发育而成。随着虫体胞质增多，疟色素颗粒亦增多，核开始分裂，称未成熟裂殖体（immature schizont）；当核分裂至一定数目，胞质亦随之分裂，每一个核被一团细胞质包裹，称裂殖子（merozoite），至此裂殖体发育成熟称为成熟裂殖体（mature schizont）。被寄生的红细胞内由成熟裂殖体所充满。如间日疟原虫的成熟裂殖体含有 12～24 个裂殖子，常为 16 个，排列不规则，疟色素集中成堆。4 种疟原虫成熟裂殖体所含裂殖子数目及排列形式不同。

3. 配子体（gametocyte）　　部分裂殖子侵入红细胞后可以发育为雌配子体（female gametocyte）和雄配子体（male gametocyte），配子体的细胞质增多，虫体变大。如间日疟原虫配子体呈圆形或卵圆形，雌配子体较雄配子体大，又称大配子体，虫体占满胀大的红细胞。染色后虫体胞质为深蓝色，胞质内有均匀散在的疟色素，红色的核较小而染色质致密常位于虫体的一侧；雄配子体又称小配子体，细胞质呈浅蓝色，疟色素均匀分布，核较大，染色质疏松，常位于虫体的中央。不同种疟原虫配子体的形状、核的位置、疟色素颗粒的大小及分布情况各有其特征。

配子体在人体外周血液中出现的时间也有所不同，间日疟原虫一般在经历 2 次红内期裂体增殖后，在外周血液中可查到配子体；而恶性疟原虫要在虫体 4～6 次红内期裂体增殖后，才能查到配子体。从红细胞膜的超微结构变化可见，被疟原虫感染的红细胞膜上出现结节、配子体凹陷——小泡复合体（caveola-vesicle complex）或胞质裂隙（cytoplasmic clefts），可能为光镜下所见的间日疟原虫的薛氏点或恶性疟原虫的茂氏点。

4. 超微结构

（1）裂殖子：疟原虫裂殖子通常呈圆形或梨形。大小随虫种略有不同，平均长 1.5 μm，平均直径 1 μm。虫体前端突出，形似截圆锥体称为顶突（apical prominence），虫体外被表膜复合膜，体内一个胞核及一些细胞器（图 10‑10）。

1）表膜复合物（pellicular complex）：由表膜（外膜）、内膜和微管（microtube）组成。表膜（pellicle）由一质膜和两层紧贴的内膜组成。质膜厚约 7.5 nm，内膜厚约 15 nm，并有膜孔。内膜较厚呈网状结构，虫体除顶突和细胞口外，均为内膜所覆盖。内膜的内面紧贴着一层微管，系发自顶突基部的极环，放射状向虫体后方延伸，有些微管止于虫体中部，有些则达虫体后端。内膜和

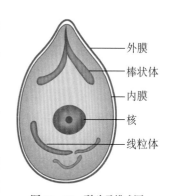

右侧标注（自上而下）：外膜　棒状体　内膜　核　线粒体

图 10‑10　裂殖子模式图

微管的功能，可能是支持虫体，维持虫体形状；微管可能与虫体运动有关。游离的裂殖子外膜有表被（surface coat）覆盖，此表被是电子致密、坚实的纤丝，该蛋白质可能与疟原虫对宿主免疫反应的应答有关。

2）细胞器：包括有顶突及极环（polar rings）、顶凹（apical pit）、棒状体（rhoptry）、微线体（microneme）、线粒体（mitochondrion）、微球体（microspheres）、球形体（spherical body）、核蛋白体（ribosome）、内质网（endoplasmic reticulum）、高尔基体（Golgi body）和多膜体（multilamellate body）及胞口（cytostome）等。极环为外膜皱折增厚而成，有 2～3 环，可能维

持顶突的形状有关。顶凹由顶突的顶端中央内褶形成,在裂殖子入侵时起吸附红细胞的作用。棒状体一对,其前端尖细,似有小孔与顶凹相通,微线体有小管通向前端,当裂殖子侵入红细胞后两者消失,因此认为它们在裂殖子入侵红细胞中起重要作用。在有些疟原虫如恶性疟原虫的棒状体和微线体中发现大量富含组氨酸的蛋白质。这种物质能使红细胞凝集并

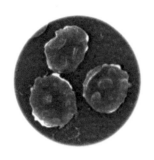

增加红细胞渗透性,使红细胞膜内陷,有利于裂殖子进入红细胞。微球体在裂殖子入侵的后期,对纳虫空泡(parasitophorous vacuole)起扩展作用。球形体与线粒体的关系密切,可能是能量储藏器。胞口在裂殖子并无作用,但在滋养体期可作为虫体的摄食器官。

3)胞核:核大而圆,位于虫体后半部,沿核膜可见核孔,未见有核仁。

图10-11 被疟原虫寄生的红细胞

(2)红细胞膜的变化:在被疟原虫感染的红细胞膜上出现结节(knob)、疣突(knob protrusion)或凹窝(图10-11)。

四、生活史

寄生人体的5种疟原虫生活史基本相同,需要人和雌性按蚊两个宿主。在人体内发育阶段首先寄生于肝细胞内,进行裂体增殖(schizogony)。继而寄生于红细胞内,除进行裂体增殖外,尚可形成配子体,为有性生殖的初期发育期。在蚊体内,完成配子增殖(gametogony)和孢子增殖(sporogony)。以下以间日疟原虫为例阐明人体疟原虫的生活史(图10-12)。

1. 在人体内的发育 疟原虫在人体内先后在肝细胞和红细胞内发育。在肝细胞内为裂体增殖,称红细胞外期;在红细胞内发育包括红细胞内裂体增殖期和配子体形成,有性生殖的开始。

(1)红细胞外期(exo-erythrocytic stage,简称红外期):当带有成熟子孢子(sporozoite)的雌性按蚊刺吸人血时,子孢子随唾液侵入人体,在30 min内,虫体随血流侵入肝细胞。子孢子入侵肝细胞机制与子孢子表面的环子孢子蛋白(circumsporozoite protein,CSP)有关,后者能与肝细胞表面的疟原虫受体相结合,通过受体-配体间相互作用后,子孢子释放棒状体内储存的分泌物,直接作用于接触的肝细胞膜,主动侵入肝细胞。疟原虫在肝细胞内摄取营养进行发育并裂体增殖,形成红外期裂殖体(exo-erythrocytic schizont)。成熟的红外期裂殖体内含数以万计的裂殖子。当裂殖体发育成熟后,被寄生的肝细胞胀破,裂殖子释出,进入血窦,一部分裂殖子被巨噬细胞等吞噬,剩余部分的裂殖子经血流侵入红细胞,开始红细胞内期的发育。红外期的原虫只有一代,并不反复循环。间日疟原虫完成红外期的时间约8天,恶性疟原虫约6天,三日疟原虫为11~12天,卵形疟原虫为9天。由于子孢子入侵肝细胞后无任何抗原物质残留。因此,在红外期发育期间无免疫应答的产生,宿主也不表现有临床症状。

研究发现入侵肝细胞内的间日疟原虫和卵形疟原虫的子孢子存在遗传学上不同的两种类型,即速发型子孢子(tachysporozoite,TS)和迟发型子孢子(bradysporozoite,BS)。速发型子孢子进入肝细胞内首先发育完成红外期裂体增殖;而迟发型子孢子在肝细胞内经数月至年余的休眠期后,才发育为成熟裂殖体,裂殖子释出进入红细胞,引起疟疾的再次发作。

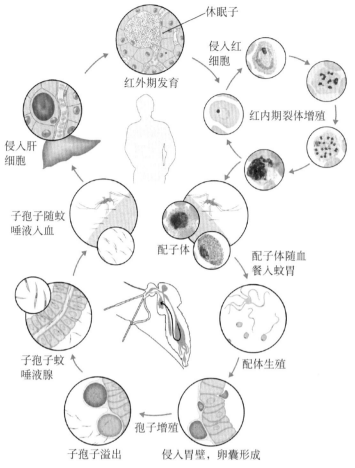

图 10 - 12　间日疟原虫生活史

经休眠期的子孢子被称之为休眠子(hypnozoite)。恶性疟原虫和三日疟原虫无休眠子。

（2）红细胞内期（erythrocytic stage）：红细胞内期简称红内期，指从肝细胞释放出来的裂殖子，进入血流后很快侵入红细胞。4 种疟原虫对寄生的红细胞有一定的选择性，如间日疟原虫和卵形疟原虫主要寄生于网织红细胞，三日疟原虫选择寄生于衰老的红细胞，恶性疟原虫则可寄生于各种红细胞。

裂殖子侵入红细胞的过程包括：①裂殖子通过特异部位识别并附着于红细胞膜表面受体；②红细胞膜在环绕裂殖子处凹入形成纳虫泡；③裂殖子入侵完成后纳虫泡密封（图 10 - 13）。整个过程 10～15 min。

在入侵过程中裂殖子的细胞表膜脱落于红细胞中。侵入的裂殖子先形成环状体，经大滋养体、未成熟裂殖体，最后形成含有一定数量裂殖子的成熟裂殖体。红细胞破裂后，裂殖子释放（图 10 - 14），一部分裂殖子被单核细胞、中性粒细胞等吞噬细胞消灭，其余部分裂殖子再侵入其他正常红细胞，重复其红内期的裂体增殖过程。完成一代红内期裂体增殖所需时间：间日疟原虫约需 48 h，恶性疟原虫需 36～48 h，三日疟原虫约需 72 h，卵形疟原虫约需 48 h。恶性疟原虫的早期滋养体在外周血液中经十几小时的发育，逐渐隐匿于微血管、血

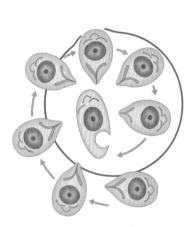

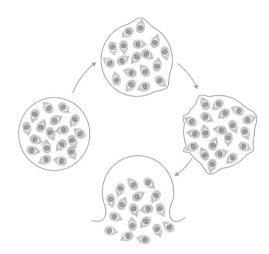

图 10 - 13　裂殖子侵入红细胞模式图　　　　　　图 10 - 14　裂殖子释放模式图

窦或其他血流缓慢处,继续发育成大滋养体及裂殖体,在一般情况下,这两个阶段的虫体在外周血液中不易见到。

（3）配子体（gametocyte）形成：疟原虫经几代红内期裂体增殖后,部分裂殖子侵入红细胞后不再进行裂体增殖而发育成雌、雄配子体。恶性疟原虫的配子体主要在肝、脾、骨髓等器官的血窦或微血管里发育,成熟后始出现于外周血液中,在无性体出现后 7～10 天才见于外周血液中。配子体的进一步发育需在蚊胃中进行,否则在人体内经 30～60 天即衰老变性而被消灭。

2. 在按蚊体内的发育　疟原虫在蚊体内的发育主要包括有性的配子增殖和无性的孢子增殖的两个阶段。

（1）配子增殖：当雌性按蚊刺吸患者或带虫者血液时,在红细胞内发育的各期原虫均随血液入蚊胃。在蚊胃内,仅有雌、雄配子体继续发育成雌、雄配子,其余各期原虫均被消化。雄配子（male gamete）和雌配子（female gamete）受精后形成合子（zygote）。合子变细长,能动,成为动合子（ookinete）。动合子穿过胃壁,在胃弹性纤维膜下形成球形样卵囊（oocyst）,随着卵囊成长变大逐渐向蚊胃壁外突出（图 10 - 15）。

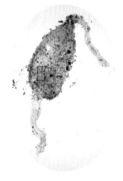

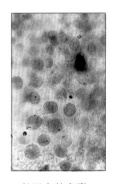

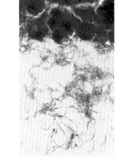

蚊胃　　　　　　　　　蚊胃上的卵囊　　　　　　　　　子孢子

图 10 - 15　蚊胃上的卵囊和子孢子

（2）孢子增殖：在卵囊形成 2～3 天后，囊内的核和胞质反复分裂进行孢子增殖，产生成千上万个子孢子。子孢子以出芽的方式从成孢子细胞表面长出，脱离成孢子细胞体，游离于卵囊内（见图 10 - 15）。成熟卵囊内可含有 1 000～10 000 个子孢子。子孢子随卵囊破裂释放或由囊壁上的微孔逸出，随血淋巴集中于按蚊的唾腺，当受染蚊再次叮刺吸血时，子孢子即随唾液进入人体，并开始在人体内的发育。在适宜的条件下，疟原虫在按蚊体内发育成熟所需时间：间日疟原虫为 9～10 天，恶性疟原虫为 10～12 天，三日疟原虫为 25～28 天，卵形疟原虫约为 16 天（表 10 - 4）。

表 10 - 4 4 种疟原虫发育过程的比较

	间日疟原虫	恶性疟原虫	三日疟原虫	卵形疟原虫
肝细胞内成熟时间（天）	6～8/迟发型数月至 1 年以上	5～7	12～16	9
红细胞内成熟时间（h）	48	36～48	72	48
休眠子	有	无	无	有
寄生的红细胞种类	多见网织红细胞	各期红细胞	衰老红细胞	多见网织红细胞
红内期发育场所	外周血	仅环形体和配子体在外周血，其他在深部组织及内脏血管	外周血	外周血
无性体与配子体出现外周血的间隔时间（天）	2～5	7～11	10～14	5～6
蚊体内孢子增殖期（天）	10～23	10～30	25～35	14～16
蚊体内裂殖增殖期（天）	12	14	30	14

五、营养代谢

研究疟原虫的营养代谢对于抗疟疾药物开发和化学治疗有十分重要的意义。疟原虫可通过表膜的渗透、胞饮或吞噬方式摄取宿主细胞内的营养。

1. 葡萄糖代谢 葡萄糖是红内期疟原虫主要的能量来源，摄入的葡萄糖通过酵解产生 ATP 提供疟原虫的能量，葡萄糖酵解途径主要见于疟原虫的滋养体时期。其他代谢途径包括二氧化碳固定和戊糖磷酸途径。葡萄糖 6 -磷酸脱氢酶（G6PD）是戊糖磷酸途径所需要的酶。当 G6PD 缺乏时，可影响疟原虫分解葡萄糖，导致疟原虫发育障碍。

2. 蛋白质代谢 疟原虫获得的游离氨基酸主要是来自宿主红细胞内的血红蛋白水解产物。血红蛋白经虫体胞口被摄入，而后经食物泡内的酸性肽链内切酶和氨基肽酶的协同作用消化分解为珠蛋白和血红素。珠蛋白在酶的作用下再分解为几种氨基酸以供虫体合成自身的蛋白质。血红素最后形成疟色素，疟色素不易被溶解和吸收而留在食物泡的壁上。在红细胞内裂体增殖过程中，疟色素逐渐融合成团，随着裂体增殖完成后被排入血流。由于肝细胞内不产生血红蛋白，故肝细胞内寄生的疟原虫不产生疟色素。

3. 核酸代谢 疟原虫合成嘌呤的途径存在缺陷，仅依靠一个补救合成途径或利用现成的嘌呤碱基和核苷。参与嘌呤补救合成途径具有一系列关键酶，最终形成四氢叶酸，后者是疟原虫的多种生物合成途径中是很重要的辅助因子。

4. 脂类代谢　疟原虫无脂类储存,也不能合成脂肪酸与胆固醇,完全依赖于宿主提供,如从宿主血浆中获得游离脂肪酸,血浆中的胆固醇对维持疟原虫及受染细胞的膜的完整性都具有重要作用。红细胞内疟原虫所需的脂类可由摄入的葡萄糖代谢的产物组成,其中主要为磷脂。被寄生的红细胞,磷脂含量大大增高,因为晚期疟原虫比早期疟原虫含磷脂多,磷脂增多与疟原虫膜的合成有关。

六、细胞与分子致病

疟原虫在哺乳动物体内寄生需要完成在肝细胞和红细胞内的两个发育阶段。被蚊注入人或动物体内的子孢子首先需要完成肝细胞内的发育过程后才能进入血细胞的寄生阶段。在子孢子入侵肝细胞的分子机制上发现血凝素相关黏附蛋白(TRAP)、环子孢子蛋白(CSP)为重要的分子;裂殖子入侵红细胞与其受体、配体蛋白和黏附分子相关。疟原虫裂殖体侵入红细胞需要多种蛋白的参与,包括裂殖体表面蛋白(MSP)、红细胞结合样蛋白(EBL)及微体、致密体和棒状体释放的多种蛋白等。这些蛋白在裂殖体侵入红细胞的接触、方向再调整和侵入 3 个阶段中发挥了重要作用。MSP 是疟原虫最重要的侵入相关蛋白之一,目前已报道的恶性疟原虫 MSP 基因家族有至少 10 个成员,这些成员以不同的方式结合在裂殖体的表面,推测它们在裂殖体侵入红细胞的过程中发挥着不同的作用。其中对 MSP - 1 的研究较为深入,是一个由约 5 200 个碱基编码的蛋白,也是裂殖子的侵入和发育繁殖过程中的必要成分。在侵入的早期阶段,MSP - 1 被裂殖子的丝氨酸蛋白酶分解为 4 个紧密相连的肽段,其中分子量为 42 000 的肽段可与红细胞表面的 band3 结合;而在侵入的后期,这个 42 000 的肽段再次被酶解。MSP - 1 的二次酶解被认为和裂殖体黏附红细胞膜及脱离红细胞膜进入红细胞内部相关。

在恶性疟原虫裂殖体侵入红细胞过程中还需要 EBL 基因家族参与,其家族成员包括 EBL - 140、EBL - 170 和 EBL - 181,3 种蛋白均与裂殖体黏附红细胞相关,但其各自的受体并不相同。PfRh 是恶性疟原虫裂殖体表达的重要蛋白,在裂殖体接触红细胞被释放到虫体和红细胞之间,主要起着识别红细胞受体的作用(包括血型糖蛋白和补体受体等),这有助于疟原虫附着在红细胞表面并找到突破口进入细胞。

裂殖子与红细胞结合后还能诱导虫体内部的变化,促进裂殖体的微粒体、致密体和棒状体在侵入过程中也会释放多种蛋白质。包括红细胞结合抗原175(EBA - 175)和顶端膜蛋白质 - 1(AMA - 1),两者在作用过程中均会发生酶解,而剩余的部分则分布在裂殖子的表面,这一现象是这一类原虫侵入宿主细胞阶段的重要反应。恶性疟原虫裂殖子在顶端与红细胞膜接触后,便从顶复合体内释放出多个与红细胞相关的蛋白,包括 RhopH1、RhopH2 和 RhopH3 等。由于这些蛋白质分子互相结合呈复合体,在虫体的侵入红细胞后,在纳虫泡内的 RhopH 类蛋白质可能参与纳虫泡的现场及虫体在红细胞内运输通道的形成。因此,疟原虫侵入红细胞过程是一个多因素的相互作用的过程,需要进一步阐明相关的因子而阻断疟原虫侵入红细胞而控制疾病的发生。

七、临床学

疟原虫的致病阶段主要与红内期原虫增殖有关,其致病力强弱与侵入的虫体数量及人体免疫状况有关,也与虫种、株的差异有关联。疟原虫在红细胞内裂体增殖可引起周期性寒热发作,称疟疾发作。经若干次发作后,可出现贫血及脾大;有时严重者还可引起凶险型疟疾。从疟疾全过程看,子孢子侵入人体后到临床发作前,都要经过一段潜伏期,继之为疟疾发作期。若未彻底治疗可出现再燃,间日疟可出现疟疾复发。红细胞外期的疟原虫对肝细胞虽有损害,但常无明显临床症状。

1. 潜伏期(incubation period) 疟原虫子孢子侵入人体到疟疾初次发作前这段时间称为潜伏期。它包括子孢子侵入肝细胞,红外期发育成熟所需时间和几代红内期裂体增殖达到一定数量所需时间的总和。潜伏期的长短取决于疟原虫的种、株、感染数量和方式、机体的免疫力及患者是否服过抗疟药等因素。长潜伏期为 6～12 个月,甚至可达 2 年。在我国疟疾流行区,有间日疟长潜伏期和短潜伏期两种类型。南方地区表现短潜伏期者居多,而北方地区表现长潜伏期者有增多现象,这与间日疟原虫不同地理株间的差异相关,也与间日疟原虫子孢子具有遗传学上两种不同类型有关。速发型子孢子和迟发型子孢子的发育时间不同,在短潜伏期中:间日疟的潜伏期为 11～25 天,恶性疟为 7～27 天;三日疟为 18～40 天;卵形疟为 11～16 天。但入侵人体疟原虫数量多,或经输血输入大量无性体诱发的疟疾,或机体免疫力降低时,潜伏期一般较短;免疫力强或服抗疟药者潜伏期可能延长。

2. 疟疾发作(malarial paroxysm) 当血中疟原虫不断增殖,红内期虫体密度,即原虫血症(parasitaemia)达到发热阈值时,才开始发作。导致疟疾发作的每微升血液中最低疟原虫数称为发热阈值(fever threshold),间日疟发热阈值为10～500 个/mm³;恶性疟为 500～1 300个/mm³;三日疟为 140/mm³。发热阈值常因疟原虫种、株和宿主免疫状态不同而有差异。一次典型疟疾发作表现为寒战、高热、出汗退热 3 个连续阶段。发作的原因主要是红细胞内期疟原虫成熟裂殖体胀破红细胞,裂殖子、疟原虫的代谢产物、残余和变性的血红蛋白及红细胞碎片等一并进入血流,其中一部分可被多形核白细胞及单核细胞吞噬,刺激这些细胞产生 TNF－α、IL－1 及内源性热原质,与疟原虫代谢产物共同作用于下丘脑的体温调节中枢,引起体温调节紊乱而引起典型发作。典型疟疾发作时,患者首先表现全身畏寒战栗、皮肤干冷、脸色苍白、头痛、全身酸痛。经 1～2 h 后,体温逐渐上升,高达 39～40℃或更高,皮肤灼热,脸面绯红,可伴有剧烈头痛、全身酸痛。儿童或病重的成人患者有时可发生惊厥、谵妄或昏迷。经 4～6 h 甚至 10 h 后,患者开始出汗,常表现大汗淋漓,继之体温急剧下降,随后感觉乏力。整个发作时间约 10 h,疟疾发作时间与红内期裂体增殖周期的时间相一致,使疟疾发作呈现一定的周期性。间日疟和卵形疟是隔日(48 h)发作 1 次,三日疟隔 2 天(72 h)发作 1 次,恶性疟每1～2 天(36～48 h)发作 1 次。疟疾发作不是连续不断的,发作次数多少主要取决于是否经适当治疗及人体的免疫状态。由于感染初期疟原虫在肝细胞内发育并不同步,裂殖子以不同时间不同数量侵入红细胞,间日疟早期也可每日发作,三日疟每日或隔日发作。但经过几次发作后,侵入红细胞数量多的虫体逐渐占优势,从而出现有规律的周期性发作。如有两种以上疟原虫感染,或儿童和进入疟区的初发者,发作也多不典型。随着机体对疟原虫产生的免疫力逐渐增强,虫体的增殖受到限制或大部分原虫被消灭,发作也可自行停止。

3. 再燃(recrudescence)与复发(relapse) 当疟疾患者经多次发作后,由于机体产生免疫力或药物治疗不彻底,大部分红内期虫体被消灭,不再出现临床的发作症状。经过一段时间后,因残存于红细胞内少量虫体的抗原变异,逃避了宿主的免疫杀伤作用,又重新开始繁殖。经数周或数月后在无再感染情况下,虫体数量达到发热阈值时,又出现疟疾发作称为再燃。

疟疾初发后红内期疟原虫经药物彻底治疗或机体免疫力作用而被彻底清除后,疟疾临床发作停止。未再经蚊媒传播感染,由于肝细胞内红外期休眠子在某些因素的作用下复苏,开始裂体增殖,裂殖体发育成熟破裂,虫体进入红细胞。经过数个周期的红内期裂体增殖后,达到发热阈值再次引起疟疾发作,称为复发。间日疟在1～2年内可引起复发。再燃和复发均与原虫的种、株以及遗传特性有关。恶性疟原虫和三日疟原虫只有再燃,无复发;间日疟原虫和卵形疟原虫既有再燃又有复发。一般而言,近期如几周时间内的再次发作以再燃多见,而间日疟和卵形疟间隔数月或数年的再次发作多为复发。

4. 贫血(anemia) 疟疾患者可以出现贫血现象,疟疾发作次数越多,病程越长,贫血越严重。红细胞内期疟原虫直接破坏红细胞,是疟疾患者发生贫血的原因之一。但疟疾患者的贫血程度往往超过原虫血症所造成的后果,其原因如下。

(1)脾功能亢进:疟原虫感染可造成脾脏巨噬细胞数量增多,吞噬能力增强,其吞噬能力可达正常的200倍。巨噬细胞不仅吞噬有疟原虫寄生的红细胞,还大量吞噬正常的红细胞。这种吞噬作用使血红蛋白中的铁不能重复利用而加重贫血程度。

(2)骨髓抑制、红细胞生成障碍:疟原虫代谢产物可以抑制骨髓造血功能及造血干细胞向红细胞转化,特别是在疟原虫抗原刺激下,引发宿主的细胞免疫所致 TNF-α 的高量表达,对骨髓造血功能的抑制更为明显。

(3)免疫性溶血:通常发生于疟疾感染的急性期。当宿主产生特异性抗体后,抗原抗体复合物附着于正常红细胞上,并与补体相结合,引起红细胞溶解或被巨噬细胞吞噬。此外,由于疟原虫寄生红细胞,使隐蔽的红细胞抗原暴露,刺激机体产生自身抗体(IgM),导致红细胞溶解。

5. 脾大(splenomegaly) 导致脾大主要原因是脾充血与单核巨噬细胞增生。初发患者多在发作3～4天后由于脾充血,开始肿大;脾质地柔软,可增大2～6倍,脾缘可达脐以下;这类脾大是可逆的。如服用抗疟药,巨脾可逐渐缩小,直到恢复正常。感染晚期或在反复发作时,患者脾内则有明显的淋巴样巨噬细胞增生。同时,由于这些细胞吞噬了大量感染的红细胞和疟色素,脾脏切面颜色较深,包膜增厚,纤维组织增生,质地坚硬。此时即使疟疾治愈,脾脏也不能缩小到正常体积。

在非洲或亚洲某些热带疟疾流行区,出现"热带巨脾综合征",可能是由疟疾的免疫反应所引起。患者多伴有肝大、门静脉高压、脾功能亢进、巨脾症、贫血等症状;血中 IgM 水平增高。

6. 重症疟疾或凶险型疟疾(pernicious malaria) 重症疟疾是指血液中查见疟原虫,又排除了其他疾病的可能性而出现严重疟疾临床症状者,绝大多数由恶性疟原虫所致,尤其是对恶性疟原虫缺乏免疫力的人群,间日疟原虫偶见。此型疟疾多发生于流行区儿童、无免疫力的旅游者和流动人口。重症疟疾的特点是发病急骤,病情险恶,病死率高。常表现为昏迷、高热(≥40℃)、抽搐、严重贫血、肾衰竭等症状,如不及时诊治,死亡率极高。临床上有脑型疟(cerebral malaria,CM)、超高热型疟(ultrahyperpyrexia malaria)、厥冷型疟(algid malaria)及胃肠型疟等,其中以脑型疟最多见。脑型疟大多数发生于恶性疟患者,临床上中枢神经系统症状明显。脑型疟典型临床表现为剧烈头痛、高热、谵妄、昏睡或昏迷、惊厥、痉挛;随着病情发展可出现脑水肿、多器官衰竭等并发症,病死率甚高。脑型疟可在病程中转为超高热型而死亡。超高热型起病急,体温常迅速升高至41℃以上,并持续不退。临床表现为皮肤灼热、气促、烦躁、谵妄,常发展为深昏迷在数小时内死亡。胃肠型除有畏寒、发热外,还常有明显呕吐、腹痛、腹泻和里急后重,多数预后较好。如出现严重呕吐、腹泻、脱水,可因休克和肾衰竭而死亡。脑型疟主要并发症包括:低血糖、酸中毒、重度贫血、肾衰竭、黑热尿、肺水肿、休克和凝血功能异常。

在不同疟疾流行区,凶险型疟疾的高发人群和临床表现呈现较大差异。在稳定的高度疟疾流行区,出生几个月的婴儿和5岁以下的幼童是凶险型疟疾的高发人群,主要的临床表现为恶性贫血。在中度疟疾流行区,脑型疟疾和代谢性酸中毒是儿童常见的凶险型疟疾。在低度疟疾流行区,急性肾衰竭、黄疸和肺水肿是成年人常见的临床表现;贫血、低血糖症和惊厥在儿童中比较多见。脑型疟疾和代谢性酸中毒在所有的年龄组都有。

在凶险型疟疾的发生中,多种虫体蛋白表达于红细胞表面参与红细胞粘连的过程,包括红细胞表膜蛋白(EMP)、富含组氨酸蛋白(KAHRP)、隐遁素等。其中,由 var 基因编码的 PfEMP1 最为重要。var 基因家族是由60个成员组成,但在疟原虫红内期其表达严谨,每个世代只有1种基因被表达。体外培养时,每传代1次就有约2%的虫体 PfEMP1 有了改变,导致恶性疟原虫不同分离株或者时期虫体的细胞粘连特性可有明显不同。由于与红细胞膜与血管内皮细胞特异性粘连,导致重要脏器组织缺氧、局部细胞变性、坏死及全身性的功能紊乱。

疟原虫可产生某种可溶性细胞毒物质,释入血流,使宿主细胞内线粒体的呼吸作用和磷酸化作用发生障碍,内脏交感神经高度兴奋,造成新陈代谢和内分泌紊乱,导致肝、肾、肾上腺及肠壁等内脏小血管收缩和脑部小血管的通透性增加,蛋白质及水分大量渗出,组织发生水肿,而血管内血液浓缩、血流缓慢,造成局部淤血缺氧。同时,疟原虫的寄生或其他原因引起红细胞大量破坏,红细胞凝血激酶、二磷酸腺苷(ADP)释入血流,以上成分均可促进凝血反应,导致广泛的弥散性血管内凝血(DIC)。

凶险型疟疾的发病机制仍在研究中,目前有两种假说:阻塞学说和细胞因子学说。

(1)阻塞学说:凶险型疟疾患者的病理片中可见除了恶性疟原虫的外周血红细胞(PRBC)与微血管内皮细胞发生粘连外,还可观察到 PRBC 与未感染红细胞的粘连(玫瑰花结形成)。同时 PRBC 的变形能力下降导致通过毛细管血管能力的降低,这三者共同作用导致微血管阻塞,重要的脏器供氧不足,引发了凶险型疟疾。

(2)细胞因子学说:多种细胞因子在凶险型疟疾的发生中发挥重要作用。PRBC 被 CD8[+] 树突细胞识别,后者分泌 IL-12、IL-18 刺激 NK 细胞产生 IFN-γ,导致趋化因子 CXCR3 和 CCR5,黏附分子 ICAM-1、VCAM-1 的表达,诱导 CD8[+] T 细胞向脑部微血管的迁移和浸润,并通过分泌穿孔素和颗粒酶 B 破坏血管内皮细胞和血-脑屏障并最终引发凶险型疟疾。

随着近年来对恶性疟原虫分子生物学方面的研究,脑型疟致病机制涉及多因素参与的免疫病理性疾病。细胞因子、黏附因子和一氧化氮是引起 CM 发病的重要因素,如过量的 TNF - α、IFN - γ 等细胞因子激活内皮细胞表达黏附受体,增强内皮细胞的黏附性,使受染红细胞黏附于脑的微血管内,导致血管阻塞,造成脑局部缺氧和营养耗竭而引起脑并发症。

7. 疟性肾病（nephritic syndrome with malaria） 疟性肾病多见三日疟患者长期未愈者,以非洲儿童患者居多,由Ⅲ型变态反应所致的免疫病理性结果。临床症状主要表现为全身水肿、腹水、蛋白尿和高血压,最后可导致肾衰竭。若成为慢性后,抗疟药治疗也无效。

8. 其他类型疟疾 其他类型疟疾包括先天性疟疾、婴幼儿疟疾、输血性疟疾等。先天性疟疾是因胎盘受损或在分娩过程中母体血污染胎儿伤口所致。胎儿出生后即见贫血、脾大,血中发现疟原虫。婴幼儿疟疾,临床表现为精神委靡或烦躁不安、食欲缺乏、呕吐、腹痛或腹泻,热型不规则;仅寒而无寒战;热退后有半数不出汗;高热时可有惊厥或抽搐;贫血发展快。由于缺乏免疫力,易发展为脑型疟,导致心、肺、肾衰竭而危及生命,病死率远较成人高。输血性疟疾,主要是由于误输了含有疟原虫红内期各期病原体的血液或血制品所致,其潜伏期的长短与输入的虫数、注射途径和受血者易感性有关。一般以静脉注射的潜伏期最短,皮下、肌内注射的潜伏期较长。此外,潜伏期的长短亦与血型有关,接种同型血的间日疟潜伏期平均 12.1 天,异型血为 20.5 天。输入血库保存 6 天以内的血最危险,7～12 天较安全。当前输血较为普遍,血源复杂,对输血性疟疾应予以重视。

八、免疫

人体对疟原虫感染有一定的免疫反应,如先天免疫系统可以发现疟原虫和受感染的细胞并加以杀死,还可以产生特异性抗体来对抗疟原虫和受感染细胞,这些免疫反应是造成患者病理反应的部分原因。在疟疾流行区,不足 6 个月的婴儿不发病,即使发病,症状也较轻。1 岁以上发病逐渐增多,2～3 岁儿童发病率及病死率较高。随着年龄的增长,抵抗力增强而发病率逐渐下降。在流行区,有的患者虽然发病,而且呈高虫血症,但病情却不危重,提示感染疟原虫后刺激机体发挥特定的免疫作用。然而,疟原虫具有非常复杂的遗传系统,在宿主的免疫反应压力下,疟原虫可以通过基因重组的方式迅速改变它们及所寄生细胞的表面抗原,从而使寄生虫在血液内不容易被根除。人体对疟原虫感染的免疫包括先天性免疫和获得性免疫。

1. 先天性免疫 先天性免疫是指机体对初次感染的疟原虫所产生的免疫反应,即在特异性抗体和细胞因子产生前,体内的吞噬细胞、天然杀伤细胞、γδT 细胞、干扰素以及 NO 等因子参与清除和杀灭疟原虫的过程。先天性免疫与种族的遗传有关,在进化过程中,人和一些脊椎动物形成了对某些种疟原虫易感,而对另一些疟原虫不易感,间日疟原虫的红细胞膜上受体是 Duffy 血型抗原,而西非黑人和美国黑种人 Duffy 血型阴性,缺少间日疟原虫受体决定簇,间日疟原虫不能侵入这类红细胞寄生,故 Duffy 抗原阴性者对间日疟原虫感染存在天然抗性。此外,由于遗传基因所造成的镰状红细胞(HbS)贫血患者或红细胞缺乏葡萄糖-

6-磷酸脱氢酶(G6PD)患者,对恶性疟原虫具有抵抗力。疟原虫生活史的整个过程都存在先天抵抗力,目前研究主要集中在对抗红内期原虫阶段。

不同种类疟原虫入侵红细胞必需识别宿主红细胞受体(表面决定簇)。

(1) 间日疟原虫裂殖子受体:间日疟原虫裂殖子入侵红细胞需要 Duffy 血型物质作为受体,Duffy 血型阴性者红细胞膜上无此受体,因而间日疟原虫不能入侵红细胞。流行病学资料也证明在恶性疟的高度流行的西非,从未有过间日疟流行,因当地居民绝大多数为 Duffy 血型阴性;东非大多数人为 Duffy 血型阳性,间日疟就流行严重。迄今为止,尚未发现有 Duffy 阴性者受间日疟原虫感染的病例。Duffy 阴性血型志愿者受到间日疟原虫子孢子的按蚊叮刺后不受感染,而 Duffy 阳性的志愿者则能受感染。

(2) 恶性疟原虫裂殖子受体:血型糖蛋白是红细胞受体,研究发现缺乏血型糖蛋白 A 的红细胞,能降低恶性疟原虫侵入的敏感性;也有研究发现,缺乏血型糖蛋白 B 也能阻碍恶性疟原虫对红细胞的侵入。

(3) 血红蛋白性质:异常血红蛋白如镰状细胞血红蛋白(HbS)会影响恶性疟原虫对血红蛋白的利用而干扰疟原虫的发育成熟,从而抵抗原虫作用。非洲患镰状红细胞症的儿童恶性疟感染率与正常儿童相近,但前者的重症疟疾及患疟死亡的比例远少于后者。其原因可能是在氧分压较低时血红蛋白可形成微结晶并刺入疟原虫的表膜,从而影响其生存;HbS 较难溶于水,使疟原虫的吞噬和胞饮作用发生障碍。另外,在缺氧条件下这类红细胞内钾离子浓度下降,可造成疟原虫死亡。地中海贫血患者的红细胞也不利于恶性疟原虫的寄生和发育,可能和这类患者的红细胞对过氧化较敏感,而导致疟原虫易受氧化剂的损害。G6PD 缺乏者对疟原虫也具有先天抵抗力。临床研究证实,G6PD 缺乏的儿童可以免遭重症恶性疟疾。患者的这类红细胞对氧化剂敏感,而疟原虫的发育需利用宿主细胞内的还原型辅酶Ⅱ,使得红细胞过氧化物代谢能力受损,因此受感染的红细胞在疟原虫成熟前就有自然溶解的倾向,但仍需进一步研究证实。

2. 获得性免疫　获得性免疫是指接触疟原虫后,刺激机体免疫系统而产生一系列免疫应答,出现主动和被动免疫过程。

(1) 疟原虫抗原:疟原虫抗原主要来源于虫体表面或内部,包括疟原虫残留胞质、含色素的膜结合颗粒、死亡或变形的裂殖子、疟原虫空泡内容物及其膜、裂殖子分泌物及疟原虫侵入红细胞时被修饰或脱落的表被物质。种内和种间各期疟原虫既存在共同抗原,也存在种、期特异性抗原。这些具有种、期特异性的抗原在产生保护性抗体方面有重要作用。参与免疫反应的抗原也可来自宿主细胞的抗原,如来源于疟原虫自身发育破坏的肝细胞和红细胞,也来源于局部缺血或辅助免疫机制的激活(如补体系统)所破坏的许多其他组织细胞。疟原虫的保护性抗原主要在虫体表面,统称表面抗原。子孢子、红外期裂殖子、红内期裂殖子及感染的红细胞表面均有抗原成分。在疟原虫生活史的发育各期,既有共同抗原,又有其特异性抗原。业已证明成熟子孢子体外包裹的环子孢子蛋白具有明显的抗原性。红内期疟原虫的不同发育阶段,抗原成分和含量变化较大,随着虫体的发育均逐渐增加,同时亦将一些抗原成分转移至红细胞表面。环状体期的特异性蛋白较少,滋养体和裂殖体则有较多的特异性蛋白。疟原虫的抗体主要作用于裂殖子,使裂殖子凝集,阻止裂殖子钻入新的红细胞。近年来还发现恶性疟原虫和间日疟原虫的配子体表面也存在保护性抗原。

(2) 体液免疫:在疟疾免疫过程中,体液免疫是主要保护性免疫。当疟原虫血症出现后,血清中 IgG、IgM 和 IgA 抗体水平明显升高,具有特异性作用的抗体仅有 5% 左右,主要是 IgM。感染疟原虫后 3～6 天即可出现抗体,8～16 天后达高峰期,抗体滴度与虫荷呈正比。抗体效应机制主要通过红细胞膜直接影响红细胞内虫体的生长;亦可先与红细胞膜上的抗原结合,再作用到红细胞内虫体。抗体亦能作用于游离血液中未钻入红细胞的裂殖子,即与虫体或红细胞膜上的虫体抗原结合后,虫体表面形成一层复合物,其结果表现为如下。①能改变虫体的黏附作用、阻断与宿主细胞的结合、干扰虫体钻入宿主红细胞的能力。②影响虫体膜的运输和营养、导致膜损伤;介导 ADCC 效应以及吸引巨噬细胞吞噬。机体可以产生作用于子孢子的体液免疫,在疟疾流行区的人群抗子孢子抗体阳性,该抗体能有效地抑制子孢子入侵肝细胞。

(3) 细胞免疫:疟原虫感染过程中,细胞介导免疫具有重要的作用,主要的效应细胞为巨噬细胞、中性粒细胞。疟原虫抗原可刺激 T 细胞,产生淋巴因子激活巨噬细胞和中性粒细胞,使巨噬细胞产生游离氧(OH,H_2O_2,O_2)、肿瘤坏死因子(TNF)、$IFN-\gamma$ 和白细胞介素等,也可通过破坏红细胞,使其中的疟原虫变性死亡。实验证明,巨噬细胞对受染红细胞及血中裂殖子的吞噬能力明显增强;嗜细胞抗体(IgG1 亚类)、巨噬细胞等产生 ADCC 效应;调理素抗体是 IgG2 亚类,有协助吞噬作用。肝细胞由于存在 MHC 分子,因此有可能诱导机体产生免疫应答。目前研究证明,对感染虫体的肝细胞免疫应答包括激活 $CD4^+ T$ 细胞释放的细胞因子效应及 CD8CTL 特异性杀灭感染肝细胞。

(4) 带虫免疫(premunition)和免疫逃避:大多数疟疾患者经过连续急性发作后而停止,虽然血液或组织中仍存有少量原虫,此时宿主的免疫力与原虫之间处于相对平衡状态,表现为有一定的保护性免疫力。同时,血液内又维持低水平的原虫血症,宿主的免疫力也可随着体内虫体的清除而消失,这种免疫状态称为带虫免疫。该现象说明疟原虫抗原具有免疫原性,其刺激机体产生的特异性抗体有抑制疟原虫红内期发育的效应。同时,部分疟原虫可与宿主的保护性抗体共存而逃避宿主的免疫效应,又称免疫逃避(immune evasion)。其主要机制如下。①寄生部位隔离:寄生人体疟原虫的红细胞外期和红细胞内期虫体,均在宿主细胞内生活,细胞内的虫体可逃避抗体的作用。②抗原变异(antigenic variation)和抗原多态性(antigenic polymorphism):研究证明在同一疟原虫虫种内存在许多抗原性有差异的株,寄生宿主体内的疟原虫,通过表面抗原的变异,产生与前身抗原决定簇不一致的变异体,逃避机体已产生抗体的特异性杀伤作用。如恶性疟原虫红细胞膜蛋白 1(*Plasmodium falciparum erythrocyte membrane protein 1*, PfEMP1)蛋白受 var 基因家族编码,var 基因是个大家族,且存在多样性,分布在除第 14 号染色体外其他所有染色体亚端粒或中间位置上。PfEMP1 分子及氨基酸序列存在高度的可变性,极易导致抗原变异。③免疫抑制作用的产生,改变宿主的免疫应答,表现为免疫抑制、多克隆淋巴细胞活化,及可溶性循环抗原等。此外,疟原虫蛋白质序列多态性很常见,特别是有广泛重复区的蛋白,例如环子孢子蛋白(CSP),该抗原能下调抗体成熟和高亲和力抗体产生。恶性疟原虫裂殖子表面蛋白-1(MSP-1)可以诱导MSP-1的"阻断抗体",这种抗体可以阻止任何有抑制能力抗体的特异性结合。

九、诊断

对来自疟疾流行地区,临床表现有高热、寒战、发热和脾大者,应考虑疟原虫感染的可能性,并进行病原学检查或免疫诊断,必要时可使用分子生物学检测。我国在 2006 年制定了疟疾诊断标准(WS259-2006),标准化疟疾的诊断。

1. **病原学检查** 采集患者外周血中检出疟原虫是疟疾确诊的依据。通常在一张玻片上同时制作厚、薄血膜,经姬氏或瑞氏染色后镜检查找疟原虫。薄血膜中疟原虫形态完整,被感染红细胞未被破坏,容易识别和鉴别虫种,但原虫密度低时,容易漏检。厚血膜由于用血量大原虫易检获,其检出率是薄血膜的 15~25 倍,但制片过程中红细胞溶解,原虫形态有所改变,虫种鉴别有困难。因恶性疟原虫在外周血中仅能找到环状体和配子体,故应选择适宜的采血时间;如在发作开始时或发作后几小时内容易找到原虫,对恶性疟的初发者在疟疾发作时采血镜检可提高检出率。其余 3 种疟原虫血检时间可不受限制,但在发作后 10 余小时采血,虫体数量较多,形态特征明显,易于检出。

另外,可采用血沉棕黄层定量分析法(quantitative buffy coat,QBC)又称吖啶橙定量层析法检测疟原虫。由于感染疟原虫的红细胞比正常红细胞轻,而比白细胞略重,离心分层后,集中分布于正常红细胞层的上部,在加入橙试剂后,用荧光显微镜观察结果,其敏感性比普通镜检法高 7 倍。该法简便、快速,但费用较高,对实验器材有特殊要求。

2. **免疫学检查**

(1) 循环抗体检测:通常在疟原虫感染后 2~3 周出现抗疟抗体,4~8 周达高峰,随后下降。重复感染或复发者的抗体上升较快,且抗体水平比初次感染高,持续时间长。由于患者治愈后抗体仍能持续相当长的时间,如治愈后 15 个月。因此,抗体检测方法不能确诊现症患者,仅作辅助诊断。抗体检测主要用于对疟疾流行病学调查、防治效果的评估及输血对象的筛选。目前,常用的方法有 IFA、IHA 和 ELISA 等。

(2) 循环抗原检测:循环抗原检测是指利用血清学方法检测疟原虫循环抗原,能更好地说明受检对象是否有活动感染。常用的方法有双抗体夹心 ELISA、放射免疫试验等。近年来,WHO"热带病培训研究特别规划署"(TDR)推出一种由单抗制备的浸条(dipstick)用于检测疟原虫感染患者血浆中的特异抗原,简便易行。其他检查技术还包括检测富组氨酸蛋白(HRP-II)抗原的快速诊断方法如 ParaSight™(Becton Dickinson)、ICT Malaria PfTest(ICT Diagnostics Sydney)和 OptiMAL^R(Flow Inc Portland,OR)、免疫色谱试验(ICT)以及快速诊断疟原虫乳酸脱氢酶等方法,在对疟疾的诊断和疗效考核等方面显示出很好的优势。

临床上,免疫学诊断作为辅助性诊断,主要用于疟疾的流行病学调查、防治效果的评估及输血对象的筛选等。

3. 分子生物学方法 近年来,PCR 已广泛应用于疟疾的诊断,操作较简便、灵敏度高和特异性强,优于镜检方法。如套式 PCR 技术扩增间日疟原虫 SSU rRNA 基因 120 bp 的特定片段,其敏感性达 0.1×10^2 个/L(0.1 原虫/mm^3)。但分子生物学技术需要较高实验室条件且价格高而限制其推广。

十、流行

（一）分布与流行状况

疟疾是严重危害人体健康和生命安全的重大传染病之一,WHO 把疟疾与艾滋病、结核一起列为全球三大公共卫生问题。间日疟主要分布在温带地区,但也散在分布于寒带和热带地区。恶性疟主要分布在热带和亚热带地区,特别是热带非洲和南美洲。三日疟主要分布在热带非洲撒哈拉沙漠以南地区,为局部流行。卵形疟分布范围最小,主要在热带非洲西海岸地区。疟疾呈世界性分布,遍及 102 个国家和地区,以非洲流行最严重,其次是亚洲和中南美洲。目前仅在欧洲、北美等 37 个国家和地区基本消灭了疟疾。疟疾也是我国重要传染病之一。新中国成立以来,我国疟疾防治工作取得了显著成效,我国疟疾疫情显著下降。新中国成立初期发病人数每年为 3 000 万,20 世纪 70 年代初的 2 400 多万减少到 90 年代末的数万,1996～1998 年全国疟疾发病降至 3 万余例,但 2000 年疫情出现回升,发病人数为 26.6 万,尤其在我国中部地区的苏、豫、皖、鄂等省曾出现过局部暴发流行。随着抗疟工作进展,2010 年的疟疾发病为 7 433 例。其中,间日疟 4 943 例,恶性疟 1 287 例,死亡 15 例。疟疾流行区范围大幅度缩小,除云南、海南两省外,其他地区已消除了恶性疟。但近年来由于外出务工、经商、旅游等人口流动频繁,输入性疟疾病例呈上升趋势,恶性疟死亡病例明显增多。根据全国传染病网络直报数据,2011 年 1～3 月,因患恶性疟死亡 11 例,均为 20～50 岁青壮年劳动力。我国于 2010 年制定并启动了国家消除疟疾行动,计划到 2020 年全国实现消除目标。

我国地处温带和亚热带,4 种疟疾流行均有报道。在国内,间日疟分布最广,遍及全国各地,但主要分布在黄淮地区;其次是恶性疟,主要分布在海南、云南等省的大部分地区。三日疟呈散在分布,卵形疟迄今仅在云南、广东、河南等地发现几例。海南和云南两省是全国疟疾流行最严重的疟区和传播恶性疟的主要疫源区,也是疫情波动最频繁的地区;湖北的洪涝山区,河南南部等局部地区,疟疾流行也较严重。我国疟疾的分布有以下 4 个地区。①北纬 25 度以南地区:曾为我国疟疾流行最严重的地区,有云南、贵州、广东、广西、海南、福建及我国台湾等地,主要为间日疟和恶性疟流行,三日疟和卵形疟罕见,这类疟区的每年传播期为 9～12 个月;②北纬 25°～33°之间地区:为非稳定性中疟区和低疟区,主要以间日疟流行为主,偶有恶性疟报道,这类疟区的每年传播期为 6～8 个月;③北纬 33°以北地区:属非稳定性低度疟区,该区仅以间日疟流行,恶性疟为输入病例,这类疟区的每年传播期为 3～6 个月;④西北地区:范围包括西藏墨脱和黑龙江佳木斯以西地区,其中青藏高原、西北和内蒙古的荒漠为天然无疟区,现仅新疆伊犁河流域及南疆少部分地区有少数间日疟流行。这类疟区的每年传播期为 3～6 个月。每年传播期的长短与疟蚊的种属和活动持续时间有关。

（二）流行环节

1. 传染源　外周血有配子体的现症疟疾患者和带虫者为疟疾的传染源。间日疟患者在原虫血症 2～3 天后可出现配子体,恶性疟患者在原虫血症后 7～11 天才出现配子体。因此,间日疟患者在发病早期即可感染蚊媒,而恶性疟原虫配子体具有传染性的时间可持续 60～80 天。

2. 传播媒介　按蚊是疟疾的重要传播媒介。在我国 61 种按蚊中,能传播疟疾的仅有 8 种,包括中华按蚊、嗜人按蚊、微小按蚊和大劣按蚊。中华按蚊是平原地区的主要传播媒介;嗜人按蚊分布于长江以南地区,是山区的主要传播媒介;微小按蚊存在于我国南方山区、丘陵及某些盆地;大劣按蚊分布于海南省、西双版纳山林和山麓地区。

输血传播疟疾多见于高疟区,由于输入的为红内期虫体,即使是输入间日疟原虫也无远期复发。现在我国输血管理中已将疟原虫的检测列为常规检测项目,从而明显降低了输血疟疾的发病率。孕妇患有疟疾时,疟原虫可以通过胎盘传给胎儿,引起先天性疟疾。某些静脉药瘾者也可通过共用注射器的方式感染疟原虫。

3. 易感人群　指对疟原虫无免疫力的人群,如流行区儿童和非疟区无免疫力人群,流行区成人反复感染,可呈带虫状态。一般而言,除了少数有特殊遗传背景的人群如 Duffy 血型阴性人群对间日疟不易感,或镰状细胞贫血者对恶性疟也不易感外。不同种族、性别和年龄人群对人疟原虫均易感,儿童比成人更易感。

4. 影响流行的因素

（1）自然因素:温度、湿度、雨量及地形等因素对疟疾传播都具有一定影响。温度<15～16℃,疟原虫不能在蚊体内发育。30℃以上则发育迟缓,在<15℃、>30℃时,疟疾不能传播,称为休止期。因此,疟疾具有明显的季节性,一般每年有两个高峰,主要出现在春季和秋季。在海南岛和西双版纳（全年温度均为 15℃以上）等地无休止期。雨量影响蚊虫孳生环境,可直接影响蚊媒的种群数量和疟原虫的传播。

（2）社会因素:社会经济水平、人群文化素质、生活习惯、卫生条件及医疗防疫机构等因素均可影响疟疾的传播和流行。

十一、防治

人类实施抗疟计划一个多世纪以来,取得的成效和挫折历经反复,但效果并不十分突出,也多次修改抗疟策略。1998 年,WHO 提出的"击退疟疾"（Roll Back Malaria）计划。2007 年,第 60 届世界卫生大会决定,从 2008 年起的每年 4 月 23～25 日作为"世界疟疾日"。翌年,"世界疟疾日"的主题为"疟疾:一种没有国界的疾病",2015 年,"世界疟疾日"的主题是"投资未来,击败疟疾"。从 2004 年起,WHO 把每年防疟经费从 5 000 万美元上升至惊人的 10 亿美元,该措施覆盖新型抗疟药、疫苗的研制、环境和综合整治、培训计划、援助计划等多项措施。目前,我国疟疾防治上取得的令人瞩目的成就。在全国 24 个疟疾流行省（区、市）中,95％的县（市、区）疟疾发病率已降至万分之一以下,仅有 87 个县（市、区）疟疾发病率超过万分之一。我国疟疾防治正从控制阶段走向消除阶段,防治策略由过去"针对高发区,降低发病率调整为针对每个疫点,阻断疟疾传播",同时将全国以县为单位分作 4 个类别,分别实施不同的防治策略和措施。Ⅰ类县为 3 年均有本地感染病例,且发病率不高于万分之一的县;Ⅱ类县为 3 年有本地感染病例,且至少 1 年发病率低于万分之一的县;Ⅲ类县为 3 年无本地感染病例报告的流行县;Ⅳ类县为非疟疾流行区。其所对应实施的疟疾防治策略和措施如下:Ⅰ类县加强传染源控制与媒介防制措施,降低疟疾发病;Ⅱ类县清除疟疾传染源,阻断疟疾在当地传播;Ⅲ类县加强监测和输入病例处置,防止继发传播;Ⅳ类县做好输入病例处置。根据防治进程和流行情况改变,各地疟疾防治策略还将适时调整。全国实现消除疟疾的阶段目标是,所有Ⅲ类县到 2015 年实现消除疟疾的目标。所有Ⅱ类县以及除云南部分边境地区外的Ⅰ类县,到 2015 年无本地感染疟疾病例;到 2018 年实现消除疟疾目标。云南边境地区的Ⅰ类县,到 2015 年疟疾发病率下降到万分之一以下;到 2017 年无本地感染疟疾病例;到 2020 年实现消除疟疾的目标。

1. **预防**　预防是指对个体预防和群体预防。个体预防针对疟区居民或短期进入疟区的个人,为了防蚊叮咬、防止发病或减轻临床症状而采取的防护措施。群体预防是对高疟区、暴发流行区或大批进入疟区较长期居住的人群,除包括含个体预防目的外,还要防止传播。并根据传播途径的薄弱环节,选择经济、有效、群众易接受的防护措施。针对疟疾流行的环节等方面采取相应的措施。①治疗原虫血症的患者;②消灭传疟媒介;③加强个人防护。进入疟区旅游或工作须服预防药,服药应从进入疟区前一周开始,持续到离开疟区后 6～8 周。为防止产生耐药性,所用药物可每 3 个月另换一种。

具体预防措施如下。

(1) 药物预防:常用预防药物有复方喹哌、醋酸硝喹片、磷酸喹哌可用于抗氯喹恶性疟流行区。另外,乙胺嘧啶或者阿奇霉素也可以作为预防药物。儿童服用上述预防药物,用量需要减少。

(2) 疫苗预防:由于抗氯喹的恶性疟原虫株的出现,加上传病媒介按蚊对 DDT 等杀虫药也产生抗药性,研制疟疾疫苗防治疟疾已引起了国内外学者的极大关注。疟原虫是一种生活史复杂的真核生物,现已知疟原虫有约 6 000 种蛋白质,并鉴定许多重要期特异蛋白的。研究者长期研究和实践获得了以下 3 方面的实验证据,表明研制疟疾疫苗是可行的:①自愿者经射线灭活的子孢子反复接种可获得完全保护性免疫,免疫力能持续相当长的时间;②长期生活在疟疾流行区的人群能产生抵抗疟疾感染的免疫力,在高疟区,10 岁以上的人群很少发生重症疟疾,而因疟疾死亡的主要是 5 岁以下儿童,这种免疫力可减少疟疾的发病率和病死率;③疟区成人的免疫球蛋白(IgG)进行被动免疫能有效治疗重症疟疾,表明自然获得的疟疾抗体能对疟原虫产生有效的杀灭作用。

根据疟原虫抗原来源不同,疟疾疫苗归纳为以下 3 类。

1) 子孢子疫苗即抗红前期原虫疫苗:疫苗的靶点包括子孢子和感染的肝细胞,针对子孢子的疫苗,需要达到 100％的保护效力,否则难以预防感染。从蚊唾腺中分离出的子孢子具有抗原性,目前已有恶性疟原虫、间日疟原虫等多个种株的环子孢子表面蛋白的基因被鉴定,并在恶性疟原虫子孢子活疫苗进行志愿者试验获得成功。其中以子孢子表面的环子孢子蛋白(circumsporozoite protein,CSP)和血凝素相关匿名蛋白(thrombospondin related anonymous protein,TRAP)是为公认的两株重要的疫苗候选抗原。

2) 红内期虫体疫苗:红内期的疟原虫由于裂殖子存在于细胞外,与宿主免疫系统直接接触,因此这一时期原虫已成为红内期疫苗的主要靶点。裂殖子入侵宿主细胞是个相当复杂的过程,并由受体和配体共同介导。推测有多个疟原虫蛋白质参与该入侵过程,这些蛋白包括位于裂殖子表面的蛋白质、培养上清中可溶性蛋白质以及位于棒状体或微线体中的蛋白质,其中包括裂殖子表面蛋白 1(MSP1)、顶端膜抗原 1(AMA1)、裂殖子表面抗原、环状体感染红细胞表面抗原、棒状体抗原和其他红内期疟原虫结构抗原等。部分疫苗已进入人体试验阶段,取得了较为理想的效果。由于疟原虫感染后唯有红内期原虫是致病阶段,人们期望红内期疫苗能产生比天然感染更强的免疫保护力,能使原虫血症控制在很低的水平,以期获得免疫个体不至于发生重症疟疾,使无免疫力的个体(如疟区儿童和非疟区人群)产生具有疟区成人的疟疾免疫力。最近,弱化活性的恶性疟原虫子孢子疫苗 PfSPZ 在志愿者的 1 期临床试验获得成功,可以诱导产生抗体和细胞免疫;另一项儿童抗疟免疫计划征集了莫桑比克疟疾流行区的 10～18 个月的婴儿,接种 RTS、S/AS02D 后临床试验,随访 3 个月具有 65％的抗疟原虫感染率,6 个月中可以减少临床的发作;表明其对10～18个月的婴儿安全、保护性效果较好。

3) 传播阻断疫苗:即配子体疫苗,这种疫苗通过阻断疟原虫在蚊体内的有性生殖及孢子增殖达到阻断疟疾传播的目的。阻断传播并不能预防免疫个体感染疟疾,亦不能缓解症状,但能阻断按蚊将疟原虫从一个宿主传播至另一个宿主。当这种疫苗与疟疾保护性疫苗或抗疟药联合应用时,传播阻断疫苗可阻断那些逃避疫苗保护或对药物产生抗性而幸存下来原虫的传播。传播阻断疫苗的另一个用途为对旅游者进行免疫预防接种,以防止他们将疟原虫带回原地,造成疟疾在本地区流行。已批量生产 Pfs25 和 Pfs28 两候选疫苗,实验动物试验已表明可诱导传播阻断免疫应答。其他几种疫苗如 Pfs230,Pfs48/45 和蚊肠胰蛋白酶等正处于疫苗开发的起始阶段。

(3) 蚊媒预防:做好个人防护,使用蚊帐、驱蚊剂,避免蚊叮咬等。

2. 治疗　对现症患者要及时发现、及时根治。药物治疗在控制症状、阻断传播、缓解患者痛苦有重要的功能。

就目前而言抗疟药种类很多,按其对疟原虫生活史各期作用的不同,主要有以下几类。

(1) 杀灭红细胞外期裂殖体及休眠子:如伯胺喹啉(primaquine,伯喹),具有抗复发作用,也称根治药。乙胺嘧啶(pyrimethamine)对恶性疟原虫红外期有一定作用。

(2) 杀灭红细胞内裂体增殖期:如氯喹(chloroquine)、奎宁(quinine)、咯萘啶、喹派、甲氟喹、青蒿素(artemisinin)、蒿甲醚(artemether)及复方蒿甲醚等,用以控制临床症状。

青蒿素是我国发现的第 1 个被国际公认的天然药物,它从中药青蒿中提取的有过氧基团的倍半萜内酯抗疟新药,对红内期疟原虫均有良好的作用。其作用机制与抑制原虫蛋白合成、选择地抑制虫体泵-钙蛋白质的活性、干扰表膜-线粒体的功能及作用其食物泡膜,从而阻断了营养摄取的最早阶段,使疟原虫较快出现氨基酸饥饿最后导致死亡有关。对间日疟、恶性疟,特别是对脑型疟抢救治疗效果优良,可用于控制临床症状,氯喹抗药性疟原虫的治疗。但是,妊娠早期的患者慎用。青蒿素类药物因其毒性低、抗疟性强,被 WHO 批准为世界范围内治疗脑型疟疾和恶性疟疾的首选药物。目前,在其基础上合成了多种衍生物,如双氢青蒿素、蒿甲醚、青蒿琥酯等。青蒿素及其衍生物青蒿琥酯、蒿甲醚对恶性疟疾有着强大的治疗效果,为防止滥用青蒿素导致疟原虫产生抗药性,WHO 在对全世界抗疟工作进行总结和分析后,认为单方青蒿素的使用容易使疟原虫产生耐药性,提出了停止使用单方青蒿素,改用复方青蒿素的建议,即青蒿素只能用于与其他药物联合使用的复方疗法,不应单独使用。同时,WHO 及"遏制疟疾伙伴关系"组织(Roll Back Malaria Partnership) 2011 年启动了全球防止耐青蒿素疟原虫传播项目(global plan for artemisinin resistance containment, GPARC),联合发布"遏制青蒿素抗药性全球计划"说,目前在柬埔寨和泰国边境地区已出现对青蒿素具有抗药性的疟原虫。尽管以青蒿素为基础的复方疗法有效性仍高达 90%,但如不迅速采取行动,一旦复方疗法失效,许多国家在抗疟方面将束手无策。"遏制青蒿素抗药性全球计划"呼吁,在已有迹象表明疟原虫出现抗药性的地区应提供额外资金遏制抗药性疟原虫的传播,各国应加强对抗药性疟原虫的监测。在疟疾临床诊断和治疗中,严防滥用以青蒿素为基础的复方疗法;各国应增加资金投入,开发更加快速的抗药性疟原虫检测技术,并加紧开发新型抗疟药物。青蒿素类药物是人类对付具有抗药性的疟疾寄生虫的最后一道防线。研究表明,青蒿素抗疟机制极其复杂,其活化中间体通过过氧化膜脂质、干扰线粒体功能、烷基化或抑制蛋白质活性等多种途径表现出抗疟活性;还可以特异性地抑制疟原虫体内 SERCA 型钙离子调节酶 PfATP6 的活性。利用疟原虫会在蚊子体内进行有性繁殖(generative propagation)的特点,结合传统的基因分型技术(genotyping techniques)和最近新发展起来的全基因组测序技术,科学家们在疟原虫的基因组中发现了与对青蒿素耐药特性相关的遗传位点。

疟原虫的基因组由染色体 DNA、质体 DNA 和线粒体 DNA 组成。基因组特点包括富含腺嘌呤和胸腺嘧啶、基因密码子存在偏倚性、富含重复序列和变异家族。目前,对恶性疟原虫染色体 DNA 序列完全测定。科研人员从不同流行区疟疾病例中分离出恶性疟原虫进行全基因组测序,并在这些基因组中表征出遗传变异模式和抗药性,也完成了间日疟原虫的全基因组总体变异图谱;还完成了对食蟹猴疟原虫的基因组测序,鉴别了它的基因多样性,并将它的基因组和间日疟原虫、诺氏疟原虫作了比较。最近,科学家们利用 CRISPR/Cas9 系统编辑疟疾寄生虫基因组,以短时、高效、高达 100% 的成功率,中断一个寄生虫基因。这种方法可以使我们更快速的进行基因分析,并推进新药物的研发。

(3) 杀灭配子体:如伯氨喹可用于阻断传播。

(4) 杀灭孢子增殖期:如乙胺嘧啶,可抑制蚊体内的孢子增殖发育。

药物治疗时应注意对间日疟现症患者采用氯喹和伯氨喹治疗;恶性疟患者可单服氯喹。对间日疟患者,抗复发治疗采用伯氨喹。在恶性疟对氯喹产生抗性地区(如海南省、云南省),宜采用几种抗疟药合并治疗方案,如青蒿素、蒿甲醚与磺胺多辛和乙胺嘧啶合用,以及甲氟喹、咯萘啶等药物对恶性疟原虫抗氯喹株也有效。在药物治疗过程中必须重视疟原虫的抗药性问题，疟原虫产生抗药性是疟疾防治中遇到的主要难题之一。自从 20 世纪 50 年代末在东南亚和南美洲分别发现恶性疟原虫对氯喹产生抗药性以后，抗氯喹恶性疟迅速扩散蔓延，抗药性程度不断增加，并且从单药抗药性向多药抗药性发展。我国的海南、云南和广西等省、自治区也有抗药性疟疾的流行。在泰国和柬埔寨边境发现了恶性疟原虫对青蒿素产生耐药性的病例，说明疟原虫对几乎每一种抗疟药都产生了抗性。

3. **疫情检测和人口管理**　加强对疫情和蚊媒的监测，包括流行区中病死率、发病率、个案调查、媒介情况、疫情报告、人口及环境调查等。在此基础上建立防治效果考核体系，完善防治策略，巩固防治成果。由于近年来流动人口增加，国际贸易往来频繁，大量传染源输入非流行区，引起局部地区疟疾流行。故应加强流动人口疟疾管理，把外来流动人口管理列入本地区的疟疾防治计划中。

（毛佐华）

第四节　巴贝虫

一、引言

巴贝虫（Babesia）是一种经蜱传播的寄生在脊椎动物红细胞内的原虫，主要通过硬蜱在人与动物间传播或输血传播，引起的疾病称为巴贝虫病（babesiosis），也是一种人兽共患病。巴贝虫呈世界性分布，其种类超过 100 种。巴贝虫宿主特异性强，但特定条件下，不同种系宿主也可以交叉感染。可感染人的巴贝虫主要包括田鼠巴贝虫（*Babesia microti*）、分歧巴贝虫（*Babesia divergens*）、猎人巴贝虫（*Babesia venatorum*）、邓氏巴贝虫（*Babesia duncani*）等。

二、历史沿革

1888 年，罗马尼亚的巴贝斯（Babes）首次在患有血红蛋白尿的病牛的红细胞中发现虫体，并证明了其具有传染性，但被误认为牛血液球菌（*Haematococcus bovis*）。1889 年，美国学者史密斯（T. H. Smith）证明其是一种由蜱传播的原虫。1893 年，Smith 和 Killborne 命名为牛双芽梨形虫（*Priosoma bigemimum*）。同年，Starcovici 将属名 Pirosoma 改为 Babesia。1957 年，在南斯拉夫 Skrablo 和 Deanovic 报道第 1 个人感染巴贝虫病例后，该病被认为是人兽共患病。随后在各地相续有人感染病例报道。1922 年，我国在进口奶牛内发现巴贝虫。1982 年，在云南发现 2 例巴贝虫病例。

三、形态

巴贝虫在红细胞内寄生时形态具有多样性。常见虫体形态有环形、圆形、杆形、点状、梨形、阿米巴形等。典型形态为梨形，往往在一个红细胞内有多个虫体寄生，以1～4个虫体居多，且可为不同发育时期的虫体。经瑞氏或吉姆萨染色后，胞质呈蓝色，核呈红色。根据虫体大小分为：大型虫，体长2.5～5 μm，包括牛巴贝虫、吉氏巴贝虫；小型虫，体长1.0～2.5 μm，包括邓氏巴贝虫、卵形巴贝虫、田鼠巴贝虫（图10-16）。

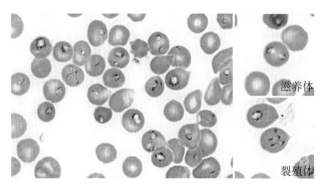

图10-16 巴贝虫形态

四、生活史

巴贝虫的生活史尚不完全清楚，主要包括人或脊椎动物的红细胞内发育和媒介硬蜱体内发育。巴贝虫的子孢子通过蜱叮咬随唾液进入人或脊椎动物体内，侵入红细胞后，通过出芽生殖方式或二分裂增殖发育成裂殖子。随着红细胞破裂，裂殖子释放后，再侵入新的红细胞，重复分裂增殖。部分滋养体不发育成裂殖子，发育成雌雄配子。配子通过蜱吸食宿主血液进入蜱体内，在肠道中配子结合成合子，然后进行多分裂方式增殖，再通过血淋巴移行至蜱体内各个组织。移行到蜱唾液腺的合子，进一步发育为子孢子。再随着叮咬宿主进入血液完成一个生活周期。巴贝虫在蜱间传播方式如下。①经卵传播：雌蜱吸血后，巴贝虫在蜱体内繁殖发育后，进入蜱卵巢，经卵传给下一代蜱，随蜱发育吸血宿主而传播。②期间传播：幼蜱吸食含有巴贝虫的血液后发育，将虫体传给下一个发育阶段。

五、细胞和分子致病

巴贝虫致病作用不仅与虫种及虫体自身的增殖作用而引起宿主红细胞溶解作用相关，还与宿主的免疫状态有关。

巴贝虫不仅在红细胞内的增殖直接破坏红细胞，还可通过免疫病理机制引起非感染红细胞溶血及脾吞噬功能增强，从而导致溶血性贫血。此外，虫体的代谢产物及虫体死后崩解产物可作为内毒素，使毛细血管通透性增加及血管扩张，引起血管内液体外渗，出现溢血现象。同时由于感染虫体的红细胞形态改变，相互黏附血管壁，导致毛细血管和小静脉堵塞。多种综合因素下，引起患者出现弥散性血管内凝血，导致多种器官功能损害。

脾脏在抗巴贝虫感染过程中起到重要作用。同时，体液免疫和细胞免疫对于抵抗巴贝虫也具有重要的保护作用。抗体可以阻断巴贝虫入侵血细胞。B细胞有助清除血液中得虫体,T 细胞可以促进宿主产生对巴贝虫的免疫。CD4$^+$辅助 T 细胞可以通过产生 IFN－γ 促进巨噬细胞杀伤红细胞内寄生的虫体,同时也可促进 B 细胞分泌抗体。细胞因子介导的自然杀伤细胞的细胞毒性作用在抗巴贝虫免疫中也起到重要的作用。因此,免疫正常个体感染后症状轻微或呈自限性。脾切除、免疫缺陷患者及年龄大的人感染后症状严重。

六、临床学

巴贝虫病潜伏期为蜱叮咬后的 1～4 周或是输血后的 1～9 周。临床表现多样,与感染的虫种和患者的免疫状态有关。一般症状有低热、疲惫和不适感、轻微头痛、虚弱乏力以及食欲缺乏等,伴有恶心、呕吐。重症患者起病急,持续不定期高热,寒战,大汗不止,头痛剧烈,肌痛,甚至周身关节疼痛。患者出现不同程度的贫血、黄疸及蛋白血尿,肝、脾有轻至中度肿大,淋巴结无异常。危重患者多为脾切除患者,症状发生突然,溶血性贫血发展迅速,伴发黄疸、蛋白尿、血尿、呼吸系统、心脏、肾脏和肝脏衰竭等。往往并发或伴随细菌感染和成人呼吸窘迫综合征,病死率高。

分歧巴贝虫与牛巴贝虫感染者:临床症状严重。多数患者为脾切除患者。潜伏期 1～4 周,患者起初感到不适,随后出现高热、疲劳、肌痛、黄疸、贫血、血红蛋白尿等症状,也可伴有恶心、呕吐、腹泻。有时会出现肾衰竭、肺水肿。病死率高,可超过 50%。

田鼠巴贝虫感染者:多数患者为亚临床症状。蜱叮咬患者的潜伏期为 1～3 周,输血感染潜伏期较长,为 6～9 周。患者常出现低热、疲惫、食欲缺乏、多汗、寒战、肌痛等症状。

七、诊断

对于巴贝虫病的诊断,经姬姆萨染色的血涂片检测是该病检测的"金标准"。而敏感性和特异性较高的分子生物学和血清学则常用于高通量的检测。但是对于硬蜱叮咬史、有输血史或脾脏摘除史等病史的了解更有助于诊断的进行。

1. **病原学**　常采用外周血制备薄血涂片,经姬姆萨染色后油镜观察。适用于巴贝虫病急性期的病原体检测,但亚临床感染或是慢性感染时检出率较低,易出现漏诊。此外,由于巴贝虫虫体与环形体期恶性疟原虫很相似,易出现误诊。

2. **免疫学**　ELISA、IFA、免疫斑点法(dot-ELISA)等免疫血清学方法可作为流行病学调查、血液筛查使用的常规方法。

3. **分子生物学**　常采用 PCR、实时定量 PCR(real-time PCR)、环介导等温扩增(LAMP)等分子核酸检测技术,扩增巴贝虫的 18S RNA、热休克蛋白(HSP)、微管蛋白(tubulin)等保守基因。

八、流行

巴贝虫寄生于脊椎动物的红细胞内,呈世界性分布,其种类超过 100 种,但感染人的巴贝虫主要包括田鼠巴贝虫和分歧巴贝虫,感染病例中美国主要流行田鼠巴贝虫,欧洲主要流行分歧巴贝虫。近年来,埃及、南非、澳大利亚、巴西、日本、韩国等相继报道了人巴贝虫病病例,我国报道多例田鼠巴贝虫、分歧巴贝虫和猎人巴贝虫等感染人病例。

巴贝虫宿主广泛包括啮齿类动物、牛、鹿、犬、浣熊、鸟类等动物。虫种通常具有严格的宿主选择性,但某些虫种可以感染人类。

巴贝虫病主要传播途径为蜱叮咬,其次为输血传播及经胎盘传播。硬蜱是巴贝虫的传播媒介,包括草原革蜱、森林革蜱、中华革蜱、镰形扇头蜱、长角血蜱等。

人对巴贝虫普遍易感。脾切除患者、免疫缺陷者及年龄大者为更易感染。

九、治疗和预防

1. 预防措施 穿防护衣避免皮肤暴露或使用驱虫剂防止蜱叮咬,加强公共卫生设施管理,消灭蜱孳生环境、灭蜱、灭鼠,以及接种疫苗。

2. 治疗 通常采用奎宁与克林霉素、阿奇霉素与奎宁等的联合用药;也可采用阿托伐醌、氯胍与阿奇霉素的联合用药。阿奇霉素与阿托伐醌联合用药一般用于治疗病情较轻的患者,病情严重的患者常采用奎宁与克林霉素联合用药。原虫血症较高的患者,溶血较为严重,常规的治疗方法往往无效,需采用换血疗法。

(付永锋)

第五节　刚地弓形虫

一、引言

刚地弓形虫属专性细胞内寄生原虫,可感染几乎所有哺乳动物和人类,引起弓形虫病(toxoplasmosis),也是人兽共患寄生虫病和机会致病寄生虫病。作为重要的机会致病原虫,弓形虫感染是导致免疫功能损伤或免疫缺陷病人死亡重要原因之一;也是重要的致畸性病原生物体。当孕妇妊娠早期感染后可影响胎儿的发育,导致流产、畸胎、死胎、早产、出生缺陷等先天性弓形虫病。故弓形虫与围产医学、优生优育提高人口素质关系密切。

二、历史沿革

刚地弓形虫(*Toxoplasma gondii* Nicolle & Manceaux,1908)由法国学者 Nicolle 和 Manceaux 于 1908 年首次自北非刚地梳趾鼠肝、脾细胞内发现,因其外形宛如弓形而命名弓形虫。首例患者报道于 1920 年,随后 Wolf(1937)分离出虫体并提出了垂直感染可能;1923年,捷克医生 Janku 报道世界首例弓形虫病,1939 年,Sabin 从人体分离到弓形虫,并证明与过去从动物体内分离的为同一虫种。1970 年,Hutchison 和 Frenkel 阐明了其生长繁殖的过程。我国福建曾在猫、兔、猪及豚鼠体内发现了弓形虫。1957~1960 年,钟惠澜先生等也曾在陕西西安郊区的犬和北京郊区的猪的淋巴结及内脏等找到了同样的病原体;在云南的野生动物体中有类似的原虫出现。我国第 1 个病例发现于 1957 年。由于以前病例少见,症状轻微,弓形虫及弓形虫病一直未引起人们的足够重视。近年来,由于弓形虫病常暴发流行,以及宿主免疫功能低下时可导致严重的后果,人们逐渐认识到弓形虫是一种非常重要的机会性致病原虫,弓形虫病也逐渐被各科医生高度重视。

三、形态

弓形虫生活史中有 5 种不同的形态阶段,即滋养体、包囊、裂殖体、配子体和卵囊。

1. 滋养体(trophozoite) 滋养体为中间宿主细胞内生长、分裂繁殖的阶段。虫体呈新月形或香蕉形,一端较尖,一端钝圆,一边扁平,一边较弯曲。长 4～7 μm,最宽处 2～4 μm。经吉氏或瑞氏染液染色后,核呈红色,位于虫体中央稍偏后,在核与尖端之间有浅红色、颗粒状的副核体;细胞质呈蓝色。滋养体常在胞内寄生,被宿主细胞膜包绕的虫体聚集称为假包囊(pseudocyst),内含虫体称为速殖子(tachyzoite)(图 10 - 17)。

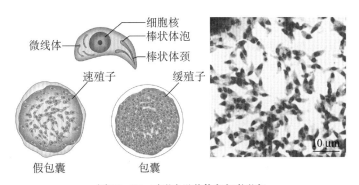

图 10 - 17 弓形虫滋养体和包囊形态

2. 包囊(cyst) 包囊圆形或椭圆形,具有一层由虫体分泌富有弹性、坚韧的囊壁,包囊直径小者仅 5 μm,大的可达 100 μm 不等,内含数个至数百个缓殖子。囊内虫体称为缓殖子(bradyzoite),缓殖子比速殖子略小,形态与速殖子不易区分,仅虫体较小、核位置稍偏向钝端。缓殖子可增殖(见图 10 - 17)。

3. 裂殖体(schizont) 寄生在猫科动物小肠组织上皮细胞内。Giemsa 染色虫体形态各异。成熟裂殖体的胞质着色较淡,内含 4～40 个或多至 30～40 个裂殖子,呈扇状排列。裂殖子呈新月状,前端较尖,后端较钝,大小为 (3.5～4.5)μm×1 μm。

4. 配子体(gametocyte) 配子体在猫科动物小肠组织上皮细胞内。雌配子体呈圆形,大小为 10～20 μm。核呈深红色、较大,常位于虫体的一侧。雄配子体卵圆形或椭圆形,直径约 10 μm。成熟雄配子体含 12～32 个雄配子,残留体 1～2 个。

5. 卵囊(oocyst) 卵囊又称囊合子,刚从猫粪排出的是未孢子化卵囊,呈圆形或椭圆形,大小约 10 μm×12 μm,具两层光滑透明囊壁。卵囊发育数小时后开始孢子化(sporolate),两端囊壁形成半月状空隙,内含 2 个孢子囊(sporocyst)。每个孢子囊内含 4 个互相交错、呈新月状的子孢子(图 10 - 18)。

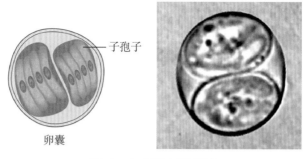

图 10 - 18　弓形虫卵囊形态

四、生活史

弓形虫生活史复杂,对中间宿主和所寄生组织的选择极不严格。除红细胞外,弓形虫可侵犯任何有核细胞。无论哺乳类、鸟类和人都可作为中间宿主。弓形虫发育过程需要两个宿主。在中间宿主内,弓形虫于肠外组织器官进行胞内无性生殖;在猫科动物如家猫肠上皮细胞内进行无性和有性生殖。有性生殖仅限于猫小肠绒毛上皮细胞内,无性生殖既可在小肠上皮细胞,又可在小肠外其他器官组织内进行,猫既是终末宿主又可作为中间宿主。卵囊与传播有关(图 10 - 19)。

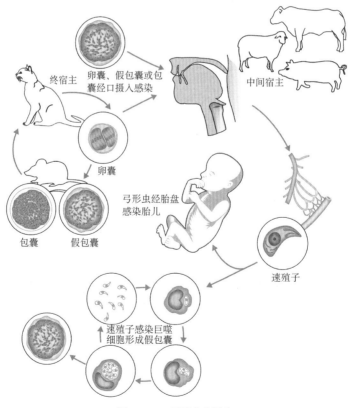

图 10 - 19　弓形虫生活史

1. 在中间宿主内的发育 当猫粪便中的卵囊或动物肉类中的包囊或假包囊被中间宿主人类、哺乳类动物或鸟类等吞食后,在肠内逸出的子孢子、缓殖子或速殖子可入侵肠壁淋巴管和血管扩散肠外的各组织器官,如脑、眼部、淋巴结、肝、心、肺、肌肉等有核细胞以及网状内皮系统的细胞。无论子孢子、缓殖子或速殖子,都必须进入宿主有核细胞内才能进行发育和繁殖,以二分裂或内二芽繁殖,当速殖子增殖到一定数量,宿主细胞破裂,速殖子又侵入新的宿主细胞,如此循环往复。如果机体抵抗力较差、免疫缺陷或使用了各种免疫抑制剂及虫株毒力较强时,则在细胞内形成假包囊,进入急性期。假包囊内的速殖子增殖非常迅速,细胞很快被胀破放出速殖子侵入其他正常细胞,造成全身广泛感染。如果宿主获得免疫力后,或者一些速殖子侵入宿主细胞后,特别是在脑、眼及骨骼肌等组织细胞内缓慢增殖,虫体分泌物质形成囊壁,虫体转换为缓殖子,进入慢性期。包囊内的缓殖子增殖十分缓慢,包囊在宿主体内可存活数月、数年或更长甚至终身。在慢性期,宿主免疫力功能低下或长期使用免疫抑制剂,组织内的包囊可破裂,包囊裂解释放出缓殖子,再侵入其他健康的有核细胞内继续缓慢重复上述过程。包囊和假包囊是中间宿主之间或中间宿主与终宿主之间相互传播的主要感染阶段。弓形虫毒力与机体免疫力密切相关,免疫力的高低是导致急性期和慢性期互相转变的重要诱因。

2. 在终宿主猫体内的发育 当猫或猫科动物吞食卵囊或含有包囊、假包囊的其他动物组织后,子孢子或缓殖子及速殖子在小肠逸出,可侵入小肠上皮细胞内发育,形成裂殖体;裂殖体成熟以后胀破上皮细胞放出裂殖子,后者重复再侵入新的肠上皮细胞过程。部分子孢子或缓殖子、速殖子也可经肠壁淋巴和血流侵入全身其他组织,猫和猫科动物既是终宿主也是中间宿主。

历经数代裂体增殖后,部分裂殖子侵入肠上皮细胞,发育成为雌、雄配子体,雄配子体经过发育,核和胞质分裂,形成多个雄配子。雌配子体发育形成 1 个雌配子。雌、雄配子结合形成合子,合子发育为卵囊。卵囊从破裂的肠上皮细胞落入肠腔,随宿主粪便排出,在外界适宜的温度、相对湿度条件下继续发育,一般经过 48 h 最终形成含有 2 个孢子囊的成熟卵囊。猫吞食弓形虫不同发育期,排出卵囊时间有所不同,摄入卵囊和假包囊后 20~24 天可排出卵囊,有时可在 48 天才排出卵囊;而吞食包囊后 3~10 天就可以排出卵囊。

五、 细胞和分子致病

弓形虫致病是弓形虫与宿主相互作用的结果,既取决于虫体毒力和数量,也决定于宿主的免疫力,但整个致病的动态过程至今并不十分清楚。

弓形虫的致病与虫株毒力及宿主的免疫状态有关。根据虫株的侵袭力、繁殖速度、包囊形成与否及对宿主的致死率等标准,将弓形虫分为强毒株和弱毒株。目前,国际上公认的标准强毒株代表为 RH 株,强毒株的弓形虫繁殖快(RH 株在小鼠体内增殖一代经 3~5 h),可致宿主迅速死亡。弱毒株以 Beverley 为代表,该弓形虫增殖缓慢,受机体免疫力的影响形成包囊,但经动物体连续传代后可提高其毒力。强毒株弓形虫对宿主的毒性因子主要有:①弓形虫毒素(toxotoxin)存在于被感染小鼠的腹腔液中,是导致鼠死亡的主要因子。②弓形虫素(toxoplasmin)来源于虫体,可能与胚胎发育异常、致畸有关。③弓形虫因子(toxofactor)弓形虫的培养上清中有一种毒性物质,称为弓形虫因子,可使小鼠肝脾大、胸腺缩小、流产、发育停滞、中枢神经系统受损等。

速殖子是弓形虫的主要致病期,虫体侵入有核细胞后迅速发育繁殖,导致细胞破裂,循环往复;刺激淋巴细胞、巨噬细胞的浸润,导致组织的急性炎症和坏死。包囊内缓殖子是慢性感染的主要形式,包囊可因缓殖子的增殖而体积增大,压迫器官,引起功能障碍。当包囊增大到一定程度或因其他因素破裂,游离的虫体诱发迟发型变态反应,形成肉芽肿,纤维钙化等。这些病变多见于脑、眼等部位。

业已证明与弓形虫入侵宿主细胞并于致病有关的蛋白:①表面抗原(SAG),该蛋白种类达数十种,但以SAG1-3尤为重要。②棒状体蛋白(ROPs),是重要的毒力因子,包括18种ROPs及5种RONs,其中ROPs多具有蛋白激酶活性。③致密颗粒蛋白(GRAs)重要的有GRA1-16、GRA24等。④微线体蛋白(MICs),部分该蛋白在弓形虫入侵宿主细胞时形成移动接点起到了重要的桥梁作用。

弓形虫的入侵宿主细胞过程可分为7个阶段(图10-20):①入侵过程首先为起始附着(initial attachment)。②附着过程涉及弓形虫表面抗原(surface antigen,SAG),SAG与宿主细胞表面受体的识别。SAG在弓形虫细胞表面广泛分布,其作用为使弓形虫与宿主细胞表面以低亲和力在侧面相互作用。起始附着的过程是可逆的,若虫体在机体内遇到不适合的细胞,或是入侵的条件不理想时,可脱离依附的细胞。起始附着之后是锥体附着(apical attachment)。③弓形虫微线体密集地分布在虫体的顶端,在虫体内钙离子水平升高时释放微线体蛋白(MIC)到虫体外,与宿主细胞受体相互作用。微线体蛋白上有多种黏附结构域,使弓形虫能黏附在细胞上。而后,移动连接体形成。④MJ为一环状结构,由弓形虫微线体蛋白AMA1和棒状体颈部蛋白(RON)蛋白结合而成,可在弓形虫顶端与宿主细胞之间形成一个直径<6 nm的亲密结合界面。在MJ环形成的同时,虫体释放弓形虫棒状体蛋白(ROP)注入宿主细胞。⑤其中有些ROP连接于纳虫泡上,其他则移至宿主细胞的其他位点虫体穿入过程中。⑥虫体在其原生质膜下的肌动-肌球蛋白所产生自身滑动力作用下,迅速

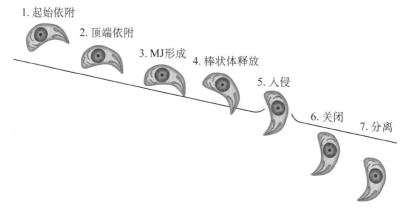

1. 起始依附
2. 顶端依附
3. MJ形成
4. 棒状体释放
5. 入侵
6. 关闭
7. 分离

图 10-20 弓形虫侵入细胞模式图

挤过连接区域,进入宿主细胞内。随着虫体的进入,MJ 环也从前方移至后方,虫体内陷形成纳虫泡。当虫体完全进入细胞后,MJ 环在虫体后方融合,完成包膜关闭。⑦最后,纳虫泡膜和宿主细胞膜分裂。

六、临床学

临床表现:绝大多数弓形虫感染者并不表现临床症状,处于隐性感染,临床上弓形虫病患者相对较少,其临床上分为先天性和获得性弓形虫两类。

1. 先天性弓形虫病（congenital toxoplasmosis）　母亲在孕期感染弓形虫时,虫体经胎盘血流引起胎儿的先天性感染。研究表明孕妇的弓形虫初次感染概率 0.1%～9%。不同怀孕期间感染弓形虫后所表现的临床症状不同,此与母体感染时间和胎儿情况密切相关。①母体在孕前感染了弓形虫:一般不传染给胎儿。②在孕期的前 3 个月内感染:对胎儿影响很大,症状较严重,可致流产、早产、死产或脑积水、小脑畸形、小眼畸形等胎儿畸形,还会增加妊娠的并发症。受到感染且能存活的儿童常因脑部先天性损害而致智力发育不全或癫痫,有的成年后出现视网膜脉络膜炎。③在孕期的 3 个月后感染:受染胎儿或婴儿多数表现为隐性感染,有的出生后数月或数年甚至成年时才出现症状。④妊娠后期的感染:病损多数较轻。

先天性弓形虫病的典型表现有脑积水、大脑钙化灶、视网膜脉络膜炎和精神、运动障碍。此外,还可伴有发热、皮疹、呕吐、腹泻、黄疸、肝脾大、贫血、心肌炎、癫痫等。

按病情轻重及所累及的器官可将先天性弓形虫病分为 5 种临床类型。

（1）隐匿型:为先天性弓形病的主要类型,患儿出生时外表健康而不表现症状。甚至在今后的幼儿期、青少年期至成年期均无明显症状出现。

（2）全身感染型:本型多见于新生儿,因弓形虫在体内各脏器迅速繁殖,直接破坏寄生的细胞,从而表现中毒症状、全身性水肿,亦有发热、肺炎、皮疹、血小板减少、紫癜、肝炎、黄疸、脾大、腹泻、呕吐等症状,预后较差,患儿可迅速死亡。

（3）流产型:妊娠早期急性弓形虫感染可导致死胎、流产。

（4）眼弓形虫病:随着婴儿长大,弓形虫感染眼部的症状逐渐显现,单眼或双眼出现脉络膜炎、视网膜炎、脉络膜视网膜炎,可见黄斑周边区炎性病变。眼弓形虫病还可出现视神经炎、视神经萎缩、虹膜睫状体炎、白内障和眼肌麻痹等症状。

（5）脑弓形虫病:小头畸形、脑积水及脑组织钙化病灶是先天性脑弓形虫病主要表现,若再出现视网膜炎,则有先天性弓形虫病"四联症"之称。出生后的婴儿因脑部受损可出现不同程度智力发育障碍,智商低下,或神经性躁动。在存活婴儿中,大部分表现有惊厥、痉挛和瘫痪,部分婴儿有脑膜炎、脑炎或脑膜脑炎而表现出嗜睡、兴奋、啼哭、抽搐及意识障碍等。

2. 获得性弓形虫病（acquired toxoplasmosis）　获得性弓形虫病为出生后感染弓形虫所致的病变,该类型与宿主免疫力密切关联。在弓形虫初次感染时,5%～10%可表现急性弓形虫病症状,而 90%～95%的感染者出现短暂或并不明显的临床症状,然后进入隐性感染状态。获得性弓形虫病占绝大多数,患者常无特异性症状和体征。淋巴结大也是获得性弓形虫病最常见的临床表现之一,多见于颌下和颈后淋巴结,伴有长时间的低热、疲倦、肌肉不适、肝脾大或全身中毒症状。弓形虫感染也可引起多脏器损害,常累及脑和眼部,引起脑炎、脑膜脑炎、癫痫和精神异常。弓形虫眼病以视网膜脉络膜炎多见,成人表现为视力突然下降,婴幼儿可表现出对外界事物反应迟钝,也有出现斜视、虹膜睫状体炎、葡萄膜炎等,多为双侧性病变,视力障碍的同时常伴全身反应或多器官病损。国内报道267例获得性弓形虫病中,脑型26.966%,淋巴结大型14.607%,眼弓形虫病22例、占8.24%。其中,视网膜脉络膜炎8例,黄斑部病变6例。

根据临床表现获得性弓形虫病可分为如下。

(1) 隐匿型:多数感染者属于此型,临床上无明显症状,但特异性血清学检查阳性。

(2) 急性弓形虫病:常表现淋巴结大,好发部位为头部和颈部,尤其是在耳后侧颈根部位,可见肿大的淋巴结并有压痛。临床表现为有低热、头痛、咽炎和全身不适等类似感冒的症状。个别患者可表现有肝炎、心肌炎、心包炎、肺炎、胸膜炎、肌炎、腹膜炎等症状。

(3) 继发性弓形虫病:弓形虫隐性感染者因各种原因造成机体免疫功能受损,抵抗力下降,使隐性感染时寄生在组织中包囊内的缓殖子被激活,继而转化为速殖子扩散组织中,导致组织损伤,可出现多种临床表现。

1) 中枢神经病变型(脑型,弓形虫脑病):出现中枢神经系统弓形虫病症状,多见于免疫功能低下者,如器官移植、服用肾上腺皮质激素等免疫抑制剂、肿瘤及获得性免疫缺陷综合征(AIDS)患者。临床上表现为脑炎、脑膜炎、脑膜脑炎、癫痫和精神异常等症状,可以致死。其中AIDS患者多并发弓形虫脑炎,多在2~8个月内死亡。

2) 肝炎型:有原发性弓形虫肝炎,患者呈急性发病过程,常以腹痛、腹泻等肠炎症状开始,随后出现食欲缺乏、倦怠、肝大和轻度黄疸等。继发性弓形虫肝炎呈慢性发病过程,多发生于淋巴结炎后,表现肝脾大、肝痛、皮肤黄疸等症状,病程长、易复发,并逐渐发展为肝硬化、腹水等。

3) 心肌炎和心包炎型:患者可出现发热、腹痛、扁桃体炎、眼睑水肿等。通常无明显心脏异常症状,也可表现有心悸、颈静脉怒胀、胸痛、呼吸困难,偶尔可闻及心包摩擦音等。重者可出现胸前或胸骨后钝痛、尖锐痛,向颈部和肩部放射等症状。严重时可出现心脏传导障碍,很快引致心力衰竭,如不及时治疗常可致死。

4) 重症型:多见于成人,特别是实验室感染者,潜伏期为10~15天,病程持续1至数月不等。症状有高热、淋巴结炎、大关节疼痛、肌肉痉挛或疼痛、皮肤斑疹、头痛等。由于多脏器受累,可出现多种临床症状。如神经系统症状表现为淡漠、谵忘、嗜睡、阵发性抽搐,脑膜刺激症状。其他症状有心肌炎、间质性肺炎、肝脾大、严重贫血和蛋白尿。有时在横纹肌和血液中可分离出弓形虫。若及时给予特异性治疗,病情有转危为安的可能;若不及时诊断和治疗可导致死亡。

七、免疫

机体对弓形虫感染后的保护性免疫力以细胞免疫为主,其中T细胞、巨噬细胞和NK细胞起主导作用。致敏 T 细胞释放多种淋巴因子可调节和活化巨噬细胞及其他免疫细胞,也可直接参与杀灭虫体和抑制虫体活性。在感染早期,对弓形虫的非特异性免疫反应主要是巨噬细胞和 NK 细胞的协同作用。其他细胞如 γδT 细胞、中性粒细胞、嗜酸性粒细胞、肥大细胞都有可能通过分泌多种淋巴因子参与非特异性免疫反应。$CD4^+$ T 细胞是宿主感染弓形虫或疫苗接种后形成免疫力的重要细胞,获得性抵抗力与活化巨噬细胞和 NK 细胞分泌的 IL-12 和 IFN-γ 触发 Th1 型反应途经有关。$CD8^+$ T 细胞经弓形虫表面蛋白抗原和 $CD4^+$ T 细胞分泌的 IL-2 活化后,在感染活动期可针对速殖子或弓形虫感染细胞发挥细胞毒作用,这种保护性免疫力可以被动转移。在抗弓形虫感染免疫中,Th1 型细胞和巨噬细胞分泌的细胞因子。例如,IFN-γ、IL-12、TNF-α、IL-2 等为保护性细胞因子。它们在非特异和特异抵抗弓形虫感染过程中均可促进效应细胞对虫体的杀伤作用。而 Th2 型细胞分泌的 IL-4、IL-10、TGF-β 等为调节性细胞因子通过抑制 Th1 型细胞免疫反应,下调宿主对弓形虫感染的抵抗作用。此外,弓形虫也可产生一些下调宿主免疫反应的因子,如弓形虫分泌因子可阻断巨噬细胞内 NF-κB 信号通路,导致 IL-12 和 TNF-α 生成减少;弓形虫分泌物还能抑制 STAT1 活性,使巨噬细胞表面 IFN-γ 刺激主要组织相容性复合体 II 类分子表达下调。

弓形虫感染后首先产生 IgM 抗体,目前作为血清学诊断重要的标记物之一。随后 IgG 抗体,包括 IgG1、IgG2 和 IgG3 等开始升高,可以介导抗体依赖细胞毒(ADCC)效应或者调理吞噬作用,作用目标主要针对破胞后游离的速殖子。

在感染早期,IgM 和 IgA 升高,并在 4 个月内逐渐消失。感染后 1 个月,IgG 升高,该抗体维持时间长,可通过胎盘进入胎儿体内,新生儿血清检查常可出现阳性结果,IgM 不能通过胎盘。IgA 抗体在消化道黏膜分泌物和血清中均可检测到,IgA 抗体出现时间较短,一般维系 1 年左右;在免疫缺陷个体中,IgA 可作为弓形虫早期感染的标志。

八、诊断

主要包括病原学、免疫学和分子生物学检测。

1. 病原学检查

(1) 涂片染色法:以急性期患者的腹水、胸腔积液、羊水、脑脊液或血液等经离心后,取沉淀物作涂片,也可采用活组织穿刺如骨髓穿刺物涂片,经姬氏染色镜检。涂片染色法简便易行,但检出率不高,阴性者不能排除。涂片经免疫酶或荧光染色法观察特异性反应,可提高虫体的检出率。

(2) 动物接种分离法和细胞培养法:动物接种和细胞培养也是目前比较常用的病原检查法。将样本接种于敏感实验动物如小鼠腹腔内,1 周后剖杀,取腹腔液镜检滋养体;阴性者需盲目传代至少 3 次;样本亦可接种于离体培养的单层有核细胞。

2. 免疫学检查　由于弓形虫病原学检查比较困难且阳性率不高,所以免疫学试验仍是目前广泛应用的重要诊断参考依据。常用方法如下。

(1) 染色试验(dye test,DT):为经典的特异血清学方法,具有良好的特异性、敏感性和重复性。原理为活速殖子被待测样本中的特异性抗体捕获,在新鲜补体的参与下虫体表膜被破坏而不为亚甲蓝(美蓝)所染。镜检时 60％虫体不着色为阳性;如测定滴度,则以 50％虫体不着色者为血清最高滴度。虫体多数染成蓝色为阴性。该试验需要活的虫体为其局限性所在。

(2)间接血凝试验:此法有较好的特异性和敏感性,操作简易,适用于现场调查和流行病学调查。

(3)间接免疫荧光抗体试验:此法可测同型及亚型抗体,其中检测 IgM 具有早期诊断价值。

(4)酶联免疫吸附试验:用于检测宿主的特异循环抗体或抗原,已有多种改良法广泛用于早期急性感染和先天性弓形虫病的诊断。目前临床上多采用同时检测 IgM、IgG 诊断现症感染。

(5)免疫酶染色试验:效果与 IFA 相似,用一般光学显微镜观察,便于基层推广应用。

其他免疫学检测方法有对循环抗原(CAg)检测:弓形虫感染时,循环抗原出现的时间早于抗体,一般认为用双夹心法检测弓形虫循环抗原,有助于诊断急性弓形虫感染,特别是对免疫受损患者更适用。

血清学检查时的注意事项:①选用的诊断试剂质量要可靠;②结合临床,严格区分弓形虫感染与弓形虫病;③免疫学检查曾阳性,服药后转阴者,不能轻率地以"抗弓形虫治疗有效"作为回顾性诊断。

3. 分子生物学诊断 近年来,将 PCR、DNA 探针技术、分子杂交及基因芯片技术应用于检测弓形虫感染,具有灵敏、特异、早期诊断的意义并开始试用于临床。

此外,为了确定胎儿子宫内受感染与否以及受损情况,采用 B 超、羊水和胎血检查,以便采取相应措施,减少不良后果的发生。

4. 弓形虫病诊断的判定标准 对弓形虫病的诊断对于不同的人群应采取不同的方法,判定指标也有所不同。

(1)免疫功能正常者感染弓形虫检测:血清学检查,若特异性 IgG 阳性表明既往有感染;若间隔 2～4 周后抗体滴度明显上升,则提示为近期感染;若抗体滴度上升不明显,则需进一步观察。PCR 技术测弓形虫 DNA,阳性者可表明有弓形虫感染的可能性。需指出的是,抗体滴度与临床症状轻重不一定相关,而且多数感染者并无临床症状。

(2)胎儿弓形虫病检测:对孕妇的孕期体检中有一项叫做 TORCH 的检查。TORCH 一词由几种病原体英文名称的第一个字母组合而成。其中字母 T 就代表弓形虫,TORCH 检查的时间一般在孕早期,通常需要抽血来检查两种弓形虫抗体 IgG 和 IgM(表 10－5)。

检测胎儿在子宫内受染情况常用以下 3 种方法检查胎儿弓形虫感染。

1)超声检查:颅脑超声异常,最常见的是脑室扩大,或伴有脑实质钙化,较少见的有胎盘增厚、肝大,或有腹水、心包积液等。由于这些症状出现一般较晚,建议超声检查应每月 1 次,一旦发现异常,结合血清免疫学检查阳性转化结果,可考虑终止妊娠。

表 10-5　弓形虫 TORCH 检查结果判定

IgG	IgM	结果判定	应对措施
阳性	阳性	近期感染了弓形虫	采取其他检测方法确诊
阴性	阳性	急性弓形虫感染	若确诊,孕早期孕妇应终止妊娠;孕中、晚期应酌情采取流产或给予药物治疗,分娩时监测新生儿脐血清弓形虫 IgM,确定有无宫内感染
阳性	阴性	有弓形虫感染史机体产生了免疫力	一般不需进一步处理
阴性	阴性	未感染过弓形虫	

2) 羊水检查:在胎儿弓形虫感染后 3～4 周,可用羊水作小鼠接种或细胞培养分离出弓形虫,也可用 PCR 技术检测羊水中的弓形虫 DNA。但要注意的是,通常在停经后 16～18 周后可作羊水穿刺,在羊水中发现弓形虫的概率不高。

3) 胎血检查:如在停经后 22～24 周作羊水检查的同时,也可在超声图像指引下抽取胎儿血标本。抽取胎儿血样有一定的危险性,必须由妇产科医生和生物学专家共同商讨决定。胎儿血标本可作以下检查:①直接涂片检查弓形虫;②细胞培养或动物接触分离弓形虫;③血清学试验,检测抗弓形虫特异性抗体 IgM 和 IgA。发现阳性结果可作为胎儿弓形虫感染的依据,但不能判断其病变的严重程度。如结合超声检查,或必要时作其他影像学检查,确定胎儿有明显畸形时,则终止妊娠。

(3) 免疫功能缺陷者弓形虫病检测:HIV 感染者或其他原因致免疫抑制并伴有弓形虫感染时,血清免疫学变化不明显或难以检出抗体,故血清免疫学检查意义不大。可取患者的血液、可疑的病变组织等材料作动物接种或细胞培养分离弓形虫,或采用 PCR 技术检测特异性弓形虫核酸,有助于诊断。发生弓形虫脑病时,CT 扫描可见环状或结节状低密度阴影。

九、流行

1. **流行概况**　弓形虫病为人兽共患寄生虫病,人群感染相当普遍,呈世界性分布。据血清学调查,人群抗体阳性率在 25%～50%,全球 5 亿～10 亿人被感染。在不同国家、不同地区、不同种族,弓形虫抗体阳性率差异很大。据报道,在 20 世纪 80～90 年代,欧洲中部一些国家的育龄妇女中的未生育者,弓形虫抗体阳性率在 37%～58%;一些拉丁美洲国家为 51%～72%;几内亚湾一些西非国家为 54%～77%;而在东南亚、中国、朝鲜等国阳性率较低,为 4%～39%。近 30 年内,欧美一些国家新生儿中弓形虫病儿为 7%～1%,而有些感染率较低的国家新生儿中弓形虫感染率为 1/万～100/万。80 年代后弓形虫病例报道逐渐增多。据我国弓形虫病流行病学调查结果,病例报道遍及 14 个省、市、自治区,感染率在 0.33%～11.76%,其中多属隐性感染。目前已证实许多哺乳类(>140 种)、鸟类及爬行类动物均有自然感染,特别是一些与人关系密切的家畜如牛、羊、猪、犬、兔等,感染率相当高(53%～85%),其中猫和猫科动物感染率非常高,猪为家畜中感染率最高者;其他还包括家禽、禽蛋、鲜奶等,这些均可作为弓形虫感染的重要传染源。近年来,随着城市人口的增加,宠物饲养(尤其是指猫)队伍不断扩大,加上忽略饮食卫生等原因,弓形虫感染的潜在危险极度加大。据调查有些地区农村猫的感染率可高达 44.89%,城市猫的感染率为 19.64%;农村犬的感染率为 29.54%,城市犬的感染率为 11.54%;猫和犬饲养者的弓形虫感染率为 31.41%。

造成弓形虫感染广泛流行的主要原因有:①生活史各阶段均有感染性;②中间宿主广泛,弓形虫可在终宿主间、中间宿主间、终宿主与中间宿主间互相感染;③滋养体、包囊具有较强的抵抗力;④包囊可在中间宿主组织内长期存活;⑤卵囊排放量大,且对外界环境抵抗力强。

2. 流行因素

(1) 传染源:感染的动物为本病的传染源,感染弓形虫的猫和猫科动物,其粪便中有卵囊排出,是弓形虫病流行的主要传染源之一。感染弓形虫的其他动物也可作为传染源。按我国各地人群食用动物肉类的习惯,以猪(感染率 4.0%～71.4%)、牛(感染率 0.2%～43.0%)最为重要;羊、犬、马、鹿、骆驼、驴等家畜,鸡、鸭、鹅等家禽和野禽,鼠、兔等动物都可作为传染源。孕妇可通过胎盘感染胎儿也具有传染源的意义。

(2) 传播途径:包括胎儿在母体经胎盘而感染;或摄入未经煮熟的含有弓形虫的肉制品、蛋、乳类制品而感染;也可经皮肤、黏膜损伤处或经输血、器官移植而感染;接触被卵囊污染的土壤、水源亦为重要的传播途径。节肢动物(蝇、蟑螂)携带卵囊也有一定的传播意义。经口摄入卵囊污染的食物、饮用水,或含有活的速殖子、包囊的动物肉食,是人感染弓形虫的主要方式。弓形虫感染方式主要如下。

1) 先天性感染:先天性感染是指妇女妊娠期间初次感染弓形虫,速殖子可经胎盘感染胎儿,也可由羊水经胃肠道造成感染。在妊娠 13 周以内,经胎盘传播给胎儿的概率较低,但一旦感染发生临床症状的危险率较高。妊娠 13 周后,随着妊娠时间的延长,经胎盘弓形虫传给胎儿的概率增加。

2) 后天性感染:后天性感染的主要传播途径如下。①猫粪中排出的卵囊污染食物、水源,经口感染人体;②动物组织中的速殖子、包囊可经口感染人体,也可通过接触经皮肤伤口感染;③血液中的速殖子也可经输血、骨髓移植而感染人体。

3) 实验室感染:实验室感染主要是操作不当,接触速殖子,虫体可经口、鼻、眼黏膜侵入;或经实验器械划破的皮肤、黏膜伤口感染人体。

(3) 易感人群:人类对弓形虫均易感,无性别差异。弓形虫的感染率与职业、生活方式、饮食习惯密切相关。胎儿、婴幼儿、免疫缺陷者如肿瘤病和艾滋病患者更易感,也容易使隐性感染转变为急性复发。

十、 防治

1. 药物治疗 对急性期患者应及时药物治疗,但迄今尚无理想的特效药物。目前常用的药物有:磺胺嘧啶与乙胺嘧啶、米诺环素与磺胺嘧啶联合用药效果较好;克林霉素、乙胺嘧啶加上 TMP、克林霉素与螺旋霉素联合用药有一定疗效。其他药物还有多西环素(强力霉素)、罗红霉素等。螺旋霉素为孕妇应首选,其毒性小,组织内分布浓度高。疗程中适当配用免疫增强剂,可提高疗效;也可选用一些中药及其提取物如甘草、厚朴、青蒿素、蒿甲醚、松萝酸等辅助治疗。

2. 预防措施

(1)开展卫生宣传教育,增强对弓形虫预防知识的了解,大力提倡个人卫生、环境卫生的良好习惯。蔬菜和水果在食用前要彻底清洗,接触过肉制品的手、切肉后砧板、菜刀,以及洗肉的水槽等要彻底清结。

(2)加强肉类检疫和饮食卫生,不吃生或半生的肉、奶制品;加强对家畜、家禽和可疑动物的监测和隔离。肉制品冷藏和高温处理可杀死动物肉中的弓形虫。食用的动物肉类应在−20℃低温保存后或加温至70℃以上方可食用;在调制肉馅过程中,严禁尝味及吞咽生肉馅。

(3)对孕妇定期作弓形虫常规检查,以防止先天性弓形虫病的发生。孕妇应定期作血清学监测;特别要注意避免接触猫、土壤和生肉;妊娠期间不要食烤肉类食品、生的或半生的蛋制品和奶类。

(4)科学养猫、加强养猫的管理。尽量避免猫钻入被窝、沙发等居所,采用烧煮过的食物喂饲猫,并定期清扫猫窝,

(5)疫苗预防:由于目前缺乏有效治疗和预防的药物,研制抗弓形虫疫苗非常重要。目前,研究发现弓形虫 ROP16、PP2C、GRA16、GRA24 4 种蛋白可以直接进入宿主细胞核,这些蛋白如何调控基因从而影响宿主细胞功能或者有疫苗价值有待于进一步探索。SAG3、MIC3、BAG1、ROP 和 GRA 等分子与速殖子/缓殖子相互转换有关,是否具有应用价值有待进一步研究。而目前疫苗研究主要集中在抗速殖子 P30、P35 分子。例如,以亚单位疫苗弓形虫 p30 抗原与其他抗原或细胞因子联合制成的复合疫苗可使机体产生保护性免疫力,目前仍处实验阶段。

(毛佐华)

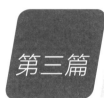

第三篇

医学蠕虫学 Medical Helminthology

第十一章 吸虫概论

一、引言

寄生于人体的吸虫(fluke，trematode)都属扁形动物门(Phylum Platyhelminthes)、吸虫纲(Class Trematoda)、复殖目(Order Digenea)。吸虫种类较多,形态各异,生活史复杂,但基本结构和生活史略同。大多数虫种为雌雄同体。

二、形态

吸虫外形舌状或叶状,背腹扁平,两侧对称。大小因种而异,自小于 1 mm 至数 cm。体壁由上皮层和肌肉层组成。在体壁与器官之间充满实质,无体腔。虫体具口吸盘(oral sucker)和腹吸盘(ventral sucker),均由肌纤维交织组成,口吸盘位于前端,消化道开口于其中,腹吸盘位于腹面,在口吸盘之后,两吸盘均有吸附作用。

1. **消化系统** 消化系统有口、咽、食管、肠管。肠管在食管后分为两支,沿虫体两侧向后延伸,终止为盲端,无肛门。

2. **生殖系统** 复殖目吸虫仅裂体吸虫是雌雄异体,其他均是雌雄同体。雄性生殖器官包括睾丸、输出管、输精管、储精囊和射精管等组成。睾丸多为 2 个,各发出一条输出管,联合为输精管,膨大为储精囊,连接射精管开口于生殖腔,储精囊周围有前列腺。雌性生殖器官由卵巢、输卵管、子宫和卵黄腺、梅氏腺、劳氏管、受精囊等组成。卵巢一个,位于睾丸之前,发出输卵管,连接卵模,经子宫开口于生殖腔。卵模周围有单细胞的梅氏腺。卵黄腺滤泡状,分布于虫体两侧,发出卵黄管,两侧卵黄管汇合为卵黄总管,通入输卵管。劳氏管一端开口于输卵管,另一端开口于背面体表。受精囊为输卵管膨大部分形成。雌雄生殖器官开口于生殖腔,生殖腔向外开口,为生殖孔。

3. **排泄系统** 生殖系统由焰细胞(flame cell)、毛细管、集合管与排泄囊组成。焰细胞的胞腔内有一束纤毛,纤毛颤动酷似火焰,连通毛细管、形成原肾单位,把废物输入集合管,汇合入排泄囊,开口于虫体后端的排泄孔。

三、生活史

吸虫的生活史较为复杂,在生活史中需要淡水螺为中间宿主,有些吸虫还需要第二中间宿主,如鱼、蝲蛄、溪蟹等,并且在中间宿主体内还能进行幼体繁殖。成虫在终宿主体内交配受精或自体受精后产卵,虫卵随宿主粪便排出,进入水中,方能继续发育。虫卵中或已含毛蚴（miracidium），或仅含卵细胞及卵黄细胞，在外界发育为毛蚴。毛蚴为椭圆形，体表披纤毛，其前端有原肠及成对的腺体，皆有开口，另有排泄器官及胚细胞。毛蚴进入螺体，在淋巴系统或其他器官内发育，并进行幼体繁殖，依发育的顺序有胞蚴（sporocyst）、雷蚴（redia）和尾蚴（cercaria）3个阶段。①胞蚴：毛蚴进入螺体后，体表纤毛脱落，体内部分器官退化，如原肠及腺体等，成为球形或囊状的胞蚴，其中胚细胞发育为若干雷蚴。②雷蚴：呈袋状，具有口腔、咽及不分叉的盲端肠管，其中胚细胞发育为若干尾蚴。③尾蚴：分体部及尾部，体部椭圆形，有口吸盘及腹吸盘，消化器官及排泄器官，并可有腺体，或有许多成囊细胞（为单细胞腺），尾单一，或长或短，或有被膜，或在尾端分叉。有些吸虫在螺体里的发育可自胞蚴发育为子胞蚴（daughter sporocyst），没有雷蚴阶段；有的自雷蚴再度发育为第2代雷蚴。尾蚴可以从子胞蚴、雷蚴或第2代雷蚴里形成。尾蚴发育成熟后，自螺体内逸出，有的可直接经皮肤侵入终宿主，有的则需侵入第二中间宿主。尾蚴侵入第二中间宿主内或附着在它的体表上，脱去尾部，成囊细胞破裂，形成囊壁，逐渐形成囊蚴（metacercaria）。有些吸虫的尾蚴可在植物上成囊（图11-1）。

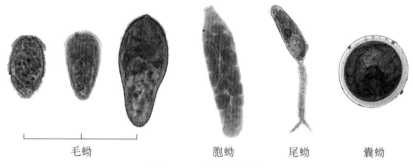

| 毛蚴 | 胞蚴 | 尾蚴 | 囊蚴 |

图11-1 吸虫幼虫形态

吸虫的尾蚴或囊蚴为其感染阶段，进入人体的方式可分为尾蚴经皮肤钻入及囊蚴经口吞食两种。尾蚴或囊蚴进入人体后转变为童虫，直接或者经过移行至最终寄生部位，发育为成虫。

四、分类

我国常见寄生人体复殖目吸虫分类

复殖亚纲 Digenea

鸮形目 Strigeida

裂体科 Schistosomatidae

裂体吸虫属 *Schistosoma*

日本裂体吸虫 *S. japonicum*

棘口目 Echinostomida

后睾科 Opisthorchidae

支睾吸虫属 *Clonorchis*

华支睾吸虫 C. sinensis
异形科 Heterophyidae
　异形吸虫属 Heterophyes
　异形异形吸虫 H. heterophyes
片形科 Fasciolidae
　姜片吸虫属 Fasciolopsis
　　布氏姜片吸虫 F. buski
　片形吸虫属 Fasciola
　　肝片吸虫 P. hepatica
并殖科 Paragonimidae
　并殖吸虫属 Paragonimus
　　卫氏并殖吸虫 P. westermani
　　斯氏狸殖吸虫 P. skrjabini

（冯　萌）

第十二章　寄生于消化系统的吸虫

第一节　华支睾吸虫

一、引言

肝吸虫(liver fluke),学名华支睾吸虫[*Clonorchis sinensis* (Cobbold,1875) Looss, 1907]。成虫寄生于人体的肝胆管内,可引起肝吸虫病(clonorchiasis)。本病主要分布在亚洲地区,我国多数省、市均有不同程度的流行,其中以广东、广西、辽宁等地较为严重。是一种重要的食物源性寄生虫病。

二、历史沿革

肝吸虫于 1874 年首次在印度加尔各答市一华侨尸体的胆管内发现(McConnel, 1875),此后陆续有国外华侨受本虫感染的报告,1908 年,肝吸虫首次在国内发现 (Heanley,1908)。在这 30 多年间肝吸虫也不断在其他民族中发现,其中尤以在日本方面所报告者为多。1956 年底,从广州发掘出来的两具干尸的粪块中发现大量肝吸虫卵,1982 年,湖北省江陵县发掘的西汉古尸中也发现有大量肝吸虫卵,显示该虫在我国最少已流行 2 300 年以上。

McConnel(1875)对本虫的形态作初步描述;学名则由 Cobbold(1875)定为 *Distoma sinense*。在日本,Baelz(1883)首先提出 *D. sinense* 有两种:一种具有致病力;另一种没有致病力。Looss(1907)同意这种分法,并把在中国的肝吸虫叫做 *Clonorchis innocuum*,把日本及越南的肝吸虫称为 *C. endemicus*;但是我国著名寄生虫学家陈心陶先生(1923)经过详细形态的研究后,认为产于远东的肝吸虫只有一种。这才解决了几十年来争论的问题。

生活史方面,日本 Kobayashi 首先发现鲤鱼类为本虫中间宿主(Kobayashi,1910, 1911);Muto(1918)发现某种螺类为本虫第一中间宿主。幼虫的发育则由 Nagano(1925)及 Faustd 和 Khaw(1927)先后研究出来,最后又经徐锡藩等(1936～1940)作了多次的修正和补充。

三、形态

成虫外形如葵花子扁平透明,前端略尖、后端钝圆,表皮无棘。大小为(10~25)mm×(3~5)mm。口吸盘较腹吸盘为大,腹吸盘位于虫体前 1/5 处。咽球形,食管短,肠管分两枝,沿虫体两侧直达后端,排泄囊长袋状作"S"形弯曲。睾丸分支,在虫体后 1/3 部,前后排列,储精囊长管状,以射精管开口于腹吸盘前缘的生殖腔。卵巢分 3 叶,在睾丸的前方,位于虫体中部,输卵管上有受精囊和劳氏管开口,受精囊大,椭圆形,位于睾丸和卵巢之间,劳氏管细长,弯曲,开口于虫体背面。输卵管的远端为卵模,周围有梅氏腺,子宫从卵模开始盘曲向前,位于腹吸盘与卵巢之间,开口于生殖腔。卵黄腺细小,滤泡性,分布在虫体中 1/3 的两侧(图 12-1)。

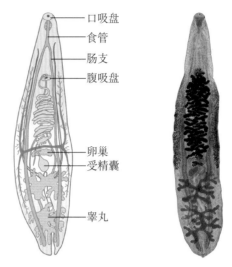

口吸盘
食管
肠支
腹吸盘
卵巢
受精囊
睾丸

图 12-1　肝吸虫成虫形态

虫卵微黄褐色,低倍镜下观察甚小形如芝麻,大小为(27~35)μm×(12~20)μm,虫卵前端稍窄,有卵盖(operculum),卵盖周缘的卵壳形成外凸肩峰,后端钝圆,有一卵壳增厚而形成的小疣状突起,卵内含有已成熟的毛蚴(图 12-2)。

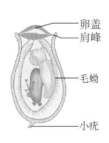

卵盖
肩峰
毛蚴
小疣

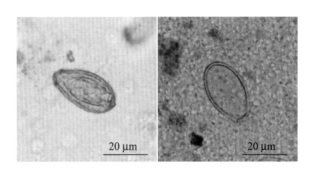

20 μm　　20 μm

图 12-2　肝吸虫卵形态

囊蚴呈圆形或椭圆形,平均大小(121~150)μm×(85~140)μm。囊壁分为两层,外壁厚内壁薄。幼虫迂曲于囊内,具口腹吸盘、肠管和排泄囊,它们常不对称排列。

四、生活史

成虫寄生于人、猫等哺乳动物的胆管内,虫数多时可移至大的胆管、胆总管和胆囊内,在胆管内产卵,虫卵随胆汁进入消化道混合在粪便中排出体外。虫卵在水中不孵出,而且在外界 26~37℃环境下可存活 3 周~1 月,如被第一中间宿主豆螺、沼螺等吞食,在螺肠管内毛蚴孵出,在螺体内,经胞蚴、雷蚴阶段,形成尾蚴。尾蚴自螺体逸出,在水中可生活 1~2 天,侵入第二中间宿主淡水鱼类或淡水虾体内,脱尾,形成囊蚴,囊蚴椭圆形,囊壁双层,成熟囊蚴无眼点,排泄囊明显,内含有黑褐色钙质颗粒。囊蚴是肝吸虫的感染阶段(图 12-3)。

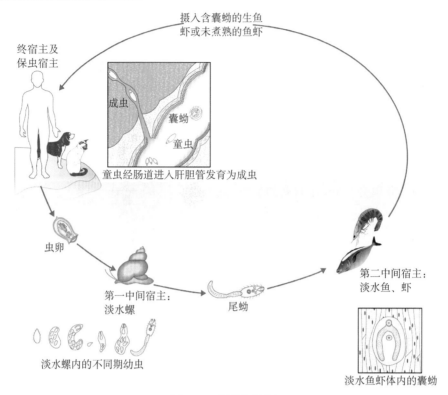

图 12 - 3　肝吸虫生活史

人因摄入含有活囊蚴的未煮熟的鱼肉虾肉而感染。囊蚴经胃液及胰蛋白酶的先后作用，外壁被消化，其中童虫破内壁逸出，并从十二指肠循胆总管经胆道进入肝胆管，但亦有实验认为童虫能够穿过肠壁或经血管到达肝胆管。在肝胆管约经 1 个月，发育为成虫，并开始产卵，每日每条成虫可产卵 2 400 个左右，成虫以胆管黏膜分泌物、上皮细胞为食，有时虫体肠道内有红细胞和白细胞存在。成虫寿命可达 20～30 年。

五、 细胞和分子致病

肝吸虫成虫主要寄生在终宿主次级胆管内，宿主因虫体造成的机械性损伤及其分泌物和代谢产物导致的化学性刺激而致病。而机械性损伤还可导致胆管上皮增生，炎症细胞浸润、组织纤维化，而管壁增厚、管腔狭窄，同时又有大量虫体寄生时容易引起胆管梗阻，胆汁淤积。在以上病变的基础上，致病性细菌随虫体一并进入胆道导致继发感染，引起胆管炎（cholangitis）、胆囊炎，加重病情。

肝吸虫的寄生除了虫体直接造成的破坏外，虫体还能改变胆道的微环境，导致胆结石的形成，引起胆石症（cholelithiasis）。其机制为胆汁中的细菌性葡萄糖醛酸苷酶活性升高，该酶将胆汁中的结合胆红素水解为游离胆红素，后者与钙离子结合形成不溶于水的胆红素钙；虫体寄生致胆管上皮细胞糖蛋白分泌增多，胆汁黏稠，易有结晶析出。结石的核心可以是肝吸虫卵、虫体崩解物和脱落的胆管上皮细胞。黏蛋白附着于结石核心表面支撑结石结构，促进胆红素钙的沉积和形成胆管色素类结石。

肝吸虫的寄生造成的损害,还包括宿主免疫病理损害,虫体刺激宿主免疫系统产生特异性抗体,继而激活白细胞释放一氧化氮(NO),虽然可杀伤部分胆管中的虫体,但同时也使邻近宿主细胞发生脂质过氧化反应,而肝细胞的受损又反过来影响其清除活性氧的能力。如此循环,使外周血中的脂质过氧化物不断增多,肝功能进行性受损。

肝吸虫感染后的一个重要的并发症是肝硬化,其发生与感染次数、感染程度和感染的持续时间有关。少量感染并不会引起患者的肝脏明显的改变,肝硬化往往发生在长期重度感染者的肝脏。感染初期病理表现为肝内小胆管扩张、胆管周围嗜酸性粒细胞浸润、纤维增生。随着病程发展,假小叶的形成而肝细胞变性坏死,小叶中央出现脂肪变性和萎缩,最终致肝硬化。肝吸虫具有较明确的生物致癌作用,可引起胆管上皮细胞癌变,以腺癌发生居多。这一过程可能还有其他致癌因素的共同参与。肝吸虫相关胆管癌的发病涉及多种机制。肝吸虫的慢性刺激和引起的炎症造成胆管上皮细胞增生与腺瘤性变化。增生的细胞易被致癌物诱发核酸损伤从而激活细胞增殖。肝吸虫感染引起内源性亚硝酸性化合物的增加也可能导致细胞癌化。此外,由寄生虫特异性 T 细胞激活的巨噬细胞和其他炎症细胞,分泌NO,是一种潜在的致癌物。这些机制可能参与了癌变过程。

此外,肝吸虫感染可引起儿童营养不良和代谢紊乱,甚至损伤脑垂体的功能,是造成儿童生长发育障碍的主要原因之一。

六、 临床学

肝吸虫病的临床表现受虫体和宿主状态的协同影响,感染肝吸虫的数量、病程长短、有无重复感染及个体的免疫力不同而异。

1. **急性肝吸虫病**　急性肝吸虫病由一次摄入大量肝吸虫囊蚴所致。潜伏期一般为 1 个月左右,潜伏期长短和感染程度相关。出现上腹部持续性刺痛和腹泻,且伴有厌油腻,症状和急性胆囊炎相似,有时可出现胆道阻塞症状;数日后出现明显的发热、畏寒,持续时间不定;继而出现肝大,剑突下触痛,黄疸,并可出现外周血嗜酸性粒细胞增多和荨麻疹。

2. **慢性肝吸虫病**　反复感染或急性肝吸虫病未及时治疗,可演变为慢性肝吸虫病。慢性肝吸虫病在临床上可分为无症状型、消化不良型、肝炎型、胆囊胆管炎型、肝硬化型和侏儒型等,前三者居多。起病隐匿,症状复杂,根据感染程度分为如下。

(1) 轻度感染:临床症状不明显,出现腹胀、食欲缺乏、轻度腹痛等消化道症状,偶可出现肝大。

(2) 中度感染:出现腹痛与腹泻,食欲缺乏、消化不良,倦怠、乏力,肝大,表面不光滑,肝区有压痛和叩击痛,部分患者还伴有贫血和营养不良等症状。

(3) 重度感染:患者症状明显加重,晚期可发展成肝硬化(cirrhosis),出现门静脉高压,继而出现腹水、腹壁静脉曲张,有时脾亦可触及,少数患者出现黄疸。还可并发胆石症、胆绞痛等。疾病晚期肝功能失代偿是重症肝吸虫病患者死亡的主要原因。儿童患病可有明显的生长发育障碍。

七、 诊断

肝吸虫病的临床表现常不典型,需要注意与肝炎、胆囊炎等相鉴别。询问病史时注意患者是否来自流行区或到过流行区、有无生食半生食淡水鱼虾史及职业等情况;儿童则应询问有无抓小鱼烤食史等,都有助于本病的诊断。

1. **病原学检查** 粪便或十二指肠液中查到肝吸虫卵即可确诊本病。

(1) 粪便检查:粪便检查有涂片法和集卵法两类。直接涂片法操作简单,但检出率不高,易漏检。常用的粪检方法有:沉淀法、改良加藤法等。肝吸虫排卵量少,虫卵小,感染早期粪检阳性率低,需多次送检标本确认结果。

(2) 十二指肠引流液检查法:从十二指肠引流液中检查肝吸虫虫卵,检出率高,但操作复杂,患者接受率低,难以推广。

(3) 肠检胶囊法:是肝吸虫诊断的一项可靠方法,且易被患者接受。检查时,刮下棉线上的黏液和碎块,先检查幼虫,再经过离心,取沉淀物镜检。

2. **免疫学检查** 免疫学方法已广泛应用于临床辅助诊断和流行病学调查,常用的 IHA、ELISA、IFA 等。其中,ELISA 应用广泛,能检测血清中抗体和循环抗原,简便、快速。

3. **影像学检查**

(1) B 超检查:B 超检查可见中小胆管不同程度扩张,胆管壁增厚。有时可见胆囊壁增厚、囊内有小结石。

(2) CT 检查:CT 检查可见肝吸虫病患者有不同程度的肝内胆管从肝门向周围扩张。少数病例胆囊内可见不规则显影。

我国于 2009 年颁布了《华支睾吸虫病的诊断》卫生行业标准(WS309-2009)。

八、流行

1. **分布** 肝吸虫病多见于亚洲,如中国、朝鲜、日本、越南和东南亚国家,全世界患者估计超过2 000万人。我国除青海、甘肃、宁夏、新疆、内蒙古、西藏等省未见报道外,已有 25 个省(市)及我国台湾和香港均有该病的流行,据 2001~2004 年全国人体重要寄生虫病调查,流行区感染率为 2.4%,由此推算流行区感染人数约为 1 249 万人。其感染率比第 1 次全国调查上升了 75%。感染率最高的是广东省,其次是广西和黑龙江。2015 年流行病学调查数据显示感染率 0.47%,感染人数 598 万。肝吸虫病属于人兽共患病,动物感染的范围可能更广。肝吸虫病的流行,除需有适宜的中间宿主及终宿主外,还与居民饮食习惯等诸多因素相关。

胆管癌是肝吸虫感染最严重的并发症之一。70%的肝吸虫相关胆管癌病例发生的是腺癌,其余还包括未分化癌和鳞癌。我国香港的数据显示 15%的原发性肝癌和胆管癌与肝吸虫相关。泰国2 635 例尸检结果显示,78%的胆管癌病例有肝吸虫感染。

流行区类型可按地理状况划分为两种类型:平原水网型和山地丘陵型。前者淡水养殖业发达,居民吃鱼机会较多,而且有食"鱼生"的习惯,居民感染以成年人为主,个别市的平均感染率达 59.5%。山地丘陵型地区鱼塘的数量及规模均小,但儿童多因摄入未煮熟的鱼而感染。

2. 流行因素

（1）传染源：传染源是能排出肝吸虫卵的患者、感染者、保虫宿主。在某些地区以动物为主要传染源，该病在动物间自然传播，人偶感染，因此，肝吸虫病也是自然疫源性疾病。在多数疫区都同时存在人和动物两类传染源。

肝吸虫病为人兽共患寄生虫病，保虫宿主较多，主要保虫宿主为猫、犬和猪。鼠、貂、狐狸、獾、水獭也可以是保虫宿主。人群感染率高的地区，保虫宿主的感染率也高，这对人群具有潜在的威胁性。人畜感染的肝吸虫数，一般可在几十乃至上千条，患者感染虫数最高记载为 21 000 条。据实验，猫体内肝吸虫每条每日排卵 2 400 个，犬体内肝吸虫排卵数 1 125 个。

（2）中间宿主：肝吸虫对中间宿主的选择性不强，中间宿主的种类和数量庞大。

肝吸虫的第一中间宿主的淡水螺可归为 4 科 6 属 8 个种，最常见的有：纹沼螺、赤豆螺、长角涵螺。这些螺均为中小型螺类，适应力强。螺体内，肝吸虫一般只发育到尾蚴阶段。但也有报道称肝吸虫在螺体内能发育为囊蚴。

第二中间宿主国内已证实的淡水鱼宿主有 12 科 39 属 68 种。但从肝吸虫流行病学角度看，养殖的淡水鲤科鱼类，如草鱼、青鱼、鲤鱼等特别重要。野生小型鱼类如麦穗鱼、克氏鲦鱼感染率也很高，常与儿童肝吸虫病有关。在我国台湾日月潭地区，上述鱼类肝吸虫囊蚴的阳性率高达 100%。囊蚴可分布在鱼体的各部分，一般以鱼肌肉内最多，每克鱼肉可寄生数个至数千个囊蚴。尤其在鱼体中部的背部和尾部较多。除淡水鱼外，淡水虾如细足米虾、巨掌沼虾也是肝吸虫的第二中间宿主。

（3）感染方式：肝吸虫病的传播依赖于粪便中的虫卵入水，而水体中存在第一、第二中间宿主，居民生食或半生食淡水鱼、虾是感染肝吸虫的关键因素。污染囊蚴的砧板切熟食可致肝吸虫感染；在烧鱼时，亦可因温度、时间不足或鱼肉过厚等原因，未能杀死囊蚴；饮生水也可造成感染；喜食鱼是儿童感染的常见途径。实验证明，厚约 1 mm 的鱼肉片中的囊蚴，在 60℃ 的热水中，需 15 s 才被杀死。囊蚴对常用的调味品都有很强的耐受能力。

（4）易感人群：肝吸虫的感染无男女老幼和种族之分，人群普遍易感。男性多于女性，可能与饮食习惯不同有关。肝吸虫的感染与年龄关系，全国各地有所不同。平原水网型地区以成年人为主而山地丘陵型以儿童为高。肝吸虫感染率与职业并无特定关系。

九、治疗和预防

1. 控制传染源　治疗患者和感染者，药物首选吡喹酮（praziquantel），还可选阿苯达唑（albendazole）。阿苯达唑对肝吸虫病疗效也较好，治疗后半年虫卵阴转率可达 100%，不良反应轻微，停药后可自行缓解。也可选择三苯双脒治疗肝吸虫病。

家养的宠物如猫、犬的粪便检查阳性者，也应给予治疗。注意不要用未经煮熟的鱼、虾喂猫、犬等动物。

2. 切断传播途径　废除鱼塘边厕所，不让未经无害化处理的粪便进入鱼塘。清理塘泥或用药物杀螺。养成不食生的或半生的淡水鱼、虾的饮食习惯。

3. 保护易感人群　防治本病的关键是防止摄入活囊蚴。做好宣传教育，让群众了解肝吸虫病的危害特别是传播途径,自觉不吃生的或未煮熟的鱼或虾,改进饮食习惯,注意生熟厨具的分开。加强鱼类食品的卫生检疫工作。

(冯　萌)

第二节　布氏姜片吸虫

一、引言

姜片虫,学名布氏姜片吸虫[*Fasciolopsis buski*(Lankester,1857)Odhner,1902],成虫寄生在人体小肠,引起姜片虫病(fasciolopsiasis)。它是寄生人体最大的吸虫。本病流行分布在亚洲地区,我国除东北和西北地区外,其他18个省、市均有流行。

二、历史沿革

本虫于1843年在伦敦的一个印度水手尸体内初次发现。Lankester在1857年对本虫形态作了初步描述,两年后Cobbold又加以补充。1873年,分别在我国广州一个儿童和一个英国人体内发现了本虫,又在2名由我国返回英国的侨民粪便中发现了本虫。直到1893年,我国浙江绍兴被发现为姜片虫病流行地区以后,此病逐渐被注意。

德国的Looss确定了本虫在分类学上的地位。而生活史研究先后由Nakagawa(1921),Barlow(1925)在我国台湾和绍兴等地,以猪和人体(自身)感染的试验,而得到阐明。

三、形态

1. **成虫**　外形为扁的长椭圆形,肥厚,肉红色,固定后为灰白色。大小为(20~75)mm×(8~20)mm×(0.5~3)mm。口吸盘位于虫体前端,直径0.5 mm,腹吸盘较大,直径2~3 mm,漏斗状,两吸盘距离甚近。体表腹面有细小皮棘。消化器官有短的食道和咽,肠管分2支,沿虫体两侧有4~6弯曲,直至虫体后端,以盲端终。雄虫生殖器官有成对的睾丸,呈珊瑚状分枝,前后排列,位于虫体后半部,雄茎囊(阴茎袋)长袋状,位于腹吸盘后方,子宫的背面,开口于腹吸盘前缘的生殖腔。雌性生殖器官有卵巢一个,似佛手状分支,位于虫体中央部偏前方的右侧。子宫盘曲于腹吸盘与卵巢之间、开口于生殖腔。无受精囊。卵黄腺发达,分布在虫体两侧部(图12-4)。

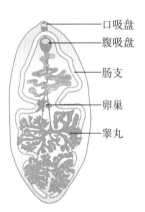 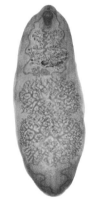

　口吸盘
　腹吸盘
　肠支
　卵巢
　睾丸

图12-4　姜片虫成虫形态

2. **虫卵**　椭圆形,大小为(130~140)μm×(80~85)μm,为人体常见寄生虫卵中最大者。

虫卵淡黄色,卵壳薄而均匀,卵盖小且不明显。初排出之虫卵内含一个卵细胞和20～40个卵黄细胞(图12-5)。

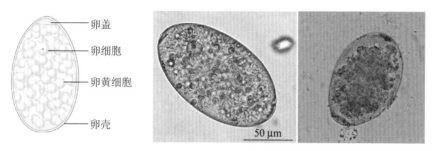

图 12-5 姜片虫卵形态

四、生活史

姜片虫卵随宿主粪便排出体外,落入水中,在27～32℃的环境中经3～7周,其内毛蚴成熟而逸出。毛蚴在水中遇到中间宿主扁卷螺后,即侵入螺体,在螺体内经过胞蚴、第1代雷蚴、第2代雷蚴的发育阶段,形成大量尾蚴。自毛蚴侵入螺体至尾蚴逸出约需45天。尾蚴在水中生活时间很短,附着在水生植物上停止活动,脱尾形成囊蚴,囊蚴扁圆形,囊壁分内外两层,囊内后尾蚴的排泄囊及排泄管中含有黑褐色的屈光性颗粒,大小不等。姜片虫囊蚴被终宿主人或保虫宿主猪吞食后,在十二指肠囊壁被消化,后尾蚴逸出,附着肠黏膜表面,经1～3个月发育为成虫(图12-6)。

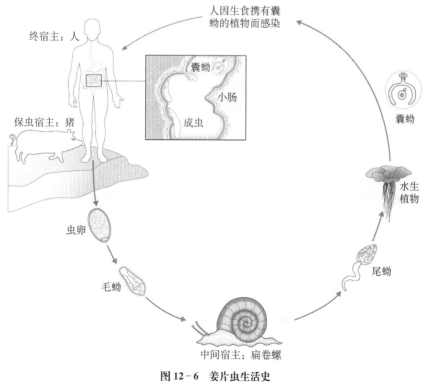

图 12-6 姜片虫生活史

姜片虫在小肠内用腹吸盘吸着肠壁寄生,每虫每天可产卵 15 000～48 000 个,成虫在猪体内能活 2 年,在人体最长可达 4 年半。

五、 临床学

姜片虫常见于十二指肠及空肠上段,吸盘肌肉发达,吸附力强,被吸附的黏膜及其附近组织发生炎症、点状出血、水肿以至形成溃疡或脓肿。患者出现程度不同的消化道功能紊乱,可交替出现腹泻和便秘,伴腹痛等。

轻度感染者可无明显临床表现,或出现轻度腹痛、腹泻等症状;中度感染者,可表现为明显的消化功能紊乱,从而导致营养不良;重感染的患者,可出现全身衰弱、贫血、腹泻、营养不良性水肿甚至腹水。在儿童可出现发育障碍。有时由于肠内寄生的虫数过多,可影响肠的蠕动。

由于虫体新陈代谢产物的作用,患者可有白细胞计数增多,主要是嗜酸性粒细胞的增加。

六、 诊断

应用粪便涂片法或沉淀法检查虫卵是确诊姜片虫感染的主要方法。据报道,应用 3 张涂片查虫卵,可查出 91.3％的病例,对涂片检查阴性者,再作沉淀检查可提高检出率。从患者粪便中查出成虫也可确诊。

采用姜片虫的抗原作皮内试验(intradermal test,ID)或 ELISA 均有较好的辅助诊断价值。

七、 流行

国外流行于亚洲东部和东南亚,有越南、泰国、印度尼西亚、马来西亚、孟加拉、印度、菲律宾、日本等。国内分布于浙江、江苏、福建、广东、江西、湖南、湖北、四川、山东、河北、云南、我国台湾、上海等 16 个省市。在严重流行区过去居民感染率高达 90％。

患者、带虫者及猪是本病的传染源,家猪是主要保虫宿主,野猪亦有自然感染的报道。在一些流行区中,猪的感染率甚高,在流行中起重要作用。姜片虫的中间宿主是扁卷螺类,主要是大脐圆扁螺、尖口圆扁螺、半球多脉扁螺和凸旋螺等,在这些螺类孳生的水体中许多水生植物,如红菱、菱白、草芥、水浮莲、浮萍等,都可以被姜片虫尾蚴附着形成囊蚴。因此,姜片虫的感染方式是由于人或猪生食这类含囊蚴的水生植物而感染,如人啃咬红菱皮壳时,囊蚴便经口而入。研究证明,姜片虫的尾蚴可直接在水中形成囊蚴,所以人饮生水也可能造成感染。人类对姜片虫易感,主要取决于感染的机会,因而在此类植物成熟上市的季节,感染多见,如江浙一带多在 9～10 月份,而广东多在 7 月间。

姜片虫的虫卵及囊蚴的抵抗力:一般含有姜片虫卵的粪便,如在粪坑中储存 2 周,可使其中所有虫卵死亡;姜片虫囊蚴在 5℃潮湿的环境下可存活 1 年,但对高温及干燥的抵抗力很弱,在阳光中晒曝 1 日,即死。

八、治疗和预防

1. **预防**　勿生食红菱等水生植物和饮生水。河塘内种植红菱时,改用陈粪做肥料,及防止人猪粪便污染水源。

2. **治疗**　常用治疗药物为吡喹酮。

（冯　萌）

第三节　肝片形吸虫

一、引言

肝片形吸虫(*Fasciola hepatica* Linn,1758)是一种寄生在牛、羊及其他哺乳动物肝胆管内的寄生虫。人体也可感染肝片吸虫,引起肝片形吸虫病(fascioliasis hepatica)。

二、历史沿革

早在1379年,Jean de Brie就已发现本虫;其全部生活史亦经Leuckart(1883)及Thomas(1883)同时研究成功。这些研究的结果开辟了近代吸虫类生活史研究的道路。

我国古时似已发现本虫,如《广古今五行记》所载的:"唐永徽中绛州一僧,病噎,不下食数年,临终,命其徒曰:吾死后,可开吾胸喉,视有何物,苦我如此。及死,其徒依命开视胸中,得一物,形似鱼而有两头,偏体悉似肉鳞"。

三、形态

肝片形吸虫成虫体长约3 cm,宽约1.3 cm,虫体前端有明显突出部,称为头锥;腹吸盘不明显,位于头锥基部水平;肠支有很多分支;睾丸前后排列在虫体中部,卵巢较小。

虫卵长椭圆形,淡黄褐色,大小为(130~150)μm×(63~90)μm,卵壳薄,一端有一小盖,卵内含有1个卵细胞和多个卵黄细胞。

四、生活史

肝片形吸虫成虫寄生在终宿主牛、羊等哺乳动物及人的肝胆管内,虫卵随胆汁流入肠腔,随粪便排出体外。虫卵入水后,经9~12天在适宜条件下孵出毛蚴。当毛蚴侵入中间宿主锥实螺后,在螺体内历经胞蚴、母雷蚴、子雷蚴和尾蚴共4个阶段的发育和繁殖。尾蚴从螺体逸出后,附着在水生植物或其他物体表面形成囊蚴。终宿主因食入囊蚴而感染,囊蚴内后尾蚴在宿主小肠上段脱囊而出,穿过肠壁,约2 h后进入腹腔。2天内便进入肝实质中,数周后,进入胆管中寄生,后尾蚴还可经肠系膜静脉或淋巴管进入胆管,在移行过程中,部分童虫可在脑、眼、肺、皮下等脏器处异位寄生,造成损害。后囊尾蚴约经1个月发育为成虫。完成一个生活史周期约需要11周。每条雌虫每日产卵量为20 000个左右。成虫在人体可存活达 12 年。

五、临床学

肝片形吸虫的后尾蚴和成虫均可致病,其中成虫是主要致病阶段。

后尾蚴自钻入肠壁起至进入胆管寄生的移行过程中,对宿主可产生一系列的机械性损害和化学刺激。而随着童虫的逐渐成长,损害可更加明显。

成虫引起的主要病变是胆管上皮增生。虫体的机械性刺激,可引起慢性胆管炎和胆管上皮细胞增生等病变,胆管呈局限性增大。肝片形吸虫成虫所产生的大量脯氨酸会在胆汁中积聚,引起胆管上皮增生,进而引起胆管阻塞和胆汁淤积。肝片形吸虫病的临床上可分为3 个病期。少数为无症状带虫者。

1. **急性期** 幼虫移行期,亦称侵袭期。童虫在组织中移行引起损伤。一般发生在感染后 2~12 周,持续 1~2 周,突发高热、腹痛,腹痛以右上腹为主,并常伴有呕吐、腹泻或便秘、血嗜酸性粒细胞增高。部分患者还可出现过敏反应。

2. **潜隐期** 感染数月后,虫体已进入胆管。患者的急性症状减退,无明显不适或稍有胃肠道不适症状。

3. **慢性期** 胆管炎和胆管上皮增生阶段,亦称阻塞期。主要有右上腹痛或胆绞痛、恶心、乏力、贫血、黄疸和肝大等表现。以贫血最为常见,因成虫所致胆管广泛出血及成虫吸血所致。

异位寄生:肝片形吸虫还可引起异位损害,童虫在移行时可随血流到达脑、肺、胃及皮下等处。有生食牛、羊肝习惯的地方,虫体可寄生在咽部,引起咽部肝片形吸虫病。

六、诊断

1. **病原诊断** 粪检或十二指肠引流液检查,发现虫卵即可确诊。轻度感染易漏检,要注意与其他吸虫卵相鉴别。

2. **免疫诊断** 用 ELISA 和 IFA 等检测患者血清中的特异性抗体,但需要注意血清抗体的交叉反应性,导致误诊。

3. **其他检查** 可通过影像学方法检查肝胆管的病变,辅助诊断。

七、流行

肝片形吸虫是哺乳动物的寄生虫,肝片形吸虫病呈世界性分布,疾病以散发为特点,并且是一种畜主人次型的人兽共患寄生虫病。以羊和牛的感染率高。在我国,人群感染率为0.002%~0.171%,散发于 15 个省市,以甘肃省的感染率为最高。据估计全国感染人数约 12 万。

人体因生吃水生植物或喝生水而感染。

八、治疗和预防

肝片形吸虫病的防治要点是做好卫生宣教,使人们认识到生食水生植物和动物内脏的潜在危害性。注意个人饮食卫生,不生食水生植物,不喝生水。治疗本病的药物首选三氯苯达唑。

（冯　萌）

第四节　寄生于消化系统的其他吸虫

寄生于消化系统的其他吸虫比较见表 12 - 1、表 12 - 2。

表 12 - 1　寄生于消化系统的其他吸虫比较(1)

名称	形态	生活史	临床学
异形吸虫(Het-erophyid trematodes)	虫体微小,成虫体长一般为 0.3～0.5 mm,体表具有鳞棘 虫卵小,形态和华支睾吸虫卵相似	成虫寄生于鸟类或哺乳动物的肠道,虫卵随粪便排出体外。虫卵被第一中间宿主淡水螺吞食后,历经毛蚴、胞蚴、1～2 代雷蚴和尾蚴后,尾蚴从螺体内逸出,侵入第二中间宿主鱼或蛙体内,发育为囊蚴。囊蚴被终宿主吞食后在小肠发育为成虫并排卵	成虫在肠道一般只引起轻度炎症反应、肠壁损伤、腹泻和消化功能紊乱 成虫深入组织时,可出现组织炎症反应,继而出现组织增生和纤维化,虫卵可随血流侵入各组织器官,造成急性和慢性损害
棘口吸虫(Echi-nostoma spp.)	虫体长形,体表有棘 虫卵大,椭圆形,壳薄,有卵盖	成虫寄生于终宿主肠道,偶可侵入胆管。第一中间宿主为淡水螺,历经毛蚴、胞蚴、2 代雷蚴和尾蚴后,尾蚴从螺体内逸出,侵入第二中间宿主鱼、蛙等体内,发育为囊蚴。囊蚴被终宿主吞食后在肠道发育为成虫并排卵	成虫可引起肠道炎症 轻度感染无明显症状,也可出现腹痛、腹泻。严重者可有下肢水肿、贫血、发育不良,甚至死亡
猫后睾吸虫(Op-isthorchis feli-neus)	与华支睾吸虫相似,大小:(7～12)mm×(2～3)mm 虫卵与华支睾吸虫卵相似,浅棕黄色,长椭圆形,卵盖和肩峰不明显	成虫寄生于猫、犬及人的肝胆管内,虫卵排出体外后被第一中间宿主豆螺吞食后,历经毛蚴、胞蚴、雷蚴和尾蚴后,尾蚴从螺体内逸出,侵入第二中间宿主淡水鱼体内,发育为囊蚴。囊蚴被终宿主吞食后在肝胆管内发育为成虫并排卵	成虫寄生胆道,引起胆管上皮细胞增生,胆管扩张,胆汁淤积。进而发展为门静脉周围纤维化和肝硬化,甚至发展为胆管癌和肝癌 轻度感染无明显症状,严重者可有腹痛、腹胀、腹泻、乏力、消瘦等症状

表 12 - 2　寄生于消化系统的其他吸虫比较(2)

名称	诊断	治疗	流行
异形吸虫	病原诊断:采用粪便直接涂片法及沉淀法镜检虫卵可确诊。但需与华支睾吸虫等的虫卵相鉴别	吡喹酮	在亚洲、欧洲、非洲部分国家流行。我国也在南方部分省市有病例报道
棘口吸虫	采用粪便直接涂片法及沉淀法镜检虫卵可确诊。如能获得成虫,有助于定种	吡喹酮	主要见于东亚和东南亚地区,多数是散发病例
猫后睾吸虫	检获虫卵是确诊的直接依据,也可利用免疫学方法辅助诊断	吡喹酮	主要流行于欧洲及西伯利亚地区

（冯　萌）

第十三章　寄生于血液和组织中的吸虫

第一节　裂体吸虫

裂体吸虫(*Schistosoma*)成虫寄生于哺乳动物和人类静脉血管内,亦称血吸虫。寄生人体的血吸虫主要有 6 种,即日本血吸虫(*Schistosoma japonicum*)、曼氏血吸虫(*S. mansoni*)、埃及血吸虫(*S. haematobium*)、间插血吸虫(*S. intercalatum*)、湄公血吸虫(*S. mekongi*)和马来血吸虫(*S. malayensis*)。血吸虫分布于亚洲、非洲及拉丁美洲的 76 个国家和地区。血吸虫病(schistosomiasis)是由血吸虫引起的一种急性和慢性寄生虫病。根据 WHO 的统计,血吸虫病是全世界危害性第二大的寄生虫病,仅次于疟原虫引发的疟疾。血吸虫病在热带和亚热带地区流行,尤其是无法获得安全饮用水和缺乏适当卫生设施的贫穷社区。估计至少有 90% 的需要得到血吸虫病治疗的患者生活在非洲。截至 2012 年,近 2.49 亿人需要得到血吸虫病预防性治疗。目前,全世界大约有两亿人感染了血吸虫,其中大部分被感染者是儿童,另外还有 6 亿人正面临着被血吸虫感染的危险,每年仅在撒哈拉以南非洲地区约 30 万人死于血吸虫病。此外,在某些局部地区尚有间插血吸虫,湄公血吸虫和马来血吸虫寄生在人体的病例报道。日本血吸虫主要见于中国大陆、日本、东印度群岛和菲律宾。血吸虫成虫寄生在肠系膜静脉中,其虫卵可随血流进入各器官,引起各种症状,如肝大,严重时造成宿主死亡,导致血吸虫病。除人外,血吸虫还侵袭其他脊椎动物,如家畜和鼠类等。

一、日本血吸虫
（一）引言

日本血吸虫(*Schistosoma japonicum* Katsurada,1904)分布于西太平洋地区的中国、日本、菲律宾与印度尼西亚,可导致人兽共患血吸虫病。在我国,血吸虫病归类于乙类传染病,其分布于长江中下游及其以南地区 12 个省、市、自治区;我国台湾有日本血吸虫的动物感染,但未发现人体病例。在人类几种主要血吸虫病中,日本血吸虫感染引起的病情最重、防治难度最大。这是因为日本血吸虫动物宿主多,成虫寿命长,感染后的伴随免疫和治愈后的免疫力差,中间宿主钉螺不易控制等。按钉螺的地理分布及流行病学特点,我国血吸虫病流行区分为平原水网型、山丘型和湖沼型。

（二）历史沿革

日本血吸虫因其于 1904 年在日本首次发现而命名。日本血吸虫病(schistosomiasis

japonica,简称血吸虫病)是一古老的疾病,我国古代文献称血吸虫为"蛊"或"水蛊",因皮肤接触了有血吸虫幼虫的疫水而感染。隋·巢元方等《诸病源候论·水蛊候》云:"此由水毒气结聚于内,令腹渐大……名水蛊也。"感染后,患者初期可见发热恶寒、咳嗽、胸痛等;日久则以胁下症块,臌胀腹水等为特征,后果较严重。20世纪70年代我国湖北江陵和湖南长沙两地出土的西汉古尸(肝脏、肠道)中查到了血吸虫虫卵。这一发现证实了血吸虫病在我国的流行历史至少在2 100年以上。我国第1例日本血吸虫病是由美籍医生Logan于1905年在湖南常德经虫卵检查确诊。据建国后调查,上海、浙江、福建、广东、广西、江苏、湖南、湖北、安徽、江西、四川、云南等12省(市、区)有血吸虫病流行。我国是日本血吸虫病流行最严重的国家之一,党和国家领导高度重视控制血吸虫病的工作,毛泽东主席曾经指示一定要消灭血吸虫病。

(三) 形态

1. 成虫　虫体外观呈圆柱形,雌雄异体。雄虫乳白色,较粗短,长12～20 mm,前端有发达的口吸盘和腹吸盘,腹吸盘以下,虫体向两侧延展,并略向腹面卷曲,形成抱雌沟(gynecophoral canal),故外观呈圆筒状。雌虫较雄虫细长,前细后粗,形似线虫,体长20～26 mm,腹吸盘大于口吸盘,由于肠管充满消化或半消化的血液,故雌虫呈黑褐色,常居留于抱雌沟内,与雄虫合抱。雌虫发育成熟必须有雄虫的存在和合抱,促进雌虫生长发育的物质可能是来自雄虫的一种性信息素(pheromone),通过合抱,从雄虫体壁传递给雌虫。另外,雄虫和雌虫的营养性联系也是促使他们发育的主要因素之一。实验证明单性雌虫不能发育至性成熟,而单性雄虫虽然能产生活动的精子,可发育成熟,但所需时间较长,体形也较小。消化系统有口、食管、肠管。肠管在腹吸盘前背侧分为两支,向后延伸到虫体后端1/3处汇合成盲管。成虫摄食血液,肠管内充满被消化的血红蛋白,呈黑色。肠内容物可经口排放到宿主的血液循环内。

雄虫生殖系统由睾丸、储精囊、生殖孔组成;睾丸为椭圆形,一般为7个,呈单行排列,位于腹吸盘背侧,生殖孔开口于腹吸盘下方。雌虫生殖系统由卵巢、卵腺、卵模、梅氏腺、子宫等组成。卵巢位于虫体中部,长椭圆形。输卵管出自卵巢后端,绕过卵巢而向前。虫体后端几乎为卵黄腺所充满,卵黄管向前延长,与输卵管汇合成卵模,并为梅氏腺所围绕。卵模与子宫相接,子宫开口于腹吸盘的下方,内含虫卵50～300个(图13-1)。

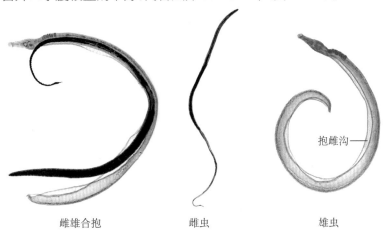

雌雄合抱　　　　　雌虫　　　　　雄虫

图13-1　日本血吸虫成虫形态

2. 虫卵 成熟虫卵大小平均 89 μm×67 μm,椭圆形、淡黄色,卵壳厚薄均匀,无卵盖,卵壳一侧有一小刺,表面常附有宿主组织残留物,卵壳下面有薄的胚膜。成熟虫卵内含有一毛蚴,毛蚴与卵壳之间常有大小不等圆形或长圆形油滴状的头腺分泌物(图 13 - 2)。毛蚴分泌的可溶性虫卵抗原(soluble egg antigen,SEA)可经卵壳的囊状微管道释出卵外。在粪便内,大多数虫卵含有毛蚴即为成熟卵,而未成熟和萎缩性虫卵占少数。电镜下卵壳表面呈网状纤维基质及细颗粒状微棘,卵壳切面可见囊状微管道,贯通卵内外,毛蚴分泌的可溶性抗原可经卵壳的囊状微管道释出卵外。

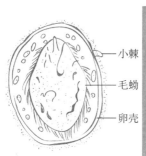 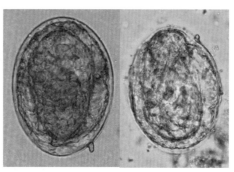

小棘

毛蚴

卵壳

图 13 - 2 日本血吸虫卵形态

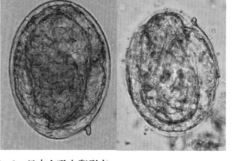

图 13 - 3 日本血吸虫毛蚴形态

3. 毛蚴(miracidium) 毛蚴呈梨形或长椭圆形,左右对称,平均大小为 99 μm×35 μm,周身被有纤毛。钻器位于体前端呈嘴状突起,或称顶突;体内前部中央有一个顶腺,为一袋状构造;两个侧腺或称头腺位于顶腺稍后的两侧,呈长梨形,它们均开口于钻器或顶突(图 13 - 3)。

4. 尾蚴(cercaria) 血吸虫尾蚴属叉尾型,由体部及尾部组成,尾部又分尾干和尾叉。体长 100～150 μm,尾干长 140～160 μm,尾叉长 50～70 μm。尾蚴全身体表被有小棘并具有许多单根纤毛的乳突状感觉器。体部前端为特化的头器(head organ),在头器中央有一个大的单细胞腺体,称为头腺。口位于体前端正腹面,腹吸盘位于体部后 1/3 处,由发达的肌肉构成,具有较强的吸附能力。在尾蚴体内中后部有 5 对单细胞钻腺(penetration gland),左右对称排列,其中 2 对位于腹吸盘前,称前钻腺,为嗜酸性,内含粗颗粒;3 对位于腹吸盘后,称后钻腺,为嗜碱性,内含细颗粒。前后 5 对钻腺分别由 5 对腺管向体前端分左右两束伸入头器,并开口于顶端(图 13 - 4)。

(四)生活史及发育生物学

日本血吸虫的生活史比较复杂,包括在终宿主体内的有性世代和在中间宿主钉螺体内的无性世代的交替。生活史包括成虫、虫卵、毛蚴、母胞蚴、子胞蚴、尾蚴、童虫等 7 个阶段(图 13 - 5)。

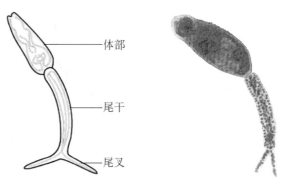

体部

尾干

尾叉

图 13 - 4 日本血吸虫尾蚴形态

/ 184 /

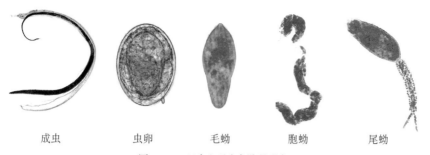

成虫　　　　虫卵　　　　毛蚴　　　　胞蚴　　　　尾蚴

图13-5　日本血吸虫各阶段形态

成虫寄生于人和多种哺乳动物的门静脉-肠系膜静脉系统。雌虫于静脉末梢内产卵,部分虫卵沉积于结肠肠壁组织小血管中,另一部分虫卵随血流沉积于肝脏。虫卵发育成熟后,肠黏膜内含毛蚴虫卵脱落入肠腔,随粪便排出体外。含虫卵的粪便污染水体,在适宜条件下,卵内毛蚴孵出。毛蚴在水中遇到适宜的中间宿主钉螺,侵入螺体并逐渐发育,形成袋形的母胞蚴,其体内的胚细胞可产生许多子胞蚴。子胞蚴逸出,进入钉螺肝内,其体内胚细胞增殖,分批形成许多尾蚴。尾蚴成熟后离开钉螺,常常分布在水的表层,人或动物与含有尾蚴的水接触后,尾蚴经皮肤侵入。尾蚴侵入皮肤,脱去尾部,发育为童虫。童虫穿入小静脉或淋巴管,随血流或淋巴液带到右心、肺,穿过肺泡小血管到左心并运送到全身。大部分童虫进入小静脉,随血流入肝内门静脉系统分支,童虫滞留于此,并继续发育。当性器官初步分化时,遇到异性童虫即开始合抱,并移行到门静脉-肠系膜静脉寄居,逐渐发育成熟交配产卵(图13-6)。

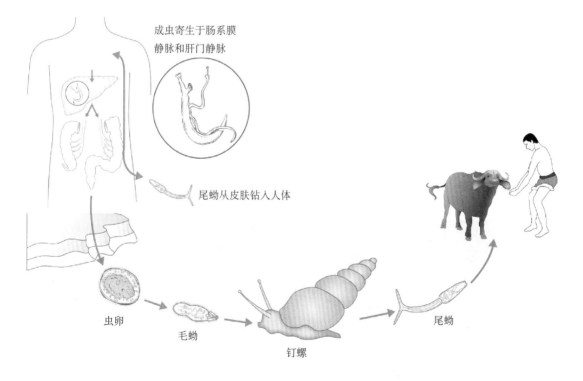

成虫寄生于肠系膜
静脉和肝门静脉

尾蚴从皮肤钻入人体

虫卵　　　毛蚴　　　钉螺　　　尾蚴

图13-6　日本血吸虫生活史

1. 成虫产卵及排出 成虫寄生于终宿主的门静脉-肠系膜静脉系统,虫体可逆血流移行到肠黏膜下层的静脉末梢,合抱的雌雄成虫在此处交配产卵,每条雌虫每日产卵 300～3 000 个。虫卵大部分沉积于肠壁小血管中,少量随血流进入肝。雌虫在排卵时呈阵发性地成串排出,以致卵在宿主肝、肠组织血管内往往沉积成念珠状。约经 11 天,虫卵内的卵细胞发育为毛蚴,含毛蚴的成熟虫卵在组织中能存活 10 天。由于毛蚴分泌物能透过卵壳,破坏血管壁,并使周围组织发炎坏死;同时肠蠕动、腹内压增加,致使坏死组织向肠腔溃破,虫卵随溃破组织落入肠腔,随粪便排出体外。不能排出的虫卵沉积在局部组织中,逐渐死亡、钙化。

2. 毛蚴孵化 含有虫卵的粪便污染水体,在适宜的条件下,卵内毛蚴孵出。以 25～30℃最为适宜;低渗透压性水体、光线照射可以加速毛蚴的孵化;水 pH 也很重要,毛蚴孵化的最适宜 pH 为 7.5～7.8。毛蚴孵出后,多分布在水体的表层,作直线运动,并且有向光性和向清性特点。毛蚴在水中能存活 1～3 天,当遇到中间宿主钉螺,就主动侵入,在螺体内进行无性繁殖。

3. 虫体在钉螺体内发育和繁殖 钉螺是日本血吸虫唯一的中间宿主。毛蚴通过前端钻器的吸附作用和一对侧腺分泌黏液作用吸附螺的软体组织部分;同时,毛蚴顶腺细胞可分泌蛋白酶以降解含有糖蛋白成分的细胞外基质,加上其不断交替伸缩动作,以便从已被溶解和松软的组织中钻入。毛蚴进入钉螺后,体表纤毛脱落,胚细胞分裂,2 天后在钉螺头足部及内脏等处开始发育为母胞蚴。在母胞蚴体内产生生殖细胞,每一生殖细胞又繁殖成一子胞蚴,子胞蚴具有运动性,破壁而出,移行到钉螺肝内寄生。子胞蚴细长、节段性,体内胚细胞又分裂而逐渐发育为许多尾蚴。一个毛蚴钻入钉螺体内,经无性繁殖,产生数以万计的尾蚴,尾蚴在钉螺体内分批成熟,陆续逸出。尾蚴形成的全部过程所需时间与温度有关,至少为 44天,最长是 159 天。发育成熟的尾蚴从螺体逸出后在水中活跃游动。

4. 尾蚴逸出及侵入宿主 影响尾蚴自钉螺逸出的因素很多,最主要的因素是水温。一般在 15～35℃范围内没有什么区别,最适宜温度为 20～25℃;光照有刺激尾蚴逸出的作用;水在 pH 6.6～7.8 范围内,对尾蚴逸出不受影响。尾蚴主要在水面下自主游动,寿命为 1～3天。尾蚴存活时间及其感染力随环境温度及水质和尾蚴逸出后时间长短而异。当尾蚴遇到人或动物皮肤时,用吸盘吸附在皮肤上,依靠其体内腺细胞分泌物的酶促作用,以及虫体全身肌肉运动的机械作用而协同完成钻穿宿主皮肤。在数分钟内即可侵入。尾蚴侵入皮肤后,其尾部和体表的糖萼脱去。研究表明,尾蚴后钻腺的糖蛋白分泌物遇水膨胀变成黏稠的胶状物,能粘着皮肤,以利前钻腺分泌酶的导向和避免酶流失等作用;前钻腺分泌物中的蛋白酶在钙离子激活下,能使角蛋白软化,并降解皮肤的表皮细胞间质、基底膜和真皮的基质等,有利于尾蚴钻入皮肤。尾蚴钻入皮肤的过程非常迅速,实验证明在 20～25℃,日本血吸虫尾蚴仅用 10 s 可侵入小鼠和家兔皮肤。

5. 成虫定居及营养 尾蚴侵入宿主皮肤后,成为童虫(schistosomulum)。童虫在皮下组织停留短暂时间后,侵入小末梢血管或淋巴管内,随血流经右心到肺,再自左心入大循环,到达肠系膜上下动脉,穿过毛细血管进入门静脉,待发育到一定程度,雌雄成虫合抱,再移行到肠系膜下静脉及直肠静脉寄居、交配、产卵。自尾蚴侵入宿主至成虫成熟并开始产卵约需24天,虫卵在组织内发育成熟需11天左右。成虫在人体内存活时间因虫种而异,日本血吸虫成虫平均寿命约4.5年,最长可活30年之久。

血吸虫生长发育的营养物质均来自宿主,虫体体壁和肠道均有吸收营养的功能,但具体功能有所不同。目前认为单糖的摄入主要通过体壁而不是肠道,体壁还能吸收介质中的若干氨基酸。血吸虫摄取营养的另一个途径是肠道,虫体通过口腔不断吞食宿主的红细胞,据估计每条雌虫摄取红细胞数为33万个/h,而雄虫仅为3.9万个/h,红细胞被虫体内的蛋白分解酶消化。雌虫的酶活力比雄虫高,红细胞所提供的营养物质为血红蛋白的α及β链,消化后产生肽或游离氨基酸;以及从红细胞中核苷酸而来的核苷。红细胞被消化后残存于肠道内棕黑色素是一种复合的卟啉物质,因血吸虫无肛孔,故色素残渣从口排出。

(五)细胞及分子致病

血吸虫发育的不同阶段,尾蚴、童虫、成虫和虫卵均可对宿主引起不同的损害和复杂的免疫病理反应。由于各期致病因子的不同,宿主受累的组织、器官和机体反应性也有所不同,引起的病变和临床表现亦具有相应的特点和阶段性。但是以虫卵所致损害最为严重。虫卵主要是沉积在宿主的肝及结肠肠壁等组织,所引起的肉芽肿和纤维化是血吸虫病的主要病变。肉芽肿形成和发展的病理过程与虫卵的发育有密切关系。虫卵尚未成熟时,其周围的宿主组织无反应或轻微反应。

当虫卵内毛蚴成熟后,其分泌的酶、蛋白质及糖等物质称可溶性虫卵抗原,后者可透过卵壳微孔缓慢释放,致敏T细胞。当再次接触相同抗原后,刺激致敏的T细胞产生多种淋巴因子。研究表明巨噬细胞吞噬SEA,然后将处理过的抗原递呈给辅助性T细胞(Th),同时分泌白细胞介素1(IL-1),激活Th,使产生各种淋巴因子;其中IL-2促进T细胞各亚群的增生;γ-干扰素增进巨噬细胞的吞噬功能。除上述释放的淋巴因子外,还有嗜酸性粒细胞刺激素(ESP)、成纤维细胞刺激因子(FSF)、巨噬细胞移动抑制因子(MIF)等吸引巨噬细胞、嗜酸性粒细胞及成纤维细胞等汇集到虫卵周围,形成肉芽肿,又称虫卵结节。虫卵肉芽肿的形成机制是T细胞介导的Ⅳ型变态反应。日本血吸虫产出虫卵常成堆、成串及成簇沉积于组织内,导致虫卵肉芽肿的体积大。肉芽肿以嗜酸性粒细胞为主伴有浆细胞,因常出现中心坏死,又称嗜酸性脓肿。随着病程发展,卵内毛蚴死亡,其毒素作用逐渐消失,坏死物质被吸收,虫卵破裂或钙化,其周围绕以类上皮细胞、淋巴细胞、异物巨细胞,最终类上皮细胞变为成纤维细胞,并产生胶原纤维,肉芽肿逐渐发生纤维化,形成瘢痕组织。

虫卵肉芽肿的形成是宿主对致病因子的一种免疫应答,一方面通过肉芽肿反应将虫卵破坏清除,并能隔离和清除虫卵释放的抗原,减少血液循环中抗原抗体复合物的形成和对机体的损害。另一方面肉芽肿反应破坏了宿主正常组织,不断生成的虫卵肉芽肿形成相互连接的瘢痕,导致干线型肝硬化及肠壁纤维化等一系列病变。

在病理上虫卵肉芽肿可分为如下。

1. 急性虫卵肉芽肿 肉眼观为灰黄色、粟粒至绿豆大(0.5~4 mm)的小结节。镜下见结节中央常有1~2个成熟虫卵,也可多达20个以上。肉芽肿在虫卵周围出现大量的嗜酸性粒细胞浸润,同时伴有许多巨噬细胞。由于嗜酸性粒细胞的变性、坏死、液化而出现脓肿样损害(嗜酸性脓肿)。组织切片染色,某些成熟虫卵的卵壳上附有火焰状或放射状嗜酸性的棒状体,称何博礼现象(Hoeppli phenomenon)。

2. **慢性虫卵肉芽肿** 急性虫卵结节经 10 余天后,虫卵内毛蚴死亡,坏死物质逐渐被吸收,虫卵破裂或钙化,其周围除类上皮细胞外,出现异物巨细胞和淋巴细胞,形态上类似结核结节或者称假结核结节(pseudotubercle)。虫卵周围出现成纤维细胞和巨噬细胞,坏死组织被清除,虫卵崩解、破裂甚至钙化。

3. **瘢痕期肉芽肿** 由于肝脏严重纤维化而变硬、变小,导致血吸虫性肝硬化。肝表面不平,有浅沟纹构成微隆起的分区,严重者可形成粗大突起的结节。组织切片呈现肉芽肿缩小,仅残留卵壳或者虫卵消失,肉芽肿周围出现大量胶原纤维,使之纤维化。重度感染者门静脉出现广泛性的纤维化,增生的结缔组织沿门静脉分支呈树枝状分布,导致典型的干线型纤维化和肝硬化(图 13 - 7)。

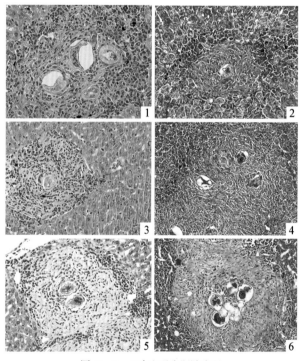

图 13 - 7 日本血吸虫肝脏病理

1. 急性虫卵肉芽肿(HE) 2. 急性虫卵肉芽肿(masson)
3. 慢性虫卵肉芽肿(HE) 4. 慢性虫卵肉芽肿(masson) 5. 瘢痕期肉芽肿(HE) 6. 瘢痕期肉芽肿(masson)

血吸虫寄生在宿主静脉内,童虫、成虫和虫卵的代谢产物、分泌物和排泄物,以及虫体表皮更新的脱落物排入到血液中,并随血液循环至各组织,成为循环抗原。在血吸虫感染宿主可检出主要的循环抗原包括肠相关抗原(associated antigens,GAA)、表膜相关抗原(membrane associated antigens,MAA)和可溶性虫卵抗原(soluble egg antigens,SEA)。宿主对这些循环抗原产生相应的抗体,抗原抗体结合,形成免疫复合物。通常免疫复合物可被单核细胞或巨噬细胞吞噬、清除。当免疫复合物形成过多,或不能被有效清除时,则可在组织(血管、关节等)内沉积,引起损伤组织的炎症反应,属Ⅲ型超敏反应。研究证明血吸虫病的肾小球病变与免疫复合物的沉积有关。

(六)临床学

1. 尾蚴及童虫所致损害 尾蚴穿过皮肤可引起尾蚴性皮炎(cercarial dermatitis),是一种速发型和迟发型变态反应,多发生于重复感染的患者。一般在尾蚴钻入皮肤后数小时至2～3日内发生,表现为红色小丘疹,奇痒,经数日后可自然消退。镜下见真皮充血、出血及水肿,起初有中性粒细胞及嗜酸性粒细胞浸润,以后主要为密集的单核细胞浸润。由于幼龄童虫表面有特殊抗原表达,在抗体依赖性细胞介导的细胞毒性反应下,嗜酸性粒细胞和巨噬细胞对童虫具有杀伤作用,所以当宿主再次感染尾蚴时有一定免疫力。

童虫在宿主体内移行时,所经过的器官(特别是肺)出现血管炎,毛细血管栓塞、破裂,产生局部细胞浸润和点状出血。如童虫移行到肺时,部分可穿破肺泡壁毛细血管,游出到肺组织中,引起点状出血及白细胞浸润(在感染后1～2天)并可有血管炎改变,但病变一般轻微而短暂。当大量童虫在人体移行时,患者可出现发热、咳嗽、痰中带血、嗜酸性粒细胞增多,这可能是局部炎症及虫体代谢产物引起的变态反应。

2. 成虫所致损害 成虫一般无明显致病作用,少数可引起轻微的机械性损害,如静脉内膜炎等。成虫的代谢产物、虫体分泌物、排泄物、虫体外皮层更新脱落的表质膜等,在机体内可形成免疫复合物,对宿主产生损害。

3. 虫卵所致的损害 血吸虫病的病变主要由虫卵引起。虫卵主要是沉积在宿主的肝及结肠肠壁等组织,所引起肉芽肿和纤维化是血吸虫病的主要病变。

血吸虫虫卵肉芽肿主要见于虫卵沉积较多的器官,如肝和结肠。在肝内,虫卵肉芽肿位于门静脉分支终端,窦前静脉处。重度感染患者由于门静脉周围出现广泛的纤维化,肝切面上,围绕在汇管区周围形成长而白色的纤维束并从不同角度插入肝内,称干线型纤维化(pipestem fibrosis)。由于窦前静脉的广泛阻塞,导致门静脉高压,出现肝、脾大,侧支循环开放,腹壁、食管及胃底静脉曲张,以及上消化道出血与腹水等症状,称为肝脾性血吸虫病(hepatosplenic schistosomiasis),此是晚期血吸虫病特征性病变。

4. 临床分型 血吸虫病的临床表现视患者的感染度、虫卵沉积部位、免疫状态、营养状况、病期、治疗是否及时等因素不同而异。临床上可分为急性、慢性和晚期3种类型及异位损害。

(1)急性血吸虫病:急性血吸虫病往往是人们在短期内接触含有大量尾蚴的水体所致,常发生于对血吸虫感染无免疫力的初次感染者,但亦可发生于再次感染大量尾蚴的慢性甚至晚期血吸虫病患者。发病多在夏秋季,以6～10月份为高峰,潜伏期大多为30～60天,平均约40天。

当雌虫开始大量产卵时,少数患者出现以发热为主的急性变态反应性症状,常在接触疫水后1～2个月出现。发热为急性血吸虫病的主要症状,热型一般可分为3种:①低热型,约占25%,亦称轻型。②间歇热型与弛张热型,亦称中型。约占70%,发热同时伴畏寒、多汗、头昏、头痛等；③稽留热型，约占 5%，为重型。体温持续在 40℃ 左右，波动幅度小。急性血吸虫患者发热期限可持续数周至数月不等。

急性期患者常伴有腹部症状，可出现食欲缺乏、恶心、呕吐、腹痛、腹泻（每日 2～5 次，粪便稀薄，可带血和黏液）及脓血便等消化道症状，粪便检查血吸虫卵或毛蚴孵化结果阳性。90% 以上患者有肝脾大，肝区压痛，尤以左叶为甚。

（2）慢性血吸虫病：急性血吸虫病经治疗未愈，或未治自行退热者，可演变为慢性血吸虫病。在血吸虫病流行区的居民，从小与疫水接触，少量反复感染后获得一定的免疫力，也可演变表现为慢性血吸虫病。在流行区，慢性血吸虫病占感染者的绝大多数，90% 的血吸虫患者为慢性血吸虫病。

临床上可分为无症状（隐匿型）和有症状两类。

1）无症状患者：无任何症状或体征，常于粪便普查或因其他疾病就医时发现，患者劳动力不受明显影响。

2）有症状者：主要表现为慢性血吸虫性肉芽肿肝炎和结肠炎。常见症状为乏力、消瘦、劳动力减退、腹泻、腹痛。轻度者腹泻，每日 2～3 次，便稀、偶带血。重度患者有脓血便，伴里急后重；伴发肝脾大，早期以肝大为主，尤以左叶为甚。随着病情进展，脾脏渐增大，一般在肋下 2～3 cm，无脾功能亢进和门静脉高压征象。

（3）晚期血吸虫病：反复或重度感染者未经及时、彻底的治疗，经过较长时期（5～15 年）的病理发展过程，在长期、广泛的肝纤维化特别是干线型纤维化病理基础上演变为肝硬化并出现相应的临床表现及并发症，即为晚期血吸虫病。根据主要临床表现，晚期血吸虫病可分为巨脾型、腹水型、结肠增殖型及侏儒型，一个患者可兼有两种或两种以上的类型。在临床上常见是以肝脾大、腹水、门静脉高压，以及因侧支循环形成所致的食管下端及胃底静脉曲张为主的综合征。晚期患者可并发上消化道出血、肝性昏迷等严重症状而致死。儿童和青少年如感染严重，使垂体前叶功能减退，及其他因素可影响生长发育和生殖而致侏儒症。因晚期肝纤维化病变是不可逆的，临床治疗难度大、效果差。

1）巨脾型：患者左上腹逐渐增大的块物、伴重坠感，脾大甚者过脐平线或其横径超过腹中线，质地坚硬、表面光滑，内缘常可扪及明显切迹。

2）腹水型：腹水是门静脉高压、肝功能下降代偿性失调和水、钠代谢紊乱等诸多因素引起。约 1/3 的患者系首次出现腹水后才被诊断为晚期血吸虫病，腹水随病情发展逐渐形成，亦可因并发感染、严重腹泻、上消化道出血及劳累等而诱发。重度腹水者可出现呼吸困难、脐疝、股疝、下肢水肿、胸腔积液和腹壁静脉曲张（蜘蛛痣）；黄疸较常见。严重者呈"骨瘦如柴，腹大如鼓"。

3）结肠增殖型：该型患者除有慢性和晚期血吸虫病的其他表现外，肠道症状较为突出。大量虫卵沉积肠壁，因虫卵肉芽肿纤维化、腺体增生、息肉形成及反复溃疡、继发感染等，易导致肠腔狭窄与梗阻，本型有诱发结肠癌可能。患者呈现经常性腹痛、腹泻、便秘或腹泻与便秘交替，大便变细或不成形。少数者有发作性肠梗阻。结肠镜检见黏膜增厚、粗糙、息肉形成或肠腔狭窄；左下腹可扪及痞块或痉挛性条索状物。

4）侏儒型：儿童时期反复感染血吸虫后，可影响其内分泌功能，以垂体前叶和性腺功能不全最为明显。性腺功能减退主要继发于垂体前叶功能受抑制，表现为垂体性侏儒。除有晚期血吸虫病的其他表现外，患者身材矮小、面容苍老、性器官不发育、第二性征缺如，但智力无减退。X 线检查示骨骼生长成熟显著迟缓，女性骨盆呈漏斗状等。经有效抗血吸虫治疗后，大部分患者垂体功能可恢复。此型现已很少见。

晚期血吸虫病主要并发症有上消化道出血和肝性昏迷。50％以上的晚期患者死于上消化道出血。出血部位多见食管下段或胃底静脉。肝性昏迷患者占晚期患者总数 1.6％～5.4％，以腹水型为多。晚期患者若并发肝性昏迷，死亡率达 70％以上。在我国，血吸虫病患者并发乙型肝炎的比例较高，可能与患者免疫功能下降有关，两种疾病可促进和加重肝硬化的发生和发展。

5. 异位寄生与异位损害（ectopic lesion）　日本血吸虫成虫在门静脉系统以外的静脉内寄生称异位寄生，而见于门静脉系统以外的器官或组织的血吸虫虫卵肉芽肿则称异位损害或异位血吸虫病。人体常见的异位损害部位在脑和肺，其次为皮肤、肾、胃和阑尾等。血吸虫卵进入脑和脊髓产生异位损害，可致严重的神经系统并发症；经侧支循环进入肺的虫卵可引起肺动脉炎，甚至肺源性心脏病；罕见的异位损害可见于甲状腺、心包、肾、生殖器等处。异位寄生与损害多发生在大量尾蚴感染的急性期，而慢性期及晚期患者也可出现。经动物试验结果初步分析，急性血吸虫病患者合并脑或肺的异位损害可能由于感染大量尾蚴，虫数过多，发生异位寄生和损害。晚期因肝纤维化，发生侧支循环，门静脉系统吻合支扩大，肠系膜静脉的虫卵可被血流带到肺、脑或其他组织引起病变。

（七）免疫

宿主与血吸虫的相互关系是长期进化过程中一种特殊关系。一方面宿主对血吸虫再感染可产生一定的免疫力；另一方面血吸虫形成了特有、有效的抵抗宿主防御反应的能力。

1. 血吸虫抗原　血吸虫是一个多细胞结构的个体，有复杂的生活史，故其抗原种类繁多。虫体抗原的结构和性质因不同虫种、期甚至株而有所不同。血吸虫在宿主体内的 3 个不同阶段即童虫、成虫和虫卵，每个时期的分泌物、排泄物均可作为抗原物质引起宿主一系列的体液和细胞免疫反应。根据不同研究目的将血吸虫抗原加以分类，如依抗原的来源、抗原的性质和诱发宿主免疫应答的功能等。近年来，研究证明虫卵抗原和肠相关抗原是有用的诊断抗原，并且也是诱导宿主组织免疫病理变化的重要因子，对血吸虫抗原的研究不仅可以了解血吸虫病抗感染免疫的发生、发展，而且也可以探讨血吸虫逃避宿主免疫攻击的机制。

2. 免疫效应机制　血吸虫在人体内寄生的虫期包括童虫成虫和虫卵，各虫期的抗原物质均可诱导宿主产生免疫系统应答。参与免疫效应的成分有抗体、补体和细胞等；免疫应答除了产生保护性免疫外，还可诱发免疫病理反应。宿主获得性免疫主要是直接作用于再次感染侵入的童虫，动物实验观察初次感染的成虫能逃避宿主的免疫攻击，因而能在已建立免疫应答的宿主血管内存活和产卵，此称为伴随免疫（concomitant immunity）。伴随免疫是针对再感染的免疫力。在宿主体内被清除童虫的部位因动物的种而异，主要见于皮肤和肺；这种免疫力通常有种的特异性，并且免疫力是不完全的，有一部分感染的虫体可逃避免疫攻击,在宿主体内完成发育。近年来,对曼氏血吸虫和埃及血吸虫患者的研究,包括流行病学调查及治疗后对再感染的抗力的研究,表明人体感染这两种血吸虫后,可以产生对再感染的免疫力,并且有年龄依赖性。10岁以下的儿童对再感染的免疫力低,随着年龄增大表现出对再感染的抵抗能力增强,这种免疫力是缓慢形成的、不完全的。研究发现抗体与细胞协同产生的针对童虫的细胞毒作用即抗体依赖细胞介导的细胞毒性(ADCC)是主要的杀伤童虫的效应机制,细胞毒性 T 细胞无杀虫活性。杀伤童虫的过程,血吸虫早期童虫的表面抗原与感染血清中的 IgG2a 或 IgE 结合,而后嗜酸性粒细胞的 Fc 受体与抗体的 Fc 片段结合,嗜酸性粒细胞与虫体表面密切接触,脱颗粒后,自颗粒中释放出主要碱性蛋白(major basic protein, MBP),分布于虫体表面,损伤皮层、杀死虫体。其他参与免疫攻击细胞包括巨噬细胞、中性粒细胞和肥大细胞等。影响血吸虫免疫效应机制的因素非常复杂,不同宿主的抗血吸虫的免疫机制是不相同的,迄今尚无一种实验动物模型能完全反映人体感染时免疫力产生的情况。

3. 血吸虫的免疫逃避 伴随免疫是部分免疫,血吸虫可逃避宿主免疫系统的识别,因而能在已建立免疫应答的宿主血管内存活和产卵,这些现象称免疫逃避(immune evasion)。该现象反映出血吸虫对宿主的适应性,是一种宿主免疫应答与血吸虫逃避宿主免疫之间复杂的动态平衡的结果。血吸虫抵抗宿主防御反应的免疫逃避机制非常复杂,目前较为公认的机制如下。

(1) 抗原伪装(antigenic disguise):血吸虫虫体表面结合有宿主的抗原或者被宿主抗原包被,阻碍宿主免疫系统识别,称抗原伪装。血吸虫抗原伪装物质的来源有虫源性表达和抗原结合两种形式。血吸虫抗原伪装的物质有宿主的 γ 球蛋白、肝脏蛋白、宿主红细胞抗原、主要组织相容性复合物、低密度脂蛋白,丝氨酸蛋白酶抑制因子、异嗜性抗原、丝氨酸蛋白酶、肌球蛋白(myosin)和原肌球蛋白、人生长激素、钙网蛋白等。此外,血吸虫感染宿主后会利用宿主的一些信号物质于血吸虫自身的发育调节,在免疫逃避上有一定的作用。

(2) 抗原改变及表面受体假说:血吸虫抗原改变和免疫调节宿主免疫应答的能力是由于虫体成熟过程中皮层的改变。表面受体假说认为童虫逃避宿主免疫攻击与童虫表面受体的存在有关。实验证明,尾蚴钻皮后的早期童虫体表具有 IgG 的 Fc 受体,IgG 能与这些受体发生特异性的结合。同时,童虫体表含有多种蛋白酶和肽酶。这些酶不仅能分解结合于虫体表面的特异性抗体,使 ADCC 不能发生,而且抗体分解过程中产生的三肽(Thr-Lys-Pro)可抑制巨噬细胞的激活,从而影响巨噬细胞对童虫的效应功能。

(3) 表膜改变:血吸虫童虫和成虫表膜为脂质双层结构,其外层几无抗原性,在宿主体内发育过程中和遭受免疫攻击时表膜能迅速脱落和更新,这种表膜发育的变化或表面抗原的表达缺失可使虫体逃避宿主的免疫攻击。此外,表膜能吸附宿主的糖蛋白配体(glycoprotein ligands)从而有利于逃避宿主免疫系统的识别。

(4) 封闭抗体假说:童虫表面的糖蛋白抗原与虫卵的大分子多糖抗原有共同的碳水化合物表位。因此,宿主产生的针对虫卵多糖抗原的抗体可与再感染时入侵体内的童虫表面抗原发生交叉反应,并阻碍抗童虫抗体与童虫的结合,使之不能发挥免疫效应作用。

（5）免疫复合物抑制：曼氏血吸虫感染者血清中存在循环抗原，可在宿主体内形成可溶性免疫复合物。实验证明，这种复合物可能改变宿主免疫反应，如抑制嗜酸性粒细胞介导的对童虫的杀伤，抑制淋巴细胞转化等。

（6）抑制免疫功能：血吸虫可通过合成神经分子、蛋白酶、细胞因子及其他小分子物质阻断宿主补体的激活，抑制宿主的免疫细胞功能，从而下调宿主的免疫功能。有研究表明血吸虫成虫可以释放可溶性因子。血吸虫产生的抑制因子是一种低分子量、热稳定物质，能选择性地抑制 T 细胞的增殖和肥大细胞脱颗粒，影响宿主的免疫应答和免疫效应。日本血吸虫虫卵肉芽肿的免疫调节过程中，T 细胞可能也起一定作用。

4. 抗血吸虫病疫苗　疫苗是对付血吸虫病最有效的武器。自从 20 世纪 30 年代采用成虫和尾蚴乳剂作为人工免疫研究以来，血吸虫病疫苗研究已有 80 余年历史，大体经历了以下 3 个时期。①死疫苗研究阶段：采用不同的抗原制备方法，观察成虫、虫卵、尾蚴及排泄分泌物等免疫动物后的抗攻击感染的效果，但并不成功。②活疫苗研究阶段：采用经辐射致弱的活尾蚴，尽管免疫动物可产生较高保护性免疫，但由于其潜在的危险性和生产限制，难于推广应用。③分子疫苗研究阶段：20 世纪 70 年代后，随着免疫学飞速进展，现代生物学技术为血吸虫疫苗的研制提供了可行性，基因工程可以大量生产所需的重组蛋白、具有保护性抗原表位的特定有效片段，制剂纯度高、不良反应小。目前国际公认的潜在疫苗候选抗原有：分子量 28 000 曼氏血吸虫谷胱甘肽转移酶（SmGST）、副肌球蛋白（paramyosin）、磷酸丙糖异构酶（TPI）、分子量 23 000 膜蛋白、血吸虫钙相关蛋白、线粒体相关蛋白及性别相关蛋白等。近期，血吸虫疫苗的开发工作上已经取得了一些进展，有两个疫苗正在进行临床试验，其中之一是由法国巴斯德所专门针对埃及血吸虫开发的疫苗 Bilhvax，但疫苗效果极其有限。另外一种疫苗是在巴西科学家开发的针对曼氏血吸虫疫苗，是根据曼氏血吸虫的 Sm14 蛋白（曼氏血吸虫主要通过这种蛋白来利用我们人体的脂肪酸）开发而成的一款疫苗，并进行 II 期临床试验。该疫苗因其在很多实验室中无法重复结果，也没有观察到在动物体内那么高的保护率，进展不尽如人意。

迄今为止，上述多种血吸虫疫苗抗原的免疫效果仍然不佳，主要表现为减虫率低下，重复性不高，血吸虫病疫苗的研制和开发进入了一个艰难时期。由于目前有价格便宜、实用、疗效佳的抗血吸虫药物——吡喹酮，在血吸虫疫区，大多数治愈后的患者在短期内（数月间）又会被血吸虫再次感染而患病，导致对吡喹酮的反复使用。科学家们担心大规模的使用会促使血吸虫产生耐药性，而吡喹酮又是我们目前拥有的唯一能够有效治疗血吸虫病的药物，一旦产生耐药性后果将不堪设想。因此，控制血吸虫病的关键还得依赖血吸虫疫苗的研制和开发。

（八）实验诊断

血吸虫病的诊断包括病原学诊断和免疫学诊断两大部分。

1. 病原学诊断　从粪便内检查虫卵或孵化毛蚴以及直肠黏膜活体组织检查虫卵。

（1）直接涂片法：重度感染地区患者粪便或急性血吸虫患者的黏液血便中常可检查到血吸虫虫卵，方法简便。但对于慢性和晚期患者虫来说，虫卵检出率低。

（2）尼龙袋集卵法：适用于大规模普查，但应注意由于尼龙袋处理不当而造成交叉污染。

（3）毛蚴孵化法：根据虫卵中的毛蚴在适宜条件下可破壳而出并且毛蚴在水中运动有一定的特点而设计。该法可采用全部粪便沉渣，进行毛蚴孵化，可以提高粪便检查效果。

（4）定量透明法：用于血吸虫虫卵计数。常规方法为改良加藤厚涂片法（Kato-Katz method），可测定人群感染情况，并可考核防治效果。

（5）直肠黏膜活体组织检查：慢性及晚期血吸虫患者肠壁组织增厚，虫卵排出受阻，故粪便中不易查获虫卵，可应用直肠镜检查。血吸虫患者肠黏膜内沉积的有活卵、变性卵和死卵。对未治疗患者检出的虫卵，不论死活均有参考价值；对有治疗史患者，如有活卵或近期变性卵，表明受检者体内有成虫寄生。如为远期变性卵或死卵，则提示受检者曾经有过血吸虫感染。目前，流行区血吸虫患者大多已经过一次或多次治疗，检查到活卵的病例很少，加上该法对患者有一定的损伤，故不适于大规模应用。

2. 免疫诊断

（1）皮内试验（ID）：一般皮内试验与粪检虫卵阳性的符合率为90％左右，但可出现假阳性或假阴性反应，与其他吸虫病可产生较高的交叉反应；并且患者治愈后多年仍可为阳性反应。此法简便、快速，通常用于现场筛选可疑病例。

（2）检测抗体：血吸患者血清中存在特异性抗体，包括 IgM、IgG、IgE 等，如受检者未经病原治疗，而特异性抗体呈阳性反应，对于确定诊断意义较大；如已经病原治疗，特异性抗体阳性，并不能确定受检者体内仍有成虫寄生，因治愈后，特异性抗体在体内仍可维持较长时间。目前检测抗体的血吸虫病血清学诊断方法很多，常用的有以下几种。

1）环卵沉淀试验（circumoval precipitin test，COPT）：通常检查 100 个虫卵，阳性反应虫卵数（环沉率）≥5％时，即为阳性。粪检血吸虫卵阳性者，COPT 阳性率平均为 97.3％（94.1％～100％）。健康人假阳性率为 3.1％，与肺吸虫病、华支睾吸虫病可出现交叉反应。患者有效治疗后 COPT 阴转较慢。目前在基本消灭血吸虫病地区，已广泛应用 COPT 作为综合查病方法之一。

2）IHA：粪检血吸虫虫卵阳性者与 IHA 阳性符合率为 92.3％～100％，正常人假阳性率在 2％左右，与肺吸虫、华支睾吸虫、旋毛虫感染者可出现假阳性反应。IHA 操作简便，用血量少，判读结果快，目前国内已广泛应用。

3）ELISA：此试验具有较高的敏感性和特异性，并且可反映抗体水平，阳性检出率在 95％～100％，假阳性率为 2.6％，患者在吡喹酮治疗后半年至一年有 50％～70％转为阴性。此试验已应用于我国一些血吸虫病流行区的查病工作。

4）免疫酶染色试验（immunoenzyme staining test，IEST）：在检测血吸虫特异抗体的方法中，尚有许多种，如 IFA、胶乳凝集试验（LA）、酶标记抗原对流免疫电泳（ELACIE）等。这些方法有它们各自的优点。

其他免疫诊断技术还有免疫印渍技术、免疫胶体金技术、免疫浸棒技术等。

（3）检测循环抗原：由于治疗后抗体在宿主体内存留较长时间，其阳性结果往往不能区分现症感染和既往感染，也不易于评价疗效。循环抗原是生活虫体排放至宿主体内的大分子微粒，主要是虫体排泄、分泌或表皮脱落物中具有抗原特性，又可为血清免疫学试验所检出。从理论上讲，CAg 的检测有其自身的优越性，它不仅能反映活动性感染，而且可以评价疗效和估计虫荷。检测的具体方法有斑点酶联免疫吸附试验、双抗体夹心酶联免疫吸附试验等。限于技术上原因，检测循环抗原方法实用性不大。

（4）现代分子生物学技术：如 PCR 等。

上述各种检查方法各有优缺点，如果将几种方法合理搭配，由简到繁，综合查病，则可收到事半功倍的效果。一般在重流行区，粪检尚能查出一定比例患者的地方，仍以粪检为主，辅以其他方法检查；而在基本消灭血吸虫病地区，则应以免疫诊断为主，取得多项数据，综合判断、综合查病。

急性、慢性和晚期血吸虫病诊断可参照我国血吸虫病诊断标准（WS261 - 2006）。

3. 鉴别诊断　急性血吸虫病与疟疾、伤寒、副伤寒、肝脓肿、败血症、粟粒型肺结核、钩端螺旋体病等疾病的一些临床表现相似；慢性血吸虫病与慢性痢疾、慢性结肠炎、肠结核及慢性病毒性肝炎等疾病的症状有时相似；晚期血吸虫病与慢性肝硬化、原发性肝癌、疟疾、结核性肠系膜炎、慢性粒细胞性白血病等症状有时相似，应注意鉴别诊断。

（九）流行

1. 地理分布与流行概况　日本血吸虫病流行于亚洲的中国、日本、菲律宾、印度尼西亚。新中国成立后，经过大规模的流行病学调查，证明血吸虫病流行于长江流域及以南的湖北、湖南、江西、安徽、江苏、云南、四川、浙江、广东、广西、上海、福建等 12 个省、市自治区，381 个县（市、区），这些地区的人口为 7 900 万，查出钉螺分布面积 145 亿 m^2。危害十分严重。50 多年来已开展了 3 个阶段的血吸虫病控制工作。第 1 阶段是上世纪 50～70 年代的控制钉螺阶段；第 2 阶段是 20 世纪 80 年代到 2004 年的人畜化疗阶段；第 3 个阶段是从 2005 年开始的传播源控制阶段，包括钉螺调查、人及家畜的化疗、健康教育、有农业、林业、水利和土地等专家参与的全面控制。从 2005 年开始实行的新措施包括：①实现农业机械化，用拖拉机代替水牛，为牧场安装围栏，禁止在钉螺疫区放牧；②改水改厕；③让渔民和船民了解疫水的危险性。目前，我国血吸虫病防治研究工作取得重大突破，提出以传染源控制为主的综合防治策略，并在一些以湖沼型为主的血吸虫病重点流行地区开展了试点研究，效果显著。据国务院数据，2008 年各流行省份的人血吸虫病患病率已降至 5% 以下；四川、云南和江苏省在 2008、2009 和 2010 年均达到了控制传播水平（<1%）。至 2009 年底，全国估计血吸虫病人 365 770 例，与 2008 年相比下降了 11.42%。新发生急性血吸虫病 77 例（其中 2 例为境外输入的曼氏血吸虫病病例）与 2008 年相比上升了 35.09%。全年共救治晚期血吸虫病人 24 282 例，比 2008 年增加了 14.42%。全国现有钉螺面积 372 358.69 hm^2，其中新增钉螺面积 879.42 hm^2。全国流行地区现有耕牛存栏数 1 570 300 头，耕牛感染率（1.03%）较 2008 年（1.34%）下降了 23.13%。2009 年，云南省达到了传播控制标准，全国山丘型流行区全部实现了血吸虫病传播控制目标。截至 2011 年底，共有 454 个县（市、区）有血吸虫病流行，其中 103 个县（市、区）达到了控制传播水平，274 个县（市、区）达到了切断传播水平。中国的目

标是到 2015 年底,湖沼省份的控制传播水平达到 1%以下,山区省份如四川和云南达到切断传播水平。

2. 流行环节

(1) 传染源:日本血吸虫病是人兽共患寄生虫病,其终宿主除人以外,有多种家畜和野生动物。在我国,自然感染日本血吸虫的家畜有牛、犬、猪等 9 种;野生动物有褐家鼠、野兔、野猪等 31 种。其中牛、羊、猪、犬及野鼠为主要传染源。由于储蓄宿主种类繁多,分布广泛,使得防治工作难度加大。在流行病学上患者和病牛是重要的传染源,评价这些动物在流行病学上的意义,既要考虑到其体内血吸虫生物学特性,又要注意这些动物数量及它们与人类之间的关系;还要考虑动物粪便中的含卵量及其污染环境程度。

(2) 传播途径:在传播途径的各个环节中,含有血吸虫虫卵的粪便污染水源、钉螺的存在及群众接触疫水是 3 个重要的环节。粪便污染水的方式与当地的农业生产方式、居民生活习惯及家畜的饲养管理有密切关系。当水体中存在感染血吸虫的阳性钉螺时,便成为疫水,对人、畜均有感染性。人体感染血吸虫的方式一般可分为生产下水和生活下水两类。此外,抗洪抢险时由于人体接触疫水的面积大、次数多、时间长,极易引起感染,甚至引起群体急性感染;因饮用疫水或漱口时被尾蚴侵入口腔黏膜感染也有发生。

钉螺(oncomelania)是日本血吸虫的唯一中间宿主。钉螺隶属于钉螺属,1881 年于湖北发现,命名为湖北钉螺(*Oncomelania hupensis*)。钉螺是雌雄异体、水陆两栖淡水螺,褐色或黄褐色,螺壳小,圆锥形,有 6~8 个螺层。钉螺长约 10 mm,宽 3~4 mm,壳口卵圆形,外缘背侧有一条粗的隆起称唇嵴。在平原地区螺壳表面具纵肋,称肋壳钉螺;在山丘地区表面光滑,称光壳钉螺。肋壳钉螺孳生在湖沼型及水网型疫区的水涨水落、水流缓慢、杂草丛生的洲滩、湖汊、河畔、水田、沟渠边等。光壳钉螺孳生在山丘型疫区的小溪、山涧、水田、河道及草滩等处。钉螺雌雄异体、卵生。主要在春季产卵,一个雌螺一般产卵在 100 个以内。幼螺在水下生活,到秋季发育为成螺。钉螺寿命一般为 1~2 年。钉螺孳生地的特点是:冬陆夏水、土质肥沃、杂草丛生、水流缓慢。随着气温的变化,它可分布在孳生地的土表及土层(包括泥土裂缝、洞穴、草根四周)。钉螺的食性很广,包括腐败植物、藻类、苔藓等。

(3) 易感人群:不论何种性别、年龄和种族,人类对日本血吸虫皆有易感性。从事农业和渔业生产的农民、渔民是血吸虫病的高危人群。儿童因其喜欢游泳、嬉水,亦列为高危人群。非流行区的人群进入血吸虫病流行区遭受感染后较本地居民的急性感染发病率为高、病情更重。

3. 流行因素 日本血吸虫病的流行因素包括自然因素和社会因素两方面。自然因素很多,主要是影响血吸虫生活史和钉螺的自然条件,如地理环境、气温、雨量、水质、土壤等。社会因素是指影响血吸虫病流行的政治、经济、文化、生产运动、生活习惯等。例如,环境卫生、人群的文化素质、经济水平、生活方式和行为等都直接影响到血吸虫病的流行;特别是社会制度,卫生状况和全民卫生保健制度等对防治血吸虫病都是十分重要的。随着经济发展,疫区和非疫区之间人畜流动频繁,加大了传染源管理难度,造成传染源输入非疫区及已控制地区。

4. 血吸虫病流行区类型　我国血吸虫病流行区按地理环境、钉螺分布及流行病学特点可分为 3 种类型,即平原水网型、山区丘陵型和湖沼型。

(1) 平原水网型:主要分布在长江三角洲如上海、江苏、浙江等处,这类地区河道纵横,密如蛛网、钉螺沿河岸呈线状分布。人们因生产和生活接触疫水而感染。

(2) 山区丘陵型:主要在我国南部,如四川、云南等地,但华东的江苏、安徽、福建、浙江,华南的广西,广东都有此型。钉螺分布单元性很强,严格按水系分布,面积虽不很大,但分布范围广,环境极复杂。

(3) 湖沼型:主要分布在湖北、湖南、安徽、江西、江苏等省的长江沿岸和湖泊周围。存在着大片冬陆夏水的洲滩,钉螺分布面积大,呈片状分布,占全国钉螺总面积的 82.8％。

(十) 防治措施

目前,我国尚有未控制的流行区,绝大多数是流行严重的湖沼地区及环境复杂的边远山区。因各流行区的情况不一,防控目标不同,防制对策亦应有所不同。因此,血吸虫病防治要因地制宜、综合治理、科学防治。

1. 查治患者、病牛、消灭传染源　人畜同步化疗是控制传染源有效途径。当前治疗血吸虫病的首选药物是吡喹酮(praziquantel),其是一种安全、有效、使用方便、成本低廉的治疗药物,可用于治疗各种类型血吸虫病。对晚期患者常在接受中药调理后,再作杀虫治疗或外科手术治疗。

2. 控制和消灭钉螺　灭螺首选药物为 WHO 推荐的氯硝柳胺(niclosamide)。常用的是 50％氯硝柳胺乙醇胺盐可湿性粉剂,该剂型溶于水,无味,对皮肤无刺激,可直接加水稀释应用;对人、畜毒性低,不损害农作物,灭螺效果好,持效久。查螺季节一般选在春季 3～5 月份和秋季 9～11 月份。

3. 控制传染源　加强粪便管理,结合农村爱国卫生运动,管好人、畜粪便,防止污染水体。如进行粪便无害化处理,后者可通过密闭发酵后,达到杀灭粪便虫卵的效果。粪便无害化处理设施因不同地区、不同经济条件而有多种类型,如单户家庭推广的有三格式处理池、双瓮式、沼气池等。集中处理有大三格池、大型沼气池。在易感地带反复灭螺,做到安全用水。

在对病畜传染源管理的主要措施包括如下。①"以机代牛":是指用农业机械代替耕牛进行农业耕作,以减少家畜传染源数量。②家畜圈养:在流行区,对家畜应尽可能实行圈养舍饲。③以禽代畜:减少哺乳动物的饲养数量,因地制宜地发展养禽业。④安全耕作:指在耕作前对水田进行彻底灭螺或灭尾蚴,降低水体感染性,避免人畜在耕作时感染血吸虫;同时,在耕作前对耕牛进行药物治疗,防止血吸虫病进一步传播。

4. 加强卫生宣传教育　特别是对易感人群的健康教育很重要,引导人们的行为、习惯和劳动方式到重视自我保健的轨道上来。

5. 加强个人防护　流行季节加强个人防护,可涂擦防护药或口服预防药。如下水田作业时穿塑料套服、外用塑料套膜等防止尾蚴钻入皮肤;也可在下水田前涂皮肤防护剂,如15％邻苯二甲酸二丁酯(DBP)软膏或乳剂。

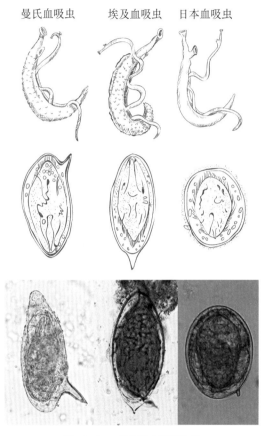

曼氏血吸虫　埃及血吸虫　日本血吸虫

图 13-8　3 种血吸虫形态比较

二、其他血吸虫

曼氏血吸虫(*Schistosoma mansoni* Sambon, 1907)是 Bilharz 于 1852 年首先在埃及开罗一尸检患者中发现,广泛流行于非洲(尼罗河三角洲,包括埃及、苏丹、埃塞俄比亚、肯尼亚、坦桑尼亚、莫桑比克、津巴布韦、赞比亚、刚果等)、南美洲(巴西、圭亚那、多米尼加、加勒比海等国)、亚洲(阿拉伯半岛)等地。传播途径和致病与日本血吸虫病基本相同,中间宿主为双脐螺(*Biomphalaria*),吡喹酮为治疗首选药。

埃及血吸虫(*Schistosoma haematobium* Bilharz, 1852)主要分布于埃及、中东、西非、中非和东南非、马尔加什、巴西、委内瑞拉和一些加勒比海岛屿,中间宿主为水泡螺属(*Bulinus*)。埃及血吸虫成虫寄生在膀胱静脉和盆腔静脉丛,可引起终末血尿、膀胱刺激与尿路梗阻等症状。治疗药物包括吡喹酮和尼立哒唑等。

日本血吸虫、曼氏血吸虫和埃及血吸虫是主要的危害人类健康的血吸虫,有必要了解其成虫和虫卵形态(图 13-8),进行诊断和鉴别诊断(表 13-1、表 13-2)。

表 13-1　6 种人体血吸虫成虫和虫卵形态的比较

		日本血吸虫	曼氏血吸虫	埃及血吸虫	间插血吸虫	湄公血吸虫	马来血吸虫
大小(mm)	(♂)	(10~20)×(0.5~0.55)	(6~14)×(0.8~1.1)	(10~15)×(0.75~1.0)	(11~14)×(0.3~0.5)	(15~17.8)×(0.2~0.41)	(4.3~9.2)×(0.24~0.43)
	(♀)	(12~28)×0.3	(7~17)×0.25	(20~26)×0.25	(11~26)×0.25	(6.48~11.3)×0.28	(6.5~11.3)×0.21
表皮	(♂)	无结节,有细尖体棘	结节明显,上有束状细毛	结节细小	有结节和细体棘	有细体棘	无结节,有细体棘
	(♀)	小体棘	小结节	末端有小结节	光滑	小体棘	小体棘
肠支		体后半部汇合,盲管短	体前半部合,盲管长	体中部后汇合,盲管短	体后半部汇合,盲管短	体后半部汇合,盲管短	体中部后汇合,盲管短
睾丸(个)		6~8	2~14	4~5	4~6	3~6	6~8
卵巢位置		体中部	体中线之前	体中线之后	体中线之后	体中部	体中线
虫卵		卵圆形或圆形,侧棘短小	长卵圆形,侧棘长大	纺锤形,一端有小棘	纺锤形,端棘长、细尖	卵圆形,侧棘短小	卵圆形,侧棘短小

表 13-2 6 种人体血吸虫生活史的比较

	日本血吸虫	曼氏血吸虫	埃及血吸虫	间插血吸虫	湄公血吸虫	马来血吸虫
成虫寄生部位	肠系膜下静脉，门静脉系统	肠系膜小静脉，痔静脉丛，偶可寄生在肠系膜上静脉、膀胱静脉丛及肝内门静脉	膀胱静脉丛，骨盆静脉丛，直肠小静脉，偶可寄生在肠系膜门静脉系统	肠系膜静脉，门静脉系统	肠系膜上静脉，门静脉系统	肠系膜静脉，门静脉系统
虫卵在人体的分布	肠壁，肝	肠壁，肝	膀胱及生殖器官	肠壁，肝	肠壁，肝	肝，肠壁
虫卵排出途径	粪	粪，偶尔尿	尿，偶尔粪	粪	粪	粪
保虫宿主	牛、猪、犬、羊、猫	猴、狒狒、啮齿类等	猴、狒狒、猩猩、猪、	羊、灵长类、啮齿类、	牛、猪、羊、犬、田鼠	啮齿类
中间宿主	湖北钉螺	双脐螺	水泡螺	水泡螺	开放拟钉螺	小罗伯特螺
地理分布	中国、菲律宾、印尼、日本	非洲、拉丁美洲、亚洲	亚洲、非洲、葡萄牙	喀麦隆、加蓬、乍得、扎伊尔	柬埔寨、老挝、泰国	马来西亚

附录 1 血吸虫的代谢组学

血吸虫有 8 对染色体，其中常染色体 7 对，性染色体 1 对。血吸虫基因组由近 4 亿个碱基组成，含有 40.1% 的重复序列，具有转录活性的反转座子 25 个，编码基因 13 469 个。研究发现在血吸虫与具有同等大小基因组的非寄生生物比较中，虽然基因数量相似，但功能基因的组成存在很大差别。一方面血吸虫丢失了很多与营养代谢相关的基因，如脂肪酸、氨基酸、胆固醇和性激素合成基因等，这些营养物质必须从哺乳动物宿主获得；另一方面扩展了许多有利于蛋白消化的酶类基因家族成员。这一变化充分显示了血吸虫适应寄生生活，与宿主协同进化的重要特质。血吸虫除了有大量与其他物种同源的基因外，还有许多血吸虫特有基因。像其他多细胞生物一样，血吸虫具有与发育密切相关的多条重要分子信号途径。血吸虫有原始的中枢神经系统和较为完善的外周感觉神经系统，能感受周围环境的声、光、机械振动等信号，有助于攻击宿主并到达营养丰富的器官，如肝脏门静脉、肠静脉等处寄生。血吸虫还有类似功能的细胞，编码一些与生长、发育和成熟相关的内分泌激素受体，除了接受本身合成的内分泌激素外，还可以接受宿主的激素作用，甚至形成依赖宿主内分泌激素的寄生状态。

2003 年，巴西科学家经过两年的努力，成功绘制出曼氏血吸虫的基因图谱。曼氏血吸虫有 1.4 万个基因，绘制出了其中 92% 的活跃基因。他们在研究中采用了自己开发的绘制基因图谱技术，集中绘制出含有蛋白质配方的基因中间片段，并对血吸虫 6 个生命阶段表达的活跃基因都进行了分析。

2006 年，由中国自主测序的日本血吸虫基因组工作框架图的基础数据整理完成，科学家公布共计 300 多万条的 DNA 序列，在获得约 10 万个来自血吸虫不同发育阶段、性别的基因片段基础上进一步整理分析表明，这些基因片段代表了约 15 000 个基因种类，约占日本血吸虫基因总数的 90%，其中 8 400 多个血吸虫基因编码蛋白质。鉴定了血吸虫不同发育阶段以及童虫、雌虫、雄虫的表皮和卵壳等蛋白质表达，共鉴定出 3 260 个血吸虫蛋白。通过对一些蛋白质功能研究发现，血吸虫不同发育阶段表达不同蛋白，与生活特点密切相关，在血吸虫表皮和卵壳所表达蛋白中，有些蛋白与所寄生的哺乳动物宿主，包括人类有很高的序列同源性。说明血吸虫可以通过抗原模拟逃避宿主免疫攻击，也有许多氧化还原酶体系用于分解宿主攻击的分子。此外，有些蛋白分子可以调节宿主免疫细胞，或抑制免疫细胞作用，或激发特殊的宿主免疫反应，有利于肉芽肿形成。日本血吸虫存在大量遗传多态性，是血吸虫逃避宿主免疫攻击的主要手段之一。这些多态性在不同地区血吸虫，包括来自我国不同的流行区，这提示开发血吸虫疫苗必须克服血吸虫这种免疫逃逸机制；也表明血吸虫在进化过程中不断适应变化的环境，尤其是在与宿主免疫系统相互作用中进化。

2012 年，研究人员采用新一代高通量测序技术对一对雌雄合抱的埃及血吸虫成虫进行了全基因组测序，组装得到大小约为 385 Mb 的基因组序列，测序深度达 74 X。在与已测序的曼氏血吸虫和日本血吸虫基因组进行两两比较，发现埃及血吸虫和曼氏血吸虫基因组序列有着更好的一致性（92%）和共线性（89.4%）。研究人员还对 3 种血吸虫之间和与其他扁虫共有的蛋白质及其功能进行了分析，发现了埃及血吸虫特有的蛋白质共计 73 种。

上述研究对于深入认识血吸虫生物学特征、开发抗血吸虫药物及研制血吸虫疫苗奠定了理论基础。

此外，科学家们对血吸虫导致的免疫病理机制、肉芽肿形成与调节、免疫应答与调节、虫体逃避免疫机制、诊断技术更新、防治措施和生态等进行了大量的研究并取得一系列进展。但在血吸虫疫苗研究上处于瓶颈阶段，由于化疗药物吡喹酮价格便宜、实用、有效；加上测试疫苗的保护性免疫反应效果差等因素，限制了疫苗开发工作。虽然抗血吸虫候选疫苗分子有多种，但目前仅有 Bilhvax 和 Sm14 蛋白两款疫苗的研制工作正在进行之中。

附录 2　尾蚴性皮炎

除裂体属的虫种能在人体寄生外，其他属的虫种可寄生在多种动物体内如鸟类或哺乳动物，它们的尾蚴钻入人体皮肤引起的超敏反应称尾蚴性皮炎（cercarial dermatitis）。尾蚴性皮炎呈世界性分布。在国外，人多因游泳而感染，故称游泳者痒（swimmer's itch）。在我国，引起尾蚴性皮炎的主要是寄生于鸭的多种毛毕吸虫（Trichobilharzia）、寄生于牛的东毕吸虫（Orientobiharzia）和寄生于海鸟类血吸虫（鸟毕吸虫属，Ornithobilharzia）。其中间宿主为椎实螺，分布于稻田、水沟和池塘，人群主要在种植水稻、养鸭或捕鱼等活动中被感染。我国的稻田区，尾蚴性皮炎又称稻田性皮炎。

尾蚴性皮炎属典型的Ⅰ型和Ⅳ型超敏反应。当尾蚴侵入皮肤后十几分钟即可出现针尖大小的红色丘疹，1 h 至 2 天后，入侵部位出现刺痛、痒感，继之出现点状红斑和丘疹。反复感染者丘疹数量多且可融合成风疹块，奇痒难忍，如搔破皮肤，可出现继发性感染。反应一般在 3~4 天达高峰，1 周左右消散。

尾蚴性皮炎属自限性疾病，若无继发感染，一般几天后即可自愈。止痒是主要治疗手段，局部止痒可用 1%~5% 的樟脑酒精、鱼黄软膏、复方炉甘石洗剂或乙醇溶液涂擦；中药如五倍子、蛇床子等煎水洗浴也有止痒作用。症状严重者可用抗过敏药。

（毛佐华）

第二节　并殖吸虫

并殖吸虫属扁形动物门(Phylum Platyhelminthes)，吸虫纲(Class Trematoda)，复殖目(Order Digenea)，并殖科(Paragonimidae)。因其虫体最早发现于虎及人的肺内，故又称肺吸虫，也可寄生于其他部位。并殖吸虫的种类繁多，迄今全世界共发现并殖吸虫近50种，中国已报道35余种，其中10余种对人具有致病性。并殖吸虫可寄生于除人体外多种哺乳动物体内，导致并殖吸虫病(paragonimiasis)，该病属人兽共患病。并殖吸虫病广泛流行于亚洲、非洲、美洲等20多个国家。据估计全球有近2 000万患者，我国约占一半。我国是重要的并殖吸虫分布国度，有27个省(市、区)有分布的报告。我国的致病性并殖吸虫主要分为两个类型：即以卫氏并殖吸虫为代表的虫体可在人、兽体内发育至成熟的人兽共患型；以斯氏狸殖吸虫为代表的虫体可在动物体内发育成熟而在人体内较少发育成熟的兽主人次型。

一、卫氏并殖吸虫

（一）引言

卫氏并殖吸虫[*Paragonimus westernami*(Kerbert，1878)Braun，1899]是人体并殖吸虫中最重要虫种之一，可寄生于人体各脏器，以肺部为主，又称肺吸虫(lung fluke)，引起并殖吸虫病(paragonimiasis)，又称肺吸虫病，属于人兽共患的寄生虫病。卫氏并殖吸虫的致病主要与童虫或成虫在人体组织与器官内移行、寄居造成的机械性损伤及其代谢物等引起的免疫病理反应有关。

（二）历史沿革

人类对并殖吸虫的认识历经150多年历史，最早由Diesing于1850年从巴西水獭的肺内发现成虫，之后分别于1859年由Cobbold从印度的灵豹和1877年Westerman从荷兰的虎肺内分离到成虫。1879年，Ringer从我国台湾1例葡萄牙籍死亡水手的肺部分离到成虫，为人体感染的首例报道。次年，Manson从福建厦门1例患者的痰中检获并殖吸虫卵。在20世纪中叶，并殖吸虫的生活史过程已基本明了。人体肺吸虫病虽已早在我国台湾流行，但1930年从浙江省绍兴的肺吸虫病例报告开始为大陆首次发现；1940年，福建省有动物感染肺吸虫的报道。日本学者及我国的一些学者报道卫氏并殖吸虫有二倍体型与三倍体型。这两型并殖吸虫成虫的染色体、DNA酶谱图型、生殖系统中有否精子等几个方面有明显差别，并认为三倍体型能在人肺内成熟并产卵，而二倍体型则否。但也有学者报道浙江省在人肺内成熟并产卵的卫氏并殖吸虫属二倍体型。

（三）形态

1. **成虫**　虫体较肥厚,腹侧平直,背侧隆起,形似半粒黄豆。活时虫体呈红褐色,略透明。虫体长 7.5～12 mm,宽 4～6 mm,厚 3.5～5.0 mm,宽长之比约 1 ：2。除口、腹吸盘、生殖孔、排泄孔及其附近的体壁外,全身满布体棘。口、腹吸盘大小略同,腹吸盘位于体中横

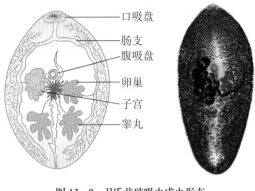

图 13 - 9　卫氏并殖吸虫成虫形态

线之前。口吸盘是消化道的开口,位于体前端,腹吸盘在中横线前。消化系统包括口、短的前咽、球形的咽和很短的食管;之后分左右两支肠管,顺虫体两侧至虫体后端,以盲端结束。生殖系统雌雄同体,卵巢与子宫并列于腹吸盘之后,卵巢分 5～6 叶,形如指状。睾丸分支,左右并列约在虫体后端 1/3 处。子宫盘曲在卵巢的对侧位置,内充满虫卵,亦延伸到生殖腔,生殖腔开口于腹吸盘侧后的生殖孔。虫体两侧有密集的卵黄腺分布(图 13 - 9)。

2. **虫卵**　椭圆形、金黄色,大小为(80～118)μm×(48～60)μm,卵壳厚薄不均,通常在卵盖对侧端增厚。卵盖大,略倾斜,但可见缺盖卵。卵形态存在差异,时常可见左右两侧对称或不对称现象。卵内含 10 余个卵黄细胞和一个卵细胞,未分裂的卵细胞常位于正中央(图 13 - 10)。

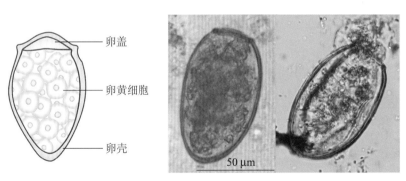

图 13 - 10　卫氏并殖吸虫卵形态

3. **囊蚴**　圆球形,有内、外两层囊壁,不同虫种大小差别较大,卫氏并殖吸虫囊蚴直径一般在 300～400 μm,囊蚴内含有一条卷曲的后尾蚴。

（四）生活史

卫氏并殖吸虫的生活史包括成虫、虫卵、毛蚴、胞蚴、母雷蚴、子雷蚴、尾蚴、囊蚴、后尾蚴和童虫等发育阶段,后尾蚴、童虫和成虫阶段存在于终宿主体内。虫卵主要随痰咳出(有咽痰习惯的患者虫卵也可随粪便排出),入水中在适宜温度下约经 3 周孵化成毛蚴。毛蚴侵入第一中间宿主淡水螺,如生活淡水中的川卷螺、属黑螺科(*Melaniidae*)等,内经过胞蚴、雷蚴等发育和无性增殖最后成为许多尾蚴。尾蚴从螺体逸出可入侵第二中间宿主淡水蟹或蝲蛄

的体内发育成为囊蚴。人若进食含有囊蚴的淡水蟹或蝲蛄时,囊蚴随之进入消化道,经消化液作用脱囊成为童虫。童虫的活动能力很强,可穿过肠壁到腹腔浆膜表面匍匐,其中多数童虫沿肝表面向上移行,直接贯穿膈肌而达胸腔,进而侵入肺内发育为成虫。少数滞留于腹腔内的童虫可继续发育,并穿入肝脏浅层或大网膜发育成为成虫;偶尔可沿纵隔内大血管根部及颈内动脉周围软组织向上移行,经破裂孔而侵入颅中凹,再经颞叶、枕叶的底部侵入脑组织。虫体侵入器官或组织后除引起局部病变外,还可以继续穿行到其他部位,引起病变。有些童虫可终生穿行于身体各组织间直至死亡(图 13 - 11)。自囊蚴进入终宿主到发育成熟产卵,需 2～3 个月。成虫寿命一般在 5～6 年,长者可达 20 年。

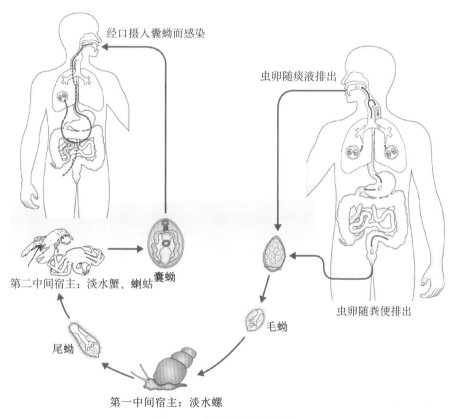

图 13 - 11　卫氏并殖吸虫生活史

（五）细胞和分子致病

卫氏并殖吸虫对人体致病主要由童虫和成虫引起。当囊蚴被宿主吞食后,在小肠内的胆盐等刺激下通过排泄分泌产物(excretory-secretory products,ESPs)脱囊而出成为童虫。卫氏并殖吸虫分泌的 ESPs 至少包含 147 种蛋白,以水解酶居多,尤其是半胱氨酸蛋白酶(cysteine proteases,CP),在虫体与宿主间形成第一道防线。胆盐在囊蚴脱囊过程中刺激钙离子通道,虫体运动并释放溶解囊壁的蛋白酶,在脱囊过程中产生大量的可溶解细胞外基质纤维蛋白的 CP27、CP28,有利于童虫在宿主组织中穿梭。在童虫穿梭的过程中,丝氨酸蛋白酶也参与这一过程。童虫在宿主体内穿过隔膜和胸膈到肺脏的过程中,还分泌 CP15、CP17、

CP53。当虫体进入宿主体内发育尚未成熟时其分泌的 EPs 可以降解人的 IgG，从而阻碍 IgG 诱导的嗜酸性粒细胞对虫体的杀伤性；并且当虫体 ESPs 浓度相对高时可以促进嗜酸性粒细胞的凋亡，死亡的嗜酸性粒细胞会降低局部炎症反应，从而在局部形成一个对虫体具有免疫保护效应的区域。在宿主与寄生虫相互作用过程中，除了 CPs 还有多种分子参与，如蛋白多糖、蛋白复合物及糖蛋白等参与这一过程。虫体在肺部发育成熟后，排出虫卵及 ESPs 等，刺激人体免疫系统在虫体周围最终形成囊包。

（六）临床学

1. 潜伏期 并殖吸虫病的致病，常与虫体寄生部位和感染度有关。轻度感染者常无明显临床表现，有时很难确定其潜伏期。潜伏期一般在 1～12 个月之间，最长可达数年。有报道患者于进食溪蟹后数小时即发病。

2. 急性期 急性期常见于非流行区居民以及一次误食大量囊蚴者，主要因童虫在组织中移行和游窜引起。症状出现于误食囊蚴后数天至 1 个月左右，重度感染者在第 2 天即出现症状。由于童虫穿过肠壁引起肠壁出血。在腹腔、腹壁反复游窜，特别是大多数童虫从肝表面移行或从肝组织穿过，引起肝局部的出血、坏死。患者主要症状有腹痛、腹泻，伴食欲缺乏，继之畏寒、发热，渐出现胸痛、胸闷、咳嗽等呼吸道症状，也可出现荨麻疹等全身过敏表现。外周血嗜酸性粒细胞明显升高（20％～40％），胸部 X 线检查可见絮状和片状阴影。

3. 慢性期

（1）病变分期：由童虫进入肺后引起的病变，慢性期大致可为以下 3 期。

1）脓肿期：因虫体移行引起组织破坏、出血及继发性感染。肉眼可见病变处呈窟穴状或隧道状，内有血液，有时可见虫体。组织出现炎性渗出，内含中性粒细胞及嗜酸性粒细胞等。随后病灶四周产生肉芽组织而形成薄膜状脓肿壁，并逐渐形成脓肿。肺 X 线平片显示边缘模糊，界限不清的浸润阴影。伴有胸腔积液时，肋膈角变钝。

2）囊肿期：由于局部组织渗出性炎症，大量细胞浸润、聚集，最后细胞死亡、崩解液化，脓肿内容物逐渐变成赤褐色黏稠性液体。镜下可见坏死组织、夏科-雷登结晶和大量虫卵。囊壁因大量肉芽组织增生而肥厚，肉眼可见周界清楚的结节状虫囊，呈紫色葡萄状。X 线平片显示边界清楚的结节状阴影，有时见液平面。虫体可离开原处移行到他处形成新虫囊，多数虫囊间可互相联通，X 线平片可显示多房性囊样阴影。

3）纤维瘢痕期：虫体死亡或转移至他处，囊肿内容物通过支气管排出或吸收，肉芽组织填充，纤维化，最后病灶形成瘢痕。X 线平片显示硬结性或条索状阴影。

以上 3 期病变是连续性的，可同时在同一肺叶中。

（2）临床分型：在慢性期，因虫体在宿主体内游走和窜扰，多个器官可受损害，受影响的程度轻重不一，临床表现非常复杂。临床上可分胸肺型和肺外型两型，也可按病变部位分型。

1）胸肺型：在卫氏并殖吸虫感染最为常见，呼吸系统症状是其主要表现。①肺型：以胸痛、胸闷、气短、咳嗽为主要表现，起初为干咳，之后痰量渐多，咳嗽加剧，痰中带血呈果酱样或铁锈色。体征不明显，偶有肺部湿性啰音。X 线检查可见肺内纹理增粗，或边缘模糊的絮片状阴影或多房性囊性阴影，也可呈边缘锐利的结节状阴影。病程较长患者可出现硬结状或钙化阴影。②胸膜型:发生胸膜增厚或粘连,出现胸腔积液,有胸痛、胸闷、气短。

2) 肺外型:多见于斯氏狸殖吸虫患者,但卫氏并殖吸虫感染者也可出现。临床上分为如下。①腹型:以腹痛、腹泻等消化道症状为主。腹泻多为稀便,并带泡沫和黏液。②肝型:儿童病例多见。以低热、乏力、食欲缺乏为主要表现,伴有肝大,触痛不明显。③皮下包块型:以游走或非游走性皮下包块为主要表现。包块 1～3 cm,常出现在胸腹部、背部、头颈部及下肢皮下,特征是包块表面皮肤正常,无红肿,轻触可移动。④脑、脊髓型:占并殖吸虫病例的 10%～20%,发生在脑部多见,流行区的脑型肺吸虫患者可多达 2%～5%,尤其以儿童及青少年为主。成虫可从纵隔沿颈内动脉周围软组织上行入颅侵犯脑部,出现颅内占位性病变、脑膜炎等病损。在脑中寄居的虫体还可游走窜行,造成多处损害,形成多发性囊肿,如果虫体侵入基底神经节内囊或丘脑等部位则后果更为严重。根据症状分为急性脑膜炎型、慢性脑膜炎型、急性化脓性脑膜脑炎型、脑梗死型、癫痫型、亚急性进展性脑病型、慢性肉芽肿型(肿瘤型)和晚期非活动型(慢性脑综合征)等。临床上以癫痫、偏瘫、视神经受损、蛛网膜下隙出血和颅内压增高为主要表现。患者有剧烈头痛,常伴发其他部位并殖吸虫病变。若发生在脊髓,主要表现为下肢感觉和运动障碍,严重者可出现大小便失禁,甚至发生截瘫。

4. 亚临床型或隐性感染 在并殖吸虫病流行区,常有些无明显临床症状者。该型一般为轻度感染者,或者是虫体已消失的感染者。患者免疫学检查抗体阳性,外周血嗜酸性粒细胞增高,X 线胸片上也能见到典型改变。

(七) 诊断

目前,我国的并殖吸虫病流行特征发生了变化,传统的自然疫源地居民的感染率呈下降趋势,而非自然疫源地居民的偶然食源性感染却有增多,加之并殖吸虫病临床表现的多样性,给本病的临床诊断带来诸多困难。由于并殖吸虫病症状复杂、临床误诊率高,其诊断应综合生食或半生食淡水蟹、蝲蛄及其制品的既往史、临床表现、血常规和影像学、病原学或免疫学检查等各项因素考虑。流行区人群并殖吸虫抗原皮试阳性,也具有较高的诊断参考价值。自 2012 年起,我国实施 WS380 - 2012《并殖吸虫病的诊断》标准。

1. 病原学诊断

(1) 痰液、粪便、脑脊液中虫卵的检查:痰液检测虫卵为主,以带有果酱色痰检出率为高。通常收集患者 24 h 痰,收集的痰液需经消化处理,即加等量 10%氢氧化钠溶液,搅拌均匀后置37℃温箱 3～5 h,离心取沉渣涂片、镜检。生理盐水直接涂片法因检出率低而少用。作粪便虫卵检查时,需做集卵处理;部分脑型并殖吸虫病患者可从脑脊液中查到虫卵。

(2) 皮下包块活检:从皮下组织或包块检取童虫、成虫或虫卵,进行组织病理学检查。

2. 免疫学诊断 常用方法有皮内试验和血清特异性循环抗体或抗原试验。皮试方法因有较高假阳性反应,一般用作筛查。血清特异性循环抗体检测如 ELISA,阳性率达 98%以上,目前较为常用。但该法与姜片虫病、血吸虫病及囊虫病有轻度交叉反应。其他还包括IHA、斑点金免疫渗滤试验(DIGFA)等技术。酶联免疫吸附抗原斑点试验(AST-ELISA)可直接检测血清中循环抗原,阳性率达 98%以上,且可用作疗效考核。对疑似脑型并殖吸虫病患者,也可取脑脊液作并殖吸虫特异性循环抗体或抗原的检查。

3. 影像学检测 头颅 X 线摄片、CT、脑血管及脊髓造影可发现病变和阻塞部位。CT 平扫图像在急性期表现为脑水肿,脑实质可见大小不一、程度不等的低密度水肿区,脑室狭小,造影后不增强。在囊肿期则出现高密度的占位病变表现,边界不清,增强扫描病灶有强化,纤维瘢痕期则表现为钙化灶。

4. 其他 血液学检测,急性期患者白细胞可达 $40 \times 10^9/L$,嗜酸性粒细胞达 $20\% \sim 40\%$,最高者可升至为 80%。脑脊液中可呈现嗜酸性粒细胞增多、蛋白含量增高,偶可检出虫卵。在组织破坏期尚可出现血性脑脊液。在囊肿形成期脑脊液压力升高、蛋白增多,而其他指标可正常,这种脑脊液的多变性是脑型肺吸虫病的特点之一。

由于并殖吸虫病患者临床表现多样,误诊率高,常需与其他疾病进行鉴别,如胸肺型需与肺结核、结核性胸膜炎、阿米巴性肺脓肿、肺癌等进行鉴别;脑型并殖吸虫病则需与脑肿瘤、脑囊虫病、脑血管病变等进行鉴别。

(八) 流行

并殖吸虫病呈世界性分布,在亚洲主要分布于中国、朝鲜、日本、菲律宾、印度尼西亚和泰国等国,非洲和南美洲也有报道。目前,我国除西藏、新疆、内蒙古、青海及宁夏未报到外,其他 27 个省、市、自治区有并殖吸虫分布。其中,黑龙江、吉林、辽宁、山东、河北、江苏、安徽、浙江、福建、我国台湾、广东、江西、湖北、湖南、云南、海南等省有卫氏并殖吸虫分布;河南、山西、陕西、甘肃、浙江、福建、广东、广西、江西、湖北、湖南、重庆、四川、贵州、云南等省、市、自治区有斯氏并殖吸虫分布。在两种并殖吸虫的分布特征上,东北地区为卫氏并殖吸虫单一虫种分布,西北地区为斯氏并殖吸虫单一分布,其他地区则为两种并殖吸虫混合分布。

1. 传染源 患者和保虫宿主是本病传染源。在多数地区,野生动物是主要传染源,患者次之。保虫宿主包括家畜(如犬、猫)和一些野生肉食类动物(如虎、豹、狼、狐、豹猫、大灵猫、貉等)。在某些地区,如辽宁的宽甸县,犬是主要传染源。病兽在人、畜罕至的地区构成了自然疫源地。野猪、家猪、兔、鼠、蛙、鸡、鸟等多种动物已被证实可作为转续宿主。

2. 中间宿主 中间宿主包括第一、第二中间宿主。我国已证实的第一中间宿主为生活淡水的川卷螺,属黑螺科(*Melaniidae*),包括:放逸短沟蜷(*Semisulcospira libertina*)、黑龙江短沟蜷(*S. amurensis*)、瘤拟黑螺(*Melanoides tuberculata*)等。第一中间宿主多分布在低海拔的丘陵地区,通常流行区沿水系呈"线"状分布。第二中间宿主为淡水蟹类,如溪蟹(*Potamon* spp.)、华溪蟹(*Sinopotamon* spp.)、拟溪蟹(*Parapotamon* spp.)、石蟹(*Isolapotamon* spp.)、绒螯蟹(*Eriocheir* spp.)等 20 余种蟹,东北蝲蛄(*Cambaroides* spp.)。此外,一些淡水虾也可作为中间宿主。这些第一、第二中间宿主共同栖息于山区、丘陵的山溪、河沟中。我国的东北地区及毗邻的朝鲜、俄罗斯远东地区为蝲蛄型流行区,其他流行区则为溪蟹型流行区。

3. 传播途径 并殖吸虫病具有典型的食源性传播的特征,人生食或半生食含囊蚴的第二中间宿主或含童虫的转续宿主,是主要的感染途径。在我国一些流行区,儿童常到溪中捕捉溪蟹生食或用火烤后半生食后造成感染。在一些山区,吃溪蟹方式有生、腌、醉、烤、煮等。我国东南部分地区居民有制作、进食醉蟹的习惯,其腌制条件不足以完全杀死囊蚴,也是造成感染的原因。东北地区的一些当地居民有制作"蝲蛄豆腐"的习惯,食物中囊蚴并未杀死等,成为主要感染方式。此外,食具被活囊蚴污染也可造成感染。中间宿主死亡,囊蚴因中间宿主死亡腐烂脱落水中,污染水源,囊蚴能在水中存活 10 天左右,故生饮溪水也能造成感染。实验表明,用尾蚴经口感染犬,1 个半月后从粪便中查见虫卵,提示尾蚴阶段可能也具有感染性。野猪、家猪、兔、大鼠、鸡、蛙、鸟等多种动物可作为卫氏并殖吸虫的转续宿主,如生吃或半生吃这些转续宿主的肉,也可能被感染。

（九）防治

1. 药物及手术治疗　常用的药物有吡喹酮、三氯苯达唑和阿苯达唑等。

（1）吡喹酮:本药为广谱抗吸虫、绦虫药,用于并殖吸虫病治疗具有疗效高、疗程短、安全性高的优点,为首选药物。必须在医生的指导下规范和正确用药。

（2）三氯苯达唑:为苯并咪唑类衍生物,对卫氏并殖吸虫和斯氏并殖吸虫均有较好杀虫作用,疗效与吡喹酮相似。必须在医生的指导下规范和正确用药。

（3）阿苯达唑:也有较好的治疗效果。

值得注意的是脑型并殖吸虫病患者必须入院治疗。对于脑型或较重型并殖吸虫病可延长疗程;若虫体形成的病灶对脑、脊髓有压迫症状者,可采取手术切除。

2. 预防措施　不生食溪蟹、蝲蛄及其制品、转续宿主,不生饮疫区水是预防本病最有效的措施。通过卫生宣教,提高人们对该病的认识,加强饮水卫生,则能够起到良好的预防效果。

二、斯氏狸殖吸虫

斯氏狸殖吸虫[*Pagumogonimus skrjabini*(Chen,1959)Chen,1963]由我国著名学者陈心陶教授于 1959 年首次报道,可引起皮下型并殖吸虫病。

（一）形态

成虫:虫体窄长,前宽后窄,两端较尖,大小为(3.5～6.0)mm×(11.0～18.5)mm,宽长之比为 1:(2.4～3.2),最宽处在腹吸盘稍下水平。腹吸盘位于体前约 1/3 处,略大于口吸盘。卵巢位于腹吸盘的后侧方,其大小及分支情况视虫体成熟程度相关,虫龄低者,分支数少;虫龄高者,分支数多,形如珊瑚。睾丸 2 个,左右并列,可分多叶,其长度占体长的 1/7～1/4,有些可达 1/3,位于体中、后 1/3 间部。

虫卵:椭圆形,大小平均 71～48 μm。大多数虫卵形状不对称,差异较大,壳厚薄不均匀。

（二）生活史

斯氏狸殖吸虫生活史与卫氏并殖吸虫基本相似。人可能是本虫的非正常宿主。从人体检获的虫体绝大部分为童虫,少见发育成熟并产卵者。终末宿主为果子狸、猫、犬、豹等哺乳动物。已证实的第一中间宿主包括泥泞拟钉螺(*Tricula humida*)、微小拟钉螺(*T. minutoides*)、中国小豆螺(*Bythinella chinensis*)、建国小豆螺(*B. jianguoi*)、建瓯拟小豆螺(*Pseudobythinella jianouensis*)和中国秋吉螺(*Akiyoshia chinensis*)等。斯氏狸殖吸虫的第一中间宿主多分布在海拔 300～1 000 m 的山区。这些体型较小及微型螺类，大多栖息于溪流较小、流速较缓的山沟中，附着于枯枝、落叶的下面，石块周围、苔藓之中。第二中间宿主为锯齿华溪蟹（*Sinopotamon denticulatum*）、雅安华溪蟹（*S. yaanense*）、河南华溪蟹（*S. honanese*）、福建马来溪蟹（*Malayopotamon fukienensis*）角肢南海溪蟹（*Nanhaipotamon angulatum*）、鼻肢石蟹（*Isolapotamon nasicum*）和僧帽石蟹（*I. physalisum*）等。还有蝎蝽体内也发现此虫的囊蚴。蛙、鸟、鸭、鼠等多种动物可作为本虫的转续宿主。

（三）临床学

斯氏狸殖吸虫是人兽共患以兽为主的致病虫种。在人体内，侵入的虫体大多数停留在童虫状态，在组织中游窜，造成局部或全身性病变即幼虫移行症。后者包括皮肤型和内脏型。皮肤型患者主要表现为游走性皮下包块或结节，常见于胸背部、腹部，亦可出现于头颈、四肢、腹股沟、阴囊等处。包块多紧靠皮下，边界不清，无明显红肿，摘除切开包块可见隧道样虫穴，有时能查见童虫。镜检可见嗜酸性粒细胞肉芽肿，坏死渗出物及夏科-雷登结晶等。内脏型幼虫移行症患者则因侵犯不同器官而出现不同损害和表现。如斯氏狸殖吸虫侵犯胸肺，患者出现胸闷、胸痛、咳嗽、咳痰，肺部 X 线显示可见边缘模糊的浸润阴影或房性囊状阴影，并常伴有肋膈角变钝等征象。如侵犯肝，则出现肝痛、肝大、转氨酶升高等表现；如侵犯其他部位，可出现相应的症状和体征。全身症状有低热、乏力、食欲缺乏等。血象检查嗜酸性粒细胞明显增加。因本病表现多样，临床上误诊率高，应特别注意与肺结核、肺炎、肝炎等疾病相鉴别。

（四）流行

斯氏狸殖吸虫病除印度外，其他在国家还没有报道。国内已发现于甘肃、山西、陕西、河南、四川、云南、贵州、湖北、湖南、浙江、江西、福建、广西、广东等 14 个省自治区。其分布范围由我国青海起向东至山东以南地区，其流行地域与淡水蟹分布地区一致。人体摄入含囊蚴的淡水蟹或摄入转续宿主动物的未煮熟肉而感染。

诊断与防治

免疫学诊断或皮下包块活体组织检查是本病的主要诊断方法。

流行因素及防治原则与卫氏并殖吸虫病基本相似。

斯氏狸殖吸虫病皮下肿块可用手术摘除，内脏幼虫移行症可服用吡喹酮治疗。

（毛佐华）

第十四章 绦虫概论

绦虫(tapeworm)属扁形动物门绦虫纲(Class Cestoda),全部营寄生生活。已知的绦虫达 1 500 种以上。寄生人体的绦虫有 30 余种,属圆叶目(Cyclophyllidea)和假叶目(Pseudophyllidea)。成虫带状,背腹扁平,左右对称,分节或不分节,无体腔而充以类似海绵状的实质细胞,各内脏器官分布其中,雌雄同体;每节均有雌雄生殖器官;无消化器官,体前端有附着器官。绦虫的成虫绝大多数寄生在脊椎动物的消化道中,生活史中一般需要1～2个中间宿主。

一、形态

绦虫成虫分为头节(scolex)、颈部(neck)和链体(strobila)3 部分。头节系肌质构造,呈四方形、球形或梨形,可有 4 个吸盘,或 2 条沟槽又称吸槽(bothrium)。顶端有圆形突起,称为顶突(rostellum)。顶突上常具有若干棘状或矛状小钩,排成一圈或几圈,小钩的数目、形状及排列方式因虫种而异。

颈部纤细为头节与链体之间的部分,颈部具有生发细胞,链体的节片即由此向后生出。

链体系由许多节片(proglottid)组成,节片数目可多至几千节,长达数米;或只有少数节片,长仅几毫米。根据节片内生殖器官的成熟与否和子宫发育情况,可将节片分为幼节、成节、孕节(gravid proglottid),节片互相连接。个别虫种每个节片只有各 1 片。靠近颈部的节片称幼节,其内生殖器官尚未发育成熟;成节每一节片中含有成熟的两性生殖器官。

雄性生殖器官包括睾丸、输出管、输精管、储精囊及阴茎。睾丸呈小滤泡状,分布于节片两侧靠背面,数目 3～500 个或更多。每一睾丸有一输出管,汇合成输精管,向侧方行走,膨大成为储精囊(可在阴茎囊之内或外),连接阴茎,阴茎外包围阴茎囊,开口于节片侧缘的生殖腔中。

雌性生殖器官包括卵巢、输卵管、卵模及子宫。卵巢呈叶状,分为二叶或三叶,在节片后端,偏腹面,自两卵巢中间连接处发出输卵管。输卵管与受精囊汇合后,连通至卵模。卵模周围有梅氏腺围绕,与子宫相连,卵黄腺发出的卵黄管也汇合与此。子宫为盲管,延伸至节片的中部。卵黄腺在卵巢之后,节片的后缘。阴道与阴茎同开口于生殖腔中,阴道近端膨大成受精囊与输卵管相接。

孕节,又称妊娠节片,子宫分为枝状、囊状或网状,含卵甚多,其他生殖器官萎缩或消失。在链体后部的孕节常常自行脱落,排出体外,新的节片又不断从颈部生成。

二、生活史

人体绦虫的生活史大多需要中间宿主,圆叶目与假叶目绦虫的生活史有很大不同,主要有两个类型。

圆叶目绦虫链体后部的孕节可自行脱落，节片在宿主肠内或宿主体外破裂，其中虫卵散出。如被脊椎动物等中间宿主吞食后，在消化道内胚膜被破坏，六钩蚴（oncosphere）逸出，侵入肠壁，进入血流或体腔，发育为囊性幼虫，如被终宿主吞食进入小肠后，头节翻出借附着器官附着于肠黏膜上，发育为成虫。幼虫的形态因绦虫的种类而异，通常有以下 4 种。

1. 囊尾蚴（cysticercus） 具有一个头节及一个囊体，囊内有液体，头节的构造与成虫的相似，头节内翻在囊体内。

2. 似囊尾蚴（cysticercoid） 体型较小，前端囊体内囊液被吸收，成为实体，内缩有头节，后部为实心尾状结构，末端附有胚钩。

3. 泡球蚴（alveolar hydatid cyst） 囊泡状团块，囊体较小，含囊液和原头蚴或含胶质物而无原头蚴。可向内和向外长出新囊泡。

4. 棘球蚴（hydatid cyst） 囊体大小不等，内含囊液，囊壁分角质层和胚层 2 层，自胚层上产生许多育囊，其内具有许多原头节，在囊内可有子囊。

假叶目绦虫的生活史与圆叶目的不同，具有 2 个中间宿主。虫卵随终宿主（人、犬等）的粪便排出，卵在水中发育，孵出全身披有纤毛的钩球蚴（coracidium），被第一中间宿主吞食，如剑水蚤，在它体腔内发育为原尾蚴（procercoid），原尾蚴体呈香肠形，前端有吸槽，尾部似球形，有小钩 3 对。如原尾蚴被第二中间宿主脊椎动物，如鱼、蛙、蛇或人等吞入，即可发育为裂头蚴（sparganum）。裂头蚴呈带状，不分节，乳白色，无明显结构，前端较大，有沟槽，终宿主因食裂头蚴而感染。

三、分类

我国常见寄生人体绦虫分类

  假叶目 Pseudophyllidea

   裂头科 Diphyllobothriidae

    迭宫绦虫属 *Spirometra*

     曼氏迭宫绦虫 *S. mansoni*

    裂头绦虫属 *Diphyllobothrium*

     阔节裂头绦虫 *D. latum*

  圆叶目 Cyclophyllidea

   带科 Taeniidae

    带绦虫属 *Taenia*

     链状带绦虫 *T. solium*

     肥胖带绦虫 *T. saginate*

    棘球绦虫属 *Echinococcus*

     细粒棘球绦虫 *E. granulosus*

     多房棘球绦虫 *E. multilocularis*

膜壳科 Hymenolepididae

    膜壳绦虫属 *Hymenolepis*

      微小膜壳绦虫 *H. nana*

      缩小膜壳绦虫 *H. diminuta*

    假裸头绦虫属 *Pseudanoplocephala*

      克氏假裸头绦虫 *P. crawfordi*

囊宫科 Dilepididae

    复孔绦虫属 *Dipylidium*

      犬复孔绦虫 *D. caninum*

（冯　萌）

第十五章 寄生于消化道中的绦虫

第一节 曼氏迭宫绦虫

一、引言

曼氏迭宫绦虫(*Spirometra mansoni* Cobbole,1883)又称猥裂头绦虫,属于假叶目(Pseudophyllidea)、裂头科(Diphyllobothriidae)、迭宫绦虫属(*Spirometra*)。成虫主要寄生于猫犬等动物,仅偶然寄生人体,其幼虫称裂头蚴(sparganum),可寄生于人体,引起曼氏裂头蚴病(sparganosis mansoni)。曼氏裂头蚴病也是我国重要食源性寄生虫病之一。

二、历史沿革

早在明代李时珍的《本草纲目》中就有敷蛙肉后出小蛇的记载,推断该病在我国早已存在。1882 年,Manson 首先在我国厦门一男尸的腹膜内检出裂头蚴。同年,Scheube 在日本一男子尿道中发现裂头蚴。1883 年,Cobbold 将其命名为 *Spriometra mansoni*。随后,国内外不断有病例报告。1928 年,Joyeux 和 Houdemer 以裂头蚴感染动物并发育成虫。

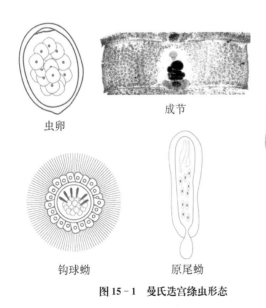

虫卵

成节

钩球蚴

原尾蚴

裂头蚴

图 15-1 曼氏迭宫绦虫形态

三、形态

1. 成虫 大小为(60～100)cm×(0.5～0.6)cm,节片数约 1 000 个。头节细小,纺锤形,背腹各有吸槽一个。成节宽大于长,睾丸数 320～500 个,子宫呈髻状位于节片中部(图 15-1)。孕节与成节无明显形态区别,具有发育成熟的雌雄生殖器各一套。

2. 卵 纺锤形,两端稍尖,淡灰褐色,(63～75)μm×(31～43)μm,卵壳较薄,一端有小盖,其中含一个卵细胞及多个卵黄细胞(图 15-1)。

3. 裂头蚴(sparganum) 呈长

带形,白色,大小约(5～800) mm×(3～10) mm,头端膨大,中央有一明显凹陷,体不分节但具不规则横皱褶,末端多呈钝圆形,活时伸缩能力强(图15-1)。裂头蚴在宿主的皮下组织、肌肉、结缔组织或体腔内寄生时由纤维膜包围成小囊。

四、生活史

曼氏迭宫绦虫生活史需经 3 个宿主。终宿主为猫和犬及食肉野生动物。第一中间宿主为剑水蚤,第二中间宿主为蛙、蛇。蛇、鸟、猪、犬和猫等多种脊椎动物为转续宿主。人可为第二中间宿主、转续宿主和终宿主。

成虫寄生在猫、犬等终宿主的小肠内,虫卵自子宫孔排出,随宿主粪便排出体外,在水中发育,经 10～25 天后,自卵中逸出钩球蚴,钩球蚴被第一中间宿主剑水蚤吞食后,脱去纤毛,穿过肠壁入血腔,在血腔内形成原尾蚴。含原尾蚴的剑水蚤被第二中间宿主蛙、蛇等动物吞食后,便在此类动物体内发育成裂头蚴。裂头蚴呈带状,大小约（5～800）mm×（3～10）mm,白色,头端有凹陷部,活动力较强,常移行到蛙的肌肉内,尤其是在大腿或小腿内寄居(图15-2)。含有裂头蚴的动物如被犬、猫吞食,在其小肠内发育为成虫。鸟、兽及猪等多种脊椎动物则为其转续宿主,人可成为本绦虫的第二中间宿主、转续宿主,甚至终宿主。终宿主一般感染后约 3 周,可在粪便中出现虫卵,成虫寿命约为 3 年半。

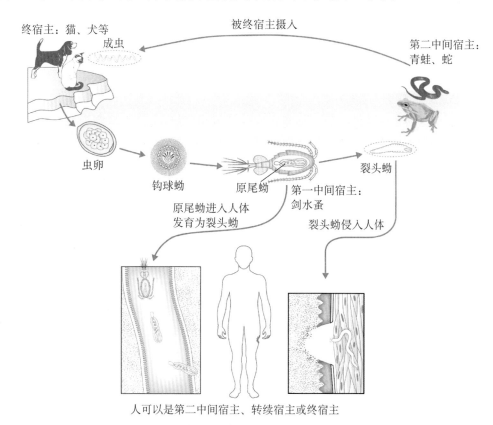

图 15-2　曼氏迭宫绦虫生活史

五、 细胞和分子致病

曼氏迭宫绦虫的成虫和裂头蚴均可寄生人体。成虫致病力不强，一般无明显症状，主要由虫体机械或化学刺激引起消化道轻微损伤。

裂头蚴寄生人体引起曼氏裂头蚴病，其严重程度因裂头蚴移行及其寄生部位而异，常见的寄生部位有眼睑、口腔与颊、四肢及腹壁。幼虫多在表皮、黏膜下或浅表肌肉内，形成嗜酸性肉芽肿，直径为 1～6 cm，囊腔内有 1～10 条裂头蚴盘踞。

六、 临床学

成虫寄生可出现中、上腹部不适，微痛，呕吐等轻微症状，驱虫后症状消失。

感染裂头蚴后，潜伏期长短与裂头蚴的感染方式、数量有关。敷贴感染者一般为 2～10 天，食入感染为数月至数年不等。临床表现差异很大，常见临床表现如下。

1. 皮下裂头蚴病 此病较常见，多累及患者四肢、腹壁、外生殖器、胸壁、乳房，甚至全身各处，可有游走性的皮下结节，大小为 0.5～5 cm，呈圆形、柱形或线形。局部瘙痒，并有虫爬感。如有合并感染，可有疼痛或触痛，有时可出现荨麻疹。

2. 眼裂头蚴病 此病较常见，多累及眼睑或眼球，常为单眼，双眼的较罕见。表现为眼睑红肿、结膜充血、畏光、流泪。奇痒或有虫爬感，并伴有恶心、呕吐及发热症状。裂头蚴常寄生在眼睑和结膜下，呈可游动性、硬度不一的肿块或索状物，直径约为 1 cm。若破溃，可有虫体逸出后而自愈。若侵入眼球，可发生眼球凸出，眼球运动障碍，严重者出现角膜溃疡、虹膜结膜炎、玻璃体混浊，甚至并发白内障而失明。

3. 口腔颌面部裂头蚴病 此病常累及口腔及颊部，患处出现硬结，直径 0.5～3 cm，红肿、发痒，或有虫爬感，并多有小白虫逸出史。多数患者有因牙痛、腮腺炎等而用蛙肉、蛇皮、蛇肉等敷贴患处治疗史。

4. 脑裂头蚴病 此病较少见。临床表现酷似脑瘤症状，注意与脑瘤相鉴别。常侵犯额叶、顶叶，也可侵犯颞叶、外囊、内囊、小脑和基底神经。临床症状与侵犯部位有关，常有阵发性头痛，癫痫样发作，重时昏迷或喷射状呕吐、视力模糊或有抽搐甚至瘫痪等症状。虫体的迁移可导致症状改变，是本病特征性表现。

5. 内脏裂头蚴病 此病罕见。临床表现因裂头蚴移行定居位置而定。表现有消化道和呼吸道症状。国外还见于脊索、尿道及膀胱等处，后果较严重。

七、 诊断

曼氏迭宫绦虫病诊断比较困难，误诊率高。详细询问病史具有一定的参考价值，如有无敷贴蛙皮、蛙肉，有无喝生水及生食或半生食蛙、蛇等动物肉类。患者的居住环境、生活方式、饮食习惯及临床表现有助于诊断。我国在 2013 年制定了裂头蚴病诊断标准（WS 438 - 2013），标准化裂头蚴病的诊断。

1. 病原学诊断

（1）曼氏迭宫绦虫病诊断：采用粪便涂片及粪便淘洗，检出虫卵或孕节而确诊。

（2）曼氏裂头蚴病诊断：主要靠从局部检出虫体，进行鉴定。也可在痰液、尿液或胸腔积液中查找裂头蚴。对采获虫体，人工饲喂猫或犬后，经半月至 1 个月后，从动物粪便中查找虫卵来确诊。脑、脊髓、内脏等深部寄生的裂头蚴诊断困难，往往术中发现虫体后，而获得病原学诊断。

2. 影像学诊断　可作为裂头蚴病，尤其是中枢神经系统裂头蚴病的辅助诊断。可采用 CT 扫描、MRI 及 B 超等影像学检查手段，可有效提高裂头蚴病的确诊率。

3. 免疫学诊断　采用裂头蚴抗原进行各种免疫学检测，是对曼氏裂头蚴病早期感染、深部组织寄生的一种有效辅助诊断。

4. 分子生物学　当局部组织退化变性或钙化时，对取出虫体很难鉴定，可采用 PCR 等方法进行检测。

八、流行

曼氏裂头蚴病分布较广，多见于东亚和东南亚各国，美洲、非洲、澳洲及欧洲也有记录。我国多地都有病例报道。感染者以 10～30 岁为多见，男性多于女性。成虫感染人体不多见。

曼氏裂头蚴病的传染源有多种，包括感染曼氏迭宫绦虫成虫的猫、犬及野生动物、感染原尾蚴的第一中间宿主（剑水蚤）、裂头蚴寄生的第二中间宿主（蛙、蛇）及转续宿主（蛇、鸟和哺乳动物）。人对曼氏裂头蚴普遍易感。

人体感染裂头蚴方式归纳为以下 3 种。

1. 局部敷贴生蛙肉　此为主要感染方式，约半数以上患者有敷贴蛙肉史。民间有蛙、蛇的肉或皮的敷贴具有清凉解毒功效，若蛙、蛇的肉或皮中有裂头蚴即可自伤口或正常皮肤、黏膜侵入组织。

2. 吞食生的或未煮熟的蛙、蛇、鸡或猪肉　民间有吞食活蛙治疗疮疖或疼痛的习俗，导致裂头蚴穿过肠壁入腹腔，并移行到其他部位。

3. 误食感染的剑水蚤或原尾蚴直接从皮肤、黏膜侵入　饮用生水，或游泳时误吞湖塘水，使受感染的剑水蚤侵入人体。

九、治疗和预防

曼氏裂头蚴病主要是经皮肤和经口感染。因此，加强健康教育，不用蛙肉敷贴伤口，不吃未煮熟的蛙、蛇肉，以及其他肉；不喝生水；加强食用动物及野生动物的肉类检验；定期对猫、犬进行驱虫治疗。

裂头蚴患者可用手术摘除虫体。若手术获得虫体，应检查头节是否完整；若未见头节，应随访，以防复发。也可以 2～4 ml 的酒精混以普鲁卡因作局部注射杀虫。如有成虫寄生可用吡喹酮、阿苯达唑治疗。

（付永锋）

第二节　阔节裂头绦虫

一、引言

阔节裂头绦虫[*Diphyllobothrium latum*（Linnaeus，1758）Luhe，1910]成虫主要寄生于犬科食肉动物，也可以寄生于人。裂头蚴寄生于各种淡水鱼类。

二、形态

1. **成虫**　白色或淡黄色，外形和结构均与曼氏迭宫绦虫相似，但虫体较大，可长达10 m，最宽处 20 mm，具有 3 000～4 000 个节片。头节细小，呈匙形，长 2～3 mm、宽 0.7～1.0 mm，其背、腹侧各有一条较窄而深凹的吸槽，颈部细长。成节的宽度显著大于长度，为宽扁的矩形。睾丸数较多，为 750～800 个，雄生殖孔和阴道外口共同开口于节片前部腹面的生殖腔。子宫盘曲呈玫瑰花状，开口于生殖腔之后，孕节的结构与成节基本相同。

2. **裂头蚴**　乳白色，呈长带形，不分节具褶皱，表面覆盖微绒毛，长 2～20 mm、宽 2～3 mm，前端有凹陷，伸缩和移动能力强。

3. **虫卵**　近卵圆形，长 58～76 μm、宽 40～51 μm，呈浅灰褐色，卵壳较厚，一端有明显的卵盖，另一端有一小棘；卵内含有一个卵细胞和若干卵黄细胞。排出体外时，卵内胚胎已开始发育。

三、生活史

阔节裂头绦虫的生活史需要 3 个宿主。第二中间宿主是鱼类，人是终宿主。

成虫寄生在人，也可寄生于犬、猫、熊、狐、猪等食肉动物的小肠内。虫卵随宿主粪便排出后，在 15～25℃的水中，经过 7～15 天发育，孵出钩球蚴。钩球蚴能在水中生存数天，并能耐受一定低温。当钩球蚴被第一中间宿主剑水蚤吞食后，即在其血腔内经过 2～3 周的发育成为原尾蚴。当受感染的剑水蚤被鱼吞食后，原尾蚴即可在鱼的肌肉、性腺、卵及肝等内脏发育为裂头蚴，终宿主食入带裂头蚴的鱼时，裂头蚴在其肠内经 5～6 周发育为成虫。成虫在终宿主内可活 5～13 年。

四、细胞和分子致病

成虫在肠内寄生，一般不引起特殊病理变化，多数感染者无明显症状，成为带虫者。由于虫体大量吸收维生素 B_{12}，可导致患者出现维生素 B_{12} 水平降低。约有 2% 的阔节裂头绦虫患者因缺乏维生素 B_{12}，导致造血功能损害，而并发绦虫性贫血。此外，绦虫代谢产物也可能损害宿主的造血功能。

五、临床学

多数感染者无明显症状，为带虫者。少数人有疲倦、乏力、四肢麻木、腹泻或便秘以及饥饿感、嗜食盐等轻微症状。少数患者可因虫体长大及虫体扭结成团，导致肠道、胆道阻塞，甚至出现肠穿孔等。此外，出现维生素 B_{12} 缺乏的患者还会伴有感觉异常、运动失调、深部感觉缺失等神经紊乱现象,甚至丧失工作能力。少数患者出现绦虫性的恶性贫血症状,与一般恶性贫血不同在于患者一旦驱虫后,贫血很快好转。

阔节裂头蚴可寄生在人肺部和腹膜外。

六、诊断

详细询问病史有助诊断,如是否有生食或半生食淡水鱼史。

病原学诊断　在粪便中检查虫卵和孕节进行确诊。纤维结肠镜及胶囊内镜都有助提高检出率。

七、流行

阔节裂头绦虫主要分布在欧洲、美洲和亚洲的亚寒带和温带地区,俄罗斯是高发区,发病率占世界的患病人数的 50%。我国仅东北、广东和台湾地区有报道。

阔节裂头绦虫病的传染源为排出虫卵的患者,带虫者及犬、猫等野生动物保虫宿主。人感染阔节裂头绦虫主要由于生食或半生食含裂头蚴的鱼类所致。喜食生鱼,或用少量盐腌、烟熏的鱼肉或鱼卵,果汁浸鱼及在烹制鱼过程中尝味等都极易感染。流行地区人类污染河、湖等水源而使剑水蚤感染也是重要原因。人群普遍易感。

八、治疗和预防

卫生宣教,改变不卫生的食鱼习惯,不吃生鱼或未煮熟鱼,加强对犬、猫等动物的管理,避免粪便污染河、湖水。

驱虫方法同其他绦虫,常用药物有吡喹酮、阿苯达唑,也可采用槟榔和南瓜子。对并发贫血患者还应补充维生素 B_{12} 予以治疗。

(付永锋)

第三节　链状带绦虫

一、引言

猪带绦虫,学名链状带绦虫(*Taenia solium* Linnaeus,1758),又称有钩绦虫。呈世界性分布,是我国重要寄生虫之一。成虫寄生在人体小肠,引起猪带绦虫病(taeniasis),是重要的食物源性寄生虫病。幼虫寄生在人或猪的皮下组织、肌肉、脑、眼和心肌等处,引起囊尾蚴病或称囊虫病(cysticercosis)。

二、历史沿革

猪带绦虫在我国很早就有记载,公元 217 年《金匮要略》有"白虫"记载。公元 610 年巢元方在《诸病源候论》中，称为寸白虫。1558 年，Rumler 发现人体囊尾蚴病，1855 年，德国学者 Kuchenmeisler 给人吃猪囊尾蚴后在其肠内获得了链状带绦虫成虫，阐明了其生活史。

三、形态

1. 成虫 乳白色，扁平如带状，全长 3～5 m，有节片 800～1 000 节（图 15 - 3）。头节圆球形，仅 1 mm，上有 4 个吸盘，顶突及大小相间的两圈小钩（图 15 - 4）。头节以下为纤细的颈部，长 5～10 mm，颈部具生发作用，依次长出幼节片、成熟节片和孕节片。幼节片一般宽大于长，内部构造模糊。成熟节片近方形，睾丸数在 150～200 个，卵巢 3 叶，左右两大叶及中央一小叶。子宫棍棒状，为盲管。生殖孔在每一节片侧缘，时左时右（图 15 - 5）。孕节片长方形，子宫向两侧分支呈树枝状，每侧分支为 7～13 支，其他器官退化（图 15 - 5）。孕节片常数节同时脱落，刚脱落的节片会蠕动，随粪便排出，每一节片中虫卵数达 4 万个。

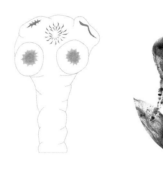

图 15 - 4 链状带绦虫头节形态

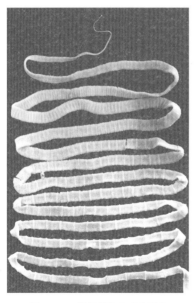

图 15 - 3 链状带绦虫成虫形态

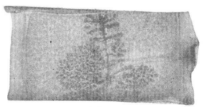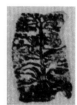

成节　　　　　　　孕节

图 15 - 5 链状带绦虫成节和孕节形态

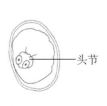

——头节

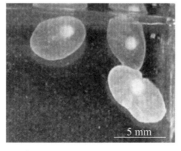

5 mm

图 15 - 6 链状带绦虫囊尾蚴形态

2. 猪囊尾蚴（cysticercus cellulosae） 猪囊尾蚴亦称猪囊虫，为乳白色半透明的囊状物，如黄豆大小，为（8～10）mm×5 mm。囊内充满囊液，有一白色小米粒大小的向内翻卷收缩的头节，形态与成虫一样。头节上有 4 个吸盘、顶突和小钩（图 15 - 6）。

3. 虫卵　虫卵圆球形,直径 31～43 μm,电镜下卵壳由外至内分为 3 层:卵黄层、胚膜层和六钩蚴膜。外层卵黄层极易脱落。胚膜层较厚,为棕黄色带有放射状条纹,内含具 3 对小钩的球形六钩蚴(onchosphere)(图 15-7)。

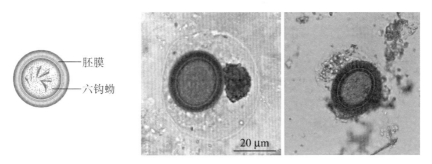

图 15-7　带绦虫卵形态

四、生活史

人是猪带绦虫的唯一终宿主。成虫寄生于人的小肠,以头节附着在小肠壁上,孕节常数节或单节从链体脱落随粪便排出体外,内含虫卵随挤压而散出。猪为本虫的中间宿主,当虫卵和孕节被猪吞食后,由于消化液的作用,胚膜破裂,六钩蚴逸出并钻入小肠壁,经血循环或淋巴系统而带至全身,在肌肉和结缔组织内及其他组织内经 60～70 天发育为猪囊尾蚴(图15-8)。囊尾蚴可在猪体内存活数年之久。如宿主未被宰杀,久之囊尾蚴可钙化。有囊尾蚴

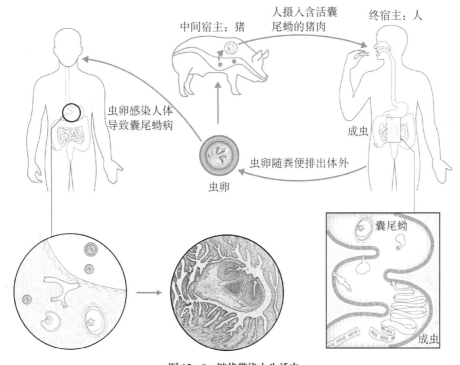

图 15-8　链状带绦虫生活史

寄生的猪肉俗称"豆猪肉"、"米猪肉"。虫卵若被人吞食,亦可同样在人体内发育为猪囊尾蚴而导致囊尾蚴病。

当人误食生的或未经煮熟的含囊尾蚴的猪肉后,囊尾蚴在小肠内经胆汁刺激,头节翻出,以吸盘和小钩附着于肠黏膜上,自颈部生出节片,2～3 个月后发育为成虫并从粪便内排出孕节和虫卵。成虫在人体内可活 25 年以上。

五、 细胞和分子致病

1. 成虫致病机制 猪带绦虫成虫致病包括成虫夺取营养,吸盘吸附的机械作用,孕节脱落对局部肠组织的刺激作用等。由于猪带绦虫成虫的头节通过顶突和小钩在人体十二指肠的 1/3 处固定而造成肠黏膜损伤,虫体的体壁上的绒毛也可导致肠黏膜损伤,甚至穿过肠壁,导致腹膜炎。此外,若虫体缠绕成团可导致肠梗阻。

2. 囊尾蚴致病机制 绦虫卵进入人体,在肠道中孵出的六钩蚴钻入肠壁,随血流到达全身各个组织,发育成囊尾蚴。囊尾蚴寄生部位广泛,其危害程度与寄生数量及寄生部位有关。囊尾蚴的机械刺激和毒素作用可破坏局部组织、压迫周围器官。囊尾蚴引起的病变分为 3 个阶段。①急性期:侵入早期,在病灶处囊尾蚴被组织中的中性、嗜酸性粒细胞、淋巴细胞等炎性细胞浸润。②慢性期:病灶处淋巴细胞及浆细胞增多,伴有纤维组织结缔增生、胞膜坏死及干酪变性,形成肉芽肿。③晚期:虫体死亡,经液化吸收后,虫体钙化。整个过程为3～5 年。组织病理切片上,特征为虫体的表皮层扭曲不平,组织中心可见同心圆状的钙质颗粒。囊腔内可见头节、吸盘、顶突及小钩等结构。虫体的周围组织常具有明显的组织反应,或由上皮样细胞及多核巨细胞形成的结节样肉芽肿,或一层纤维组织胞膜包围虫体。

六、 临床学

成虫寄生,一般临床症状较轻,多以粪便中发现虫体节片来就医。成虫以头节上的吸盘、小钩附着于肠黏膜,患者可出现腹痛、腹泻、体重减轻、消化不良、消瘦等症状。偶有穿破肠壁引起腹膜炎,或虫体缠绕引起肠梗阻,甚至可引起慢性腹泻、营养不良、腹水、急性肠出血及阑尾炎。猪带绦虫病患者往往易并发囊尾蚴病。此外,也有猪带绦虫成虫异位寄生于大腿皮下和甲状腺组织的病例。

猪囊尾蚴寄生人体引起的囊尾蚴病危害远较成虫大。人体囊尾蚴病以其主要寄生部位可分为以下 3 类。

1. 皮下及肌肉囊尾蚴病 临床表现为囊尾蚴在皮下或黏膜下、肌肉中形成结节,数目可由 1 个至数百乃至上千。以躯干和头部较多,四肢较少。结节可触及约黄豆大小,略有弹性,硬度似软骨样,无压痛、无粘连,常分批出现并自行消失。寄生数量少时,可无症状或局部有轻微的麻、痛感。寄生数量多时,可出现肌肉酸痛无力、发胀、麻木。严重者呈现假性肌肥大症等。

2. 脑囊尾蚴病(cerebral cysticercosis) 发病率高,常见于患有带绦虫病的患者,临床表现多样复杂。发病时间多为感染后 1 个月至 1 年,甚至可达 30 年后。病程通常缓慢,一般 3～6 年，甚至更久。由于囊尾蚴在脑内寄生部位和感染程度的不同及宿主对寄生虫的反应亦有差异，有的可无任何症状，严重的可因而猝死。临床以癫痫发作、颅内压增高和精神症状为三大主要表现，癫痫发作最多见。也可出现偏瘫、半身不遂、失语、眼底病变、精神症状等神经症状。根据临床表现，脑猪囊尾蚴病分为如下。

（1）癫痫型：常见，以癫痫发作为症状，分为大发作、小发作、精神运动性发作和局限性发作。患者的发作形式具有多样性并可互相转化。发作前可有一过性记忆，随后癫痫发作。

（2）高颅压型：患者具有起病急，进行性加重剧烈头痛，呕吐，视力障碍，脑脊液压力增高等症状。

（3）脑炎脑膜炎型：患者急性或亚急性发病，具有头痛，呕吐，颈项强直，脑膜刺激征阳性，脑脊液炎性改变等症状。

（4）神经衰弱型：患者有轻微头晕，失眠，多梦，记忆力衰退等症状。

（5）混合型：多种临床症混合，如癫痫合并高颅压型，癫痫合并高颅压及精神障碍型等。

（6）亚临床型：即为隐性脑猪囊尾蚴病，无任何临床症状和体征，但脑内有囊尾蚴寄生。

3. 眼囊尾蚴病（ocular cysticercosis）　多为单眼受累。发病时间长短不一，多为 3～6 个月，最短为 1 周，最长可达 22 个月。囊尾蚴可寄生在眼睛的任何部位，以玻璃体及视网膜下多见。症状表现为视力障碍，患者常自觉眼内虫体蠕动，重者可致失明。眼内囊尾蚴可活 1～2 年。虫活时，患者尚可忍受。虫体死后，因虫体分解液的刺激，导致葡萄膜、视网膜、脉络膜出现炎症。玻璃体混浊，并发白内障、青光眼，最终导致眼球萎缩而失明。在视网膜下寄生的囊尾蚴早期常静止不动，呈局限性灰白色，边缘呈色素隆起。早期炎症仅限于囊尾蚴周围，随着时间宽延至周围组织。越靠近黄斑，眼功能损害越严重，常伴有眼花、发昏、看物时形态不正、视力减弱甚至失明。在玻璃体内寄生的囊尾蚴呈大小不一圆形或椭圆形蓝灰色囊胞，可见囊尾蚴蠕动和头节伸缩。玻璃体内的囊尾蚴可随患者头位改变而移动，导致视力出现突然改变。在结膜下寄生的囊尾蚴呈囊性隆肿物，大小不等、活动力差，对眼功能影响不明显，伴有压痛、附近结膜与眼睑炎症。在前房寄生的囊尾蚴多附着于虹膜，引起虹膜炎。

4. 口腔猪囊尾蚴病　囊尾蚴寄生在口腔的舌部、颊黏膜、唇黏膜等处。虫体寄生数量多时，可导致舌体肥大，引起运动受限。

5. 心脏猪囊尾蚴病　患者常出现胸闷、心慌、心尖部或肺动脉瓣区 Ⅱ～Ⅲ 级收缩期杂音，还可出现传导阻滞和心律失常。

七、诊断

询问是否有生食或半生食"米猪肉"史对于诊断猪带绦虫病有一定的价值。由于猪囊尾蚴病临床症状复杂，其诊断较猪带绦虫病诊断困难。我国在 2012 年制定了带绦虫病诊断标准（WS 379 - 2012）和囊尾蚴病诊断标准（WS 381 - 2012），标准化带绦虫病和囊尾蚴病的诊断。

1. 猪带绦虫病的诊断　可采用直接涂片法、改良加藤厚涂片法，或集卵法做粪便虫卵检查。用透明胶纸法肛周粘贴检查虫卵,可提高检出率,但虫卵不能用来鉴定虫种,因其与牛带绦虫卵相似。

检查粪便中的孕节。一般留 24 h 粪便,经淘洗后,将脱落的孕节片夹在两张载玻片中,对光观察,依据节片子宫分支数和形状确定虫种。用墨汁注入子宫中,待其渗入侧枝中,数其侧枝数目,更易鉴定虫种。此外,也可采用驱虫药物治疗后,鉴定虫种。

2. 猪囊尾蚴病的诊断 寄生于皮下的囊尾蚴,在手术摘除后,可采用肌肉压片法检查囊尾蚴的头节,也可采用胆汁孵育使其伸出头节,根据头节上的小钩进行诊断。

眼囊尾蚴病可用眼底镜检查,可见蓝色或灰白色圆形囊泡,有时可见虫体蠕动;脑囊尾蚴病经 CT、磁共振等影像学诊断,可见脑内虫体为大小不等的点状、囊状、环状、结节状及不规则等形态。

3. 免疫学诊断 在临床症状、影像学指标不典型及疾病早期时,免疫学检查具有重要的辅助诊断价值,可采用 ELISA、IHA 等免疫学方法对循环抗体与循环抗原进行检测。

八、流行

猪带绦虫病和猪囊尾蚴病分布广泛,在发展中国家多见,主要分布在中非、南非、拉丁美洲和南亚。我国也广泛分布,主要流行在东北三省、华北地区、西北地区、山东、河南、安徽、湖北等省及南方的云南、广东、广西和海南。

人是猪带绦虫的唯一终宿主,也可为中间宿主。家猪和野猪是中间宿主。人体猪带绦虫病主要是由于误食含有囊尾蚴的猪肉及污染的食物而感染。猪囊尾蚴病则因摄入虫卵而导致。猪囊尾蚴病感染的方式有 3 种:①自体内感染,体内寄生有成虫的患者,因反胃、呕吐及肠道逆蠕动可将孕节反推入胃引起感染;②自体外感染,患者误食自己排出的虫卵而导致感染;③异体感染,误食他人排出的虫卵而导致感染。其中,自体内感染和自体外感染尤为重要。

绦虫病和囊尾蚴病的流行因素主要有以下 3 个方面。①食肉方法不当:在流行严重地区,如云南、贵州等少数民族地区,由于当地生活习惯,人生食或食用未煮熟的含有活囊尾蚴的猪肉而感染。非流行地区,主要是由于食用未煮熟的肉制品,或者砧板生熟不分,导致囊尾蚴或虫卵污染食物而感染。②居民卫生习惯不良:人粪施肥导致环境污染,饭前便后不洗手而导致虫卵感染。③猪的饲养方法不当:猪散养,或者厕所直接建造猪圈上,导致猪食用粪便从而造成猪感染。④生肉及肉制品检验不严格:由于检疫管理不善,导致含囊尾蚴的猪肉流入市场,引起流行和传播。

九、治疗和预防

综合防治措施为"驱、管、检"。开展卫生宣传,在流行区结合普查及时对患者作驱虫治疗,切断传染源。建造符合卫生标准的厕所、猪圈,推行猪圈养,防治人猪间感染;加强肉制品的卫生检疫,改变不良生活与饮食习惯。

(1)猪带绦虫病:由于猪带绦虫病常可导致猪囊尾蚴病,所以必须及早治疗。常用槟榔、南瓜子合并口服的方法,疗效高,反应小。应注意驱虫后立即检查成虫头节是否排出,头节排出,提示虫体驱净;若未见头节应对患者继续随访。服用吡喹酮、阿苯达唑、甲苯达唑等药物,可使虫体完全崩解。

(2)囊尾蚴病:主要是针对猪囊尾蚴的治疗,对症治疗必不可少,但要在保证患者安全的前提下进行抗虫治疗。常采用手术摘除囊尾蚴。眼囊尾蚴病合理治疗方法是尽早手术摘除囊尾蚴,然后再服用抗虫药物,否则虫体死亡后崩解可引起剧烈炎症反应,从而导致整个眼球摘除。患有脑囊尾蚴病及深部寄生的囊尾蚴病的患者必须住院治疗,当不易实施手术时,可给予抗炎症等对症治疗;同时注意在抗虫药物治疗时,可能由于虫体死亡造成一时性的加重患者脑部症状。当头颅影像学检查显示病灶消失或钙化灶时,应停止抗虫药物治疗,采用对症治疗。有效的抗虫药物为吡喹酮和阿苯达唑。吡喹酮具有疗效高、剂量小等优点,但不良反应较阿苯达唑高,服用后会出现头晕、乏力、头痛、肌肉颤动、轻度腹泻等。

(付永锋)

第四节　肥胖带绦虫、亚洲带绦虫

一、肥胖带绦虫
(一)引言
牛带绦虫,学名肥胖带绦虫(*Taenia saginata* Goeze,1782),又称无钩绦虫。成虫寄生于人体小肠,引起牛带绦虫病(taeniasis bovis)。牛带绦虫病是重要的食物源性寄生虫病。

(二)历史沿革
牛带绦虫是最早被记录的寄生虫。古埃及、古印度和中国地文稿中都有牛带绦虫的描述。中国古代将牛带绦虫与形态相似的猪带绦虫统称为寸白虫或白虫。1675年,Wepfer首先发现牛带绦虫的囊尾蚴。1782年,Goeze鉴定为独立种。1861年,Leuckart将牛带绦虫孕节饲喂牛后得到牛囊尾蚴(cysticercus bovis),才将幼虫和成虫联系起来。1868年,Oliver用牛囊尾蚴感染人,才清楚其整个生活史。牛带绦虫属于绦虫纲、圆叶目、带科、带属。

(三)形态
1. 成虫　成虫乳白色,扁平如带状,全长4～8 m,有1 000～2 000个节片组成链体。头节略呈方形,1.2～2 mm,上有4个杯状吸盘,无顶突和小钩(图15-9)。头节以下为纤细的颈部,不分节。成熟节片近方形,内有765～1 059个球形睾丸,卵巢两叶,分为左右两叶(图15-10)。孕节片长方形,子宫向两侧分支整齐,其末端分为两支,每侧分支为15～30支,其他器官退化(图15-11)。

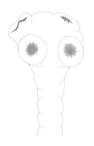
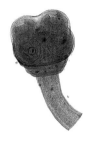

图 15-9　肥胖带绦虫头节形态　　　　　　图 15-10　肥胖带绦虫成节形态

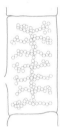

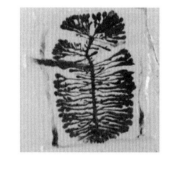

链状带绦虫孕节　　　　　　肥胖带绦虫孕节

图 15-11　肥胖带绦虫孕节形态

2. 囊尾蚴　囊尾蚴椭圆形,(4～67)mm×10 mm,乳白色,半透明,囊内充满液体,头节上无顶突和小钩。

3. 虫卵　虫卵与猪带绦虫卵难以鉴别,故不能根据虫卵作形态鉴别。呈圆形或近圆形,卵壳薄易脱落,内层为较厚黄褐色的胚膜,上有呈放射状排列的条纹。胚膜包围球形的六钩蚴,直径 14～20 μm,具有 6 个小钩。

（四）生活史

人是牛带绦虫唯一的终宿主。成虫寄生于人体小肠,以头节附着十二指肠与空肠曲下 40～50 cm 处。人吃了生或未煮熟的有感染性囊尾蚴的牛肉后,囊尾蚴在小肠内有胆汁刺激,头节翻出,固着在肠黏膜上,长成节片,约 3 个月发育为成虫。孕节常单节从链体脱落,并具显著活动力,随宿主粪便排出体外,亦可自动从肛门逸出。虫卵一般借助于孕节的蠕动而破裂,虫卵散播于外界。牛带绦虫适宜中间宿主是牛科动物,虫卵如被牛吞食,卵内六钩蚴在十二指肠孵出,借助小钩和穿刺腺溶解肠黏膜侵入肠壁,经血循环至肌肉中寄生,经 2～2.5 个月发育为牛囊尾蚴。牛囊尾蚴多见于运动较多的股、肩、心、舌及颈部的肌肉(图 15-12)。囊尾蚴在不同的宿主及不同寄生部位,生存时间不同,牛肉中可存活 3 年,肝、肺、心等组织中存活较短,20 天后及退化。成虫寿命较长,有达 60 年的报道。

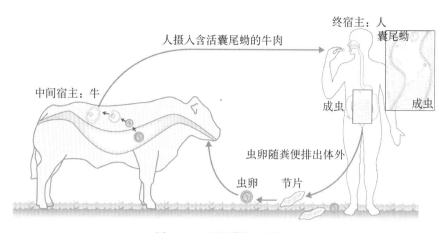

图 15 - 12　肥胖带绦虫生活史

（五）细胞和分子致病

牛带绦虫致病主要是虫体通过体表大量吸取宿主营养,导致患者感到乏力、头晕等,同时由于长期寄生造成内源性维生素缺乏症及贫血。患者可有嗜酸性粒细胞增多。此外,当寄生数量较多时,绦虫头节的吸盘压迫并损伤肠黏膜,造成微生物侵入,导致肠道的炎症反应;从链体脱落的节片沿肠壁运动,可使患者产生回盲肠剧痛;虫体结团也可造成部分肠梗阻。

（六）临床学

牛带绦虫病的临床表现差异大,从没有症状到严重临床症状。成虫寄生人体时一般无明显症状,但因虫体吸取大量营养,并分泌毒素而时有腹痛、腹泻、消化不良、体重减轻等症状。最突出临床症状为孕节自动从宿主肛门逸出,在肛门周围做短时间蠕动,导致患者感到肛门瘙痒不适。自行脱落的孕节可在肠内移动,造成回盲部剧痛,偶可引致阑尾炎、肠梗阻。有在子宫腔、耳咽管异位寄生的报道。此外,主要表现在胃肠与神经方面症状。腹痛可在上腹部、脐区或不定位置,可为钝痛、隐痛、灼痛或绞痛。腹痛与恶心常在晨间明显。患者食欲缺乏与亢进较常见。呕吐也较常见。神经方面的症状除头痛、头晕外,还有神经过敏、注意力不集中、失眠等。

人对牛囊尾蚴具有自然免疫力,故牛囊尾蚴不寄生在人体。

（七）诊断

询问排节片史具有重要的诊断价值。牛带绦虫孕节活动力强,常自动逸出肛门,偶有患者呕吐出节片。我国在 2012 年制定了带绦虫病诊断标准(WS 379 - 2012),标准化带绦虫病的诊断。

1. **病原学诊断**　通过粪检可查到虫卵和孕节,也可淘洗粪便检查孕节。由于牛带绦虫的孕节活动强,往往通过伸缩蠕动或破裂虫卵才能散落在外,因此粪便涂片虫卵检出率不高,而肛门拭子法查出率相对高。孕节用注射器通过生殖孔或节片前端注入墨汁进入子宫,使子宫分支明显可鉴别虫种。经驱虫治疗,患者排出的虫体,检查头节也可鉴定虫种。

2. 免疫学诊断 利用虫体匀浆及虫体蛋白作为抗原进行皮内试验、环状沉淀试验、补体结合试验等免疫学方法作为牛带绦虫病的辅助诊断。

（八）流行

牛带绦虫呈世界性分布，在多食牛肉地区易流行，一般地区仅有散在的感染。由于患者和带虫者粪便污染牧草和水源及居民食用牛肉方法不当，导致牧区牛带绦虫流行。我国多数省、市、自治区均有报道，多为散发，但内蒙古、新疆、西藏、云南等牧区及四川、广西和贵州等少数民族地区的人群感染率高。

人是牛带绦虫的唯一终宿主，感染牛带绦虫的患者和带虫者是牛带绦虫的传染源。牛感染囊尾蚴主要原因为人粪便管理不当和牛的放牧不善。在牧区，由于牛在野外和牧场散养，以及缺少厕所而随地便溺，导致人粪便污染牧场、水源和地面，牛吃到被牛带绦虫虫卵或孕节污染的牧草而受感染；人感染主要原因为人食用牛肉习惯或方法不当而导致。在流行地区因生食或食用不熟牛肉而感染，非流行地区偶尔因食用未煮熟牛肉或使用切过生牛肉后污染了牛囊尾蚴的刀、砧板切生食菜时而感染。

（九）治疗和预防

治疗患者和带虫者，在流行区应进行普查普治，以消灭传染源；注意牧场清洁，管理好人粪便，勿污染牧场水源，避免牛受感染；加强卫生宣教，注意饮食卫生；加强肉类检查，禁止含牛囊尾蚴的牛肉出售。

驱虫常用槟榔、南瓜子合剂疗法。其他的驱虫药物吡喹酮、阿苯达唑、甲苯达唑都有很好的治疗效果。驱虫后应留取 24 h 内粪便，淘洗粪便检查头节，以确定疗效。未查获头节的患者应随访，3～4 个月后复查，检查是否有孕节和虫卵以明确是否治愈。

二、亚洲带绦虫

（一）引言

亚洲带绦虫流行于我国台湾和云南省，其成虫形态像牛带绦虫，幼虫却类似猪带绦虫的囊尾蚴，具有发育不良的小钩，其囊尾蚴多寄生于鹿、野山羊、野猪、猴等动物的肝内，也可感染猪和牛。人体感染因生食野生动物肝脏而感染。

（二）历史沿革

亚洲带绦虫发现于 20 世纪 80 年代，主要分布在东太平洋的国家和地区。其幼虫形态、中间宿主和传播途径等方面与传统的牛带绦虫具有一定的区别，因此学者认为这是牛带绦虫的亚种，称为亚洲牛带绦虫或牛带绦虫亚洲亚种（*Taenia saginata asiatica*），也有认为这是带绦虫属的一个新的种，称为亚洲带绦虫（*Taenia asiatica*）或台湾带绦虫（*Taenia taiwansis*）。

（三）形态

牛带绦虫、亚洲带绦虫与猪带绦虫的形态及发育过程很相似，相异之处见表 15-1。

表 15－1　猪带绦虫、牛带绦虫和亚洲带绦虫的形态区别

	猪带绦虫	牛带绦虫	亚洲带绦虫
成虫长度(m)	3～5	5～10	4～8
头节	圆球形,直径约 1 mm,具有顶突和 2 圈小钩,小钩 25～50 个	略呈方形,直径 1.5～2.0 mm,无顶突和小钩	略呈方形,无小钩,有发育不良的顶突
节片数	800～1 000,节片薄略透明	1 000～2 000,节片厚不透明	260～1 000
成节	150～200 个睾丸,卵巢分为 3 叶,即左右 2 叶和中央小叶	765～1 059 个睾丸,卵巢分为 2 叶	630～1 190 个睾丸,卵巢分为 2 叶
孕节	子宫分支不整齐,呈树根状,每侧 7～13 支	子宫分支整齐,支端多有分叉,每侧 15～30 支	子宫分支整齐,支端多有分叉,每侧 11～32 支
囊尾蚴	原头节具顶突和小钩,可寄生人体引起囊尾蚴病	原头节无顶突和小钩,不寄生于人体,主要寄生在中间宿主的肌肉、肝、肺等组织	原头节具顶突和发育不良的小钩,不寄生于人体,主要寄生在中间宿主的肝脏

（四）生活史

与牛带绦虫类似。主要区别为：①中间宿主为家猪、野猪及一些野生动物；②囊尾蚴主要寄生在中间宿主的肝脏,特别为肝实质；③囊尾蚴发育到成虫时间短,约为 4 周；④感染方式主要是因生食猪肉或内脏而感染。

（五）临床与防治

亚洲带绦虫对人体致病机制与牛带绦虫相似,主要为掠夺营养、机械损害、化学和抗原刺激等。亚洲带绦虫病的诊断与防治也类似于牛带绦虫病。

（付永锋）

第十六章　寄生于组织中的绦虫

棘球绦虫的成虫寄生于食肉类哺乳动物,幼虫寄生于人或反刍类、啮齿类等动物体内,引起棘球蚴病(echinococcosis),亦称包虫病(hydatid disease)。棘球蚴病是一种人兽共患病,分布广泛,不仅严重危害人类健康,并使畜牧业遭到重大经济损失,已成为全球重要的公共卫生和经济问题。在我国,引起人体棘球蚴病(包虫病)的棘球绦虫主要有两种,即细粒棘球绦虫(*Echinococcus granulosus* Batsch,1786;Eg)、多房棘球绦虫(*Echinococcus multilocularis* Leuckart,1863;Em),分别引起细粒棘球蚴病和多房棘球蚴病,亦分别称囊型棘球蚴病(cystic echinococcosis,CE)和泡型棘球蚴病(aleolar echinococcosis,AE)。

第一节　细粒棘球绦虫

一、引言

细粒棘球绦虫[*Echinococcus granulosus*(Batsch,1786)Rudolphi,1805],又称包生绦虫;其成虫寄生于犬科动物,幼虫即棘球蚴,主要寄生于偶蹄类食草动物,也可寄生于人体引起棘球蚴病(echinococcosis)。

二、历史沿革

早在公元前人们就发现了棘球蚴,但直到17世纪才猜想是由寄生虫引起。1716年,Pallas首先注意到人和动物体内的棘球蚴相似。1782年,Goeze研究了棘球蚴内的原头节,认为它是带绦虫科的寄生虫。1695年,Hartman和1808年Rudalphi分别对犬肠内的细粒棘球绦虫的成虫进行过研究。1852年Von Siebold、1863年Naunhyu及其他学者分别用患病家畜内脏的棘球蚴及患者的棘球蚴喂养家犬,结果在犬肠内发现了成虫,从而逐渐清楚其生活史。

三、形态

1. 成虫　成虫是绦虫纲中最小的一种,长2～7 mm。成虫分4～5节,除头节、颈外,幼节、成节和孕节各一节。头节略呈梨形,有顶突和4个吸盘;顶突上有大小两圈呈放射状排列整齐的小钩28～50个(通常30～36个)。成节有雌雄生殖器官各一套,生殖孔位于节片一侧的中部偏后,睾丸 45～65 个,分布于生殖孔的前后方,输精管在阴茎囊中接纳前列腺后延伸而成为射精管;卵巢分左右两叶,位于节片中纵轴的腹面,睾丸之后,输卵管依次与阴道、卵黄总管连接,再膨大成卵模,与子宫相通,卵模外有梅氏腺包绕;阴道为略弯曲的小管,其近端膨大为受精囊,远端与雄性生殖器官汇成为生殖孔,开口于节片侧缘,多居中线偏后。孕节的生殖孔开口于节片的一侧中部,子宫具不规则的囊状侧突,内含200～800 个虫卵(图 16 - 1)。

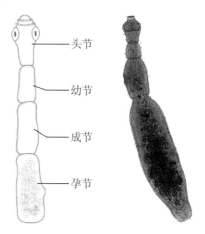

图 16 - 1　细粒棘球绦虫成虫形态

2. **虫卵**　虫卵圆球形,直径 30～38 μm,与猪带绦虫和牛带绦虫卵相似,光镜下难以鉴别。

3. **幼虫**　幼虫即棘球蚴(echinococcus)又称包虫(hydatid cyst)。为圆形或近似圆形的囊状体,其形状和大小随寄生时间的长短、寄生部位和

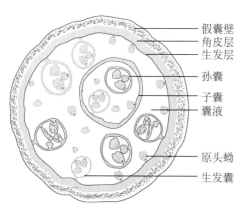

图 16 - 2　细粒棘球绦虫棘球蚴模式图

宿主不同而异,直径可从不足 1 cm 到数十厘米。棘球蚴由囊壁和囊内容物(生发囊、原头节、子囊、孙囊和囊液等)组成。囊壁外有宿主的纤维组织包绕,由宿主组织对棘球蚴发生炎症反应后形成,包括一层纤维性被膜和浸润的炎症细胞。囊壁分两层:外层为角皮层(cuticle layer),无细胞结构,厚1～4 mm,乳白色,半透明,较脆易破;角皮层具有渗透作用,参与虫体与宿主之间的物质交换。内层为生发层(germinal layer),又称胚层,由单细胞构成,厚22～25 μm,紧贴于角皮层内,向囊内长出许多原头节(图16 - 2)。

原头蚴(protoscolex)又称原头节,大小为170 μm×122 μm,有向内翻卷收缩的头节,其顶突和吸盘内陷,保护着数十个小钩。此外,还可见石灰小体等。原头节和成虫头节的区别在于其体积小,缺顶突腺。

(1) 生发囊(brood capsule):又称育囊,直径约1 mm,由生发层有核细胞发育而成,是仅有生发层而无角皮层的小囊。生长方式可分内殖性芽生和外殖性芽生两种。内含数十个原头蚴,破裂后的生发囊,其生发层收缩,原头蚴翻出。

(2) 子囊(daughter cyst):可由母囊(棘球蚴囊)的生发层直接长出,也可由原头蚴或生发囊进一步发育而成。子囊结构与母囊相似,其生发层也可向囊内生长出原头蚴、生发囊以及与子囊结构相似的小囊,又称孙囊(grand daughter cyst)。有的母囊无原头蚴、生发囊等,称不育囊(infertile cyst)(图 16 - 3)。棘球蚴囊腔内的液体称为棘球蚴液(hydatid fluid)。囊液的营养丰富,呈无色透明或淡黄色,内含多种蛋白、肌醇、卵磷脂、尿素及少量糖、无机盐和酶等,具有抗原性。从囊壁上脱落的原头节、生发囊及小的子囊悬浮在囊液中,称为囊砂或

棘球蚴砂(hydatid sand)。

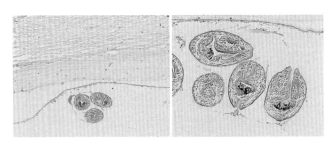

图16-3 细粒棘球绦虫棘球蚴病理

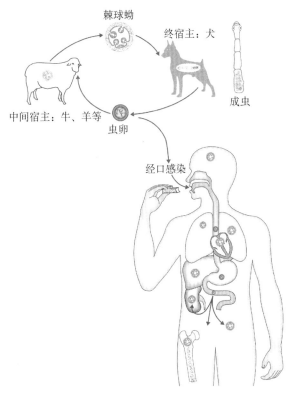

图16-4 细粒棘球绦虫生活史

四、生活史

细粒棘球绦虫的生活史需要两个哺乳动物的宿主,其终宿主是犬、狼、豺等犬科类食肉类动物,而中间宿主是羊、牛、骆驼等多种偶蹄类食草动物和人。人在流行病学意义上实际是非正常的中间宿主。

成虫寄生于终宿主小肠上段,以顶突小沟及吸盘固定于肠绒毛基部隐窝内。脱落的孕节或虫卵随粪便排出体外,污染周围环境,包括牧场、畜舍、皮毛、土壤、水源及饲料。当中间宿主吞食后卵内六钩蚴在肠内孵出,经肠壁血管进入血液循环到达肝、肺等器官,在3～5个月内发育为直径1～3 cm的棘球蚴。随棘球蚴囊的大小和发育程度不同,囊内原头蚴数量可达数千至数万,甚至数百万个。牛、羊体内的棘球蚴被犬、豺、狼等终宿主吞食后,囊内原头蚴在胆汁刺激下翻出顶突,附着小肠壁,逐渐发育为成虫。从原头蚴发育至成虫约需8周。成虫寿命5～6个月(图16-4)。

五、细胞和分子致病

细粒棘球蚴对人体的危害以机械损害为主,其严重程度取决于棘球蚴的体积、数量、寄生时间和部位。随着棘球蚴的生长,在棘球囊的周围多出现急性炎症反应和单核细胞浸润,形成纤维性假囊壁。同时,棘球囊对组织器官造成压迫,引起萎缩、坏死和功能障碍。囊液因棘球囊破裂或通过渗透作用,进入周围组织可引起 IgE 介导的局部变态反应,大量进入血液可引起全身变态反应,甚至是过敏性休克,严重者可猝死。此外,棘球蚴的抗原成分多样复杂,在不同发育时期产生的抗原也不同,棘球蚴在宿主体内的长期寄生,引起宿主不同的免疫应答,不仅有免疫保护也有免疫损害,整个免疫应答机制复杂。

细粒棘球绦虫六钩蚴阶段的 Eg95 蛋白,原头节阶段的 EgFABP 蛋白是重要免疫保护的抗原。从棘球蚴原头节 cDNA 文库克隆出编码 FABP 基因 EgDfl,将其导入活的减毒鼠伤寒沙门菌(*Salmonella typhimurium*,St)构建重组 St 疫苗,动物免疫试验取得良好免疫效果。但是所有的疫苗分子均处于研究阶段,针对细粒棘球蚴的疫苗发挥作用的最好阶段就是其形成阶段,如此才能阻断细粒棘球蚴的侵入、生长和寄生。

六、临床学

主要临床症状为棘球蚴囊占位所致压迫、刺激或破裂引起的一系列症状。早期可无任何表现,多在体检时发现。细粒棘球蚴病可发生在全身多个脏器,以肝居首位,其次是肺、肾、脾、心脏、肌肉、脑、骨等其他组织器官。原发性感染一般为单个囊肿。棘球蚴病的严重危害还在于其常可引起继发感染导致严重并发症,可累及多个器官。因此,引起的临床表现极为复杂多样。

常见的临床分型及临床症状如下。

1. 局部压迫和刺激 受累部位有轻微疼痛和坠胀感。

(1)肝囊型棘球蚴病:多侵犯右叶,患者可出现肝大、右上腹部包块,可有肝区隐痛、上腹饱胀感、消化不良、消瘦、贫血和门静脉高压等表现。肝区持续钝痛和叩痛。压迫胆道时出现阻塞性黄疸、胆囊炎等;压迫门静脉可致腹水。肝顶部棘球蚴囊合并感染后炎症累及膈肌及胸膜会产生粘连、炎症浸润及右胸腔积液。

(2)肺囊型棘球蚴病:出现胸部隐痛、胀痛或刺激性咳嗽,巨大囊型棘球蚴病可引起压迫性肺不张,重者胸闷气促,甚者呼吸困难。合并感染可出现肺脓肿症状,伴有发热、胸痛、咳嗽咯脓痰,并且痰中带有囊碎屑,重者咯血。合并破裂者若穿入支气管,则会引起剧烈咳嗽,咯出小的生发囊、子囊或角质层及水样囊液,严重者可因窒息死亡。大多患者因棘球蚴的囊内容物逸出,导致囊腔继发感染,周围肺实质发生慢性炎症,宜手术治疗。

(3)颅脑囊型棘球蚴病:多发生于硬脑膜、颅骨等处。常见于单发性囊肿,有时可同时出现数个大小不等的棘球蚴。临床表现为占位性病变,颅内压增高、头痛、呕吐,甚至可出现癫痫。

(4)骨囊型棘球蚴病:患者仅有慢性疼痛,不易确诊。常发生于脊椎和骨盆,棘球蚴其外形常随骨髓腔而改变,有的似葡萄串状,有的破坏骨组织游离于骨表面。棘球蚴寄生的骨组织常呈蜂窝状,易导致骨折。

(5)其他:心包、肾、脾、肌肉、胰腺等棘球蚴病均少见,其症状似良性肿瘤。

2. 继发性感染 棘球蚴囊破裂可造成继发性棘球蚴病。其并发症常为患者就诊时的首发病症。并发症的类型较多,往往破裂与感染、破裂与散播、变性与坏死、胆道梗阻与门静脉高压并存,或相继发生两种以上并发症。例如,破裂至胆道,可有炎症和梗阻,在胆道内发育成无数的小棘球蚴,阻塞胆道;破入腹腔造成继发性包虫囊肿;棘球蚴液溢出可致皮疹、发热、气急、腹痛、腹泻、昏厥、谵妄、昏迷等过敏反应,重者可出现严重的过敏性休克,甚至突然死亡。棘球蚴在宿主体内发生继发感染或外伤时,棘球囊可发生变性、纤维化或实变,囊液浑浊而最终被吸收和钙化。此外,还可发生中毒和胃肠道紊乱,主要表现为食欲减退、体重减轻、消瘦、贫血和发育障碍等症状。

七、诊断

我国在 2006 年制定包虫病诊断标准(WS 257 - 2006)。棘球蚴病的病程慢,临床症状复杂,对疑有棘球蚴病的患者,要根据流行病学史、临床表现、影像学特征和实验室检查结果综合诊断。

1. 询问病史 了解患者是否来自流行区,以及是否有与犬、羊等动物或皮毛接触史对诊断有参考价值。

2. 免疫学试验 是重要辅助诊断方法。常用的有皮内试验和血清学检查法。

(1) 卡松尼皮内试验(Casoni test):此法简便,敏感性高,在 15 min 内即可观察结果。阳性率为 68%～100%。但此法特异性较差,易与其他疾病如肿瘤等相交叉,产生假阳性(18%～67%)或假阴性。本试验对诊断肺部包虫病的效果较其他部位的包虫病为好。此试验还与其他寄生虫病产生非特异性反应,特别是带绦虫病等。因此,多作为辅助性诊断方法。

(2) 血清学试验:常采用的抗原有囊液粗抗原、囊液纯化抗原、原头节粗抗原或特异性纯化抗原。此外,已有多种重组棘球蚴抗原可应用于棘球蚴病诊断。

免疫学检测方法有乳胶凝集试验(LA)、IHA、ELISA、PVC 薄膜快速 ELISA、免疫印迹试验(Western blot)等。其中,ELISA 最为常见且较敏感,特异性强,已有商品试剂盒供应。由于免疫学检测试验结果受许多因素影响,可采用 2～3 种血清学试验,相互弥补不足以提高对棘球蚴病诊断的准确率。

3. 影像诊断 X 线、B 超、CT、MRI 及同位素扫描等检查对棘球蚴病的诊断和定位也有帮助。特别是 CT 和 MRI 检查,不仅可早期诊断出无症状的带虫者,还能准确检查出各种病理形态影像。手术取出棘球蚴,或从患者痰、胸腔积液、腹水或尿等检获棘球蚴碎片或原头蚴,可作为确诊棘球蚴病的依据。

八、流行

棘球蚴病呈全球性分布,畜牧业发达的地方往往是此病流行区。畜牧区主要以犬和家畜完成其生活史和传播环节。流行地区的牧民、农民和家畜受感染的可能性会比较大。但城市中有喂养犬者,如果犬受感染也可将包虫病传给城市居民。欧洲见于冰岛、南斯拉夫、法国、西班牙等国。南美洲遍及巴西、阿根廷、乌拉圭等国。北美洲见于美国阿拉斯加州和加拿大西北部。非洲流行更为严重,尤以肯尼亚图尔卡纳地区为棘球蚴病的高度流行区。澳大利亚和新西兰 30 年前属于棘球蚴病高发区,后因积极防治,目前疫情已基本控制。中东地区和地中海东部棘球蚴病分布亦较广泛。亚洲在日本、土耳其和印度等国有分布。

我国是世界上棘球蚴病流行严重的国家之一,主要分布于西北、华北、东北以及西南广大农牧区。甘肃、宁夏、青海、新疆、内蒙古、西藏等省、自治区,四川西部、陕西、河北及广西等省、自治区、直辖市是其流行区。甘肃遍及全省 13 个地、州、市的 52 个县、市,以中部和东部黄土高原(环县)、西部河西走廊(天祝)及甘南牧区是重度流行区。新疆遍及全区,患者总数有 15 万~20 万。流行地区居民的感染率可达 9%~10%。

造成细粒棘球蚴病流行的主要因素如下。

1. 虫卵污染环境和水源 在牧区,为了防止牲畜丢失,牧民会大量养犬。犬的身体各部位可沾有虫卵,虫卵可随犬或人的活动及尘土、风、水散播在人及家畜活动场所,加之牧民饮食习惯较不卫生,很容易导致棘球绦虫对人体的感染。虫卵对环境的抵抗力强,在 4~15℃的潮湿环境中可以存活数月至 1 年。

2. 人与家畜密切接触 牧民和犬频繁接触,易受感染。还可因生产活动而接触畜群,比如挤羊(牛)奶、剪羊毛、加工皮毛等。

3. 病畜内脏喂犬 家畜内脏不做任何无害化处理就用其喂犬,或乱抛,导致犬、狼的带虫率很高。

九、治疗和预防

1. 卫生宣传教育 在流行地区要做好广泛深入的卫生宣传教育工作,使居民了解棘球绦虫的生活史、传播途径和危害性,提高全民防病意识,养成良好的生活饮食习惯,注意个人防护。提倡对家犬、牧犬定期进行药物驱虫治疗,控制传染源,减少虫卵污染。

2. 食品检疫 依法加强对屠宰场和个体屠宰的卫生检疫,严格合理处理病畜及其内脏,不用其喂犬,要深埋或焚烧。

3. 外科手术治疗 目前,对于棘球蚴病的治疗仍以外科手术为最有效。手术中务必将棘球蚴囊取尽,避免囊液外溢,造成患者过敏反应性休克或继发性腹腔感染。为防止囊液外溢引起种植扩散,术前需要服用杀原头蚴的药物,如阿苯达唑或吡喹酮。术时先用细针将囊液抽去(慎防囊液外溢),然后再将内囊摘除。可选择微创治疗 PAIR(Puncture,Aspiration,Injection,Re-aspiration)术,即包虫囊肿的穿刺、引流、局部杀包虫药物的注射及再穿刺。研究显示,联合阿苯达唑或甲苯达唑的 PAIR 术较常规外科手术的临床疗效更为安全有效,优点包括住院时间短,发病率、病死率及复发率低。

4. 药物治疗 以苯并咪唑类化合物(BZA)的疗效为最好,毒性低。甲苯达唑和阿苯达唑(丙硫咪唑)已被 WHO 认可作为治疗棘球蚴病的药物。

第二节 多房棘球绦虫

一、引言

多房棘球绦虫成虫主要寄生在狐,其幼虫寄生于啮齿类或食虫类动物。幼虫寄生于人可引起多房棘球蚴病(alveococcosis)。多房棘球蚴病的中晚期患者尚无有效疗法,病死率高,临床上有"第二癌症"之称。

二、形态

多房棘球绦虫的形态和生活史均与细粒棘球绦虫相似。

1. 成虫 成虫与细粒棘球蚴绦虫相似而较小,长仅 1.2~3.7 mm,头节上有较小的顶突、小钩和吸盘,顶突小钩为 13~34 个。虫体多为 4~5 节组成。成节生殖孔位于节片的中线偏前,睾丸数较少,平均为 18~26 个,分布在生殖孔后方。孕节子宫为囊状,无侧囊,内含虫卵 187~404 个。

2. 虫卵 虫卵形态和大小均与细粒棘球绦虫卵相似,难以区分。

3. 幼虫 中绦期幼虫称为泡球蚴。泡球蚴为白色或淡黄色的囊泡状团块,多见数个大小囊泡相互连接、聚集而成。囊泡呈圆形或椭圆形,直径 0.1~1 mm。内含透明囊液和大量原头蚴,或含胶状物而无原头蚴。囊泡外面有一非常薄的角质层包绕(或具不完整的角质层)。囊与周围组织一般无明显界限分隔。在宿主组织内泡球蚴多以外生性出芽方式不断产生新囊泡,长入组织,少数可向内芽生形成隔膜而分离出新囊泡。泡球蚴可在 1~2 年使被寄生的宿主器官形成无数泡状的棘球蚴小囊,呈葡萄状的囊泡群可向器官表面蔓延至体腔内,犹如恶性肿瘤。

三、生活史

常见终宿主为狐、犬、狼、獾,偶可寄生于猫体内。中间宿主为田鼠、仓鼠、麝鼠、旅鼠、灰松鼠和其他野生啮齿类动物以及牦牛、绵羊和人等。当体内带有泡球蚴的鼠或动物脏器被终宿主吞食后,囊内原头蚴逸出,约经 45 天,原头蚴发育为成虫,排出孕节和虫卵。成虫寄生在终宿主小肠,孕节和虫卵随粪便排出,鼠类等因觅食终宿主粪便而感染,人因误食虫卵而感染。由于人是多房棘球绦虫的非适宜中间宿主,人体感染囊泡内含胶状物而无原头蚴。

四、致病

多房棘球蚴病对人体危害要比细粒棘球蚴病更为严重,病死率也较高。患者多为青壮年,泡球蚴几乎全部原发于肝脏。泡球蚴在脏器内常呈弥漫性浸润,波及整个器官。泡球蚴在肝实质内向外芽生蔓延形成许多小囊,直接破坏并取代肝组织,中心部位常会缺血性坏死、崩解液化而形成空腔或钙化。周围组织会因受压迫而萎缩、变性甚至坏死。除肝脏外,肺、脑等其他部位的继发感染多由肝经血液循环转移而来。皮下、脾、膀胱等器官组织都可被寄生。

五、临床学

泡球蚴生长缓慢,潜伏期一般较长。根据临床病理学将泡球蚴病分为巨块型、弥漫结节型和混合型 3 种类型。常见的泡球蚴病多侵犯肝脏,常被误诊为肝癌或肝硬化。病变过程中可诱发肝硬化而引起门静脉高压,并发上消化道大出血而死亡,有时也可引起肝衰竭而导致昏迷。有的病情可持续数年,出现腹水、黄疸。有的症状与肝脏细粒棘球蚴相似,如肝区疼痛,有压迫感并能触及包块,但泡球蚴患者肝区触诊时有结节感。

肝多房棘球蚴病感染早期患者常无不适,泡球蚴在肝脏潜伏寄生,缓慢增长,肝脏代偿增大可无明显症状;中期,可触及坚硬如橡皮、无疼痛的肿块,表面平滑,边界清晰,易误诊为肝癌,甚至手术探查仍可被误认为肝癌。病灶增大侵蚀肝管时可出现梗阻性黄疸。若液化空腔继发感染可形成肝脓肿;晚期,巨块病灶侵蚀大部分肝脏,合并门静脉高压症,肝功能失代偿,最终可因肝衰竭、胆系感染及肺、脑转移而死亡。

六、诊断

询问病史和了解患者是否来自流行区,是否有与狐狸、犬或其皮毛接触史,对多房棘球蚴病诊断有一定参考价值。体检时若发现肝脏肿块,且肿块质地坚硬又有结节感时,应考虑患多房棘球蚴病的可能。用于细粒棘球蚴病的各种诊断方法均适用于多房棘球蚴病患者。由于泡球蚴周围无纤维组织被膜,虫体抗原易进入血液,故免疫诊断效果很好。比如,Em2抗原、Em18抗原试纸条等诊断技术能使诊断多房棘球蚴病的敏感性与特异性均提高到90%以上,此法也可用于临床手术和药物治疗后的免疫随访观察。

肝多房棘球蚴病应与细粒棘球蚴病和其他疾病相鉴别,如肝癌、肝硬化、肝脓肿、黄疸型肝炎、肝海绵样血管瘤、肺癌、脑瘤等。与肝癌进行鉴别时,单凭肉眼观察常易误诊,做冷冻病理切片可以确诊。

七、流行

多房棘球绦虫的分布要比细粒棘球绦虫局限,主要流行于北半球高纬度地区及冻土地带,从加拿大北部、美国阿拉斯加州,直至日本北海道、俄罗斯西伯利亚,遍及北美、欧、亚三洲。在我国,自1958年首例报道以来,在宁夏、新疆、青海、甘肃、黑龙江、西藏、四川等省、自治区均有病例报道。生活史基本类型属野生动物间通过啮齿类传播。多房棘球绦虫终宿主、中间宿主形成的生活史循环在自然界中独立存在。因此,自然因素也影响着泡球蚴病的传播和流行,疫源地的分布与气候、地理景观和土壤类型等因素密切相关。

造成多房棘球蚴病流行的因素:①多房棘球绦虫在野生动物中存在,从而形成自然疫源地。②随着人类活动范围的不断扩大,比如人在狩猎等生产活动中误食虫卵,可造成直接感染,还有旅游活动及某些地区居民的特殊生活习惯,增加了人与野生动物和环境的接触机会。③虫卵污染土壤、植物、蔬菜、水源,所以冬季牧民以融化的雪水作为饮用水源是受感染方式之一。

八、防治

(1)除用于防治细粒棘球绦虫的措施外,对处于疾病流行区的专业或业余狩猎人员、野外勘探人员和动物学工作者进行卫生宣传教育,使居民认识和了解多房棘球蚴病的传播和预防知识,加强水源管理,注意个人卫生和饮食。

（2）开展灭病狐和消灭野鼠活动,根除传染源。

（3）流行区进行普查,可早期发现患者,及时治疗。

（4）多房棘球蚴病的治疗主要靠手术摘除,配合药物治疗,可选用阿苯达唑、甲苯达唑和吡喹酮。多房棘球蚴病较罕见,因其有近似恶性肿瘤的生物学特性,临床可根治切除率极低,所以国外对于病灶仅局限于肝脏而无远隔脏器转移的病例多采用肝移植达到根治目的。

（王菲菲）

第十七章 线虫概论

一、引言

线虫(nematode)属于线形动物门,种类繁多,其中仅少部分营寄生生活。寄生人体的主要都属于线虫纲(Class Nematoda),常见的能导致人体严重疾患的有 10 余种。

二、形态

线虫大体呈圆柱形,体不分节,两侧对称,雌雄异体,一般雄虫较雌虫为小。因体壁与体内器官之间的腔隙无上皮细胞覆盖,又称假体腔。假体腔内充满液体,各器官浸浴其中。腔内液体不仅作为虫体的营养物质、氧及代谢产物的交换场所,而且还对虫体起到了支撑作用。

体壁自外向内,由角皮层、皮下层及纵肌层 3 部分组成。角皮层系由皮下层分泌而形成的一层透明结构,表面光滑或具横纹,在虫体前、后端及体表常可由于角皮层增厚而形成一些结构,如唇瓣、乳突、皮棘、翼膜及雄虫尾部的交合伞、交合刺等。

角皮层内是皮下层,由合胞体组成,沿腹面、背面及两侧的中线向内增厚,在假体腔内突出,形成 4 条纵索,背索和腹索内有神经干,侧索内有排泄管。纵肌层位于皮下层之内,为单一的肌层,被纵索分隔为 4 个区间。根据肌细胞的大小和数目可将其分为 3 型,在病理切片中可以此为依据鉴别虫种。肌细胞多而长的称为多肌型(如蛔虫);肌细胞大而少的称为少肌型(如蛲虫、钩虫);肌细胞细而密的称为细肌型(如鞭虫)。

消化系统呈管状,由口腔、咽管、中肠及直肠组成。口腔或者呈漏斗状,或有唇瓣围绕,或大而深,四周有坚厚的角质形成口囊。口腔内有多种形态的切器(板齿或钩齿)。咽管为肌性,有咽管腺 3 个,可分泌消化酶或抗凝血物质。肠管为非肌性结构,肠壁由单层柱状上皮细胞组成,内缘被微绒毛覆盖,形成刷状缘,有利于营养吸收。肠管后段为直肠,直通肛门,雌虫肛门在尾端单独开口,雄虫肛门则与射精管相连,成为泄殖腔。

排泄系统多为管型,一般有一对排泄管,位于侧索中,由一短横管相连成"H"形或"U"形,排泄孔开口于咽管附近腹面的正中线上。有些线虫有一对排泄腺,开口于近排泄孔的排泄管中,此腺体具分泌功能。

神经系统:环绕于咽部的神经环为神经系统的中枢,由这里向前发出 3 对神经干,其分支分布于乳突及头感器;向后发出 3~4 对神经干,其中背、侧神经干分别控制虫体运动和感觉,腹神经干兼具此二功能。线虫的感觉器官主要是乳突和感器(包括头感器和尾感器),可对机械性或化学性的刺激起反应。

线虫的生殖器官都是细长而盘曲的管型,各部互相连贯。雄性生殖器系单管,迂回曲折,位于虫体的中部和后部,由睾丸、输精管、储精囊及射精管连贯组成,射精管由前列腺围绕,其末端与肛门连合成为泄殖腔。大多数雄虫具有交合刺,单一或成对,同型或不同型,自虫体背面入泄殖腔中,其起始部有肌肉牵引。此外,在泄殖腔背面,可有引带,有调节交合刺的作用。雄虫后端的构造,因虫种而不同,有的仅有乳突,有的有尾翼及有柄乳突。有的有交合伞,交合伞系膜状构造,由角皮膨大而成,其中有辐肋支撑。

雌性生殖器官多为双管型,也有单管型,包括卵巢、输卵管、受精囊、子宫、排卵管、阴道及阴门。卵巢形状细长而回曲,子宫粗大,充满虫卵。两组的生殖器官分别起自虫体的前部和后部,两个子宫的排卵管汇合通至阴道,其开口为阴门。阴门开口于虫体腹面的前部、中部或后部。

三、生活史

线虫分卵、幼虫及成虫 3 个发育阶段。多数虫种的幼虫在发育过程中需要蜕皮,蜕皮时虫体分泌一种含有酶的液体,从腺体开口处流进新旧角皮间隙中,旧角皮在酶的侵蚀下逐层溶解,终至破裂而被蜕去。一般幼虫经第 4 次蜕皮后进入成虫期。

人体寄生线虫的生活史可分为需要中间宿主和不需要中间宿主两大类。

1. 土源性线虫(soil-transmitted nematode) 土源性线虫完成生活史不需要中间宿主,在肠道里寄生的线虫大多数不需要中间宿主。多数线虫的产卵方式系产生含有卵细胞或含有幼虫的虫卵,个别的则直接产出幼虫。含有卵细胞的虫卵到外界后,卵细胞经桑椹期、蝌蚪期发育为杆状蚴,有些虫种(如蛔虫、鞭虫),虫卵卵内的杆状蚴不在外界孵出,这种虫卵如被人吞食入体内即受感染;而有些虫卵(如钩虫),其虫卵内的杆状蚴则在外界孵出,并且发育为丝状蚴,丝状蚴可以经皮肤或者经口侵入人体。有的虫种(如蛲虫)虫卵在外界经过很短的时间,卵内幼虫即可发育成熟,但可不孵出,人体经口吞食此期虫卵而受感染。雌虫如产生幼虫,幼虫可侵入宿主血流,在组织内寄生(如旋毛虫的幼虫寄生在猪肉内),人因摄入含有幼虫的肉类而受感染。

2. 生物源性线虫(vector-borne nematode) 生物源性线虫完成生活史需要中间宿主,在组织里寄生的线虫大多数需要中间宿主。例如,丝虫需要吸血昆虫做中间宿主,其幼虫在昆虫体内发育为感染性幼虫,当昆虫吸血时感染性幼虫便可侵入人体。

需要在外界环境中发育的虫卵或幼虫,受到多种因素的影响,其中以温度、相对湿度、氧等较为重要,一般温暖、潮湿、荫蔽、氧充足等处有利其生长。

四、生理

各种线虫成虫在宿主体内的寄生部位、方式及食物的主要来源各不相同。蛔虫寄生于肠腔中,以肠内容物为食;钩虫以钩齿或板齿附着于肠黏膜上,吸食血液及组织液;旋毛虫、丝虫可钻入肠黏膜或其他组织,以组织液和体液为食。成虫的食物来源虽有不同,但它们获取能量的途径主要是通过糖类代谢。氨基酸及蛋白质代谢对线虫的生长、产卵等比较重要。如雌性蛔虫,一天约产卵 24 万个,需要大量的蛋白质。

成虫的有氧代谢具有重要意义。多数线虫都具有完整的三羧酸循环,有的线虫还可以从宿主血液中吸取氧。但有些线虫寄生在低氧环境,营兼性厌氧代谢。一般来说,大型寄生线虫多为厌氧代谢,而小型线虫因易从寄生的组织中获取氧,多营有氧代谢。

脂代谢与线虫寄生环境中氧分压有关。氧充足时,脂肪酸可氧化释放出能量;而缺氧时,脂代谢变缓直至停止,此时游离的脂肪酸可形成三酰甘油。

五、致病

线虫对人体的危害程度与线虫的种类、寄生数量、发育阶段、寄生部位、虫体的机械、化学刺激,以及宿主的营养和免疫状态等因素有关。

1. 幼虫阶段的致病　钩虫幼虫侵入皮肤导致皮炎;蛔虫或钩虫的幼虫移经肺部时,可引起局部发炎,甚至引起过敏反应;旋毛虫幼虫寄生于肌肉内导致肌炎等。而幼虫还可能发生异位寄生,当其侵犯重要器官时,可导致严重后果。

2. 成虫阶段的致病　成虫阶段引起的损害包括掠夺营养、机械性损害、化学性刺激和免疫病理损伤等。可导致宿主营养不良、组织损伤、出血、炎症等病变。通常组织内寄生线虫对人体的危害更严重,如旋毛虫幼虫可侵入心肌,引起心肌炎、心包积液,可导致死亡。

六、分类

线虫是无脊椎动物,估计自然界约有线虫 50 万种以上,仅次于昆虫的第二大类动物。重要医学线虫可以根据有无尾感器划分为两个亚纲:①杆形纲(Class Rhabditea),也称分肠纲;②无尾感器纲(Class Aphasmidea),也称有腺纲。

现将寄生性线虫的分类排列如下。

分肠纲 Secernentea
　　小杆目 Rhabditida
　　　类圆科 Strongyloididae
　　　　类圆线虫属 *Strongyloides*
　　　　　粪类圆线虫 *S. stercoralis*
　　圆线目 Strongylida
　　　钩口科 Ancylostomatidae
　　　　钩口线虫属 *Ancylostoma*
　　　　　十二指肠钩口线虫 *A. duodenale*
　　　　板口线虫属 *Necator*
　　　　　美洲板口线虫 *N. americanus*
　　　毛圆科 Trichostrongylidae
　　　　毛圆线虫属 *Trichostrongylus*
　　　　　东方毛圆线虫 *T. orientalis*
　　　管圆科 Angiostrongylidae
　　　　管圆线虫属 *Angiostrongylus*

广州管圆线虫 *A. cantonensis*

蛔线虫目 Ascaridida

蛔线虫科 Ascarididae

蛔线虫属 *Ascaris*

似蚓蛔线虫 *A. lumbricoides*

尖尾目 Oxyurida

尖尾科 Oxyuridae

住肠线虫属 *Enterobius*

蠕形住肠线虫 *E. vermicularis*

旋尾目 Spirurida

颚口科 Gnathostomatidae

颚口线虫属 *Gnathostoma*

棘颚口线虫 *G. spinigerum*

筒线科 Gongylonematidae

筒线虫属 *Gongylonema*

美丽筒线虫 *G. pulchrum*

吸吮科 Thelaziidae

吸吮线虫属 *Thelazia*

结膜吸吮线虫 *T. callipaeda*

丝虫目 Filariidea

盘尾科 Onchocercidae

吴策线虫属 *Wuchereria*

班氏吴策线虫 *W. bancrofti*

布鲁线虫属 *Brugia*

马来布鲁线虫 *B. malayi*

有腺纲 Adenophorea

鞭虫目 Trichurida

毛形科 Trichinellidae

旋毛形线虫属 *Trichinella*

旋毛形线虫 *T. spiralis*

鞭虫科 Trichuridae

鞭虫属 *Trichuris*

毛首鞭形线虫 *T. trichiura*

（冯　萌）

第十八章　寄生于消化道的线虫

第一节　似蚓蛔线虫

一、引言

蛔虫(round worm)，学名似蚓蛔线虫(*Ascaris lumbricoides* Linnaeus, 1758)，是最常见的人体寄生虫，寄生于人体小肠，引起蛔虫病(ascariasis)，有时还可引起严重并发症。蛔虫分布广泛，遍及全世界，在人口密集、卫生条件差的地区尤为常见。我国农村的感染率高于城市，儿童的感染率高于成人。

二、历史沿革

蛔虫为人体最常见的寄生虫之一，虫体大，容易引起人的注意。我国《黄帝内经》已有本虫的记载，当时称为"蛟蛕"，后人又称之为蚘虫。明代万全著之《万密斋全书》中谓蚘虫"长一尺，亦有长五寸者"，因此很显然所谓蚘虫就是指蛔虫。在王肯堂著的《证治准绳》一书，并述及蛔虫感染所引起的症状。此后各朝代皆有蛔虫的症候、治疗、诊断等的记载。

现代的蛔虫研究可能开始于 Kueclienmeister(1855)的试验。当时 Kuecliemueister 曾以成胚的虫卵作体内孵化试验，但不成功。Davaine(1863)首次发现虫卵可以在肠内孵化。Stewart(1916)以鼠类做试验，证明幼虫须穿过肠壁沿血流至肺脏，然后经气管回到小肠，但由于 Stewart 当时不知道蛔虫是不能寄生在鼠类的肠腔的，还以为它们不过是中间寄主而已。不久，Ransom 和 Foster(1917)及 Ransom 和 Cram(1921)以猪做试验，证明幼虫回到小肠后可以直接长成成虫。最后这个发现又经 Koino(1922)在人体加以证实。

三、形态

成虫(adult worm)是人体肠道寄生线虫中最大的一种。雌虫大小(200～350)mm×(3～6)mm，雄虫大小(150～310)mm×(2～4)mm。形似蚯蚓，活体略带粉红色或微黄色，体表具有细横纹，沿虫体纵行有背、腹和两侧索共 4 条，其中两侧索明显。口孔位于虫体顶端，周围有三唇瓣，排列成"品"字形，内缘具细齿。此外，尚具感觉乳突和头感器，雌虫尾端钝圆，肛门位于末端，生殖器为双管型，阴门位于虫体腹面中部之前。雄虫生殖器为单管型，尾端向腹面弯曲,有交合刺一对(图18-1)。

虫卵分受精卵(fertilized egg)和未受精卵(unfertilized egg)两种。受精蛔虫卵宽椭圆形,$(45\sim75)\mu m\times(35\sim50)\mu m$,卵壳由外向内分为3层。①受精膜:此层极薄,与卵壳外面凹凸不平、被胆汁染成棕黄色的蛋白质膜紧密相连。②壳质层:无色,厚而均匀。③蛔甙层:或称酯层,此层在光学显微镜下不易见到。卵内含有一个大而圆形的卵细胞,两端与卵壳之间留有新月形的空隙。未受精蛔虫卵一般长椭圆形,形状不规则,$(88\sim93)\mu m\times(38\sim44)\mu m$,卵壳和蛋白质膜均较薄,卵壳无蛔甙层,卵内含有反光性较强的屈光颗粒(图18-2、图18-3)。不论受精卵或未受精卵,其蛋白质膜有时均可脱落,此时卵壳呈无色透明,而易与其他种类的虫卵混淆,应予注意。

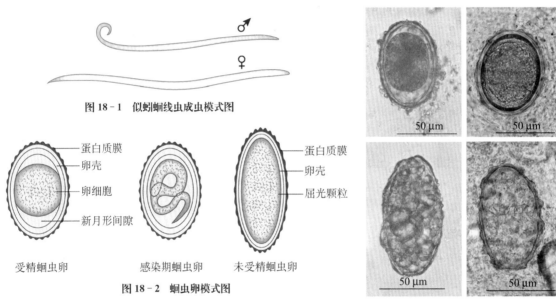

图18-1 似蚓蛔线虫成虫模式图

蛋白质膜
卵壳
卵细胞
新月形间隙

蛋白质膜
卵壳
屈光颗粒

受精蛔虫卵　　　　　感染期蛔虫卵　　　　未受精蛔虫卵

图18-2 蛔虫卵模式图

图18-3 蛔虫卵形态

四、生活史

成虫寄生在人体的小肠内。主要依靠宿主的半消化食物为营养。雌雄虫交配后,雌虫产卵,受精卵需在有氧气的环境里发育,所以在宿主肠腔内始终是单细胞期。受精卵随粪便排出体外,在潮湿、荫蔽及氧气充足的外界环境中,以及合适的温度($22\sim30$℃)下约经2周发育成幼虫,再经1周,幼虫在卵内经过一次蜕皮,这样的卵才具有感染性。感染期卵被人吞食后,进入小肠,在小肠内的温度约为37℃,pH约7.0,较低的氧化还原电位差以及较高溶解的二氧化碳含量的综合影响下,幼虫分泌孵化液,从卵孵出。孵出的幼虫侵入小肠黏膜和黏膜下层。而后,侵入小静脉,循门静脉系统到肝,经右心到肺,穿过肺泡上的毛细血管进入肺泡。幼虫亦可侵入肠壁淋巴管,经胸导管入静脉而达肺部。在肺内进行第2次和第3次蜕皮,成为第4期幼虫。然后,沿气管、支气管移行至咽部,被吞咽入食管,经胃到小肠。在小肠进行第 4 次蜕皮,再经数周,发育为成虫(图 18 - 4)。

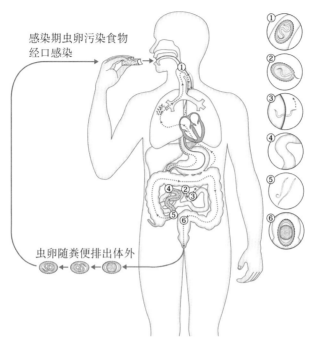

感染期虫卵污染食物
经口感染

虫卵随粪便排出体外

图 18 - 4　蛔虫生活史

从感染期卵进入人体到成虫成熟产卵,需 2～2.5 个月。每一雌虫的子宫约含卵 2 700 万个,每天约排卵 20 万个。宿主体内的成虫数目一般是一至数十条。亦有报道 1 例在尸体解剖时检获 1 978 条。成虫在宿主体内的寿命一般在 1 年左右。

五、细胞和分子致病

研究发现蠕虫感染可以调节宿主的炎症反应,导致人体 IgE 的上升和 Th2 型细胞因子上升,组织中嗜酸性粒细胞和肥大细胞增多。Th2 反应可能对寄生虫的生存非常重要,也可以让宿主避免过强炎症反应损伤组织。但蠕虫的感染也可能导致过敏,如蛔虫引起的 Loeffler 综合征,就是蛔虫幼虫在移行过程中通过宿主肺部引起。寄生虫和过敏性疾病之间的关系受到了人们的关注。

4 个因素可能影响蠕虫导致的过敏。①时间:首次感染和感染的持续时间可能是重要的因素。早期或长期(慢性)的感染更可能诱导免疫调节作用,从而抑制过敏反应,而周期性感染可增强由寄生虫和非寄生虫过敏原引起的过敏反应。②感染强度:严重的寄生虫感染可能诱导免疫负调节,而轻度感染则可能导致相反的结果。这个影响因素在组织蠕虫感染中相比土源性蠕虫感染更显著。③宿主的基因遗传:宿主的免疫调节机制会受到宿主基因遗传的影响。宿主如果遗传上易患过敏性疾病,则对蠕虫感染也容易发生过敏反应,但会对蠕虫感染有抵抗力。④蠕虫的种类:不同的寄生蠕虫诱发过敏性疾病的风险各不相同。

蠕虫感染诱发过敏的 3 种可能机制如下。

1. 寄生虫感染后,宿主通过增强或抑制过敏性炎症来对抗感染 蠕虫感染常导致人体免疫调节细胞产生,如调节性 T 细胞和替代性活化的巨噬细胞,产生的免疫调节细胞因子如 IL-10 和 TGF-β,从而导致过敏反应的发生。

2. 蠕虫的过敏原和吸入性过敏原有交叉反应 最近有研究发现蛔虫和美洲大蠊的原肌球蛋白存在交叉反应,皮肤点刺实验发现感染蛔虫的患者对美洲大蠊的抗原产生阳性反应。

3. 由于寄生虫感染而诱导的免疫应答作用于吸入性过敏原 蠕虫感染后诱导的 IL-10 和 TGF-β 上升可能导致患者对吸入性过敏原的过敏性应答增强。

蠕虫病流行的国家通常会将蠕虫治疗作为一个公共健康措施优先实施。有报道由于对蠕虫病的治疗,蠕虫感染率下降,导致过敏性疾病发病率的上升。也有研究发现驱虫治疗可能使患者过敏原皮肤试验的反应性发生变化。同时有些蠕虫感染可能导致直接的过敏反应。蠕虫感染产生的炎症反应,及其和过敏之间的关系的研究可能会导致新的抗炎治疗策略的发展。

六、临床学

蛔虫的致病机制包括幼虫致病和成虫致病两部分,主要表现为机械性损伤、肠功能障碍以及超敏反应等。

1. 幼虫移行导致的损害 幼虫在移行过程中,经过肝脏时,可导致轻微的炎症病灶。当幼虫穿破肺部血管进入肺泡时,可造成多处出血点。引起炎症细胞的浸润和嗜酸性粒细胞的集聚。感染严重时,部分患者还可发生蛔虫性哮喘,出现气喘、干咳以及胸痛等症状,肺部 X 线透视可见浸润性的改变,血中嗜酸性粒细胞数增多,IgE 含量上升,有些患者还可发生荨麻疹等。此种现象,多数患者在发病后 4～14 日自愈。重度感染时,幼虫可进入脑、甲状腺、肝、脾、肾等器官,造成异位寄生。

2. 成虫寄生导致的损害 成虫主要寄生在宿主空肠内,以半消化食物为食。虫体一般保持静止,可不受正常肠蠕动的影响;但偶尔可呈螺旋状向前运动或钻入胆管、胰腺管、阑尾等腔道引起并发症。

(1)损伤肠黏膜导致营养吸收障碍:成虫以肠腔内的半消化食物为食,不但掠夺宿主营养,而且由于损害肠黏膜,导致消化与吸收障碍,影响宿主对蛋白质、脂肪、糖类与维生素 A、维生素 B_2 和维生素 C 的吸收。寄生的虫数较多时,常可出现腹部不适、阵发性脐周痛、消化不良、腹泻或便秘等现象。儿童可因营养被掠夺过多而影响生长发育。虫体的代谢产物等被吸收,可致低热、盗汗、失眠和烦躁不安,幼儿甚至产生惊厥。

(2)引起超敏反应:蛔虫分泌的某些蛋白可作为变应原,刺激 IgE 的生成。蛔虫导致的过敏症状,如荨麻疹、血管神经性水肿和皮肤瘙痒等,可能是由于蛔虫变应原引起 IgE 介导的变态反应所致,严重时可出现休克。

(3)引起并发症:成虫数目多时,可导致肠道阻塞。有时可因蛔虫的代谢产物或机械性刺激而引起反射性肠痉挛。蛔虫有钻孔的习性,在宿主机体不适或服用驱虫药物剂量不当时,虫体因受刺激而窜至某些器官,如胆道、肝脏、胰腺等处,如不及时处理,可导致腹膜炎等后果。蛔虫引起的并发症以胆道蛔虫症和蛔虫性肠梗阻居多。如果蛔虫穿过肠壁而引起肠穿孔和急性腹膜炎,则可导致患者死亡。此外,蛔虫卵也可成为胆石核心,引起胆石症。

七、诊断

从患者粪便中检查出蛔虫卵,即可确诊。雌虫排卵量大,且虫卵在排出粪便中分布比较均匀。因此,一般以粪便直接涂片法(direct fecal smear)查卵即可,一片检出率约为 80％,三片可达 95％。必要时可采用沉淀法或浮聚法检查。若仅有雄虫寄生,粪便中查不到虫卵时,可参考临床征象进行驱虫治疗性诊断。

诊断蛔虫病还可采用改良加藤厚涂片法(Kato-Katz 法),其简便易行,检查率高,是目前国际上普遍用于调查肠道蠕虫病与考核治病效果的方法。也被用于全国寄生虫病调查。需要注意改良加藤法玻片内各种虫卵存在不同程度的形态变异,镜检时要防止错检或漏检。

八、流行

蛔虫的感染极为普遍,特别在温暖、潮湿和卫生条件差的地区,是世界上最常见的人体寄生虫。1988~1992 年全国寄生虫病调查结果:蛔虫的平均感染率为 44.91％,感染人数大约 5.31 亿。自 1992 年起,经过连续 10 余年开展肠道线虫病驱治工作,蛔虫感染率明显下降,据 2001~2004 年全国寄生虫病调查,全国蛔虫的平均感染率为 12.72％,感染人数大约 8 593 万。从 2014 年开始的新一轮全国寄生虫病调查的初步结果显示,全国的蛔虫感染率 1.36％,感染人数 882 万。低龄儿童、农民和文化程度较低者为高感染人群。

粪便内含受精蛔虫卵的人是蛔虫感染的传染源。蛔虫的生殖力特别强,产卵量大,且卵在外界发育不需要中间宿主。卵的抵抗力强,在相对湿度低于 50％的情况下,若气温较低(−5~10℃),可生存 2 年之久。在荫蔽地区的深土层中,一般可活一年。在荫蔽的蔬菜上可经数月不死。但在高温、干燥等影响下,卵的存活期则较短。对许多化学药品,如 2 mol 的盐酸、2 mol 的氢氧化钠或 4 mol 氯化钠,即使是脱去蛋白质膜的虫卵,卵内幼虫也仍活动自如不受任何影响;食用醋、酱油及腌菜或泡菜用的盐水也远不能将卵杀死。蛔虫卵的抵抗力之所以特别强,是基于它的卵壳蛔苷层的特性(含 75％蛔苷及 25％蛋白质),不仅可防止水溶性化合物的渗入,也可保护卵内液体不致外溢。

使用未经处理过的粪便施肥,造成土壤与蔬菜的污染。随地大便以及鸡、犬和蝇类等机械性携带(包括通过蝇的消化道排出),更可使蛔虫卵广泛散播。人们通过污染的手指或吃了不洁的蔬菜(如生菜、泡菜等)、食物及饮水等而受到感染。

九、治疗和预防

蛔虫病的防治应采用综合措施,包括以下防治原则。

1. 加强卫生宣传,注意饮食卫生,防止摄入感染性蛔虫卵　不使用新鲜粪便施肥,不随地大小便,避免虫卵污染环境。养成良好的个人卫生习惯,勤洗手,不生食各种蔬菜,不饮生水,避免摄入蛔虫卵,减少感染机会。保护饮用水源,消灭苍蝇和蟑螂等节肢动物,避免媒介生物携带虫卵污染食物水源。

2. 妥善处理粪便,改善环境卫生,以消灭外界环境中的虫卵 可采用五格三池储粪法,通过发酵和游离氨的作用,杀灭虫卵。同时利用沼气池发酵,既可以将粪便无害化,又可以提供燃料,而经过无害化处理的粪便还可以作为肥料,一举多得。

3. 对患者和带虫者进行驱虫治疗 驱虫治疗是控制传染源的重要措施。常用的驱虫药为阿苯达唑(丙硫咪唑)和甲苯达唑。伊维菌素治疗蛔虫病与阿苯达唑效果相同。驱虫时间宜选在感染高峰之后的秋、冬季节,让在校中小学生将药物带回家服用。在流行区每年驱虫1～2次。出现并发症的患者,及时送医院治疗。

(冯　萌　蔡俊龙)

第二节　毛首鞭形线虫

一、引言

鞭虫(whipworm),学名毛首鞭形线虫[*Trichuris trichiura* (Linnaeus,1771) Stiles,1901],成虫常寄生于人体盲肠、阑尾处,引起鞭虫病(trichuriasis)。其流行于热带和温带地区,我国呈全国性分布。

二、历史沿革

Roederer 在 1761 年首先于盲肠中发现,并名之为 Trichuris。Grassi(1887),Fuellebon (1923),Hasegawa(1934)等陆续研究了该虫的生活史。Miller(1941,1947)用犬鞭虫作实验,证实以前学者对于鞭虫生活史的研究结果。

三、形态

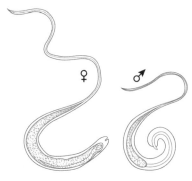

图 18-5　鞭虫成虫模式图

成虫外形似马鞭,前端细线状,后端粗管状。活时为淡灰色。雄虫较小,长 30～45 mm,前端与后端比例为 3：2,尾部向腹面作 360°螺旋卷曲,并且有交合刺一枚,形似矛尖,外包一个长圆形鞘。雌虫较大,长 35～55 mm,前部与后部的比例约为 2：1,末端钝圆而不卷曲(图18-5)。

虫卵腰鼓状,大小为(47～54)μm×(22～23)μm,两端各有塞状透明栓 1 个。壳厚、棕黄色,内含卵细胞。卵自人体排出时,其中卵细胞尚未分裂(图 18-6)。

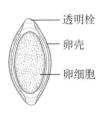
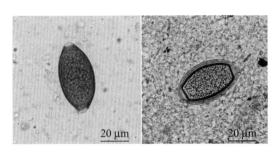

透明栓
卵壳
卵细胞

20 μm　　20 μm

图 18－6　鞭虫卵形态

四、生活史

虫卵经粪便排出,在外界温度 30℃和较高的相对湿度下,经 3～5 周发育成含有幼虫的感染期卵。感染期卵如被吞入,在小肠内幼虫自卵的一端透明栓处孵出,侵入肠黏膜摄取营养,至 10 天左右移至盲肠处发育为成虫。成虫寄生于盲肠内,寄生虫数多时(有多达 6 900 条)也见于阑尾、直肠、结肠、回肠下段。从感染至成虫成熟产卵,需 1～3 个月。每日每条雌虫产卵量为 3 000～20 000 个。成虫寿命可长达 5 年(图 18－7)。

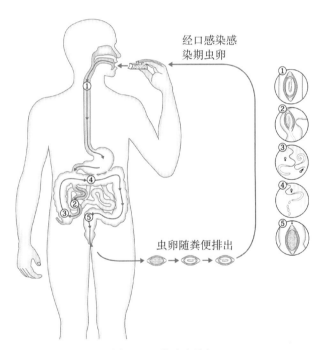

经口感染感染期虫卵

虫卵随粪便排出

图 18－7　鞭虫生活史

五、临床学

成虫细长的前端能侵入黏膜下层乃至肌层,以组织液和血液为食。当寄生的虫数较多时,由于虫体机械性损伤及其分泌物的刺激,可使肠壁局部组织发生充血、水肿或出血等慢性炎症反应。少数可出现细胞增生、肠壁组织明显增厚等现象,在炎症基础上还可能产生肉芽肿。

轻度感染不引起任何症状,但寄生虫体数多时(每克粪便中虫卵数在 10 000 以上)患者可出现消化道功能紊乱及发热、荨麻疹、血中嗜酸性粒细胞增多等症状。少数严重感染的患者,特别是营养条件较差的患儿可有慢性腹泻、便血、虚弱、贫血或直肠脱垂等症状。此外,鞭虫感染还可诱发或加重其他疾患如阿米巴痢疾、阑尾炎等。

六、诊断

以检获虫卵为确诊依据,诊断方法与蛔虫相似,可用粪便直接涂片法或饱和盐水浮聚法等。若需确定感染程度,可采用改良加藤法作虫卵计数。注意因成虫产卵量少,故必要时需反复检查。

七、流行情况

鞭虫呈世界性分布,多见于温湿地区,常与蛔虫病的分布相一致,感染率一般低于蛔虫。据 2015 年全国寄生虫病调查全国鞭虫感染率为 1.02%,估计全国鞭虫感染人数约为 660 万人。人是唯一传染源,鞭虫的感染程度一般较蛔虫轻,鞭虫患者的虫荷数约为十几条,但个别重者可达 4 000 余条。感染率儿童高于成人。

鞭虫的感染源主要为虫卵污染的土壤和地面,蝇体表曾查到鞭虫卵,故可通过媒介传播。在气温 30℃ 左右,高相对湿度及有氧条件下,最适于鞭虫卵的发育。由于卵壳较厚,故对外界有较强的抵抗力,在温暖、潮湿、荫蔽的土壤中,可保持感染能力数月至数年之久。但对干燥和寒冷的抵抗力不如蛔虫卵。因此,我国南方的感染率高于北方地区。鞭虫病的传播因素、传播方式和传播途径均与蛔虫病相似。

八、治疗和预防

鞭虫病的预防应注意个人饮食卫生,并做好保护饮用水的清洁和加强粪便管理工作。患者可用阿苯达唑和甲苯达唑治疗,但对鞭虫的疗效不及对蛔虫的疗效,伊维菌素抗鞭虫作用较好。

(冯　萌)

第三节　蠕形住肠线虫

一、引言

蛲虫(pinworm),学名蠕形住肠线虫(*Enterobius vermicularis* Linnaeus,1758),寄生在人体盲肠、结肠及回肠下段,引起蛲虫病(enterobiasis)。蛲虫感染普遍,尤以集体生活的儿童感染率高,亦有家庭聚集性感染的特点。

二、历史沿革

蛲虫在我国古代早有明确的记载。公元前 90 年，汉司马迁所著的《史记》中之仓公列传曾提到"病蛲得之于寒湿,寒湿气宛笃不化为虫",另外在《扁鹊心书》也曾提到蛲虫。

在国外,希腊的 Hippocrates,Aristotle,Galen 等都曾提及蛲虫。Linnaeus 于 1758 年首先描述本虫,在近代史上算是最早被描述的肠蠕虫之一。本虫的生活史经 Leuchart (1865)、Grassi(1879)、Calandruccio(1888)及其他学者先后研究成功。

三、形态

成虫细小,角皮上具横纹,体前端两侧的角皮膨大形成头翼(cephalic alae)。口囊不明显,口孔周围有三唇瓣,咽管末端呈球形。雌虫长 8～13 mm、宽 0.3～0.5 mm。虫体中部膨大,尾端长而尖细,肛门位于虫体后 1/3 处。生殖系统为双管型,前后二子宫汇合通入阴道,阴道开口于虫体前 1/3 腹侧正中线上。雄虫长仅 2～5 mm、宽 0.1～0.2 mm,后端向腹侧卷曲。末端有一对尾翼,交合刺一根(图 18-8)。

虫卵无色透明,大小为(50～60)μm×(20～30)μm,两侧不对称,一侧扁平,一侧稍凸。卵壳厚,由脂层及壳质层组成。卵壳外有一光滑的蛋白质膜,从虫体排出时,卵内胚胎已发育至蝌蚪期(图 18-9)。

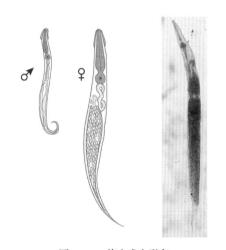
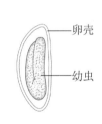
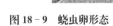

图 18-8 蛲虫成虫形态　　　　　　　　　图 18-9 蛲虫卵形态

卵壳

幼虫

50 μm

四、生活史

成虫寄生于人体的盲肠、结肠及回肠下段。虫体可游离于肠腔或附着于肠黏膜,以肠内容物、组织液或血液为食。雌雄成虫交配后,雄虫多即死亡而被排出。妊娠雌虫常脱离宿主肠壁,向肠腔下段移行,其子宫内充满虫卵,但在肠内的温度和低氧环境中,一般不排卵或仅少量排卵。雌虫多在宿主睡眠时移行至肛门外,在肛周皮肤湿润区,虫体受到温湿度变化及空气的刺激,大量排出虫卵,排卵后大多干瘪死亡,但有的也可再返回肛门或阴道、尿道等部位。黏附在肛周的虫卵,若温度(34～36℃)、相对湿度(90%～100%)适宜,氧气充足,卵胚可迅速发育,约需 6 h 卵内幼虫成熟,蜕皮一次后即成感染期卵。若患者用手搔抓肛周皮肤时,虫卵污染手指,又由于某些不良卫生习惯,虫卵可摄入口中,造成自体感染。蛲虫卵比重小,可随尘埃飞扬于空中,被人吸入后可致感染。虫卵进入消化道后在十二指肠内孵化,幼虫沿小肠下行,途中蜕 2 次皮,至结肠再次蜕皮,发育为成虫。从吞入感染期卵至虫体发育成熟,约需 1 个月(图18-10)。雌虫寿命一般不超过 2 个月。曾有人提出虫卵可在肛门附近孵化,孵出的幼虫经肛门逆行入肠内并发育为成虫,这种方式称为逆行感染(retroinfection),但尚未证实。

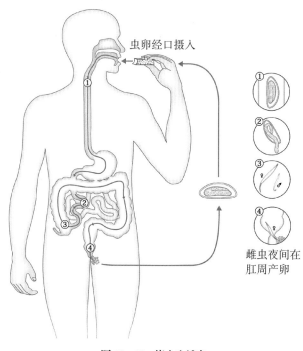

虫卵经口摄入

雌虫夜间在肛周产卵

图 18-10　蛲虫生活史

五、临床学

　　雌虫在肛周产卵所引起的肛门及会阴部皮肤瘙痒及炎症或湿疹,是蛲虫病的主要症状。患者常有烦躁不安、失眠、食欲缺乏、消瘦、夜间磨牙及夜惊等症状。因瘙痒而抓破皮肤,常引起继发感染。虫体附着处可致肠黏膜轻度损伤,出现消化道功能紊乱及一般肠道症状。儿童长期反复感染不愈,可影响其身心健康。

　　若虫体异位寄生则可致严重后果,异位损害大多由于雌虫侵入阴道引起阴道炎、子宫内膜炎、输卵管炎等。有时可侵入腹腔,在腹壁、盆腔、肠壁组织等处引起以虫体或虫卵为中心的蛲虫性肉芽肿,常被误诊为肿瘤或结核病等。亦有在肝、肺、脾引起异位损害的报道。

六、诊断

　　蛲虫一般不在肠内产卵,粪检阳性率低。故常在肛周检查虫卵,常用的方法是透明胶纸法(cellophane-tape impression)和棉签拭子法。尤以透明胶纸法更佳。检查宜在清晨便前进行,若阴性应连续检查 2～3 天。此外,在粪便中或夜间在肛周检获成虫也可确诊。

我国于 2015 年颁布了《蛲虫病的诊断》卫生行业标准(WS469－2015)。

七、流行

蛲虫感染分布遍及全世界,发达国家蛲虫病也很常见,一般城市高于农村,儿童高于成人,5～7 岁幼童感染率较高,尤以集体机构的儿童感染率为高。据国内资料,我国蛲虫的加权感染率为 0.33%,感染人数为 214 万人。

蛲虫病患者是本病的传染源。传播方式如下。

1. 经口感染 肛门-手-口直接感染,患者用手搔抓肛周时手指被虫卵污染,再由于吸吮手指或用不洁手取食等,可将虫卵摄入口中,造成患者自身反复感染。肛周虫卵,容易污染衣裤被褥并散落于室内玩具及各种日常用品上,经手传入口中。这种感染方式很易造成在集体机构或家庭中互相传播。

2. 吸入感染 蛲虫卵可随尘埃飞扬于空中,被人吸入后经鼻咽进入消化道使人感染。这种方式多数导致轻度感染,但可保持长期的持续的感染环境。任何年龄均可患蛲虫病,但感染度则受个人卫生状况和接触机会的影响。由于儿童时有不良卫生习惯易引起感染,另外集体机构中儿童密切接触,而且蛲虫生活史简单,虫卵发育迅速,感染期卵抵抗力强等因素,可使蛲虫病在分布上具儿童集体机构聚集性和家庭聚集性等特点。

八、治疗和预防

根据本病的流行特点,关键要防止相互感染及杜绝反复再感染。避免通过肛门-手-口的直接感染和人群的间接接触感染。

1. 治疗患者 药物阿苯达唑、甲苯达唑均有较好的治疗效果,外用药如蛲虫膏等涂于肛门周围有止痒杀虫作用。对家庭和幼托机构的所有感染者都必须同时进行治疗。

2. 环境卫生 在治疗同时,搞好环境卫生。患者所在的托儿所和家庭应行环境清理及衣被、食器、玩具等的消毒。

3. 个人卫生 在药物治疗的同时教育儿童饭前便后洗手,纠正吸吮手指习惯,搞好个人卫生。患儿夜间不穿开裆裤,避免手指因挠抓肛门沾染到虫卵,造成自体重复感染。

(冯 萌)

第四节 十二指肠钩口线虫和美洲板口线虫

一、引言

钩虫(hookworm)引起钩虫病(hookworm disease)。寄生在人体的钩虫主要有十二指肠钩口线虫(*Ancylostoma duodenale* Dubini, 1943)和美洲板口线虫(*Necator americanus*

Stiles，1902），寄生于某些动物体内的锡兰钩口线虫（*Ancylostorna ceylanicum* Loose，1911）和犬钩口线虫（*Ancylostoma caninum* Ercolani，1859）偶尔寄生在人体，而巴西钩口线虫（*Ancylostoma braziliense* Gonez de Faria，1910）的感染期幼虫可侵入人体引起皮肤幼虫移行症，但一般不能发育为成虫。

钩虫分布几乎遍及全世界，在热带和亚热带国家流行更广。全世界钩虫感染的人数约有 7 亿。我国除西藏、青海、黑龙江等少数干寒地区未见报道外，其他地区几乎都有钩虫感染的存在，一般感染率南方高于北方，农村高于城市。

二、历史沿革

钩虫病古已有之，但是其病原体的发现较晚。十二指肠钩口线虫于 1843 年在意大利由 Dubini 首先发现并加以叙述。1853～1854 年 Bilharz 及 Griesinger 先后发现埃及贫血症与钩虫寄生有关，1880 年由 Perroncito 证明在 St. Gothard 隧道流行的矿工贫血病由钩虫所致，人们逐渐认识到钩虫病的危害。Looss(1898)在研究钩虫工作中偶然发现钩虫侵入人体是通过幼虫钻入皮肤的途径，而他又于 1911 年综合前人的报道和其本人的历年研究结果对十二指肠钩口线虫的形态与生活史作了详尽的描述。人体钩虫的另一虫种，美洲板口线虫于 1902 年在北美由 Stiles 发现。

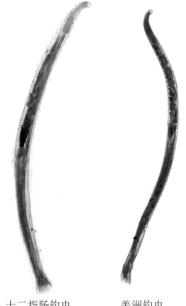

十二指肠钩虫　　　美洲钩虫

图 18 - 11　钩虫成虫形态

三、形态

成虫：虫体细长，约 1 cm，吸血时虫体呈淡红色，半透明，死后呈灰白色。前段较细，向背侧仰屈，虫体前端为一发达的角质口囊，其腹面具二对钩齿或一对板齿，依虫种不同而异。口腔与咽管相连，咽管较长，后端膨大，管壁肌肉极为发达，具排列成放射状的肌细胞，它们交替收缩与松弛，有利于吸取宿主血液（图 18 - 11）。

雌虫较雄虫略为粗长，尾端尖细，末端呈圆锥状，有的虫种还有尾刺，阴门位于虫体腹侧。雄虫较细小，尾端角皮扩张，形成膨大的交合伞（copulatory bursa），内有肌肉性指状辐肋，依其所在部位分别称背、侧和腹辐肋，还有两根细长可伸缩的交合刺。

虫体前端两侧有头腺一对，头腺能合成、分泌抗凝素及乙酰胆碱酯酶等。抗凝素具抗凝血酶原的作用，可阻止宿主伤口血液凝固。虫体咽管壁内具有 3 个咽管腺，分泌物含乙酰胆碱酯酶、蛋白酶等多种酶类。

十二指肠钩口线虫与美洲板口线虫主要以虫体外形、口囊特点、交合伞外形及背辐肋分支、阴门位置、尾刺有无作鉴别依据（表 18 - 1，图 18 - 12，图 18 - 13）。

虫卵：长椭圆形，大小约(57～76)μm×(36～40)μm，卵壳极薄，无色透明，新鲜粪便中的

表 18 - 1　两种钩虫成虫的鉴别要点

	十二指肠钩口线虫(简称十二指肠钩虫)	美洲板口线虫(简称美洲钩虫)
大小(mm)	雌虫:(10~13)×0.6 雄虫:(8~11)×0.45	雌虫:(9~11)×0.4 雄虫:(7~9)×0.3
体形	前端、尾部均向背侧弯曲,外形略似"C"形	前端向背侧弯曲,尾部向腹侧弯曲,外形略呈"S"形
口囊	腹侧前缘有两对钩齿	腹侧前缘有一对半月形切板
交合伞(张开)	略圆	略扁似扇形
背辐肋	远端分 2 支,每支又分 3 小支	基部分 2 支,每支又分 2 小支
交合刺	2 根,末端分开	2 根,末端合并
尾刺	有	无
阴门	虫体中部略后处	虫体中部略前方

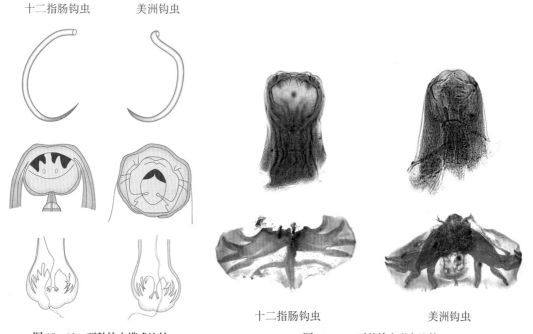

图 18 - 12　两种钩虫模式比较　　　　图 18 - 13　两种钩虫形态比较

虫卵,内含 4~8 个卵细胞,卵壳与细胞间有明显的空隙,粪便排出后放置过久,卵内细胞继续分裂为多细胞,最后发育为幼虫。两种钩虫的虫卵形态相似不易区别(图 18 - 14)。

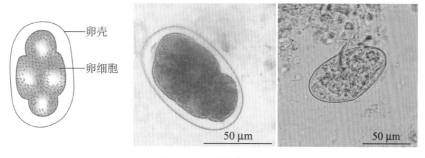

图 18 - 14　钩虫卵形态

幼虫:钩虫幼虫,简称钩蚴,分为杆状蚴(rhabtidiform larva)和丝状蚴(filariform larva)两个阶段。

杆状蚴头端钝圆,尾端尖细,口腔细长开口能进食,第1期杆状蚴较小,蜕皮后为第2期,虫体增长,其他与第1期相似。第2期杆状蚴蜕皮后形成丝状蚴,其更长些,有鞘膜,为第2期杆状蚴留下的外皮层,具保护虫体作用。丝状蚴是感染期幼虫,侵入宿主皮肤时,鞘膜即脱去。

两种钩虫的致病力、对驱虫药物的敏感度以及地理分布,都有明显不同,故鉴别钩蚴的种别,在驱虫药物选择、流行病学、生态学及预防等方面都有实际意义。两种钩虫丝状蚴的形态不同,鉴别要点如下。

与钩蚴形态近似的寄生线虫蚴较多,其中鉴别意义重要者为粪类圆线虫的幼虫。钩虫的丝状蚴咽管长度约为体长的1/5,尾端尖细,而粪类圆线虫丝状蚴的咽管长度为体长的1/2,尾端分叉(表18-2)。

表18-2　两种钩虫丝状蚴的鉴别

	十二指肠钩虫丝状蚴	美洲钩虫丝状蚴
外形	细长,圆柱形,头端扁平,中间略凹,尾端较钝	较短粗,纺锤形,头端圆形无凹陷,尾端较尖细
鞘膜横纹	不明显	明显
咽管矛	不明显,二矛间距离宽	明显,二矛间距离窄
肠管	管腔较窄,肠细胞颗粒丰富	管腔较宽,肠细胞颗粒少

四、生活史

成虫寄生在小肠上段,卵随粪便排出体外,在外界发育为丝状蚴,即感染期幼虫,经皮肤钻入,随血流经心、肺、咽喉达小肠寄生。吸取宿主血液、淋巴液、肠黏膜和脱落的上皮细胞为食物(图18-15)。

1. 虫卵和幼虫在体外的发育　成虫寄生于小肠,雌雄虫体成熟后,交配产卵,卵随粪便排至外界后,需要充分的氧气和其他适宜条件,方能进一步发育。虫卵在25～30℃,潮湿荫蔽,含氧充分的疏松泥土中,卵内细胞不断分裂,24 h内第1期杆状蚴即可自卵孵出,以土壤中的细菌及有机物为食,生长很快,48 h内蜕皮为第2期杆状蚴,再经5～6天,便停止摄食,第2次蜕皮发育为丝状蚴,丝状蚴口孔封闭,不能进食,为感染期蚴,多在距地面约6 cm内的土层中,而且其运动和移行必须有水膜环绕。在地面上幼

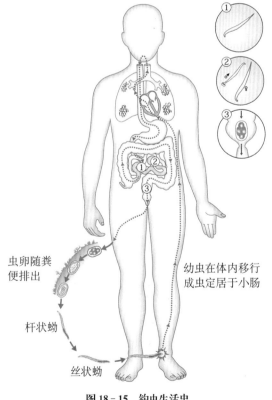

虫卵随粪
便排出

幼虫在体内移行
成虫定居于小肠

杆状蚴

丝状蚴

图18-15　钩虫生活史

虫多聚集一处,向上爬行的能力很强,可高达 22 cm。泥土中的丝状蚴在气候适宜的季节里,可存活 15 周或更长,以蜕皮不久的丝状蚴感染力强,钻破皮肤能力强。

2. 幼虫侵入人体后的发育及成虫的寄生部位　感染期幼虫丝状蚴有明显的向上性、向温性、向触性,当人的皮肤与土壤接触时,钩蚴受人体表温度的刺激,而运动活跃,通过毛囊、汗腺开口或破损的皮肤在 30～60 min 内钻入皮下,在皮下停留 24 h,以后进入小血管和淋巴管,即随血流至右心,经肺动脉达肺部微血管,穿过微血管达肺泡,沿支气管、气管上行至咽,再随吞咽活动,经食管、胃达小肠,蜕 2 次皮逐渐发育为成虫。自感染期幼虫钻入皮肤到成虫交配产卵,一般需 5～7 周。产卵量十二指肠钩虫每条每日平均为 10 000～30 000 个,美洲钩虫为 5 000～10 000 个。钩虫成虫的寿命,美洲钩虫可活 15 年之久,十二指肠钩虫也可生存 7 年,但一般情况下 3 年。

丝状蚴如被吞食,少数未被胃酸杀灭的幼虫也可直接在肠腔发育成长,而自口腔或食管黏膜侵入血管的幼虫,仍循上述途径,再达肠腔。

除上述感染途径外,钻入母体的幼虫也可通过胎盘侵入胎儿,致新生儿的钩虫病,国内已有报道。另外,从乳汁中检出活动的美洲钩虫的幼虫,证实了母乳传播途径的可能性。

十二指肠钩虫的幼虫进入肠腔以前,可滞留在某些组织中,以后才陆续到达肠腔,发育成熟,有时这样的迁移移行可长达 200 天以上。

五、 细胞和分子致病

钩虫在长期进化过程中为适应摄食而形成了有效的抗血液凝固机制,钩虫分泌的抗凝物质是其抗血液凝固的基础。目前已报道的这些抗凝成分包括 6 种抗凝血肽和 1 种血小板聚集抑制剂(HPI)。抗凝血肽可显著延长凝血酶原时间(PT)和活化部分凝血酶原激酶时间(aPTT)。

成熟的钩虫抗凝血肽具有较高的同源性和相似的结构,属于丝氨酸蛋白酶抑制剂家族,具有 10 个半胱氨酸,形成 5 对二硫键,对蛋白的结构和功能起重要作用。通过对犬钩虫抗凝血肽(A - cAP)研究发现,AceAP1 可同时抑制 fVIIa/TF 复合物和 fXa;AcAPc2、AcAPc3、AcAPc4 抑制凝血途径的 fVIIa/TF 复合物;而 AcAP5、AcAP6 主要抑制凝血途径的 fXa 发挥抗凝作用,。

钩虫分泌的乙酰胆碱酯酶能降解乙酰胆碱,具有降低咬点肠壁蠕动,利于虫体附着的作用。美洲钩虫的乙酰胆碱酯酶活性远高于十二指肠钩虫,可能和大部分驱虫药对美洲钩虫疗效差有关。

天冬氨酸蛋白酶(aspartic proteas)是钩虫分泌的一类重要的组织蛋白水解酶,在钩虫幼虫侵入宿主组织过程中发挥重要作用。因此成为抗钩虫疫苗的候选分子之一。

六、 临床学

两种钩虫的致病作用大致相似,但十二指肠钩虫导致宿主贫血较为严重。人感染钩虫后的临床表现,与宿主的健康状况,特别是营养状况有关。

人感染钩虫后若无明显的临床症状,而粪便中查到钩虫卵,称为钩虫感染(hookworm infection)。若出现临床症状,则称为钩虫病(hookworm disease)。

1. 幼虫所致的病变

(1) 钩蚴性皮炎:丝状蚴侵入皮肤后,数分钟至 1 h,即可出现局部皮肤烧灼、针刺感、奇痒,约在感染 2 天以后局部出现充血,斑点或丘疹,即钩蚴性皮炎,1~2 天内成为水泡,抓破后可继发感染,而成为脓疱,结痂脱皮后可自愈。皮疹多见于与泥土接触的足趾、手指间等处较薄嫩的皮肤。

(2) 肺部损害:幼虫移行至肺,穿过肺部微血管进入肺泡内,可致局部出血及炎性病变。患者可出现咳嗽、痰中带血,可伴有发热、畏寒等全身症状,甚至可致嗜酸性粒细胞增多症、哮喘和呼吸困难等症状,一般感染后 1~3 周可出现症状。

2. 成虫所致的病变

(1) 消化系统症状:成虫咬附在黏膜上,可造成出血点及小溃疡,可致消化道功能紊乱。腹痛为常见症状,往往表现为持续性、弥散性的腹痛,以上腹部和脐周最为剧烈,常伴有几次痉挛性加重。还可有恶心、呕吐、腹泻或便秘。

(2) 贫血:贫血是钩虫造成的主要危害。钩虫以锐利的钩齿和切板,咬破肠黏膜,头腺分泌抗凝素,使伤口不易凝血而有利其吸血。用放射性核素^{51}Cr 标记红细胞,测出美洲钩虫每日所致失血量为 0.02~0.10 ml,十二指肠钩虫较之高出 6~7 倍。钩虫造成贫血的途径至少有 4 种:①钩虫本身吸入的血液及血液迅速经其消化道排出,形成"唧筒"样效果;②钩虫在吸血时,咬附部位黏膜伤口渗出血液;③当虫体迁移咬附部位后,原伤口在凝血前继续渗出血液;④由于钩虫咬附肠壁所致的肠壁损害,影响铁质和蛋白质等造血原料吸收,使血红蛋白合成发生障碍,出现低色素小细胞性贫血。患者皮肤蜡黄、黏膜苍白、乏力、劳动力减弱,甚至出现心慌、气急、水肿等症状。

(3) 异嗜症(allotriophagy):有些钩虫病患者喜食生米、豆类、茶叶,甚至泥土、瓦片、煤渣、碎布等,即为异嗜症,原因尚未明确。似与铁质缺乏有关。大多数患者在服用铁剂后,症状可即消失。

(4) 婴儿钩虫病(infantile hookworm disease):婴儿可经胎盘、乳汁或因被放在染有钩蚴的草地而感染钩虫病。婴儿患钩虫病后可表现为急性便血性腹泻、消化功能紊乱、发热、精神萎靡、心尖区有明显收缩期杂音、肝脾大、贫血严重、生长发育迟缓等,合并症多,而且预后差,病死率高。

急性钩虫患者外周血嗜酸粒细胞比率异常升高到 15% 以上,最高可达 86%。由于幼虫侵入人体后还需 5~6 周发育才会排卵,故早期粪检易漏诊,此时结合流行病学史、血嗜酸粒细胞增多和临床症状可做出诊断。另外,儿童患者可以出现营养不良、发育受阻,妇女则可有停经、流产等。

七、诊断

1. 粪便检查作定性诊断 检出钩虫卵或孵出钩蚴是确诊的依据,常用的方法如下。

（1）直接涂片法：方便简便，但对轻度感染者易漏诊。

（2）饱和盐水浮聚法：利用钩虫卵比重比饱和盐水低，在饱和盐水中容易上浮。此法简便易行，检出率高。

（3）钩蚴培养法：在适宜的温度和湿度的条件下，钩虫卵在数日内发育并孵出幼虫，检出率与饱和盐水浮聚法相近，且可鉴别虫种，在选择药物上有意义。取试管 1 支加入冷开水约 1 ml，将滤纸剪成与试管等宽但较试管稍短的"T"形纸条，取粪便均匀涂在滤纸条上 2/3 部分，将纸条插入试管，下端浸入水中，加塞置于 20～30℃条件下培养。5 天后检查水中有无钩蚴，如为阴性，应继续培养至第 7 天。

2. 感染度测定 在流行病学调查及药物疗效考核方面常需测定患者单位粪便量内所含的虫卵数，借以推测患者体内的成虫数。

（1）改良加藤法：使用定量板甘油玻璃纸透明计数，稳定性较好，方法简便，但必须掌握透明时间，一旦虫卵透明过度，便不易检出。

（2）饱和盐水浮聚计数法：常用改良洪氏虫卵计数法，检查轻度感染者较为准确，但对感染重者，虫卵重叠，不易计数。

（3）钩蚴培养计数：此法兼有浓缩及稀释两种计数法的优点。感染轻时，可数清集中在管底的全部幼虫；感染重时，可适当稀释后再计数，并可鉴别虫种。

可按每克粪便内虫卵数，将钩虫病的感染度分为三等：<2 000 个卵/g 粪为轻度感染，2 000～11 000 个卵/g 粪为中度感染，>11 000 个卵/g 粪为重度感染。

我国于 2013 年颁布了《钩虫病的诊断》卫生行业标准（WS439 - 2013）。

八、流行

钩虫分布几乎遍及全世界，在热带及亚热带国家尤为广泛。据 WHO 报道，钩虫感染的人数约 7.3 亿，有些地区是一种钩虫感染，有的地方可以有两种钩虫混合感染。我国以四川、广西、浙江、福建、江苏、安徽、江西、湖北等省的感染率高。据 2015 年全国寄生虫病调查结果显示，我国钩虫感染人数约为 1 697 万人，加权感染率为 2.62%。一般南方较北方为重，长江流域是以十二指肠钩虫为主的混合感染区，秦岭以北已不适合美洲钩虫的流行，而在云南、广东、福建和四川的西南部、江西和湖南的南部及浙江沿海则以美洲钩虫感染占优势。

钩虫感染者或钩虫病患者是钩虫病的传染源。传播的程度与适宜虫卵和幼虫发育、存活的自然条件、人们的生活和生产方式有关。钩虫卵及钩蚴在外界的发育需要适宜的温度、相对湿度及土壤条件，因而感染季节各地也有所不同。北方的钩虫感染季节较南方的迟而短，南方（如海南岛）气候温暖，几乎全年都有感染的机会。另外，钩虫病的传播与用粪便作为农作物肥料以及赤手、赤足在地上劳动及卫生条件差的矿区有密切关系。

过去我国婴儿钩虫病报道并非少见，其症状出现早，病情重，常因延误诊治而造成严重后果。目前，我国婴儿钩虫病报道已少见。

九、 治疗和预防

消灭钩虫病要积极采取综合性防治措施,切实做好粪便管理,查治病人和个人防护三方面工作。

1. 粪便管理 粪便管理主要是防止虫卵污染土壤,可采用一些方法来杀灭粪便中的钩虫卵。例如,堆肥法、化学灭卵剂、建立沼气池等方法。在易感季节,不用未经处理的人粪施肥。

2. 治疗患者和带虫者 钩虫感染者是唯一感染来源,故治疗感染者可以起到控制传染源的作用。普查普治工作宜集中在冬、春季。

常用的药物有阿苯达唑、甲苯达唑、噻嘧啶,对钩虫患者转阴率为 $66.7\%\sim90\%$。三苯双脒肠溶片对两种钩虫感染都有明显的驱除作用,其中对美洲钩虫感染疗效显著。

有贫血的患者应补充铁剂,可很快纠正贫血,恢复劳动力,异嗜症也有不同程度的减轻或消失。此外,尚需注意蛋白质、维生素的供给与补充。

对钩蚴性皮炎,在感染后 24 h 内进行透热疗法,以杀死钻入皮肤的钩蚴,可将感染局部间歇浸于 53℃热水中,20 min;或用艾热薰 5 min。

3. 个人防护 减少感染机会,如提倡穿鞋下地、涂擦药物等;以机械代替手工操作,避免与泥土直接接触。

(冯 萌 蔡俊龙)

第五节 寄生于消化道的其他线虫

一、 异尖线虫

(一) 引言

异尖线虫(Anisakis)的成虫寄生于海洋哺乳动物,幼虫可寄生于 150 多种海洋鱼类,隶属蛔目(Ascaridida)的异尖线虫科(Anisakidae)。人主要是因生食或半生食含有异尖线虫幼虫的海洋鱼类导致人体异尖线虫病(anisakiasis),该病属食源性寄生虫病。常见的可致人体异尖线虫病的虫种有:简单异尖线虫(*Anisakis simplex*)、典型异尖线虫(*A. typica*)和迷惑伪新地蛔线虫(*Pseudoterranova decipiens*)等。

(二) 历史沿革

荷兰的 van Thile 于 1960 报道一种肌肉内寄生的线虫,命名为 *Eustoma rotundatum*,1962 年更正为 Anisakis 属线虫。之后欧美的多个渔业发达的国家、亚洲的韩国日本都有病例报道,以日本报道的病例最多。

(三) 形态

异尖线虫幼虫为白色微透明,体长 $20\sim30$ mm,头端较尾端尖细,体壁肌层较厚。肠管发达,肠壁由圆柱状上皮构成,肠管横断面可见其内腔有"Y"形结构,是虫体的典型特征之一。感染人体的幼虫为第 3 期幼虫,中肠部体宽约 500 μm,无侧翼。

（四）生活史

异尖线虫的终宿主是海洋哺乳动物（如鲸鱼、海豹等），成虫寄生于终宿主消化道，虫卵随粪便排入海中，在适宜的条件下孵出幼虫，被第一中间宿主（浮游类和甲壳类动物）吞食，虫体进一步发育，这些被幼虫感染的浮游生物或虾类被第二中间宿主（海鱼和某些软体动物）吞食后，虫体寄生于肌肉等组织中发育为第 3 期幼虫。终宿主通过食入含有第 3 期幼虫的鱼类而感染，幼虫在消化道发育为成虫。人体感染是通过生食或半生食含有第 3 期幼虫的鱼类而引起（图 18‑16）。人是异尖线虫的非正常宿主。

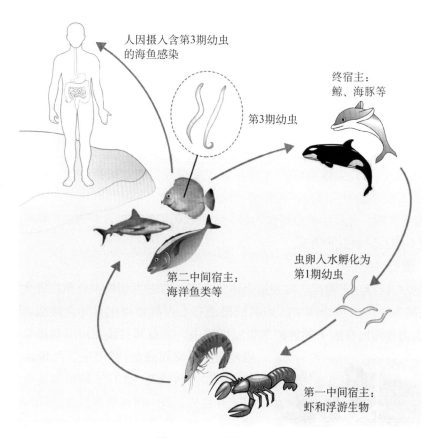

人因摄入含第3期幼虫
的海鱼感染

第3期幼虫

终宿主：
鲸、海豚等

虫卵入水孵化为
第1期幼虫

第二中间宿主：
海洋鱼类等

第一中间宿主：
虾和浮游生物

图 18‑16 异尖线虫生活史

（五）临床学

异尖线虫幼虫侵入人体后主要寄生于胃和肠壁等组织，常钻入肠黏膜，亦可移行到其他脏器或组织内，如腹腔、泌尿系统、皮下组织等处形成肿物。

本病临床表现的轻重程度与人体感染幼虫的数量、侵犯部位和宿主的反应性有关。轻者仅有胃肠不适。再次感染的急性病例，摄入幼虫后急骤发病，酷似外科急腹症表现。根据虫体寄生部位的不同可将其分为胃异尖线虫病、肠异尖线虫病、消化道外异尖线虫病和异尖线虫过敏症。其中常见的是胃和肠异尖线虫病。

1. 急性胃异尖线虫病　症状通常发生在摄入受感染鱼后 4～6 h，表现出上腹部突发剧痛,伴恶心、呕吐等症状。

2. 急性肠异尖线虫病 多发生在感染后 1～5 天,表现出下腹部剧痛,伴恶心、呕吐和腹胀,多数患者外周血中嗜酸性粒细胞增多。慢性病例呈顽固性腹部疼痛,伴恶心和呕吐,可持续数周或更长。

3. 消化道外异尖线虫病 此病又称异位异尖线虫病,因虫体侵入部位的不同而有不同的症状和体征。

4. 异尖线虫过敏症 虫体的代谢分泌物是一种强烈的过敏原,常引起宿主出现严重的超敏反应。常以荨麻疹表现为主,亦可见急性肺水肿和多关节炎。

(六) 诊断

本病诊断,需要根据患者的临床症状和吃生鱼的感染史,并结合内镜或活检结果作出诊断。

1. 病原学诊断

(1)纤维内镜检查:纤维内镜检查是胃异尖线虫病最有效的诊断方法。可观察到寄生部位胃黏膜水肿、出血、糜烂或溃疡。

(2)X 线检查:胃异尖线虫病的 X 线特征主要呈纵向胃壁皱折肿胀。对于肠异尖线虫病,钡餐后肠 X 线特征患病部位可见锯齿状或短棒状阴影。

2. 免疫学诊断 免疫学检查可作为异尖线虫病重要的辅助诊断方法。特别适用于在胃内和小肠内不能发现幼虫的情况。

(七) 流行

异尖线虫广泛存在于海洋动物并呈全球性分布。宿主主要集中分布在北太平洋和北大西洋沿岸及其岛屿。20 多个国家或地区已报道有上百种鱼寄生有异尖线虫,我国东海、南海、黄海和渤海等海域有数十种鱼种感染异尖线虫。随着异尖线虫对海鱼感染率的升高和当地居民喜吃腌海鱼,或用生拌海鱼片、鱼肝、鱼子或乌贼作佐酒佳肴(图 18 - 17),目前全球感染病例呈上升趋势。其中日本病例最多,每年有 2 000 多例被诊断为异尖线虫病;美国每年大约有 50 例病例报道;其他国家如韩国、荷兰、法国、德国、英国、挪威等均有报道。值得注意的是,现在淡水鱼也有可能感染异尖线虫,捷克的淡水鱼中发现异尖线虫。表明在全球生态环境改变的压力下,使得海洋动物寄生虫在淡水动物中出现,这必将增加防治的难度。

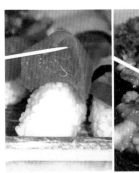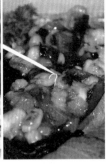

图 18 - 17　海鱼料理中的异尖线虫

(八) 预防与治疗

预防异尖线虫病的关键在于倡导健康卫生的饮食习惯,不生食或半生食海鱼及淡水鱼。食品管理部门应加强鱼类产品的检验检疫,规范海产品的生产质量管理。美国和欧洲食品和药品管理局建议海鱼在销售前应－20℃冰冻 1 周或－35℃以下冰冻 15 h。

异尖线虫病的治疗主要采用内镜下手术取出虫体。目前尚无特效药物,对手术取出虫体困难的患者可用阿苯达唑进行治疗。

二、寄生于消化道的其他线虫

尚有许多线虫寄生人体消化道,见表 18 - 3、表 18 - 4。

表 18 - 3 寄生于消化道的其他线虫比较(1)

名称	形态	生活史	临床学
粪类圆线虫 (*Strongyloides stercoralis*)	雌虫大小:2 mm×0.04 mm 雄虫大小:0.9 mm×0.04 mm 虫卵大小约 54 μm×32 μm,似钩虫卵,部分卵内含 1 条胚蚴 杆状蚴头端钝圆,体长 300～380 μm 丝状蚴虫体细长,490～630 μm	生活史复杂,包括自生世代和寄生世代 自生世代:虫卵孵出杆状蚴,再发育为成虫 寄生世代:当外界环境不利时,杆状蚴发育为丝状蚴,侵入人体皮肤,经移行侵入肠黏膜发育成成虫 自体感染:寄生在肠道的杆状蚴可发育为丝状蚴,再侵入血液循环,引起自体内感染,排出的丝状蚴附着在肛周,可钻入皮肤,导致自体外感染	轻度感染可无临床症状 慢性自体感染,可出现胃肠道症状 播散性超度感染,在免疫力低下人群,幼虫可侵入各组织器官,导致严重后果,甚至死亡
东方毛圆线虫 (*Trichostrongylus orientalis*)	虫体纤细,无色透明 雌虫大小:(5.5 ～ 6.5)mm × 0.07 mm 雄虫大小:(4.3 ～ 5.5)mm × 0.07 mm 虫卵大小 (80 ～ 100)μm × (40 ～47)μm,似钩虫卵略长	成虫寄生于胃和小肠,体外发育过程和钩虫相似,感染期幼虫侵入小肠黏膜,数日后返回肠腔,发育为成虫	腹痛,严重感染者可出现贫血
美丽筒线虫 (*Gongylonema pulchrum*)	乳白色,细长如线状 雌虫大小:52 mm×0.3 mm 雄虫大小:25 mm×0.2 mm 虫卵大小 (46 ～ 61)μm × (29 ～38)μm,椭圆形,卵壳厚而透明	成虫寄生于羊、牛、猪等动物及人的口腔和食管的黏膜中。虫卵随粪便排出体外,在中间宿主粪甲虫等的消化道中孵出幼虫,继而形成囊状体。中间宿主被终宿主吞食后,囊状体发育为成虫	幼虫移行时患者产生痒感、刺痛感或肿胀感 成虫寄生局部黏膜可出现水疱,还可出现精神症状

表 18 - 4 寄生于消化道的其他线虫比较(2)

名称	诊断	治疗	流行
粪类圆线虫	病原诊断:从新鲜粪便等排泄物中检出杆状蚴或丝状蚴可确诊。腹泻患者粪便中可检出虫卵 免疫诊断:通过 ELISA 等方法检测患者血清中的特异性抗体 其他检查:血象可显示嗜酸性粒细胞增高	噻苯达唑、阿苯达唑均为有效药物	主要分布在热带、亚热带及温带和寒带地区,呈散发感染
东方毛圆线虫	粪便查见虫卵可确诊。常用饱和盐水浮聚法或培养法	常用驱虫药物有甲苯达唑和阿苯达唑	主要分布于农村,似有一定的区域性
美丽筒线虫	检查口腔或食管黏膜病变处,取出虫体镜检即可确诊	手术取出虫体	分布于世界各地,卫生条件差和不良饮食习惯是造成感染的主要原因

(冯 萌)

第十九章　寄生于血液和组织中的线虫

第一节　丝　虫

丝虫(filaria)是一类由媒介昆虫传播的丝线状线虫的总称。可寄生人体的丝虫按照寄生部位可分为三大类：①寄生淋巴系统的丝虫，统称淋巴丝虫，主要有吴策线虫属的班氏吴策线虫(*Wuchereria bancrofti*，班氏丝虫)、布鲁线虫属的马来布鲁线虫(*Brugia malayi*，马来丝虫)和帝汶布鲁线虫(*Brugia timori*，帝汶丝虫)，其引起的疾病称为淋巴丝虫病(lymphatic filariasis)，是本节介绍的重点；②寄生皮下组织的丝虫，主要有盘尾线虫属的旋盘尾丝虫(*Onchocerca volvlus*，盘尾丝虫)、罗阿线虫属的罗阿罗阿丝虫(*Loa loa*，罗阿虫)和曼森属的链尾唇棘线虫(*Mansonella streptocerca*，链尾丝虫)，因链尾线虫常无致病性，本节仅介绍盘尾和罗阿两种丝虫；③寄生胸/腹腔的丝虫，主要有常现丝虫和欧氏丝虫，因其无明显致病性，本节将不展开介绍。除了上述常见寄生人体的丝虫外，偶有动物源性的丝虫寄生人体的报道，如犬恶丝虫和匍行恶丝虫等，可引起相应的丝虫病，本节也不展开介绍。

丝虫在终宿主(人)体内存在成虫和微丝蚴两个阶段。成虫丝线状，长约数厘米，雌雄异体，寄生淋巴系统、皮下组织及胸腹腔等处。雌性丝虫在卵巢段存在大量虫卵，随着子宫的延伸，虫卵逐渐发育成壳薄透明、内含卷曲幼虫的含蚴卵，近阴门处，卵壳变狭长，演变为鞘膜覆盖于幼虫外并从阴门处产出，即为微丝蚴，故丝虫为卵胎生的线虫。微丝蚴大小以微米计，需要在显微镜下观察，各种类微丝蚴形态特征差异大，具有虫种鉴别意义。丝虫病通过媒介昆虫的叮咬传播，淋巴丝虫的媒介是蚊，盘尾丝虫以蚋作为媒介，罗阿丝虫的媒介是斑虻。人体内的微丝蚴可出现在外周血中，并在体内存活数月至数年，当被吸入到媒介昆虫体内后，将经历一段时间的发育，成为具有感染性的幼虫阶段(称为感染期幼虫)，当再次叮咬的时候才能够传给下一个终宿主完成生活史循环。

班氏丝虫和马来丝虫引起的淋巴丝虫病(lymphatic filariasis)和盘尾丝虫引起的河盲症(river blindness)，危害严重且流行较广，占据世界十大热带病之中的两席，也是 WHO 认定的人类第二大致残原因。丝虫病是我国曾经的五大寄生虫病之一，在我国流行的仅有班氏丝虫和马来丝虫。此外，国内也有少数输入性的盘尾丝虫病及罗阿丝虫病的报道。

一、班氏吴策线虫和布鲁线虫（淋巴丝虫）

（一）引言

淋巴丝虫主要包括班氏丝虫、马来丝虫和帝汶丝虫，均寄生人体的淋巴系统，曾在我国流行的仅有班氏丝虫和马来丝虫，帝汶丝虫仅局限于非洲帝汶岛及其他小岛。班氏丝虫是所有丝虫中分布最广泛、认识最早的一种丝虫。19 世纪后期，班氏丝虫的微丝蚴及成虫，丝虫病由蚊子传播，微丝蚴具夜现周期性现象及成熟的丝虫幼虫从蚊喙逸出并经皮肤感染人体发育为成虫等陆续被发现，从而理清了班氏丝虫生活史，特别是宿主关系及传播途径。马来丝虫的研究直至 20 世纪 30 年代才开始，陆续发现了微丝蚴、成虫及其传播媒介并证实我国有马来丝虫流行。两种丝虫在分布、生物学、临床症状及诊治方面有极大的相似性，故在此合并介绍，对于其中的不同点将一一列出。

淋巴丝虫病(lymphatic filariasis)在新中国成立初列入严重危害我国人民健康的"五大"寄生虫病之一。20 世纪 50 年代，我国估计有丝虫病患者约 3 000 万。淋巴丝虫病患者可出现反复发作的淋巴管/结炎、生殖系统（精索、睾丸、外生殖器等）的炎症、象皮肿、乳糜尿、阴囊鞘膜积液等特征性表现，严重影响患者的生活质量和劳动能力，并因此造成生理和心理的双重痛苦。因丝虫病致残、致贫并进一步影响社会交往，成为危害严重的社会问题。因淋巴丝虫病造成的疾病负担用失能调整寿命年（Disability-adjusted life years，DALYs）来表示，高达 554.9 万。可喜的是，我国早在 1994 年就达到了基本消除丝虫病的标准，并于 2006 年全国范围内消除了丝虫病，2008 年，WHO 确认我国消除丝虫病，并成为全球第 1 个消除淋巴丝虫病的国家，目前防治重点已转移到慢性或晚期病人的救治上。然而在国际范围内，仍有不少地区的民众正深受其害。

（二）历史沿革

班氏吴策线虫[*Wuchereria bancrofti* (Cobbold，1877) Seurat，1921]和马来布鲁线虫[*Brugia malayi* (Brug，1927) Buckley，1958]引起的淋巴丝虫病在我国流行历史久远，最早可追溯到公元前 722 年的《诗经》，在"小雅巧言篇"里有"既微且尰"的描述，这是淋巴丝虫病相关的淋巴水肿/象皮肿的特征性表现，据此推算出淋巴丝虫病在我国流行至少 2 700 年之久。在公元 610 年(隋朝)的《诸病源候论》有更详尽的描述，隋朝之后历代的医书不断补充相关症候和医治方法，并记载了与现代调查相似的丝虫病流行区域。

史料研究推测，班氏丝虫起源于东南亚，从印尼叶猴体内的近亲虫种 *W. kalimantani* 发展而来，大约在公元前 2000 年前后，由最早的先民带到了南太平洋岛区域；公元 5 世纪前，虫体由东南亚地区被带到了马达加斯加岛，并进入非洲大陆。在 17～18 世纪随着奴隶贸易，虫体又被带到了美洲大陆，19 世纪出现在澳洲，随后又被消除。

对我国境内丝虫病的科学研究始于西方殖民时期，热带病之父 Manson 最早于 1876 年在我国厦门患者的血液中发现班氏丝虫的微丝蚴。次年，Manson 还发现微丝蚴在外周血液中出现的"夜现周期性"规律，即晚上采血检查发现的微丝蚴数远较白天采血的多，并证实微丝蚴的夜现周期性与患者的睡眠相关联。Manson 还在 1 例因感染丝虫病自杀的患者体内尸检发现微丝蚴大量集中在肺毛细血管和肾小球中，并在患者的淋巴管内发现了雌雄成虫。

不仅如此，Manson 还推测蚊在丝虫病传播中的媒介作用，通过实验室饲养的致倦库蚊（*Culex quinquefasciaus*）叮咬丝虫病患者，数日后发现微丝蚴在蚊体内发育至感染期，这是丝虫病研究中的重要突破，奠定了医学昆虫学的基础。

我国科学家在丝虫病研究中也有积极贡献。如 1933 年，冯兰洲先生首先在厦门发现一例马来丝虫病的患者，其他中国学者在浙江、福建等地也有发现，证实我国存在班氏和马来两种丝虫病流行。冯先生和其他一批中国学者的工作还进一步明确了我国境内丝虫病的传播媒介，班氏丝虫的传播媒介（含潜在的）有 3 属 10 种，最重要的是淡色库蚊和致倦库蚊，而马来丝虫的媒介（含潜在的）有 3 属 9 种，最重要的是嗜人按蚊和中华按蚊。

（三）形态

1. 成虫（adult worm） 两种丝虫外部形态和内部结构均极其相似，虫体呈乳白色，细丝线状，表皮光滑，长约数厘米，班氏丝虫略长于马来丝虫，雌雄异体，雌虫略长于雄虫，雄虫长 2.5～4 cm，雌虫长 5～10 cm，雄虫尾部向腹面弯曲成数圈，雌虫微向腹面卷曲，阴门处可直接产出微丝蚴。

2. 微丝蚴（microfilaria） 微丝蚴虫体细长，无色透明，头端钝圆，尾端尖细，外被鞘膜（可比虫体长出许多，染色后在头尾两端清晰可见），约（177～296）×（5～7）μm 大小；经姬氏或瑞氏染色后，在显微镜下可见体内有很多圆形或椭圆形的体核，头端无核区为头间隙。马来微丝蚴和班丝微丝蚴可根据体态，体核，头隙及尾核有无进行鉴别（表 19 - 1，图 19 - 1）。

表 19 - 1 班氏和马来丝虫的微丝蚴鉴别

	班氏微丝蚴	马来微丝蚴
大小	（244～296）μm×（5.3～7.0）μm	（177～230）μm×（5～6）μm
体态	柔和、弯曲自然	僵直、大弯套小弯
头隙	较短，长/宽＝1/1 或 1/2	较长，长/宽＝2/1
体核	圆形、椭圆形，各核分开，大小均匀，排列整齐，间隔清楚，可数	椭圆形，大小不均，排列紧密，常重叠，不易分清
尾核	无	有 2 个较小的尾核，前后排列，尾核处角皮略膨大

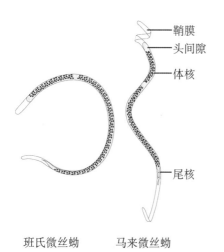
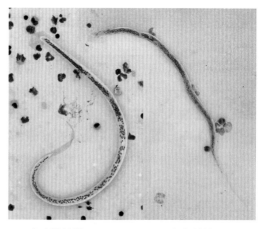

班氏微丝蚴　　　马来微丝蚴　　　　　班氏微丝蚴　　　　　马来微丝蚴

图 19 - 1　微丝蚴形态

3. 丝状蚴（filariform larva）　丝状蚴即感染期幼虫（infective stage larva）是第 3 期的幼虫，存在于蚊血腔，具有感染性。班氏丝虫丝状蚴体长约 1.6 mm，马来丝虫丝状蚴体长约 1.3 mm。丝状蚴可从蚊下唇逸出主动从宿主吸血伤口或正常皮肤主动钻入宿主体内（图 19-2）。在蚊体内还可见到其他各期的幼虫，第 1 期幼虫，称腊肠期幼虫，虫体粗短，形如腊肠，逐渐发展成第 2 期，即感染前期幼虫，逐渐拉长。各期幼虫鉴别特征明显，考虑到在蚊体内，对临床诊断意义不大，故不要求学生进行鉴别。

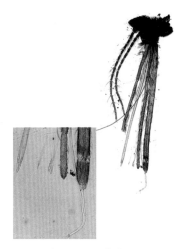

图 19-2　丝状蚴形态

（四）生活史

两种丝虫的生活史都需要经历蚊体内（幼虫）和人体内（成虫/幼虫）两个阶段。当蚊叮吸含微丝蚴（约 300 μm 大小）的人血后，微丝蚴随血入蚊胃，脱鞘并穿蚊胃壁入胸肌，经腊肠期蚴（sausage-shaped larva）发育为感染期幼虫（丝状蚴，1.5～2 mm）后离开胸肌入蚊血腔到达蚊下唇。从蚊刺吸人血，微丝蚴进入蚊体，在适宜的温度、相对湿度条件下，需 10～14 天（班氏丝虫）或 6～6.5 天（马来丝虫）发育为感染期的幼虫。当蚊再次叮人吸血时，丝状蚴从蚊下唇逸出，主动侵入人体，既可从吸血伤口，也可经正常皮肤侵入人体。一般认为，感染期幼虫迅速侵入皮下附近的淋巴管，再移行至大淋巴管及淋巴结并发育为成虫，雌雄虫共同生活在淋巴系统内，交配后不久雌虫即可产微丝蚴，从丝状蚴入侵到成虫产微丝蚴，需 3 个月～1 年（图 19-3）。微丝蚴多随

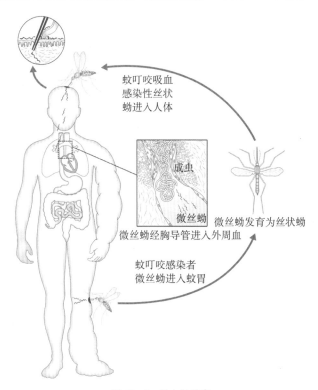

蚊叮咬吸血
感染性丝状
蚴进入人体

成虫

微丝蚴

微丝蚴发育为丝状蚴

微丝蚴经胸导管进入外周血

蚊叮咬感染者
微丝蚴进入蚊胃

图 19-3　丝虫生活史

淋巴液经胸导管入血循环,一般白天滞留在肺毛细血管,夜间出现在外周血液,微丝蚴在外周血中出现呈夜多昼少的现象称夜现周期性(nocturnal periodicity)(图19-4)。两种微丝蚴在外周血中出现时间略有不同,班氏丝虫为晚上10点至次晨2点,马来丝虫为晚上8点至次晨4点。微丝蚴的周期性可能与中枢神经系统,特别是迷走神经的兴奋、抑制有关,也就是与宿主的睡眠与清醒的周期性变化、媒介蚊的吸血高峰相关。有意思的是,有些种类的班氏微丝蚴无明显的夜现周期性,表现为亚周期性,特别是太平洋岛上的变异株,其媒介蚊种具有白天吸血习性。马来丝虫的微丝蚴也存在亚周期性和无周期性现象,考虑到马来丝虫还存在动物宿主,存在嗜人株和嗜动物株,有些地区,如印尼,人可以同时感染不同嗜性的虫株,给丝虫病的防治带来难度。

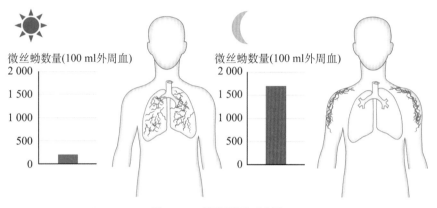

图19-4 夜现周期性示意图

人体自蚊媒叮咬后约3个月可在淋巴系统中查见成虫。成虫的寿命4~10年,甚至达40年;微丝蚴一般可存活1~3个月,最长达2年以上。

两种丝虫成虫在人体的寄生部位略有不同,马来丝虫多寄生于上、下肢浅部淋巴系统;班氏丝虫除浅表部淋巴系统外,还主要寄生于下肢、阴囊、精索、腹股沟、腹腔、肾盂等处的深部淋巴系统。两种丝虫均可见异位寄生,如眼前房、乳房等处,以班氏丝虫多见。

人是班氏丝虫唯一的终宿主,马来丝虫除人体外,还能在多种脊椎动物体内发育成熟,如猴科或猫科动物。我国建立的马来丝虫长爪沙鼠动物模型为丝虫病的防治研究作出了诸多积极贡献。

(五) 细胞和分子致病

人体对淋巴丝虫感染的经典免疫应答是Th2细胞免疫应答,伴随相应的IL-4、IL-5、IL-9、IL-10和IL-13等细胞因子水平的增高,同时伴随嗜酸性细胞、嗜碱性细胞、肥大细胞及活化的巨噬细胞等的聚集,在持续感染中,Th2免疫应答受到天然免疫和适应性免疫应答中调节性T细胞的调控。

丝虫感染后还出现IgG1、IgG4和IgE水平增加为特征的体液免疫应答,特别是IgE抗体,多数为非特异性抗原刺激产生,可在感染后持续多年,显示丝虫感染后存在长寿型的B记忆细胞和浆细胞,这些抗体的产生常依赖于Th2型细胞因子如IL-4等。

有意思的是,人体对丝虫感染免疫应答的有效结果是寻求宿主(人体)和淋巴丝虫之间的免疫平衡而不是杀灭虫体,使虫体可以在宿主体内长时间生存并产出幼虫维持持续的传播,而宿主亦不出现明显的损害特征。因此,丝虫感染后存在大量的无症状感染者,即带虫者,成为丝虫病原体的储存宿主。

当宿主和丝虫的免疫平衡被打破的时候,就可以出现淋巴丝虫病的表现,特别是淋巴水肿和象皮肿。这些患者的细胞免疫应答表现为 Th1 细胞应答(协同 Th17)增强和 Th2 细胞应答减弱,与细菌感染的协同影响、内生性丝虫抗原致炎症效应和过于强盛的宿主免疫应答共同作用相关。因此,淋巴丝虫所致的淋巴水肿、象皮肿的基本病理是基于丝虫抗原物质引发的宿主免疫应答基础上,进一步引起宿主的适应性免疫和其他因素包括细菌、真菌感染基础上的二步反应过程。

从目前的流行病学调查和初步的基础研究数据发现,丝虫感染的易感性及淋巴水肿、象皮肿、鞘膜积液等的发生受宿主的遗传因素影响,但遗传因素的确切影响尚不得而知,需要今后更多基因组层面的研究。

(六)临床学

尽管微丝蚴、丝状蚴对人体也有一定的致病作用,然而丝虫病的临床症状主要由成虫引起。从蚊叮咬、丝状蚴入侵人体到出现临床症状,可有 4~5 个月甚至更长时间的潜伏期,临床病程可长达数年至数十年。

丝虫病患者的临床表现差异很大,主要取决于患者体质、感染数量、虫株差异等。有些患者感染很重,仅表现为微丝蚴血症(即外周血中能检测到大量微丝蚴,可高达每毫升血液 1 万条微丝蚴,却无明显症状体征),又称为带虫者,多见于流行区,如不治疗,微丝蚴血症可持续若干年;而有些患者仅感染少量虫体却引发严重症状,这种高反应性现象往往发生在非流行区的感染者,反映出流行区患者体内存在一定的保护性免疫,这种保护性的免疫(抗体)往往来源于母体,并随着患者的初次感染得到加强从而表现出对丝虫感染的耐受力。值得注意的是,虽然多数丝虫病感染者可以无临床表现,但都存在淋巴系统的损害(如淋巴管扩张、扭曲、管壁增厚等,可通过 B 超、CT、MRI 等检查发现),高达 40％的感染者会侵犯肾,出现蛋白尿和血尿等肾组织受损的表现。

淋巴丝虫病的主要临床表现是发热、淋巴结炎、淋巴管炎和丹毒样皮炎,统称为急性期过敏和炎症反应,系由活体或死亡丝虫(包括成虫和幼虫)的代谢物、雌虫子宫分泌物、幼虫蜕皮液等引起。发热前先有寒战,随后持续发热 1~2 天,然后在 2~5 天内逐渐退热,可以伴或不伴淋巴结炎、淋巴管炎;淋巴结炎表现为局部淋巴结大、压痛;淋巴管炎表现为特征性的"流火",即发作时见皮下有一条沿着淋巴管呈离心性发展的红线,好发于下肢,常在一侧发生,也可双侧同时或先后发生,也可见于乳房、阴囊及其他任何部位。受感染的淋巴管扩张、变脆弱,表面皮肤绷紧、红肿,出现红斑和发烫感。若炎症波及浅表细微淋巴管,局部皮肤可出现弥漫性红肿,有压痛和灼热感,状似丹毒,故称丹毒样皮炎。发作时不仅局部有疼痛,也可伴有全身症状。初期炎症发作后,肿胀可随之消失,反复发作的后果是肿胀消退趋缓,腿围逐渐变粗。马来丝虫和班氏丝虫均可以有上述表现,常反复发作,特别是机体抵抗力下降时特别容易出现。马来丝虫多寄生上下肢浅部淋巴管,班氏丝虫还可寄生于深部淋巴系统包括生殖系统,引起精索炎、附睾炎和睾丸炎,可仅出现丝虫热表现,即患者仅有畏寒、发热、关节酸痛等全身症状而无局部淋巴管炎和淋巴结炎表现,一般症状较轻微,2～3 天可自愈,可呈周期性发作,易发生于劳累或淋雨后。

急性期的炎症反复发作可使患者的淋巴循环动力学发生严重改变,致局部淋巴回流受阻、淋巴管曲张或破裂,淋巴液流入周围组织引起淋巴液肿或淋巴积液,根据病变部位不同,表现各异。

1. 象皮肿(elephantiasis) 象皮肿多发于下肢和阴囊,是晚期丝虫病最常见的体征。初期为淋巴液肿,多为压凹性水肿,较软,触之有弹性,淋巴液内还可检出微丝蚴,继而纤维组织增生出现非压凹性水肿,皮肤增厚、弹性消失、变粗变硬形如象皮。象皮肿的产生使局部血循环障碍、皮肤的汗腺及毛囊功能消失,易并发细菌感染,出现经久不愈的溃疡(图 19 - 5)。上下肢象皮肿可见于两种丝虫病,而生殖系统象皮肿仅见于班氏丝虫病。象皮肿患者血中常不易查到微丝蚴。

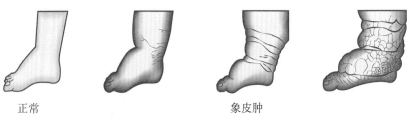

正常　　　　　　　　　　　象皮肿

图 19 - 5　象皮肿模式图

2. 睾丸鞘膜积液(hydrocele testis) 睾丸鞘膜积液多由班氏丝虫引起,可寄居在阴囊部位的淋巴管中(可通过超声检查发现)。若精索或睾丸淋巴结阻塞,致使淋巴液渗入鞘膜腔内形成积液,阴囊肿大,发展缓慢,常无疼痛。积液较多时,阴囊体积增大,有下坠感致使行动不便,影响正常生活和劳动。积液中有时可查到微丝蚴。鞘膜积液一般不发生于男童,成年男性随着年龄增加,发生机会增多,在部分流行地区,高达 40％～60％男性可出现鞘膜积液。鞘膜积液还可伴随附睾炎和精索炎。

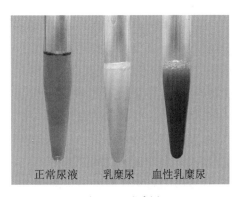

正常尿液　　乳糜尿　　血性乳糜尿

图 19 - 6　乳糜尿

3. 乳糜尿(chyluria) 乳糜尿亦由班氏丝虫引起,主动脉前淋巴结或肠干淋巴结阻塞,致使腰干淋巴压力增高,从小肠吸收的乳糜液经侧支流入淋巴管并经肾乳头黏膜破损处流入肾盂,混于尿中排出。乳糜尿液呈乳白色,含大量的蛋白质及脂肪,若同时发生肾毛细血管破裂,可出现血性乳糜尿(图 19 - 6)。如尿内出现凝块可导致排尿困难。尿液离心沉淀物中有时可查见微丝蚴。乳糜尿可不定期间歇性发作,发作和间歇时间长短不一,多因劳累诱发。

除此之外,人体其他部位的淋巴管受侵犯,也可出现相应的症状,如女性乳房处的丝虫结节,眼、心包、腹、脾、胸、背、颈、肾等部位形成的丝虫性肉芽肿,有的患者可在胸腔积液、骨髓、前列腺液、宫颈阴道涂片等处查见微丝蚴,反映出全身各处的淋巴管都可能受侵犯。丝虫病是一慢性疾病,在流行区,多数感染发生在儿童时期,经历较长时间的亚临床期才进展到有显性症状的晚期丝虫病表现。

隐性丝虫病(occult filariasis):约 1‰丝虫感染者出现隐性丝虫病又称热带肺嗜酸性粒细胞增多症(tropical pulmonary eosinophilia, TPE),由微丝蚴引起,表现为夜间阵发性咳嗽、哮喘、持续性嗜酸性粒细胞显著增多(可高达 3×10^9 个/L)、IgE 水平升高(可高达 1 万~10 万 ng/ml)、体重下降、低热、丝虫特异性抗体水平增高等。胸部 X 线片可见中下肺弥漫性粟粒样阴影,外周血中常查不到微丝蚴,但在肺和淋巴结的活检物中可查到,可能是微丝蚴抗原引起的 I 型变态发应。

(七)诊断

临床诊断丝虫病,需要结合患者的临床表现,在流行区生活或短暂停留的生活经历及既往史等,病原学诊断是确诊依据,免疫学和分子生物学技术具有辅助诊断价值。

1. 病原学诊断 从患者外周血、乳糜尿液、活检物等中查出微丝蚴或成虫是淋巴丝虫病的病原学诊断依据。主要方法有厚血膜法、新鲜血滴法、离心沉淀浓集法和海群生白天诱出法等从外周血、体液尿液沉淀中查微丝蚴。新鲜血滴法常用于现场教学,可观察到活动的微丝蚴(图 19-7),但临床诊断极少使用。

血液检查首选厚血膜法,常取血 20~60 μl 制成厚片,一般宜在晚上 9 点到次晨 2 点取血(指尖血或耳垂血)检查。考虑到微丝蚴的特定形态学特点,可以镜下

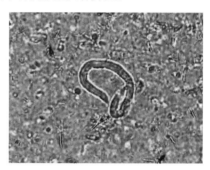

图 19-7 微丝蚴形态

查未染色的微丝蚴(较难区分班氏还是马来微丝蚴),也可用吉氏、瑞氏或苏木素染色后通过形态学鉴定区分微丝蚴的种类。为提高检查率,可进行微丝蚴浓集法,抽取静脉血 1 ml,采用离心沉淀和微孔薄膜过滤法进行浓集后检查。体液尿液等的检查需离心沉淀涂片;组织活检可从肿大的淋巴结或丝虫结节中查丝虫的成虫或微丝蚴。

考虑到晚上采血检查的不便,可采用海群生白天诱出法,基本做法是让患者口服 100 mg 海群生(hetrazan,化学名枸橼酸乙胺嗪 diethycarbamazine citrate,DEC)1 h 后抽取外周血进行检查,方法同上,可直接厚血膜涂片,也可离心浓集,往往效果不如夜间采血检查。

2. 免疫学和分子生物学诊断 免疫学方法主要检查患者血清中丝虫(成虫或微丝蚴)的特异性抗体或循环抗原,可作为辅助诊断,特别适用于轻度的感染者和晚期具有阻塞性病变的患者,更可用于流行病学调查和防治效果考核。

方法上可采用间接荧光抗体和 ELISA,以丝虫或微丝蚴作为抗原,检测患者血液内是否存在相应的丝虫抗体以判断患者是否感染丝虫。因治疗后抗体下降缓慢,持续时间较长,这两种免疫学方法最大的问题是难以区分现症感染和既往感染,也不能进行疗效

考核。

快速免疫色谱试验(immunochromatographic card test，ICT)检测班氏丝虫抗原，可以采用特异性的多克隆抗体(PcAb)和单克隆抗体(McAb)相结合以定性检测血液中的班氏丝虫抗原，不能检测马来丝虫。阳性标本中，班氏丝虫的抗原可以与胶体金标记的 PcAb 形成复合物，被薄膜上的 McAb 捕获，形成一条一条粉红色的线，阴性标本因无丝虫特异性的 PcAb，薄膜上的 McAb 无法捕获 PcAb，故无法出现粉红色的线。全血型的 ICT 卡由澳大利亚公司生产，已实现商品化生产，可以从全血中进行直接检测，取血量仅需要 100 μl，且不受取血时间限制，检测方便快捷，读取结果方便，然因价格昂贵，不利于推广使用。

以单克隆抗体检测患者血清中是否存在循环抗原的免疫学方法，因血清中循环抗原的存在与活动性感染相关，故此方法的特异性较好，与其他寄生虫病的感染的交叉反应也极低。

近年来，更敏感或更快速的丝虫病的诊断方法也在研究中，如 DNA 探针技术及 PCR - ELISA，可以特异性地检出 50 μl 血内仅有 1 条微丝蚴的感染者。

（八）流行

班氏丝虫病分布较马来丝虫病广，广泛分布于北纬 40℃和南纬 30℃的热带和亚热带地区，全球 90％的淋巴丝虫病由班氏丝虫引起。马来丝虫病曾经主要流行于包括中国、印度在内的东南亚、东亚和南亚国家，与班氏丝虫的分布有重叠。淋巴丝虫病是全世界需要重点控制的十大热带病之一。目前全球有 72 个国家、高达 13 亿人生活在受淋巴丝虫病威胁的地区，其中 80％发生在孟加拉国、刚果民主共和国、埃塞俄比亚、印度、印尼、缅甸、尼日利亚、尼泊尔、菲律宾和坦桑尼亚联合共和国；从地理位置上分，2/3 生活在东南亚洲，1/3 在非洲。全球仍有 1.2 亿的感染者，其中 4 000 万患者存在不同程度的残疾和失能，2 500 万男性患者的生殖系统受丝虫侵犯，1 500 万人受到淋巴水肿/象皮肿的困扰。

由于班氏丝虫无动物储存宿主，流行依赖于足够的感染者人数及其血液中较高密度的微丝蚴水平，只要任一条件不能满足，流行即可被阻断。马来丝虫虽有动物宿主，对人群流行无明显影响。研究发现，血中微丝蚴密度为 15～100 条/20 μl 的患者或感染者是淋巴丝虫病的重要传染源，若患者的微丝蚴密度过高，会导致媒介蚊过早死亡而不能在蚊体内发育到丝状蚴阶段，若人群中残存微丝蚴血症者的微丝蚴密度在 5 条/60 μl 以下时，即使被媒介蚊吸入也因为微丝蚴密度太低而不能在蚊体内发育到丝状蚴阶段。这些感染者已不具有传染源的意义，即使不防治，也可陆续转阴。这些科学发现为我国彻底消除丝虫病提供有力的生物学依据。

班氏丝虫病的传播蚊种较广，包括多种的库蚊(主要在城市或城镇地区)和按蚊(主要在非洲和其他地区的乡村)。我国主要为淡色库蚊、致倦库蚊及中华按蚊。这些蚊种的吸血高峰都在夜间，呈现亚周期性的太平洋株的媒介蚊种为波利尼西亚伊蚊 *Aedes polynesiensis*，其吸血高峰在白昼。马来丝虫病的主要媒介是曼蚊属(*Mansonia*)的蚊虫，有些地区的疟蚊也可是马来丝虫病的媒介。在我国，马来丝虫病的主要媒介为嗜人按蚊和中华按蚊(均为疟蚊)，在东南沿海地区，东乡伊蚊亦可作为两种丝虫病的传播媒介。从丝虫病防治角度看，在流行环节上防蚊灭蚊(灭蚊蚴，喷杀成蚊等)以阻断传播不失为一种防治策略，但并不是我国最终消除丝虫病的主要策略。

（九）治疗与预防

丝虫病的治疗包括病原学治疗、症状体征治疗和慢性丝虫病照料三大方面。

1. 病原学治疗　1949 年前,主要用锑剂和胂剂治疗,药物的不良反应大,后引进乙胺嗪（海群生）治疗并进一步实现国产化生产,目前仍然是治疗淋巴丝虫病首选的药物,对丝虫成虫和微丝蚴均有较好的杀灭作用,且未产生明显抗药性。我国在防治丝虫病上曾采用个体治疗、流行区群体防治（包括全民使用 0.3％的海群生药盐）,取得较满意的治疗和预防效果。

2. 症状体征治疗　除了采用鞘膜翻转手术治疗鞘膜积液的效果较满意外,目前尚无理想的方法治疗丝虫病的症状和体征。急性淋巴管/淋巴结炎,可进行抗炎治疗,服用如阿司匹林片、保泰松、泼尼松（强的松）等药物,如合并细菌感染可加用抗菌药物,0.1％的肾上腺素皮下注射有助于减轻症状、缩短病程。特别需要提醒的是,患者如果能在出现前驱症状时及时治疗,将提高治疗效果,甚至可能达到抑制发作的作用。对于已经发展到象皮肿的晚期丝虫病患者,可采用辐射热烘疗加绑扎疗法（简称烘绑疗法）等物理治疗方法,有一定的效果。乳糜尿可采用内科疗法和手术治疗,疗效不甚理想。

3. 慢性丝虫病照料　尽管目前国内的丝虫病已消除,但仍遗留一定数量的慢性和晚期的丝虫病患者。提高这些患者的生存质量,尽可能减轻患者的痛苦,需关注对慢性丝虫病的关怀照料问题,引进和推广应用 WHO 推荐的慢性丝虫病的社区关怀和照料方法,在全国范围内普遍开展对慢性丝虫病患者的照料和管理工作。

4. 虫媒治理　详见节肢动物防治章节。

随着丝虫病诊断和治疗技术的进步,丝虫病已成为一种可以彻底根除的疾病（包括淋巴丝虫病在内,共有 6 种热带病被认为可以根除或基本根除）。我国在防治淋巴丝虫病上取得的成就是一个很好的例证。1997 年,WHO 发起了全球消除淋巴丝虫病的行动计划（WHA 50.29 Elimination of lymphatic filariasis as a public health problem,1997）,其核心内容是阻断疾病传播并预防和减轻丝虫病患者的病损。两大药商葛兰素史克（GlaxoSmithKline,后更名为史克必成 SmithKline Beecham）和默克公司（Merck & Co. Inc）鼎力相助,承诺愿意捐助淋巴丝虫病治疗药物直至疾病消除。目前推荐的大规模给药方案是海群生和阿苯达唑两药联合,每年给药 1 次,连续 5 年,覆盖流行区 65％受威胁人群。这个方案的优势是可以兼顾到流行区患者合并感染的其他寄生虫病,如蛔虫病、钩虫病、鞭虫病等。另一方案是在流行区采用海群生药盐,连续使用 1 年。近年,我国和韩国已分别宣布消除淋巴丝虫病,其他流行国家也取得不同程度的控制。我国在丝虫病上的成就,主要得益于流行区普查（血检普查 1 岁以上的居民）、普治（血检阳性者进行病原学治疗）、防蚊灭蚊及 0.3％的海群生药盐集体预防相结合的防治方案,值得其他国家借鉴学习。作为 17 类被忽视热带病之一,WHO 已提出在 2020 年全球消除淋巴丝虫病威胁的战略目标。

二、旋盘尾丝虫

（一）引言

旋盘尾丝虫[*Onchocerca volvulus*（Leuckart，1893）Railliet and Henry，1910]寄生人体皮下组织，眼部及其他部位，可导致严重的眼部损害甚至失明，引起盘尾丝虫病（onchocerciasis），又称河盲症（river blindness）或瞎眼丝虫病，在也门被称为黑皮病。盘尾丝虫病是全球第 2 位致盲原因，因疾病丧失劳动力，增加治疗费用等对当地经济造成极大的损失。因盘尾丝虫病的危害如此严重（在 20 世纪 70 年代，西非部分地区，成人致盲率可高达50％），以至于当地人为避免盘尾丝虫带来的损害不得不离开肥沃的河谷到土地贫瘠的地区生活，进一步加剧了贫穷和饥荒。

（二）历史沿革

盘尾丝虫病在非洲撒哈拉以南地区广泛存在，向南覆盖了肯尼亚、扎伊尔和马拉维等国，还曾流行于美洲的墨西哥、危地马拉、委内瑞拉、哥伦比亚、厄瓜多尔、巴西及亚洲的沙特和也门。一般认为，盘尾丝虫病是非洲的本土疾病，随着奴隶贸易由非洲传入阿拉伯地区和新大陆。科学家于 19 世纪后期关注盘尾丝虫引起的皮肤损伤，并从皮肤结节中找到了微丝蚴和成虫，然而将虫体与眼部病损联系在一起经历了颇多波折，一直到二次大战后，才最终确定两者之间的联系及该病的基本分布范围。非洲株和美洲株存在一些不同，可能与媒介的吸血习性相关，如哥伦比亚的媒介蚋嗜吸动物血，如今那里家畜仍有感染而人体感染已消失。而在那些没有家畜感染的地区，人群感染仍在持续。在非流行区如英国，也会出现散发性病例，反映盘尾丝虫病具有人兽共患病的特征，其感染可能来源于马或其他家养动物。1975 年，WHO 启动了耗资巨大的盘尾丝虫病控制规划，取得不错的短期效果。目前，WHO估计约 1.23 亿人生活在流行区，感染 2 500 万，其中 30 万人致盲，80 万人存在不同程度的视力损害。主要流行于 30 个非洲国家（占 99％）、拉丁美洲（目前仅局限于委内瑞拉中玻利瓦尔共和国、巴西）和也门，其中美洲的哥伦比亚（2008），厄瓜多尔（2010），墨西哥，危地马拉（2012）等已相继阻断传播，仅哥伦比亚和厄瓜多尔两国达到消除标准。中国援非人员中有感染此病的报道。

（三）形态

1. 成虫 成虫呈丝线状，乳白色，半透明，常卷曲缠绕于纤维结节中。雌虫最长可达50 cm，较细，仅 0.5 mm，甚至更细；雄虫不长于 5 cm。

2. 微丝蚴 微丝蚴无鞘膜，150～350 μm 长，头间隙长宽相等，尾端尖细无核。

（四）生活史

旋盘尾丝虫的媒介是蚋属（*Simulium* spp.）的黑蝇（black flies），体型较小，仅少数几种可以作为盘尾丝虫病的媒介，与其吸血习性或其他一些未知的原因有关。蚋的孳生地多数是水流湍急、含氧丰富的河道和溪流，多数在土地肥沃、农业发达的偏远山村，种类因地区而异。其幼虫和蛹阶段通常在快速流动的水体内发育，附着在水中的岩石和植被上生长。也有一些种类可在相对平缓的河道孳生，可附着在水生的溪蟹等体表生长。黑蝇飞行范围广，已感染的黑蝇可借助风和气旋飞出数十万米，形成新的疫源地。正由于媒介的这一特性使得其传播的疾病往往在溪流和河道附近数千米之内,这也是"河盲症"(river blindness)一词的来源。

当雌蚋叮人吸血时,患者体内的微丝蚴进入蚋体内,经过 1 周左右发育并继续移行到涎腺,发育为感染期幼虫,当蚋再次叮人时,幼虫主动进入人体而感染。进入人体的幼虫在皮下组织逗留发育为成虫,常 2～3 条一起卷曲缠绕,外被纤维组织形成纤维结节。雌虫产出的微丝蚴可主动在皮内移行,多出现于结节附近的结缔组织和皮肤的淋巴管内,也可在眼组织、血液、痰液及尿液内发现,无明显周期性。结节通常在感染后 1 年内出现,从几毫米至几厘米不等(核桃大小),数量众多,主要寄生皮下,也可寄生于深部组织。有意思的是在委内瑞拉和非洲,结节常见于躯干和四肢;而在墨西哥和危地马拉,结节多见于头面部,可能与媒介的不同叮咬习惯及虫株的不同有关。成虫寿命可长达 15 年,可产微丝蚴 9～10 年,每条雌虫每天可产高达 1 000 条的微丝蚴进入周围组织并移行,估计每条雌虫一生可产微丝蚴数百至数千万条。蛛猴和大猩猩有自然感染报道。

（五）临床学

成虫引起的纤维结节常在感染后 1 年出现,质地较硬但多无疼痛。

雌虫产出的微丝蚴可进入宿主全身各处的皮肤层和皮下淋巴管,引起各种类型的皮肤损害、淋巴结病变及眼部损害。皮肤病变系由死亡微丝蚴引起的急性过敏性炎症反应,局部皮肤发热、水肿伴疼痛、瘙痒(奇痒无比,患者习惯性抓挠止痒,但很难奏效,痛苦异常),还可继发细菌感染,炎症恢复很慢又反复发生。久之,皮肤增厚、变色、失去弹性甚至皱缩,垂挂,在非洲可出现特征性的"悬垂性腹股沟"和"豹纹皮"。皮肤病变部位各地不同,在非洲多发生于身体下部,而拉丁美洲多见于头面部和肩颈部,在也门皮肤病变常发生于一侧肢体,最常见于一侧腿部。皮下结节也是常见临床表现,可存在数年。淋巴结病变是盘尾丝虫病的又一典型特征,表现为无痛性淋巴结大,质地较硬,淋巴结内含大量微丝蚴。在非洲多见于腹股沟处,而在中美洲则见于腋下和颈部,还可引起阴囊鞘膜积液、外生殖器象皮肿或股疝等。

微丝蚴若可进入眼球(包括角膜、结膜、视网膜等各处),活微丝蚴不诱发炎症反应,死亡后可引起剧烈的过敏性炎症,影响视力并逐渐导致失明,是最严重的病损。在非洲某些地区,眼部受损者高达 30%～50%,成人患"河盲症"者达 5%～20%。有意思的是,在亚洲的阿拉伯地区以皮肤病变为主导,视力受损比较罕见。

（六）诊断

切取患者皮肤检查微丝蚴,这是最常用的诊断方法。在非洲,多从臀部区取材,而在美洲则多从肩部取材,其他部位,如尿液、眼部、痰液及淋巴结等处查见微丝蚴或成虫都是确诊本病的依据。其他包括超声波检查深部的结节,口服海群生观察是否诱发瘙痒等,都具有一定辅助诊断意义。

（七）治疗与预防

治疗药物包括伊维菌素、苏拉明、海群生等。首选伊维菌素,该药物对微丝蚴的杀灭效果比较温和,而海群生药物虽也对微丝蚴有杀灭作用,由于其作用较迅速,在药物治疗过程中可能引起微丝蚴大量死亡出现过敏性炎症,需要引起重视。此外,手术摘除结节可在一定程度上减少失明的发生。媒介蚋的防治可减轻感染的机会,比较有效的方法是采用对环境危害较轻的杀虫剂在蚋孳生的区域进行大规模的高空(直升机)喷洒(每周 1 次),因成本高,特别适合于媒介孳生严重的流行区,配合伊维菌素药物的普遍使用,在 1974~2002 年西非的盘尾丝虫病疫情一度得到较好的控制。

在盘尾丝虫病防治方面,WHO 的行动计划始于 2009 年(WHA 62. 1 Prevention of avoidable blindness and visual impairment 2009),目标是在 2015 年在拉丁美洲地区和亚洲的也门消除盘尾丝虫病。在非洲的防治任务比较艰巨,尚未制定限期消除的目标。特别需要引起注意的是,在部分非洲地区,盘尾丝虫和淋巴丝虫的流行可同时存在,以海群生进行淋巴丝虫病防治的时候,需排除盘尾丝虫的感染,以避免因海群生引起盘尾丝虫的微丝蚴大量迅速死亡而出现急性过敏反应。在西非和中非的部分地方,存在盘尾丝虫和罗阿丝虫的混合感染,也需要考虑治疗过程中罗阿丝虫微丝蚴的大量死亡引发的致死性脑炎问题。

三、罗阿罗阿丝虫

(一)引言

罗阿罗阿丝虫[*Loa loa* (Cobbold,1864) Castellani and Chalmers,1913]俗称非洲的"眼虫",引起游走性肿块或卡拉巴丝虫性肿块(Calabar swelling),即罗阿丝虫病(loiasis)。罗阿丝虫病目前主要局限在非洲热带雨林地区,有感染者 200 万~1 300 万,感染率8%~75%,我国援非人员中亦见报道。

(二)形态

成虫为白色线状,雄虫(2~3.5)cm×0.5 mm,雌虫(5~7)cm×0.3 mm;微丝蚴外被鞘膜,大小为(250~300)μm×7 μm,头间隙长宽相等,体核分布至尾端,无尾核;媒介斑虻体内的感染期幼虫大小为 200 μm×30 μm。

(三)生活史

成虫寄生在人体各处的皮下组织并常移行,可周期性横行于眼结膜下,移行快速(每分钟可移行 1 cm),穿透能力强。雌虫在移行过程中产出的微丝蚴可进入血流,在外周血中出现的规律呈昼现周期性,当中间宿主斑虻(*Chrysops*,白昼吸血)叮人吸血(体型是普通家蝇的数倍,吸血时疼痛明显,吸血高峰是正午时分),微丝蚴进入虻体内,经 10~12 天发育为感染期幼虫,当虻再次吸血时,感染期幼虫自其口器逸出经皮肤(往往是叮咬处破损的皮肤处)侵入人体,完成生活史循环。虫体在人体内可存活长至 10 年,一般在 1 年左右。

在非洲有些猴子可感染形态上与罗阿丝虫难以区分的动物种,呈夜现周期性。人罗阿丝虫种也可人工感染实验猴,动物种可否感染人类尚缺乏自然感染的证据,引起公共安全关注的原因是罗阿丝虫可在美洲的一种鹿虻体内发育,而媒介体内的虫体对猴具有潜在感染性。

(四)致病机制和临床学

成虫在皮下移行时,由于其代谢产物的刺激可引起局部肿胀(持续约几天至几周),可见于全身各处,多发生于腕部和踝部关节,呈游走性,随着虫体离去,肿块逐渐消退,称卡拉巴丝虫性肿块(Calabar swelling)。肿胀可达 5~10 cm,常伴有皮肤瘙痒和蚁走感症状,在肿块局部,并不一定有虫体存在。成虫常侵犯眼部,如在结膜下移行或横过鼻梁,可引起严重的眼结膜炎等眼部损害伴眼部奇痒。成虫还可从皮下爬出或侵入胃、肾、膀胱、生殖器等器官,出现相应脏器损伤的症状,如睾丸炎、鞘膜积液、血尿等。

嗜酸性粒细胞显著增多是其重要特征之一,高达 50%～70% 感染者有此表现,特别是当出现卡拉巴丝虫性肿块时,血清 IgE 水平也有明显增高。

（五）诊断

罗阿丝虫病的诊断需结合在流行区生活的病史;典型的眼部奇痒、游走性皮下肿块伴有皮肤瘙痒等症状、球结膜下或皮下见虫体蠕动、外周血嗜酸性粒细胞增多等,确诊依据是血中或骨髓液中检出微丝蚴及眼部或皮下包块活检出成虫。多数情况下,罗阿丝虫感染后数年,临床表现很明显时,外周血液中才出现微丝蚴,故微丝蚴检查的意义并不大。据估计,仅 1/3 感染者存在微丝蚴血症,偶然情况下可在感染早期外周血中出现微丝蚴。免疫学方法检查丝虫抗体,嗜酸性粒细胞及血清 IgE 水平可作为辅助。

（六）治疗和预防

常用治疗药物包括海群生、伊维菌素等,对微丝蚴效果好,提高海群生的剂量,增加疗程后可用于杀成虫。药物尽管有效,但存在一定治疗风险,特别是海群生治疗,该药物可透过血-脑屏障,感染严重的患者可出现药物治疗相关的致死性脑炎,还可出现眼底出血及其他损伤。伊维菌素治疗相对温和,药物引起的不良反应较轻微。

避免媒介斑虻的叮刺是防治本病的另一重要途径。

（邵红霞）

第二节　旋毛形线虫

一、引言

旋毛形线虫[*Trichinella spiralis*（Owen，1835）Railliet，1895]简称旋毛虫,分类上隶属于毛形科（Trichinellidae）,毛形线虫属（*Trichinella*）。旋毛虫寄生后可引起严重的人兽共患寄生虫病——旋毛虫病（trichinellosis）,该病主要因生食或半生食含有旋毛虫幼虫囊包的肉类引起,也属于食源性寄生虫病。

旋毛形线虫是第 1 个被发现的旋毛虫,主要分布在东亚（中国、韩国、老挝、缅甸、越南、泰国）,同时也广泛分布在整个欧洲大陆、埃及、北美、南美、夏威夷和新西兰等地区。

二、历史沿革

旋毛虫首次在 1828 年由英国学者 Peacock 在伦敦对一名意大利血统女性进行尸检时发现。1835 年,Owen 描述了它的形态,并将其命名为旋毛虫（*Trichina spiralis*）。1846 年,Leidy 在美国费城的猪肉中发现它的幼虫。1857 年,Leuckart 在德国将含幼虫的肌肉饲喂小鼠后发现它可发育为成虫。1859 年，Virchow 在肠道中发现早期成熟的幼虫并在肠系膜淋巴结及肌纤维内发现幼虫。同一年 Zenker 分别在人肠道和肌肉中发现成虫和未成囊的幼虫，并认为幼虫可经淋巴管到肌肉组织。直到 1860 年，Zenker 在德国证明它对人类具有致病性。由于 1830 年 Trichina 已被用于蝇的一个属名，因此在 1895 年 Railliet 提出将其属名改为 Trichinella，从而 Trichinella spiralis 被普遍接受并一直沿用至今。

在我国 Manson 于 1881 年首先在厦门猪肉中发现此虫，1934 年 Yugawa 在东北发现感染此虫的犬；1937 年秦耀庭发现猫也可感染此虫；1939 年唐仲璋在福建鼠体内发现此虫；新中国成立后武汉医学院、金大雄等、崔祖让等在猫、熊等动物体内发现此虫，至 1964 年 2 月在西藏林芝地区首次发现与确诊人体感染旋毛虫。

自从旋毛虫被发现后，世界各地通过对收集到的旋毛虫进行生物学、遗传学、生物化学和分子生物学等研究，已将毛形线虫属分为 8 个种和 4 个分类地位尚未确定的基因型，即旋毛形线虫（T. spiralis，T1）、乡土旋毛虫（T. nativa，T2）、布氏旋毛虫（T. britovi，T3）、伪旋毛虫（T. pseudospiralis，T4）、穆氏旋毛虫（T. murrelli，T5）、T6 基因型（Trichinella T6）、纳氏旋毛虫（T. nelsoni，T7）、T8 基因型（Trichinella T8）、T9 基因型（Trichinella T9）、巴布亚旋毛虫（T. papuae，T10）、津巴布韦旋毛虫（Trichinella zimbabwensis，T11）、T12 基因型（Trichinella T12）。

三、形态

1. 成虫　成虫虫体微小，细线状，乳白色，表皮光滑，呈假分节。头端较尾端稍细。雌雄异体，雌虫较雄虫大。雄虫大小为（1.0～1.8）mm×（0.03～0.05）mm，雌虫为（2.5～3.5）mm×0.05 mm。成虫具有完整的消化道，包括口、咽管、中肠、后肠和肛门。口为圆形。咽管长为虫体的 1/3～1/2。在咽管后段的背侧为杆状体（stichosome），分泌物经小管排入咽管腔，具有消化功能和抗原性。肛门位于尾端。成虫的生殖器官均为单管型。雄虫睾丸管状、管壁厚，生殖细胞附着于管壁上，其内充满精子。接连睾丸的是输精管，之后是较膨大的储精囊，其远端直径变小，具肌细胞的部分为射精管。射精管和后肠开口于泄殖腔，交配时泄殖腔可向外翻出。虫体尾端有两个扁平的叶状交配附器（亦称钟状乳突），精子由交配叶间排出。无交合刺。雌虫尾部直而钝圆。卵巢呈管状，位于虫体的后部，卵原细胞附着于管壁并沿其一侧发育，卵细胞发育至适当大时落入管腔。输卵管短而窄。受精囊位于输卵管和子宫之间。子宫较卵巢长，其内可见到各期发育的胚胎。成熟的虫卵为椭圆形，表面光滑，内含明显的胞质核糖体和一个清晰的核和发育完好的核仁；发育中的早期胚胎由一些小细胞组成，外被鞘膜，当胚胎发育成熟时脱去鞘膜并将其遗留在子宫内。阴道分为薄壁的较长部分和厚壁的较短部分。阴门开口于虫体前段 1/5 处。新生幼虫从阴门排出。

2. 新生幼虫　新生幼虫即刚产出的幼虫，位于宿主肠腔。大小为 124 μm×6 μm，圆柱状或棒状，两端钝圆。顶端微有凹陷（系正在发育的口孔），其后为分化较差的咽管球，咽管以后布满细胞核。在虫体顶端后 26 μm 处有一神经环。

3. 成熟幼虫　成熟幼虫为感染期幼虫，对新宿主具有感染性，大小为 1.0 mm×

0.03 mm。幼虫因假体腔内含有血红蛋白而呈淡橙红色。虫体表面光滑,两端钝圆,具有假分节,但无异常突起或附器及皮下腺细胞。消化道完全,咽管结构和成虫的相似。生殖系统可区分雌雄幼虫,由未分化的生殖原基组成。成熟幼虫卷曲于骨骼肌内的梭形囊包中(图 19 - 8)。囊包长轴与骨骼肌纤维平行排列,大小为(0.25~0.5)mm×(0.21~0.42)mm。通常一个囊包内含有 1~2 条幼虫,多时可达 6~7 条(图 19 - 9)。

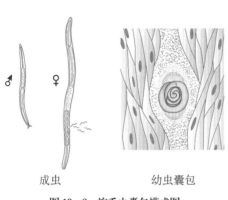

成虫　　　　　　　　幼虫囊包

图 19 - 8　旋毛虫囊包模式图

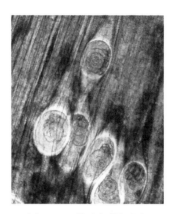

图 19 - 9　旋毛虫囊包形态

四、生活史

旋毛虫的成虫和幼虫寄生于同一宿主体内。成虫主要寄生于十二指肠和空肠上段,而幼虫则寄生于宿主的横纹肌细胞内,虽然成虫和幼虫均不需在外界发育,但完成生活史必须转换宿主。人、猪、野猪、犬、猫、鼠、熊及多种野生动物均可作为本虫的宿主,其中猪是旋毛虫最常见的宿主,人是偶然宿主。

人或动物在食入含有活的旋毛虫幼虫囊包的动物肉类后,幼虫从囊包内逸出,侵入十二指肠及空肠上部黏膜。幼虫在 48 h 内发育为成虫。雌、雄虫交配后,受孕雌虫迁移至肠壁深部或肠系膜淋巴结处。受精卵在雌虫子宫内发育至幼虫。感染后 3~4 天,子宫内幼虫孵化,第 5 天开始产出幼虫,每条雌虫可产幼虫 1 500~2 000 条。雌虫寿命为 1~4 个月,死亡后随宿主粪便排出(图 19 - 10)。

少数新生幼虫可落入肠腔排出,绝大多数在黏膜内侵入局部的小静脉和淋巴管,随血液循环至全身各处,但只有最终到达骨骼肌的幼虫才能继续发育。幼虫侵入肌肉后,穿破微血管进入肌细胞内发育。20 天后幼虫体积增大约 200 倍。

因幼虫的机械性及化学性刺激,肌纤维受损可出现炎症细胞浸润,纤维组织增生。幼虫被一层源于宿主的胶原所覆盖,胶原囊周围由毛细血管网包裹,至此形成了旋毛虫幼虫囊包。感染后第 14 天的部分幼虫对新宿主已具有感染性,但仍以成囊幼虫的感染力最强。囊包约经半年开始出现钙化,幼虫逐渐丧失感染能力并随之死亡,最后整个囊包发生钙化。尽管只有骨骼肌才是幼虫寄生的适宜组织,但在脑、心肌、肺、肝及肾脏等器官中也可发现不成囊的旋毛虫幼虫。

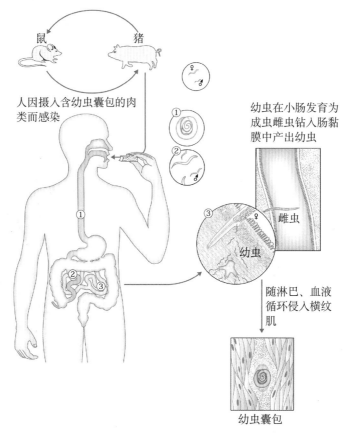

鼠 猪

人因摄入含幼虫囊包的肉
类而感染

幼虫在小肠发育为
成虫雌虫钻入肠黏
膜中产出幼虫

雌虫

幼虫

随淋巴、血液
循环侵入横纹
肌

幼虫囊包

图 19 - 10　旋毛虫生活史

五、细胞和分子致病

旋毛虫的幼虫与成虫均可对人体致病,但主要致病阶段为幼虫。致病作用与多种因素有关,如摄入囊包的数量、幼虫的活力及其发育阶段、幼虫侵犯的部位及宿主的种类及功能状态等。

当宿主吞食含幼虫囊包的肉类后,幼虫囊包在宿主肠道内脱囊、雌性成虫侵入宿主肠黏膜,该过程持续约 1 周。在此过程中,雌性成虫以宿主肠绒毛为食,虫体产生的排泄/分泌(excretion/secretion,ES)抗原及产出的大量幼虫刺激导致十二指肠和空肠广泛炎症。成虫和幼虫分泌多种蛋白酶,如透明质酸酶、丝氨酸蛋白酶、金属蛋白酶、核酸内切酶等,可水解宿主结构蛋白或血液蛋白等,破坏宿主的天然屏障。

旋毛虫引起的空肠炎症可抑制 NO Ⅱ 型合成酶(NOS - 2)基因转录、表达及酶活性,而 NO 具有抗炎效果。初次感染旋毛虫后肠道中成虫的持续时间与宿主种类密切相关,在人体成虫可持续 6 周或更长时间,在小鼠和大鼠为 10～20 天。肠道期以成虫的逐渐或突然消失而终止。旋毛虫感染诱导的肠道平滑肌收缩能力的增强可能与腹痛、腹泻等旋毛虫病的一些胃肠道症状有关。

当新生的幼虫随宿主血液、淋巴循环到达各器官及侵入骨骼肌后发育为幼虫囊包的过程(2～3周)。雌虫产出的新生幼虫从肠黏膜进入血液循环,穿破毛细血管,分泌的毒性代谢产物可引起全身中毒症状及过敏反应,从而导致周身性血管炎和肌炎。幼虫侵入肌肉时,严重破坏肌纤维,引起肌纤维肿胀、横纹消失、排列紊乱、呈网状结构,间质有不同程度的轻度水肿和炎性细胞浸润,包括嗜酸性粒细胞、中性粒细胞、巨噬细胞和淋巴细胞。在感染后22天及29天在浸润的炎性细胞中发现有$CD4^+$和$CD8^+$细胞,在感染后60天,$CD8^+$细胞则明显减少。幼虫侵入其他脏器时导致毛细血管和小动脉损伤,亦可引起间质水肿和急性炎症,如脑炎、肺炎、心肌炎等。心肌炎并发心力衰竭是本病患者死亡的主要原因。在重度感染者中,幼虫可侵入神经中枢系统引起颅内压增高和非化脓性脑膜脑炎,大脑皮质下可见肉芽肿样结节,偶可在脑脊液中查到幼虫。幼虫移行损害肺毛细血管时可导致广泛性肺出血或灶性出血、支气管肺炎、肺水肿、胸膜炎甚至胸腔积液。旋毛虫实验感染动物结果显示膈肌是感染幼虫最为严重的肌肉,尸检发现每克膈肌含幼虫2 095条。在肝、脾、肾等脏器有时见肝脾肿大。

受损肌细胞逐渐修复,该过程持续4～16周。当肠道内的成虫停止产幼虫且肌肉内的幼虫发育为幼虫囊包后开始进入成囊期。虫体随虫龄的增长逐渐卷曲,被寄生的肌细胞逐渐膨大呈梭形。囊包外表的外周炎性细胞浸润逐渐减退,肌膜周围相连的纤维结缔组织增生形成纤维层。

六、临床学

旋毛虫病的潜伏期一般为5～15天,平均10天左右,但也有短至数小时,长达46天的病例。一般是潜伏期越短,病情越重。本病轻者可无明显临床症状,重者可在发病后3～7周内死亡,症状不典型者可导致误诊。临床表现可分为3期。

1. 侵入期（invasion stage） 侵入期为虫体侵犯肠黏膜而引起肠道出现炎症反应期。在发病第1周内患者可出现恶心、呕吐、腹痛、腹泻或便秘等症状。腹泻和腹痛是本期最常见的症状,严重患者腹泻每天可达10～15次,腹泻便中常含有黏液但无脓血。本期症状一般较轻微,除严重感染者外,因此常被患者忽视。在此期患者还可同时伴有全身症状,如乏力、畏寒及低热等,仅有极个别患者因广泛性肠炎和严重腹泻导致死亡。

2. 幼虫移行期（larval migration stage） 幼虫移行期又称为肠外期（parenteral phase）或肌肉期（muscular phase）。该期的典型表现为持续性高热、面部或(和)眼睑水肿、全身性肌肉酸痛及过敏性皮疹等。一般在发病后第2周患者出现体温38～40℃,持续2～4周的高热,重者高达6周,之后热度逐渐下降。发热同时多数患者面部、眼睑及眼眶周围出现水肿,重者可伴有下肢甚至全身水肿。结膜和甲下出血是旋毛虫性血管炎所致。本病最为突出的症状是全身性肌痛,肌肉肿胀,有硬结感,触痛与压痛明显,常影响躯干肌、颈肌及上下肢肌肉,患者常呈强迫屈曲状几乎呈瘫痪状态。部分患者可伴有说话咀嚼和吞咽困难,动眼和呼吸时均感疼痛,极度乏力。肌痛常在运动时出现,多数严重患者在休息时亦有肌痛。多个器官水肿,可出现颅内压增高和心力衰竭,甚至有肝肾功能损害、心肌炎及视网膜出血的表现。少数患者则以呼吸道症状为主。

3. 成囊期（encapsulation stage） 成囊期又称恢复期，常在感染后第 6～8 周开始。此期患者急性炎症消退，全身症状和体征逐渐减轻，检查结果逐渐转为正常，但肌痛可维持数月之久。在少量感染的情况下，若不进行病原治疗，多数患者可无症状。重症者可呈恶病质、虚脱，或因并发肺炎、心肌炎或脑炎而死亡。

有食生肉习惯的西藏自治区、云南等地以及严重感染者常见上述旋毛虫病病程的典型临床表现，但在我国北方地区多数患者的症状一般较轻或不典型。此外，旋毛虫还可引起子宫内膜炎及并发回盲部肠梗阻等。孕妇患旋毛虫病后可引起流产或早产。

七、诊断

在临床望诊中轻者症状不明显，重者常呈现面容痛苦状或全身衰竭状。门诊患者全身肌肉表现出明显酸痛、压痛，在腓肠肌压痛表现最为明显。颜面、肢干或躯体呈见凹陷性水肿。叩诊中可发现浊音。听诊中部分患者心音异常。一些患者心脑电图检查异常，X 线片检查可见肺部纹理增粗，肺实质性浸润或阴影扩大。

目前，旋毛虫除临床诊断以外的检测方法，还包括实验室常规检查、动物肉类检查、病原学检查、血清学检查及分子生物学检查等。每类检查又包括多种不同的方法。

1. 实验室常规检查 在感染旋毛虫后第 2～5 周患者白细胞水平增长迅速，急性期患者白细胞计数总数多在 $(15～30)×10^9/L$ 之间。绝大多数患者的嗜酸性粒细胞明显升高，嗜酸性粒细胞增多出现较早，常在全身临床症状和体征出现之前出现，其水平与肌痛的严重程度有关，在有神经系统并发症的患者中明显升高。此外，本病患者血清中肌组织特异的酶活性明显增高，如磷酸果糖醛缩酶、乳酸脱氢酶、肌酸磷酸激酶等。

2. 病原学检查 最可靠的诊断方法是从患者肌肉活检旋毛虫幼虫。一般在发病后 10 天从患者腓肠肌、肱二头肌或三角肌摘取 0.2～0.5 g 肌肉组织，剪成小米粒大小，置于载玻片上，加 1 滴 50% 甘油溶液，用解剖针将肌肉撕碎，另覆盖 1 张载玻片，用手指轻压后低倍镜检查，发现旋毛虫幼虫即可确诊。若观察到典型的幼虫囊包，不再需要作肌肉组织切片检查。为提高检出率，可采用人工消化法，先将肌肉消化，然后直接取沉渣检查，或用贝氏法分离幼虫，活虫不被消化，能活动，死虫则被消化。

在早期和轻度感染者中由于不易检获幼虫，在晚期患者中因受摘取肌肉组织的数量及范围所限，肌肉活检的阳性率仅为 50% 左右。由于旋毛虫幼虫的胶原囊、肌细胞的嗜碱性转变和炎性细胞的浸润，即便在病理切片上未发现旋毛虫的幼虫，肌细胞的嗜碱性转变也可作为诊断旋毛虫病的一条重要标准。如患者保留有使用的同批动物肉类或吃剩的生肉，取小块压片镜检或用消化法检查，发现旋毛虫幼虫可作为有力的诊断佐证。

3. 血清学检查

（1）检测抗体：一般认为 IgE 是人体感染旋毛虫后首先出现的抗体，在旋毛虫病的急性期 IgE 明显升高，然而由于血清中 IgE 的半衰期相对较短，因此，临床上很少将其用于旋毛虫病的诊断。用新生幼虫抗原检测特异性 IgA 可对旋毛虫感染进行早期诊断。由于在血清中 IgG 含量高，持续时间长，易检测，且结合物价格便宜，来源广，即使是轻度或无症状的感染者其特异性 IgG 也可在感染后持续存在,故一般首选检测特异性 IgG 对可疑旋毛虫病患者进行血清学检查,其中 IgG1 是针对肌幼虫表皮抗原和 ES 抗原表位的,主要见于旋毛虫病的早期;IgG2 和 IgG3 与旋毛虫病的严重程度相关,而当旋毛虫病处于恢复期时则 IgG4 水平增加。有些患者发病后第 1 周血清学检测可能为阴性,数日后应做第 2 次检测。

用于检测抗旋毛虫抗体的血清学方法主要有 IFA、ELISA、免疫印迹试验(Western blot)、DIGFA、IEST、胶体金免疫层析试验(GICA)、乳胶凝集试验(LAT)、IHA 等。在现有的血清学方法中,以 ELISA 的敏感性最高,且具有简便经济,特异性、敏感性和稳定性好以及检测结果可靠等优点,已成为人体旋毛虫病最常用的检测方法。

(2) 检测循环抗原:由于检出循环抗原(circulating antigen,CAg)即可证明患者体内有活虫存在,故可区别既往感染和现在感染,尤其适用于疗效考核和早期诊断。常用的方法有双抗体夹心法 ELISA 等。由于 Cag 在血清中的含量通常很低,在本病患者的检出率仅为 19%～63%。

4. 分子生物学检查 应用 PCR 分别在旋毛虫实验感染小鼠、患者血液中扩增出幼虫的 DNA,并发现通过 PCR 检测旋毛虫 DNA 的敏感性与检测时间和感染程度有关。PCR 阳性率与感染剂量呈正比。由于血液循环中旋毛虫幼虫存在时间短,故检测旋毛虫 DNA 仅对免疫功能低下者在感染早期抗体检测结果为阴性时具有一定应用价值。

八、流行

1. 地理分布 旋毛虫分布广泛,目前在全世界 55 个国家,约有 1 100 万人体感染者。旋毛虫病在欧洲及北美国家曾发生过严重流行。目前,在俄罗斯及东欧国家、墨西哥、智利、阿根廷及泰国等国仍严重流行。罗马尼亚已成为目前世界上旋毛虫病患者最多的国家。近年来,在意大利和法国因生食马肉发生了多起暴发。在加拿大和美国因食野猪、海象、熊、美洲狮等野生动物肉类发生了多起暴发。在我国周边国家,如老挝、日本、越南、朝鲜和印度等均已发现本病。旋毛虫病在我国被列为三大人兽共患寄生虫病之首(旋毛虫病、囊虫病及棘球蚴病)。

1964 年 2 月,我国在西藏首次发现与确诊人体感染旋毛虫,至 2011 年在我国大陆 121 个市县有人群受染的病例报道,散在发病与暴发达 600 余次,发病 38 797 人,死亡 336 人,其中云南省发病人数最多,占国内总发病人数的 90.73%,其次为湖北、河南、四川、西藏、广西、黑龙江。我国每年均有一定数量的旋毛虫病例发生,甚至有暴发及死亡病例,在一些严重的省区已成为较为严重的一种食物源性寄生虫病。

2. 流行因素

(1) 传染源:现已发现 150 多种感染旋毛虫的家畜和野生动物,这些动物之间通过互相残杀从而吞食含有旋毛虫活幼虫的动物尸体,导致旋毛虫病的互相传播。目前多数国家虽已将野生动物列入法律保护范围,但食用偷猎的未经检疫旋毛虫的野生动物肉类危害性更大。

(2) 感染方式:人或动物感染旋毛虫是因生食或半生食含有活的旋毛虫囊包的动物肌

肉。人群的发病以生食或半生食猪肉为主要因素,其次为野猪肉、犬肉、羊肉、熊肉、鼠肉、牛肉。而在四川阿坝藏区发生旋毛虫感染则是因为生食或半生食熊肉,四川甘孜藏区则是因为生食或半生食野猪肉。

(3) 幼虫的抵抗力:动物肌肉中的幼虫囊包内的幼虫抵抗力较强,耐低温,如猪肉中囊包内的幼虫在−12℃时可存活57天,在−15℃时可存活近20天。幼虫的抵抗力与虫种及宿主种类有关,野生动物肌肉内的旋毛虫对低温的强抵抗力较强。酱油、醋、烙制、熏烤及暴晒等常不能杀死囊包内的幼虫。无论进食何种方式烹饪的动物肉类,只要肌肉中心温度低于80℃,一旦该动物肌肉中含有活的旋毛虫囊包,均可导致感染发病。

(4) 易感人群与发病季节:不同性别、年龄及种族人群对旋毛虫均易感。但一般男性患者多于女性,可能与男性参加宴会机会较多有关。旋毛虫流行可见于一年四季,但人类的行为对旋毛虫病的传播有明显的影响,如在北半球人体旋毛虫病主要发生于12月至次年2月,而在南半球的智利和阿根廷主要发生在6～8月。在我国部分地区传统节日或婚丧宴会期间,因人群聚餐,若肉制品未煮熟、煮透,易发生人群旋毛虫病的暴发。

九、治疗和预防

1. 治疗患者

目前国内治疗旋毛虫病的首选药物是阿苯达唑。该药不仅能杀死移行期幼虫和肌肉中幼虫,而且还有驱除肠内早期脱囊幼虫和成虫以及抑制雌虫产幼虫的作用。5～7天为1个疗程。开始治疗后多数患者于2天开始退热,3～5天恢复正常,水肿消退,肌痛减轻并逐渐消失,具有退热、镇痛及抗炎作用。本药不良反应少而轻,可有短暂的头晕、恶心、食欲缺乏及脱发等。服药后少数患者于第2天或第3天会出现皮疹或体温反而升高,为虫体异体蛋白反应所致。因阿苯达唑杀灭肠内脱囊幼虫、成虫及移行期幼虫的效果优于成囊期幼虫,因此在本病暴发流行时应强调早期诊断与及时治疗。甲苯达唑无明显毒性作用,但疗效较差。多数患者仅给予病原治疗即可。糖皮质激素有非特异性消炎、退热与抗过敏作用,对重症患者具有减轻肌痛、降低高热的效果。但因激素可延长旋毛虫感染的肠道期,糖皮质激素必须与阿苯达唑联合应用。

2. 加强健康教育　预防人体旋毛虫病的关键是对人群进行卫生宣传及健康教育。改变不良的饮食习惯和烹饪方法,不生食或半生食猪肉及其他动物肉类和肉制品。

3. 加强肉类检疫　对于屠宰后的动物肉类严格进行卫生检疫,通常是在24个肉片标本内当发现囊包或钙化的旋毛虫不超过5个,肉体经高温处理后可食用;超过5个以上者,做工业用或销毁。库存猪肉经低温冷冻处理至规定时间可杀死幼虫。

4. 改善养猪方法　因猪肉是人旋毛虫病的主要来源,因此在发展养猪业时应尽量规范化、工业化,防止猪感染旋毛虫。对农户分散饲养的猪,应将猪圈养,管好粪便,保持猪舍清洁卫生。饲料煮沸30 min以防猪的感染。

5. 管理保虫宿主　禁止用生肉喂犬、猫、海狸鼠及其他肉食经济动物,对于感染旋毛虫的动物无害化处理,禁止将带虫的动物尸体作饲料。自然界鼠是旋毛虫最重要的保虫宿主。

因此,应注意防鼠灭鼠,防止旋毛虫病的发生及流行。

(刘　君)

第三节　广州管圆线虫

一、引言

广州管圆线虫(*Angiostrongylus cantonensis*)是一种重要的食源性寄生虫,其成虫寄生于家鼠或大鼠类肺部血管及右心。人因生食含第 3 期幼虫的淡水螺而感染,其幼虫侵犯人体中枢神经系统,引起广州管圆线虫病(angiostrongyliasis),其主要病变特征为嗜酸性粒细胞增多性脑膜脑炎和脑膜炎。近年来,广州管圆线虫病的防治逐渐受到重视。

二、历史沿革

广州管圆线虫属于线虫纲(Class Nematoda)、尾感器亚纲(Subclass Phasmidea)、圆线目(Order Strongylida)、管圆科(Family Angiostrongylidae)、管圆线虫属(*Genus Angiostrongylus*)。该虫最早由陈心陶于 1933 年在广州褐家鼠及黑家鼠肺部血管内发现,命名为广州肺线虫(*Pulmonema cantonensis*);后由 Matsumoto(1937)在中国台湾报道,经 Yokogawa (1937)协助鉴定,命名为鼠血圆线虫(*Haemostrongylus ratti*);1946 年 Dougherty 将其最终定名为广州管圆线虫(*Angiostrongylus cantonensis*)。

三、形态

1. **成虫**　成虫呈线状,表面光滑,具有细微环纹。活虫呈白色,头端圆形,头顶中央有一口孔,可见充满血液的褐色肠管。雄虫大小为(11~26)mm×(0.26~0.53)mm,尾部略向腹面弯曲,尾端有一单叶的交合伞,内伸出一对等长交合刺,有横纹。交合伞内面中央有泄殖腔开口。交合伞辐肋特征是鉴定虫种的重要依据之一。雌虫大小为(21~45)mm×(0.3~0.7)mm,尾端呈斜锥形,肠管弯曲至尾部,与双管子宫缠绕。阴门开口于虫体末端,肛门之前。

2. **幼虫**　幼虫可分为 5 期。第 1~2 期幼虫,虫体线型,细长,无色透明,头尾较尖,咽管占据虫体一半左右。第 3 期幼虫为感染期幼虫,大小为(0.462~0.525)mm×(0.022~0.027)mm,无色透明。体表具有两层鞘。头端较圆,尾顶端变尖细。活虫可在水内进行"S"形运动。第 4~5 期幼虫为第 3 期幼虫侵入终宿主后蜕皮而成。

3. **虫卵**　虫卵呈椭圆形,卵壳薄,无色透明,大小为(64.2~82.1)μm×(33.8~48.3)μm,新产出的虫卵内含单个卵细胞。

四、生活史

广州管圆线虫的生活史包括成虫、卵、幼虫 3 个发育阶段。成虫寄生于野生啮齿类动物

(尤其是鼠类如褐家鼠、黑家鼠及多种野鼠)的肺动脉内。成虫在啮齿类动物肺动脉内发育成熟后,雌雄成虫交配后产卵,虫卵随血流到达肺毛细血管,孵出第 1 期幼虫穿破肺毛细血管进入肺泡,经支气管移行至咽喉部,然后吞入消化道,最后随宿主粪便排出体外。第 1 期幼虫被中间宿主螺蛳或蛞蝓食入或主动侵入后,可在其体内经过 2 次蜕皮过程,由第 2 期幼虫发育为第 3 期幼虫(即感染期幼虫)。大鼠等终宿主因摄入含感染期幼虫的中间宿主、转续宿主或被 3 期幼虫污染的食物而感染。第 3 期幼虫进入终宿主消化道内后,可侵入肠壁的小血管,随血液循环到达脑组织,在脑内经过 2 次蜕皮,经第 4 期幼虫发育为第 5 期幼虫,第 5 期幼虫经静脉到达肺动脉,发育为成虫(图 19 - 11)。

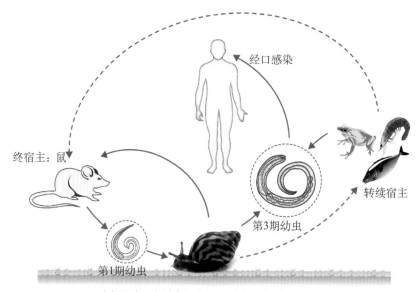

图 19 - 11　广州管圆线虫生活史

广州管圆线虫的中间宿主约有 60 多种软体动物,包括螺类、蛞蝓等。在我国广东、海南、云南、台湾、福建及香港等地,最主要的中间宿主是褐云玛瑙螺,浙江的中间宿主主要是福寿螺。转续宿主有黑眶蟾蜍、虎皮蛙、金线蛙和涡虫等。国外亦有鱼、虾、蟹等作为广州管圆线虫转续宿主的报道。这些转续宿主因摄入含有第 3 期幼虫的螺类,幼虫转入其体内长期存活,并具有感染力,在流行病学上非常重要。

人是广州管圆线虫的非适宜宿主,因生食或半生食含感染期幼虫的中间宿主和转续宿主而感染。也有报道称生食受感染的蔬菜或饮用生水也可能被感染。幼虫侵入人体后,其移行、发育的过程和在小鼠体内基本相同。第 3 期幼虫侵入人体后,8～10 h 可到达脑部。经过 2 次蜕皮可发育为第 5 期幼虫,主要定居于蛛网膜下隙。人是非适宜宿主,幼虫难以发育为成虫,长时间停留于中枢神经系统,如大脑髓质、脑桥、小脑和软脑膜等组织部位。

五、 细胞和分子致病

广州管圆线虫致病的细胞和分子致病机制尚不完全清楚。小鼠感染广州管圆线虫后，脑室及脑膜上嗜酸性粒细胞浸润逐渐增多，出血逐渐加重；脑实质内血管扩张，出现神经细胞凋亡、胶质细胞活化及细胞聚集形成的斑块物。因此，广州管圆线虫感染引起小鼠脑内包括嗜酸性粒细胞增高及神经细胞损伤等病变。

收集广州管圆线虫虫体分泌排泄抗原，利用组合质谱对其进行分析，共鉴定出200多个分泌蛋白，其中巨噬细胞迁移抑制因子、半胱氨酸蛋白酶抑制剂、丝氨酸蛋白酶抑制剂、14-3-3-壳聚糖酶等是已知与炎症反应相关的分子，值得进一步研究。另外，用虫体抗原刺激体外建立的星形胶质细胞和内皮细胞构成的血-脑屏障模型，发现虫体抗原刺激导致星形细胞的凋亡增加。这就说明，虫体在入侵宿主大脑时可能是通过增加血-脑屏障构成细胞的凋亡而实现的。

通过小 RNA 测序和生物信息学分析，从广州管圆线虫感染小鼠脑组织中共鉴定出 648 个已知 miRNA，得到 157 个差异表达的 miRNA。通过对其靶基因预测并注释，发现趋化因子信号通路和 T 细胞受体信号通路等相关基因表达上调。

六、 临床学

广州管圆线虫病的潜伏期为 14 天左右，短者 1～3 天，长者可达到 36 天左右。多数起病较急，主要的临床表现有：①急性剧烈头痛，是最常见的症状之一，约 86% 的患者出现，多位于枕部与颞部，为阵发性、针刺样或触电样疼痛，镇痛剂多数无效，多发生在起病后的 3～13 天；②恶心、呕吐，约 83% 的患者出现，多出现在早期；③持续性或间歇性低或中度发热，80% 的患者出现，体温多在 38～39℃，一般在病后数日即降至正常；④少数患者出现精神失常、感觉异常、肌肉抽搐、烦躁、颈部强直；⑤部分患者出现畏光、疼痛和视力减退眼部损害症状。严重患者可出现瘫痪、嗜睡、昏迷，甚至死亡。

临床上，脑脊髓液和血液中嗜酸性粒细胞的显著增加而并无病原学阳性结果的病例，可以进行诊断性治疗。总之，当患者的症状不典型时，病史和诊断性治疗也非常重要；诊断需要参考流行病学资料和实验室检查结果。

对于嗜酸性脑膜炎的鉴别诊断，主要需要考虑与弓蛔虫病、神经系统血吸虫病和囊虫病进行鉴别。另外，脑脊液中嗜酸粒细胞增多的其他原因，包括细菌感染（梅毒和结核病）、病毒感染（柯萨奇）、真菌感染（球孢子菌病）和由其他蠕虫病（包括棘球蚴病、丝虫病和旋毛虫病）、炎性疾病（类风湿关节炎）、瘤形成（霍奇金）、使用药物和造影剂或假体，需要进行鉴别诊断。

七、 诊断

广州管圆线虫病作为一种以嗜酸粒细胞增多性脑膜脑炎为主要临床表现的新发寄生虫病，其诊断需结合临床表现、流行病学及病原学检查等多方面，进行综合考虑以明确诊断。2010 年，卫生部颁布了中华人民共和国卫生行业标准《广州管圆线虫病诊断标准》（WS321-

2010),涉及血常规、脑脊液、免疫学和病原学检查,对该病实验诊断提供了详细的规范。

1. 临床表现和流行病学史　一旦患者以疼痛特别是剧烈头痛等为突出表现,起病较急,有神经根痛、痛觉过敏等症状,可伴有发热、恶心、呕吐等。临床检查时可有颈部抵抗,甚至颈项强直等脑膜刺激征。而近期(通常为1个月内)有生食或半生食广州管圆线虫的中间宿主(如福寿螺、褐云玛瑙螺、蛞蝓等软体动物)或者转续宿主(如淡水虾、蟹、鱼、蛙等)的经历,或有广州管圆线虫的中间宿主、转续宿主接触史,应该高度怀疑。

2. 病原学检查　检获广州管圆线虫虫体是本病确诊的依据。主要是通过镜检从患者脑脊液、眼等部位检获第4期、第5期幼虫或成虫,但检获率相当低。

3. 实验室检查　血常规检查显示嗜酸粒细胞的百分比值和(或)绝对值超过正常值范围或怀疑患广州管圆线虫病时,建议同时采用血膜涂片镜检的方法计数和分类,以核实结果。

脑脊液检查显示,脑脊液压力增高,嗜酸性粒细胞增多。脑脊液外观呈混浊或乳白色,白细胞计数增多,蛋白增高,葡萄糖可轻度降低,氯化物多在正常范围或轻度增高。

4. 免疫学检查　血清或脑脊液中广州管圆线虫抗体或循环抗原阳性。血清免疫学检测对本病诊断具有重要意义。主要方法有通过ELISA检测患者血清或脑脊液中的抗体,也可用成虫冷冻切片作免疫酶染色试验,检测血清或脑脊液中的抗体。目前从血清或脑脊液中检测循环抗原也是常用的免疫学方法之一。

八、流行

1. 流行情况　广州管圆线虫病是一种新出现的传染病,可感染各种软体动物,在世界上许多国家和地区有较高的传播性。本病主要流行于热带和亚热带地区,波及亚洲、非洲、美洲、大洋洲的30多个国家和地区,其中太平洋、印度洋地区的一些岛屿及东南亚各国先后发现散在或暴发病例。目前,累计报道病例3 000多例。我国1979年广州出现第1例疑似病例。1984年报道广州第1例确诊病例。随后上海、广州、温州、牡丹江、天津、辽宁、江苏、福州等地先后报道病例并出现死亡病例。1997～2008年在我国浙江,福建,云南,北京及广东等地出现因食用福寿螺肉而同时感染的9起严重公共卫生事件。到2008年年底,我国共计报告病例380多例,其中近90%病例发生于群体感染。我国广州管圆线虫病自然疫源地主要分布于浙江省、福建省、江西省、湖南省、广东省、广西、海南省及台湾地区,即这些地区的野外现场中已发现有感染不同虫期广州管圆线虫的中间宿主、转续宿主和终宿主。由于淡水螺类等产品流通便利,病例的发生不仅仅局限于自然疫源地所在地区。

2. 流行环节

(1) 传染源:广州管圆线虫的适宜宿主主要为大鼠包括家鼠和野鼠,人、小鼠、豚鼠、家兔以及灵长类动物为其非适宜宿主。

(2) 中间宿主:广州管圆线虫的中间宿主为软体动物,包括螺类、蛞蝓等,我国主要是褐云玛瑙螺和福寿螺。其中,褐云玛瑙螺是我国广东、海南、云南、台湾、福建及香港特别行政区等地广州管圆线虫最主要的中间宿主,福寿螺是浙江广州管圆线虫的主要中间宿主。

（3）转续宿主：各种蛙类（如虎皮蛙、沼水蛙等）、蟾蜍类（如黑眶蟾蜍）、涡虫、鱼虾蟹及各种家畜（牛、鸡和猪等）都可以作为广州管圆线虫的转续宿主。在我国，广州管圆线虫的转续宿主在广州有黑眶蟾蜍、福建有沼水蛙、台湾有虎皮蛙和金线蛙和涡虫的报道。这些转续宿主因摄入含有第3期期幼虫的淡水螺类，幼虫转入其体内长期存活，并具有感染力，在流行病学上非常重要。

（4）传播途径：经口感染。人感染的方式主要通过生食或半生食含有第3期幼虫的中间宿主或转续宿主；食用被第3期幼虫污染的食物和饮用水，生食被第3期幼虫污染的蔬菜等。

九、治疗和预防

本病主要的治疗药物是阿苯达唑，甲苯达唑和三苯双脒也有很好的杀虫效果。最新的研究表明，杀虫药需联用糖皮质激素等抗炎药物或抗炎中药，减少死亡虫体崩解而诱发的严重炎症反应。本病的预防主要是不食用生的或半生的中间宿主或转续宿主，不生食蔬菜、水果，不饮生水。

（吴忠道）

第四节　寄生于组织中的其他线虫

一、结膜吸吮线虫

（一）引言

结膜吸吮线虫（Thelazia callipaeda，Railliet & Henry，1910）隶属旋尾目，吸吮科，吸吮线虫属。该虫主要寄生于犬、猫等动物眼结膜囊内，也可寄生于人眼，引起结膜吸吮线虫病（thelaziasis）。因本病多流行于亚洲地区，故又称东方眼虫病。

结膜吸吮线虫寄生人体病例最早在中国北京（Stuckey，1917）和福建（Trimble，1917）发现，故又曾称华裔吸吮线虫。此虫最初由 Railliet 和 Henry（1910）在印度旁遮普地区犬眼结膜囊内发现，Fischer 于 1917 年在重庆也发现本虫寄生在犬眼内。随后国内外陆续有本虫寄生于人眼和犬、猫等动物眼内报告。

（二）形态

在人眼结膜囊内寄生的成虫呈淡红色，体细长，圆柱形，乳白色、半透明，离开人体后为乳白色。虫体表面除头、尾两端外具有边缘锐利的环形皱褶，侧面观其上下排列呈锯齿状。头端钝圆，无唇，有角质口囊，雌虫大小为（6.2～20.0）mm×（0.30～0.85）mm，近阴门端子宫内的虫卵逐渐变为内含盘曲的幼虫，雌虫直接产出幼虫，为卵胎生。雄虫大小为（4.5～15.0）mm×（0.25～0.75）mm，尾端向腹面弯曲，由泄殖腔伸出长短交合刺2根。雌、雄虫尾端肛门周围均有数对乳突。虫卵椭圆形，壳薄而透明，在子宫内的虫卵大小为（54～60）μm×

(34~37)μm。在近阴门端的卵内已含盘曲的幼虫,卵壳逐渐变薄成为幼虫的鞘膜。产出的幼虫大小为(350~414)μm×(13~19)μm。

（三）生活史

结膜吸吮线虫生活史并不十分清楚。成虫主要寄生于犬、猫的眼结膜囊及泪管内,偶然寄生人眼,亦有兔、鼠、马、猴、貉、银狐和野狐等动物感染本虫的报道。雌虫在终宿主眼眶内产出幼虫,属卵胎生,幼虫在人眼的分泌物中被中间宿主蝇类吸食,经蝇中肠进入血腔壁形成虫泡囊,幼虫在囊内发育至腊肠期,进入感染前期;经2~4周发育后为感染期幼虫。感染期幼虫突破囊壁,仍滞留在血腔;然后进入蝇头部。当蝇再吸吮宿主眼分泌物时,感染期幼虫剧烈运动突破喙进入宿主眼结膜囊,逐渐发育成熟,雌雄成虫交配。实验结果表明,在适宜温度下(24~30℃)1~2个月完成生活史。感染期幼虫自蝇口器逸出并侵入宿主眼部,经15~20天发育为成虫。成虫寿命可达2年以上。

（四）临床学

致病作用与虫体数量和发育阶段有关。感染虫体分泌物及代谢产物的化学性刺激是导致眼部刺激感、炎症病变重要的原因之一;虫体吸附所产生的机械性刺激也比较较强,可导致炎症反应,加上患者常用手揉眼,细菌带人眼内,合并继发性感染,加剧炎症程度。

早期症状和体征轻微。成虫寄生于人眼结膜囊内,以上结膜囊外眦侧为多见,也可见于眼前房、泪小管、泪腺及眼睑、结膜下等处。由于虫体表面锐利环形皱折的磨擦、头端口囊吸附作用等的机械性损伤,加上虫体分泌物、排泄物的刺激及继发细菌感染等,可引起眼结膜炎症反应及肉芽肿形成。轻者无明显症状,或有眼部异物感。患者伴痒感、刺痛、流泪、畏光、分泌物增多、疼痛等,一般无视力障碍。当取出虫体后,异物感等刺激症状可立即明显减轻或消除。如果寄生于眼前房,患者眼前可见丝状物飘动,并有眼睑水肿、结膜充血、发炎或形成小溃疡面,还可致睫状体充血,房水混浊,瞳孔散大,视力下降,眼压增高,也可引起继发性青光眼等。在泪小管内寄生时,可引起泪点外翻。虫体若达球结膜或睑结膜下,可导致肉芽肿,也有在眼睑乳头状肉芽内发现本虫幼虫的报道。重感染者可发生结膜充血,形成小溃疡面、角膜混浊、眼睑外翻等。如果此虫在眼部时间较长,可因此虫口端角质反复摩擦角膜引起擦伤,偶可遗留云翳而轻度影响视力。有报道本虫寄生后可刺激面神经而引起眼睑外翻及面瘫,伴有牵拉性疼痛者。

（五）诊断

1. 病原学诊断 诊断措施与方法:首先根据病史,对于眼部有异物感等刺激症状达40天以上者,可取其眼内眦处分泌物,压片镜检。若发现卷曲的幼虫,即可诊断。此外,还可采取提眼皮暴露结膜囊,仔细观察结膜囊内有无活动的或卷曲的虫体,用镊子或棉签自眼部取出虫体,置盛有生理盐水的平皿中,可见虫体蠕动,用显微镜检查虫体特征即可明确诊断。对于难于合作的幼儿,眼皮紧很难暴露囊腔者,可用2%可卡因或1‰丁卡因药水滴人眼内2~3滴,虫体受药水作用约5 min后,可随药水及泪液的溢出而外露,用镊子取下虫体镜检即可诊断。

2. 鉴别诊断

(1)狂蝇幼虫所致的眼蝇蛆症:常为突然发作,即有蝇扑向眼后即刻发生刺疼,检查眼部可检出蛆虫即可鉴别。

（2）曼氏裂头蚴病：常有眼部炎症并用蛙或蟾蜍皮敷贴的病史，裂头蚴较粗，长短在伸缩活动中变化大，放入生理盐水，观察伸缩活动即可诊断。

（六）流行

结膜吸吮线虫主要分布于亚洲的印度、缅甸、菲律宾、泰国、日本、朝鲜及俄罗斯远东地区。我国的病例报告始于1917年。现已知25个省、市、自治区如山东、江苏、湖北、安徽、河南、云南、河北、四川、北京、重庆、贵州、辽宁、广西、陕西、广东、天津、黑龙江、吉林、江西、浙江、上海、湖南、山西、福建、内蒙古等地有人体感染的病例报道，其中以江苏、湖北、安徽、河南、山东等地病例较多。近年已证实冈田绕眼果蝇是我国结膜吸吮线虫的中间宿主及传播媒介。感染季节以夏秋季为主，与蝇类季节消长相吻合。结膜吸吮线虫一般为散发感染，但也有较多病例发生的局部流行区。人体感染与性别、年龄无显著关系，主要决定于感染机会，夏秋季较多见。传染源主要为家犬，其次是猫、兔等动物。媒介中间宿主果蝇广泛分布，儿童不洁眼部卫生，是结膜吸吮线虫病流行的主要因素。

（七）防治

治疗可用1%～2%可卡因或地卡因溶液滴眼，约5 min后，眼结膜及虫体受麻醉作用，虫体常随药液溢出而外露，从眼角爬出，立即用镊子取出虫体。也可用无菌生理盐水及洗涤橡皮球，冲洗出眼内虫体。往往一次不易取尽，可多次取虫，取尽为止，可达治愈。若虫体钻进眼前房，需手术取虫。取出虫后症状即消失，预后佳。此外，应注意随访。

加强对动物宿主尤其是犬的管理及防治非常重要，控制犬的数量或拴养，可降低犬的感染率，是阻断该病流行的一种有效方法。搞好环境卫生，防蝇灭蝇，对烂果类垃圾无害化处理，消除果蝇的孳生地，减少果蝇密度，对降低本病传播可能有一定作用。加强卫生健康教育，注意个人卫生，特别强调儿童眼部的卫生，保持面部清洁，不玩弄犬、猫和兔等家畜；农村儿童，不要在户外睡觉，以防蝇吸吮眼睛，减少感染。

二、铁线虫

（一）引言

铁线虫（gordian worm）又称发形虫（hair worm）或马鬃虫（horsehair worm）。成虫在水中营自生生活，偶尔感染人体，引起铁线虫病（gordiasis）。铁线虫可寄生于人体的消化道和泌尿道，偶尔寄生于眼眶或外耳道，导致病变，称铁线虫病。患者以女性多见。

（二）形态

活虫呈深棕色，在体外非常活跃，常有自行打结的习性。成虫细长，体型较大，圆线形，似铁丝或细绳状，长10～70 cm、宽0.3～3 mm，颜色变化较大，有黄、灰、棕褐或黑褐色。虫体前端钝圆，口腔位于头部顶端或前端腹面。虫体壁较厚、粗糙，最外为角质层虫体表面有许多小乳突，雌雄异体。雄虫一般较小，尾部卷曲，末端分叉，呈倒"V"字形，分叉部分的前腹面为泄殖孔。雌虫尾短尖钝。雄虫的精巢和雌虫的卵巢数目多，成对排列于身体的两侧。

（三）生活史

虫体生活于沼泽、池塘、溪流、沟渠等水中，偶尔可感染人体，其感染宿主范围及完整生活史过程并不十分清楚。成虫在水中营自由生活，雌雄交配后，雄虫死亡。雌虫在虫卵成熟后，在水边产卵，一次可产卵 150 万～600 万枚，雌虫产卵后死亡。虫卵粘连呈索状，可长达15～20 cm，卵在水中发育的时间与水温有关，卵在水温 13℃时约需 35 天发育成熟，10℃时则需 74 天。孵出的幼虫很小，约 0.25 mm，无消化管，其体中部有一横膈，将虫体分为前后两部分，前部具有一能伸缩的吻和多个向后突出的棘，后部有表浅的横纹。在水中发育孵出幼虫后可被水生昆虫食入或钻入其体壁进入血腔，依靠身体表面吸取宿主体内的脂肪而发育。适宜的中间宿主包括蚱蜢、蟋蟀和甲虫等，有时也感染蜈蚣和水蛭，幼虫在这些昆虫体内蜕皮后成为稚虫。当这些小昆虫被较大的节肢动物如龙虱、螳螂或蝗虫等转续宿主食入，稚虫可继续发育。当宿主接触水或昆虫死亡后落水，这些成熟、白色软皮的稚虫自昆体内逸出进入水中，虫体颜色逐渐加深，体壁逐渐变硬，发育为成虫，营自生生活。若孵出的幼虫 24 h 内未能进入昆虫体内，可在水中成囊，囊壁是由幼虫末端的分泌物形成。一般水温较低时易成囊，水温较高时不易成幼虫，在水中生活超过 24 h 未成囊者易死亡，成囊幼虫在水中至少能存活 2 个月，在潮湿的土壤中存活 1 个月。当成囊幼虫被昆虫吞食后，囊壁溶解，幼虫逸出并穿过昆虫肠壁到血腔内进行发育。幼虫只能在适宜的中间宿主如蚱蜢、蟋蟀和甲虫等昆虫体内才能生长。有时也能感染蜈蚣及水蛭。若成囊幼虫被不适的宿主如螺类或鱼等摄入，囊壁不能被消化；若再被适宜宿主摄入时，幼虫仍能继续发育。

（四）临床学

铁线虫偶可感染人体，感染途径可能是因为接触水或饮用生水时感染幼虫。铁线虫病是一种较为罕见的寄生虫病，女性多于男性。但各地因生产生活接触自然水体的人群甚多，其实际感染人数可能远比已报道的例数要多。人们通过饮水或吞食含有感染性幼虫的宿主如昆虫、鱼类、螺类等而感染消化道，感染人体泌尿道的途径可能与人在池塘等水体中游泳时接触成熟期的幼虫或成虫自尿道逆行侵入尿道，上行至膀胱内寄生有关。虫体侵入人体后可进一步发育至成虫，并可存活数年。在消化道中，虫体可分泌一种物质缓解肠液对它的破坏而继续发育。大多数虫体随粪便排出体外，也有经尿道排出。寄生于膀胱内的虫体至少可存活 3～4 年。

致病机制可能与虫体在膀胱及尿道内移行的机械刺激有关。一旦虫体随尿排出，症状亦逐渐消失。铁线虫主要寄生于消化道的患者一般无明显症状，偶尔表现慢性消化不良及腹痛、腹泻等症状。寄生泌尿道的患者以女性多见，均有泌尿道刺激症状以及非特异的膀胱刺激症状，膀胱镜检可见三角区呈慢性炎症，临床表现为腹部疼痛、尿频、尿急、尿痛、血尿、放射性腰痛及会阴炎和阴道炎等。铁线虫也可寄生眼眶形成肿块并引起红肿、疼痛，以及寄生于外耳道处导致极度瘙痒。寄生于眼眶部及外耳的病例极为罕见，其可能与稚虫自口侵入颊部移行至眼眶下或耳部有关。

（五）诊断

诊断本病依据如下。①有接触自然水体，会阴部接触过塘、沟水或潮湿草地的病史；有生吃昆虫、鱼类、螺类等食物和饮用生水的经历。②尿中或粪便中检获虫体。③临床上有尿道刺激症状,久治不愈应考虑做膀胱镜检。尿常规检查多有轻度异常,尿中可含少量蛋白及红细胞、白细胞,但查不到铁线虫虫卵。

（六）流行

铁线虫病呈世界性分布,主要见于温带和热带地区;马来西亚、日本、英国、坦桑尼亚、斯里兰卡、印度和加拿大等地均有报道。我国流行于山东、湖北、广东、陕西、河南、新疆、四川、云南、广西、福建等呈散发性。铁线虫的保虫宿主主要为昆虫类,据国外报道有 70 多种翘翅目甲虫可以感染铁线虫;对新西兰短角蚱蜢检测显示感染率可达 13%。1999 年龙建国曾发现石蛾、螳螂和铁线虫存在寄生关系。

（七）治疗

铁线虫病的防治以预防为主,特别要注意饮水卫生,不喝野外生水,避免生食铁线虫中间宿主(昆虫、鱼和螺蛳),避免在野外不洁水中游泳等。

手术取虫为首选治疗方法,也可辅以抗线虫药物驱虫,如选用阿苯达唑进行治疗。

三、颚口线虫

颚口线虫属于线虫纲(Nematoda)、旋尾目(Spirurida)、颚口科(Gnathostomatidae)、颚口属(*Gnathostoma*),已确定的共有 12 种,其中在东南亚报道 5 种,颚口线虫成虫寄生于哺乳类动物的胃、食管、肝脏和肾脏,在我国发现的有棘颚口线虫(*Gnathostoma spinigerum*)、刚棘颚口线虫(*G. hispidium*)和杜氏颚口线虫(*G. doloresi*)。

颚口线虫最初由 Owen 根据伦敦动物园一只老虎胃壁上的标本进行描述,以后陆续报道在印度、斯里兰卡、缅甸、泰国、马来西亚、印度尼西亚、菲律宾、中国、日本和澳大利亚等地的犬、猫、野猫、云猫、条纹林狸、狮子(赞比亚),豹貂(美国)等的胃壁上找到。有的种类颚口线虫幼虫可寄生于人体,引起人体皮肤和内脏颚口线虫病(gnathostomiasis)。1960 年代后,人体颚口线虫病在东南亚尤其是泰国十分普遍,病原均为棘颚口线虫。1980 年代以来,在日本发生不少颚口线虫病例,是由刚棘颚口线虫引起的。我国的颚口线虫病主要由棘颚口线虫引起。

四、棘颚口线虫
（一）形态

成虫短粗,活时呈鲜红色,稍透明,两端稍向腹面弯曲。头端呈球形膨大,上有环形小钩。颈部狭窄,体前半部和近尾端处被有很多体棘,体棘的形态与大小因部位而异,有分类学意义。雄虫长 11～25 mm,雌虫长 25～54 mm。雄虫尾端有 4 对大的具柄乳突和 4 对小乳突,交合刺 1 对,不等长。虫卵椭圆形,大小为 38.5～69.3 μm,表面粗糙不平,一端有帽状透明塞,内含 1～2 个卵细胞。幼虫发育至第 3 期盘曲呈"6"字形,长约 4 mm,头顶部具唇,头球上都具 4 环小钩,其数目和形状有重要的虫种鉴别意义。

（二）生活史

棘颚口线虫在发育过程中需要中间宿主和终宿主。终宿主主要是犬、猫或野生动物虎、豹等,第一中间宿主主要是剑水蚤,第二中间宿主包括淡水鱼类(如乌鳢、黄鳝、泥鳅等)。成虫寄生于终宿主胃壁肿块中,肿块破溃后虫卵落入胃肠腔道并随粪便排出。虫卵排出后,5天后发育为含第 1 期幼虫的卵,7 天后幼虫孵出。在水中孵出的第 1 期幼虫被剑水蚤吞食后,脱去鞘膜,钻入胃壁到达体腔,经 7～10 天发育为第 2 期幼虫。当含第 2 期幼虫的剑水蚤又被第二中间宿主淡水鱼类吞食后,大部分移行至肌肉,1 个月后发育为第 3 期幼虫,这一期幼虫对猫、犬等终宿主即具有感染性。终宿主食入含第 3 期幼虫的淡水鱼类后,幼虫在胃内脱囊,并穿过肠壁移行至肝、肌肉或结缔组织,最后进入胃壁,在黏膜下形成特殊的肿块,幼虫逐渐发育为成虫,一个肿块中常有 1 至数条成虫寄生。

人非该虫的适宜宿主,感染后在人体组织内寄生的虫体仍停留在第 3 期幼虫或性未成熟的成虫早期阶段,幼虫在人体内可存活数年,长者可达 10 年以上。有些动物如蛙、蛇、鸡、猪、鸭及多种灵长类动物食入已被感染的鱼后,其体内的幼虫不能进一步发育,但可长期存活。

(三) 临床学

人不是棘颚口线虫的适宜宿主,虫体侵入人体后一般不能发育成熟,而以幼虫的形式在人体内移行游窜,可累及多个器官和组织,损害部位极为广泛。一旦侵入脑、眼、肺、肝等人体重要器官,将造成严重后果,甚至威胁患者生命。棘颚口线虫病按照引起的病变部位可分为皮肤型和内脏型。

1. 皮肤型 由于幼虫的游走性,在皮肤的表皮和真皮间或皮下组织形成隧道,引起皮肤幼虫移行症。皮肤幼虫移行症可在全身各部位表现出匐行疹或间歇出现的皮下游走性包块,局部皮肤表面稍红,有时有灼热感和水肿,可有痒感,疼痛不明显。

2. 内脏型 虫体还可在消化、呼吸、泌尿、神经等系统内移行或寄居引起内脏型幼虫移行症,其临床表现随寄生部位的不同而异,具体如下。

(1)肝损伤:幼虫移行至肝脏可引起右上腹隐痛或胀痛,肝大常伴食欲缺乏、恶心、疲乏等症状。

(2)肺部病变:常于皮肤颚口线虫病持续数月或数年后发生,出现咳嗽、胸痛气促与咯血,可致胸腔积液或积血。偶尔虫体可随痰被咳出。

(3)胃肠病变:幼虫寄生于肠壁中形成肠壁肿块,可致不完全性肠梗阻,出现腹痛、腹胀、腹泻、便血、呕吐等症状,偶可在腹部扪及包块。

(4)眼部病变:可引起外眼病变与眼内病变。前者表现为眼眶周围炎,出现眼痛、流泪、怕光、眼球周围红肿等。后者则表现为虹膜炎、前房或玻璃体积血、视网膜剥离等,严重者可致失明。用眼裂隙灯检查可在结膜下、前房或玻璃体中发现幼虫。

(5)中枢神经系统损伤:以神经根-脊髓炎、脑膜脑炎和蛛网膜下隙出血较为多见。患者表现为突然剧烈头痛、呕吐、脑膜刺激征。脑脊液呈血性而含有较多嗜酸性粒细胞。本病病变常较广州管圆线虫重,病死率较高,后遗症亦较常见。

(6)泌尿道病变:较少见,幼虫偶可穿过膀胱组织,随尿液排出。此时可出现血尿、排尿异物感。

（四）诊断

临床上对可疑表现者,尤其有生食或半生食淡水鱼、鸡、鸭肉史者,则应考虑本病并作进一步检查。从病变组织中取出虫体作镜检是最可靠的确诊方法。如皮肤活体组织检查、用眼裂隙灯检查可在结膜下、前房或玻璃体中发现虫体等。免疫学方法作辅助诊断,包括皮内试验、沉淀反应、对流免疫电泳试验、酶联免疫吸附试验和间接荧光抗体试验等。外周血液白细胞总数轻度增多,嗜酸性粒细胞比例明显升高。

（五）流行

可作为棘颚口线虫第二中间宿主和转续宿主的动物有鱼类、两栖类、爬行类、鸟类和哺乳类等。终宿主有猫、犬、貂、水獭、虎、豹等,其中猫和犬是常见的宿主。人体棘颚口线虫病主要分布于亚洲,日本、中国、泰国、越南、马来西亚、印度尼西亚、菲律宾、印度、孟加拉和巴基斯坦均有人体感染的报道。日本和泰国有食鱼生的习惯,人体感染较为严重。我国颚口线虫病分布广泛,浙江、江苏、安徽、湖南、湖北、山东、河南、江西、广东、海南、我国台湾、陕西、福建、上海、黑龙江15个省、市有病例报道。

人体感染主要途径是经口感染,常通过生食或半生食含第3期幼虫的淡水鱼肉、鸡肉、鸭肉和猪肉而受感染;含有早期第3期幼虫的剑水蚤可感染灵长类动物,因此也有通过饮入不洁水源而感染的可能。

（六）预防和治疗

颚口线虫病预防措施包括不食生的或半生鱼类、禽鸟类、两栖类,爬行类和哺乳类动物等肉类;保持环境卫生,饮水卫生,加强动物管理,完善食物原材料如淡水鱼类、鳝鱼、泥鳅、乌鳢、黄颡鱼、沙鳢等检疫和监控。

对人体颚口线虫病目前没有特效的药物,某些药物对颚口线虫病可能有一定的治疗效果。泼尼松龙或硫酸奎宁可使移行性肿块消退;阿苯达唑有一定疗效,可预防虫体反复移行性肿胀的发生,但不能控制急性症状。如果寄生部位明确,特别是皮肤型棘颚口线虫病,外科手术取出虫体是一种安全有效的治疗方法,因幼虫在皮下的移行速度较快,可用止血带绑于虫体两侧,避免虫体提前逃避导致手术失败。

（毛佐华）

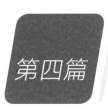

第四篇

人类疾病相关的节肢动物

Medical Arthropod

第二十章　节肢动物概论

医学昆虫学(medical entomology)是研究与人类疾病相关的某些昆虫的分类、鉴定、生命活动规律及其防治(制)的生物科学。发展早期由研究医学昆虫开始,且涵盖了与医学相关的节肢动物。因此,医学昆虫学又称为医学节肢动物学(medical arthropodology)。本章主要阐述医学节肢动物的形态、分类、生活史、生态、与疾病的关系及防治措施等,旨在控制和消除危害人体健康的节肢动物,从而保障人民健康。

凡能通过吸血、刺蛰、毒害、寄生、传播疾病等方式危害人类健康的节肢动物,称为医学节肢动物。

第一节　节肢动物的主要特征及特点

躯体分节,左右对称,具分节的跗肢如触角、触须、足;体表(壁)由几丁质的外骨骼组成;体腔即血体腔,内含血淋巴液。

一、与医学有关的节肢动物门分属下列各纲

1. **甲壳纲**　甲壳纲节肢动物体分头胸部和腹部,有 2 对触角,5 对足,大多种类为水生,与医学有关的如溪蟹、蝲蛄、剑水蚤等,能作为某些蠕虫的中间宿主。

2. **唇足纲**　唇足纲节肢动物体形窄长,背腹扁平。头部有 1 对触角,第 1 体节有 1 对毒爪,每一体节有 1 对足。与医学有关的如蜈蚣能蜇人,引起疼痛中毒。

3. **倍足纲**　倍足纲节肢动物体形长管状,多体节组成。头部有 1 对触角,除第一体节外,每一体节有 2 对足,如马陆,其分泌的物质常引起皮肤过敏。

4. **蛛形纲**　蛛形纲节肢动物体分头胸部和腹部或头、胸、腹愈合为躯体。无触角,成虫4 对足,幼虫 3 对足。某些蜘蛛、蝎子能蜇人;蜱、螨能传播多种疾病。

5. **昆虫纲**　昆虫纲节肢动物体分头、胸、腹 3 部分,头部有一对触角,胸部有 3 对足,有翅或无翅。重要的如蚊、蝇、蚤、虱等能传播人类许多严重的传染病。

二、发育与变态

昆虫个体发育需经胚胎发育和胚后发育 2 个阶段,前者在卵内完成,后者即从孵化出幼虫到成虫性成熟。从幼虫发育到成虫要经过外部形态、内部结构、生理功能、生活习性及行为本能的一系列变化,称为变态。变态类型可分为如下。

1. 完全变态 生活史中有卵、幼虫、蛹及成虫 4 个阶段,各阶段形态及生活习性完全不同。如蚊、蝇等。

2. 不完全变态 生活史中有卵、幼虫或(和)若虫、成虫时期。若虫形态、生活习性与成虫相似,仅体形小、生殖器官未发育成熟。如虱、恙螨等。

大部分节肢动物在生长发育过程中,需历经蜕皮,幼期每蜕皮一次即增长一个龄期,龄期多寡因种而异。

第二节　医学节肢动物对人体的危害

一、直接危害

由医学节肢动物本身造成对人体的危害。

1. 骚扰吸血 蝇、蚊、蚤、虱等均能骚扰吸血,侵袭人体。

2. 刺螫毒害 硬蜱的唾腺含嗜神经毒素,注入人体引起蜱瘫痪。

3. 寄生人体 蝇蛆、人疥螨可寄生于人体而致蝇蛆症、疥疮。

4. 超敏反应 尘螨可导致过敏体质者发生尘螨性哮喘、鼻炎、皮炎。

二、间接危害

医学节肢动物能携带多种病原体,对人类最严重的危害是传播疾病。这些传播疾病的节肢动物被称为传播媒介,其所传播的疾病称为虫媒病。医学节肢动物传播疾病的方式分为机械性传播和生物性传播两种。

1. 机械性传播 媒介节肢动物在传播病原体的过程中,病原体附着在节肢动物的体表或体内,病原体的形态和数量均无改变。节肢动物将病原只是机械地携带运载及传递。如蝇传播痢疾、伤寒、蛔虫病等。

2. 生物性传播 媒介节肢动物在传播病原体的过程中,病原体在媒介节肢动物体内,需经发育和(或)繁殖后,才对宿主具有感染性,且媒介是病原体必经的环节。根据病原体在媒介节肢动物体内的发育或繁殖过程,再分为以下 4 种方式。

(1)繁殖式:病媒节肢动物作为病原体的繁殖场所,病原体在其体内大量繁殖,只有数量增加,无形态改变。如鼠疫耶尔森菌在蚤胃内的大量繁殖。

(2)发育式:病媒节肢动物是病原体的发育场所,病原体在其体内,经发育仅形态结构有变化,但数量不增加。如丝虫幼虫在蚊体内的发育,其经过腊肠期蚴和丝状蚴的发育,丝状蚴阶段才具感染性。

(3)发育繁殖式:病媒节肢动物既是病原体的发育场所,又是病原体的繁殖场所。病原体在其体内需经过发育且繁殖,后转化至生活史的下一阶段,其间不仅形态上改变,且在数量上大增。如疟原虫必须在按蚊体内发育且繁殖成数以千万计的子孢子才能感染人。

(4)经卵传递式:经卵传递式也称遗传繁殖式。媒介节肢动物不仅是病原体繁殖场所,而且通过媒介本身的变态和经卵将病原体传递到下一发育阶段或后代。如恙虫病立克次体在恙螨体内繁殖，其可从幼虫期开始经过变态到达成虫期，再侵入卵巢而入卵细胞，如此传递给下代。如此反复，甚至可达数代。

　　由节肢动物经生物性方式传播的疾病称为虫媒病（insect-borne disease）。在人类传染性疾病中，虫媒传染病占有特殊的地位，且数量达半数以上。媒介节肢动物不仅在人与人之间传播疾病，也在动物与动物之间传播疾病，乃至在动物与人之间传播疾病。媒介节肢动物既可作为疾病的传播媒介，又可作为病原体的储存宿主。因此，加强媒介节肢动物的防治至关重要。

（孙建华）

第二十一章 疾病相关的昆虫

第一节 蚊

蚊(mosquito)是一类最重要的医学昆虫,它不但能叮人吸血,更重要的是能够传播多种疾病,其严重危害人类健康甚至危及生命。全世界已知蚊种 3 000 多种(亚种),我国报道约 350 多种(亚种),其中传播人类疾病相关的蚊种,均属按蚊属(*Anopheles*)、库蚊属(*Culex*)和伊蚊属(*Aedes*)。

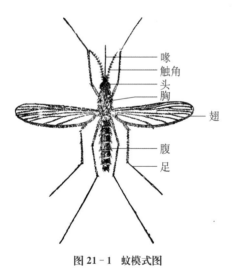

图 21 - 1　蚊模式图

图中标注:喙、触角、头、胸、翅、腹、足

一、形态特征

蚊为小型昆虫,体分头、胸、腹 3 部分,有 1 对窄而长的翅和 3 对细长的足,体披有鳞片,尤以翅脉上的鳞片为显著,其色泽和集散排列形成的斑点、数目及位置具分类鉴定的重要意义(图 21 - 1)。

二、生态特点

蚊虫的发育属于完全变态,生活史分 4 个时期:卵、幼虫(孑孓)、蛹和成虫。前 3 个时期必须生活在水中,成虫陆生并能飞行。完成一代生活史的发育所需时间取决于温度,当气温适宜条件下,一般需要 7～15 天,一年可繁殖 7～8 代(图 21 - 2)。

1. **孳生地**　成虫产卵,卵、幼虫、蛹生长发育的场所即孳生地。蚊虫孳生地的调查区分在防制上有重要意义。不同蚊种对孳生环境有一定的选择性,通常分为 5 个类型。

(1)田塘型:包括稻田、各类池塘、草塘、沼泽、人工河湖等大型或较大型积水场所,主要孳生中华按蚊、三带喙库蚊。

(2)缓流型:包括清洁的小溪水体、积水梯田、灌溉沟渠、渗水坑等,主要孳生微小按蚊。

(3)污水型:包括阴沟、下水道、洼地积水、污水坑、污水池、积肥坑、清水粪缸等,主要孳生淡色库蚊、致倦库蚊。

(4)丛林型:包括丛林浓荫下山溪、荫蔽的山涧溪流、石穴等小型清洁水体,主要孳生大劣按蚊。

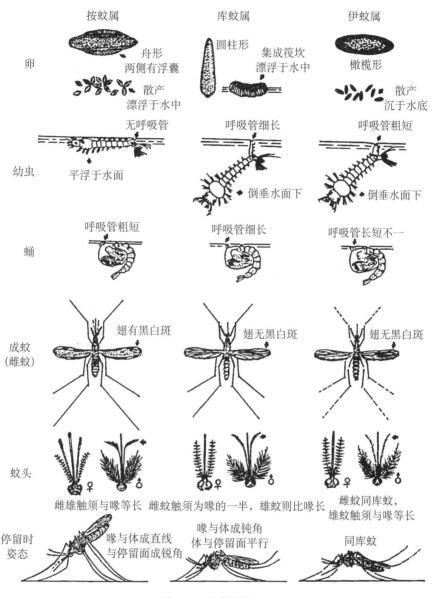

图 21-2　蚊各期形态

　　（5）容器型：包括多种人工容器（坛、罐、缸、桶、盆、碗、瓶、盒及旧轮胎等）和植物容器（树洞、树穴、叶腋、竹筒、椰子壳等）造成的积水，主要孳生埃及伊蚊、白纹伊蚊。

　　2. 吸血习性　雄蚊不吸血，以植物汁液为食。雌蚊也可以吸植物汁液维持个体生存，但必须吸血使卵巢发育。雌蚊通常在羽化后 2～3 天交配，然后便吸血，在吸血过程中获得病原体而成为传播病原体的媒介。温度、相对湿度、光线、风力等对蚊吸血活动均有影响，适于蚊吸血的温度为 23～35℃，相对湿度为 70%～80%。除伊蚊白天吸血外，其他蚊类多在夜晚吸血。

　　不同蚊种的嗜血性可不同，与传病密切相关。有的嗜吸人血或动物血，有的则兼吸人血和动物血，如淡色库蚊、嗜人按蚊、白纹伊蚊等嗜吸人血，中华按蚊、三带喙库蚊兼吸人畜血。

此外同一蚊种,在不同地区,嗜血习性发生变异。如微小按蚊随着纬度上升,由在海南省偏嗜人血而在长江流域则成为偏嗜牛血。

3. 栖息习性 雌蚊吸血后,大多栖息于阴暗、潮湿、避风的场所。室外如树洞、树穴、草丛或人房、牲畜圈舍附近的作物上,室内如床下、蚊帐角落、门后、墙面、屋角杂物等处。栖息习性大致分以下 3 类。

(1) 家栖性:雌蚊吸血后仍栖息在人房或畜舍内,待胃血消化和卵巢发育成熟后,才飞离房舍外出产卵。如淡色库蚊、嗜人按蚊。

(2) 半家栖性:雌蚊吸血后,稍在室内停息,然后飞到野外栖息和消化血液。如中华按蚊。

(3) 野栖性:雌蚊吸血至产卵均在野外。如大劣按蚊。蚊虫的栖息习性可受地理、气候条件及吸血对象的分布等因素影响而改变。

了解蚊种的栖息场所,对人类采取防制措施、选择杀虫剂和灭蚊方法等均有重要意义。

4. 季节消长 蚊的季节消长受温湿度、雨量等因素影响。我国温带地区的蚊虫繁殖主要受冬季不利条件的影响;热带和亚热带地区的蚊虫全年都能活动和繁殖,却受到旱季的影响。蚊虫的季节消长与其所传疾病的流行病学关系密切,蚊虫种群密度高峰过后,往往引起所传播的疾病大流行。了解不同蚊种在不同地区季节消长和疾病流行病学的关系,可作为除害灭病防制措施的依据。

5. 越冬 当外界气温<10℃条件时,受精雌蚊卵巢发育停滞,体内储存的营养物质转化为脂肪体,藏匿于阴暗潮湿、温暖避风的地下室、地窖、山洞、树穴、牲畜圈舍等处,不食不动进行越冬。多数蚊种以成蚊越冬,伊蚊多以卵越冬。了解与掌握蚊虫的越冬现象,在防蚊、灭蚊方面有重要意义。

三、与疾病关系

1. 疟疾 疟原虫在人体内发育到配子体后,必须进入按蚊体内才能继续其生活史,配子体先在蚊胃内发育为雌雄配子,雌雄配子结合成合子,转为动合子钻入蚊胃壁,发育为囊合子,其内无性增殖形成大量子孢子。当囊合子破裂,子孢子释出,进入唾腺,成为感染性按蚊,当此蚊再吸血即感染人体。故按蚊传播疟疾属于发育繁殖式。

人体疟原虫均系按蚊为传播媒介,我国的重要传疟媒介,在广大平原地区,特别在水稻种植区为中华按蚊、嗜人按蚊。后者传疟能量高于中华按蚊。微小按蚊为我国南方山区重要的媒介蚊种,大劣按蚊系热带丛林型按蚊,主要分布在海南和云南西部。

2. 丝虫病 微丝蚴随血液被蚊吸入后,在胸肌内发育,经腊肠期蚴发育为丝状蚴,丝状蚴进入蚊喙,当蚊再次吸血时感染人体。微丝蚴必须经蚊体内的发育才能感染人,在蚊体内无繁殖现象,每条微丝蚴只发育成一条具感染性的丝状蚴。一般每只蚊虫被微丝蚴的寄生不超过 40 条,否则可致蚊虫死亡。我国两种丝虫病的流行区,主要取决于蚊种,如水稻种植区以马来丝虫为主,而居民点污水多的地方以班氏丝虫为主;如两者同样多,则出现混合感染的流行。所以,马来丝虫主要以中华按蚊为媒介,班氏丝虫以淡色库蚊、致倦库蚊为媒介。

3. **乙型脑炎**　乙型脑炎为乙脑病毒所引起的急性传染病。以高热、意识障碍、抽搐等中枢神经系统症状为特征。多发生在儿童。本病分布于日本、朝鲜、菲律宾、印尼、俄罗斯及我国各地区。从自然界成蚊分离到本病病毒的蚊种有：中华按蚊、帕氏按蚊、白纹伊蚊、刺扰伊蚊、致倦库蚊、淡色库蚊、三带喙库蚊等。我国境内分离到的带乙脑病毒的蚊共 5 属 19 种。根据近年国内外的资料，证明三带喙库蚊是重要的传播媒介。乙脑是人兽（畜）共患的自然疫源性疾病，处在病毒血症期的动物也可成为本病的传染源，其中感染率最高的是猪。

4. **登革热和登革出血热**　登革热和登革热出血系由登革病毒引起的急性传染病，经伊蚊传播。登革热为良性疾患，临床呈现双相热、肌肉和关节疼痛、皮疹、白细胞计数减少和淋巴结大。登革出血热则为严重疾患，临床特征为高热、出血倾向、肝大，部分患者伴有循环衰竭，称为登革休克综合征。目前已知有 12 种伊蚊可以传播登革病毒，但最主要的媒介是埃及伊蚊、白纹伊蚊。我国建国前在长江中游一带，如汉口、九江等地有本病流行的报道，其他地方也可能存在。1978 年以来，广东、海南等地发生了 10 余次规模不等的流行，特别 2014 年报道病例高达 2 万多例。

5. **黄热病**　黄热病由黄热病病毒所致的急性传染病，因黄疸为一突出症状而命名。主要症状有发热、黄疸、出血及蛋白尿等。此病具有城市型与丛林型两种流行模式。本病见于南美洲及非洲部分地区。传播媒介为埃及伊蚊。

近年来，国外有关蚊媒病毒研究的进展很快，已在蚊体内分离出多种病毒，这些病毒的致病性有待进一步研究。

四、常见重要蚊种（三属蚊代表种）

1. **中华按蚊**（*Anopheles sinensis*）　中华按蚊在我国分布最广，是最常见蚊种，为平原地区重要的传疟蚊种。成蚊体中型，灰褐色，翅前缘脉上有 2 个大白斑，下颚须上有 4 个白环，以顶白环最宽。雌蚊嗜吸畜血，兼吸人血。

2. **淡色库蚊**（*Culex pipiens pallens*）　淡色库蚊分布与长江流域和长江以北地区，为室内最常见的蚊种，是我国北方地区班氏丝虫病的主要媒介。成蚊体中型，淡褐色，喙与足深褐色，无白环白斑，第 2～7 腹节背板基部有灰色横带，带的后缘平直。成蚊嗜吸人血，栖息于人房，其季节消长因地而异。

3. **白纹伊蚊**（*Aedes albopictus*）　白纹伊蚊在全国均有分布，在国外遍布于东南亚地区。成蚊体型较小，黑色，间有白斑，中胸背板正中有 1 条明显的白色纵纹，后足各跗节上均有白环。白纹伊蚊是东南亚和我国登革热的主要传播媒介。

五、蚊虫的综合防制原则

采取以改造环境、控制和消除幼虫孳生地为主的综合防制措施，标本兼治，治本为主。因地制宜，防控结合。城市灭蚊重在对孳生地的管理和消除，如搞好环境卫生，清除积水，翻缸倒罐防止积水等；城乡接合部的灭蚊，需以灭成蚊和控制蚊幼孳生地两者相结合；农村和山区因蚊虫孳生地数量多，且面积广，则以杀灭成蚊为主。

第二节 白 蛉

白蛉(sandfly)属一类小型吸血昆虫。全球已知 700 余种,我国已报道 40 余种(亚种)。我国以中华白蛉为最重要的媒介蛉种,其地理分布、季节消长与黑热病流行相一致。其次能传播黑热病的媒介蛉种是长管白蛉、亚历山大白蛉和吴氏白蛉。

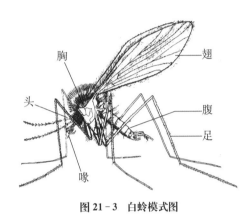

图 21 - 3 白蛉模式图

一、 形态特征

白蛉仅 1.5～4 mm,灰黄色,体密布细毛。胸部驼背状,足细长。翅长梭形覆以长毛,停落时展举背上呈 45°角。所有蛉种第一腹节背面的毛均竖立,2～6 节腹背毛或竖立或平卧或两者混杂,据此可将白蛉分为竖立毛、平卧毛和杂交毛三大类(图 21 - 3)。

二、 生态特点

白蛉的生活史属于完全变态。卵常被产于房屋内外或附近疏松泥土的缝隙内,和泥土混杂,亦不受水旱影响的阴暗潮湿场所。卵长椭圆形,深棕或黑色,表面具有纹饰。幼虫似毛毛虫,以腐烂的有机物为食,经 3 次蜕皮,入土化蛹,再羽化为成蛉。白蛉发育时间较长,需 2 个月以上。中华白蛉每年出现的季节较其他昆虫晚,全年出现的时间亦较短。高峰出现在 6 月下旬前后,每年仅繁殖 1 代,一般不超过 2 代。

三、 与疾病关系

1. **叮刺吸血** 雌蛉吸血,常刺叮踝、腕、肘、膝四肢为多见,初感微痛,继以奇痒,皮肤红肿,消退很慢。

2. **黑热病(内脏型利什曼病)** 我国的黑热病过去流行于长江以北,东起山东和江苏北部,西至新疆的广大地区,目前大多数地区得到控制。中华白蛉作为最重要的媒介,实验证明杜氏利什曼原虫前鞭毛体在蛉胃中繁殖良好,并因其胃内围食膜的破裂而到达口腔(喙),引起传染。其他重要媒介虫种,新疆南部老居民区的传播媒介是长管白蛉;新疆吐鲁番和甘肃西部的传播媒介为亚历山大白蛉;新疆塔里木和内蒙古额济纳旗等荒漠地区吴氏白蛉是重要的传播媒介。

3. **其他疾病** 如细菌性的卡里翁病,又称奥洛亚热,流行于南美洲的秘鲁、哥伦比亚等地。病毒性的白蛉热,主要发生在从尼罗河到印度一线,中亚地区。另外,利什曼原虫和人类免疫缺陷病毒(HIV)合并感染是当今一个新兴问题,急切需要引起充分的关注和重视,合并感染的患者即使接受了正确治疗,仍然可能反复发作,通常以死亡告终。

四、重要虫种

中华白蛉:中华白蛉成虫体淡黄色至灰黄色,腹部Ⅱ～Ⅵ背板上的毛竖立。口甲不发达,无色板。雌蛉受精囊的形状略似玉米穗状,由11～13节组成。雄蛉外生殖器的上抱器有长毫5根,2根在顶端,3根在近中部。

第三节　蝇

蝇(fly)是人们最熟悉的昆虫,由蝇类传播的疾病很多,有些蝇类的幼虫可寄生在人体引起蝇蛆症,有些蝇能刺吸人畜血液,对人类危害极大。全世界已知蝇种34 000余种,我国有记录的约4 200种。苍蝇的有无或多少更是环境卫生标志之一,与环境卫生有关的蝇,常被称作住区蝇类。与人类疾病有关的常见蝇种有家蝇、绿蝇、金蝇、丽蝇和麻蝇等。

一、形态特征

蝇类有大、中、小3型,体长多6～14 mm,体色呈暗灰黑色、黄褐、暗褐或具金属光泽的绿色、蓝色、紫色或青蓝色,全身覆有鬃毛。口器舐吸式,少数为刺吸式。足末端有爪及爪垫各一对,爪垫有细毛并分泌黏液,故易携带各种病原体(图21-4)。

二、生态特点

蝇的生活史为完全变态,历经卵、幼虫(蛆)、蛹和成虫4期。多数种类成虫产卵,有些种类直接产幼虫,如麻蝇。

蝇的发育一般需要较高温度,在35℃左右发育很快,8～10天即可完成一代。温湿度适宜条件下,一年可发生10余代。

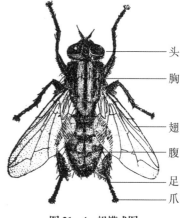

图21-4　蝇模式图

1. **孳生习性**　根据不同蝇种的产卵习性和幼虫发育所需的孳生物质、孳生地不同,通常可分为4种类型。①粪便类:可分人粪型及禽畜粪型。在这类孳生地的蝇种较多,通常有巨尾阿丽蝇、大头金蝇、家蝇、麻蝇。②腐败的动物质类:包括兽骨、兽皮毛、禽羽毛、硝皮作业、腌腊制作业、动物尸体、屠宰废弃物等,通常为丝光绿蝇、麻蝇、丽蝇的孳生地。③腐败的植物质类:包括腐败腐烂蔬菜、瓜果、酱及酱制品、家禽家畜饲料等,通常孳生麻蝇、家蝇。④垃圾类:由于组成成分较为复杂,一般常见的有家蝇、大头金蝇、丝光绿蝇等。总之,孳生物是蝇类孳生的基本条件,不仅是幼虫的食物,也是幼虫的栖息环境。掌握不同孳生物中常见的孳生蝇种对蝇类防制具重要意义。

2. **食性**　蝇类的嗅觉十分灵敏。大多数蝇种为杂食性,香、甜、腥、臭均喜爱。它们以各种腐败的有机物质为食料,包括各种动物的粪便、汗液、脓血、尸体,腐败的植物质等。亦能以人的食物为食。蝇取食频繁且有边食边呕吐边排粪的习性,当蝇全身的鬃毛及爪垫的黏毛携带大量病原体时,往往污染人们的食物和餐具等造成机械性传播疾病。

3. 活动与栖息 蝇类出入于孳生地与取食场所之间,活动范围不大。活动受温度的影响较大。例如,家蝇在 30℃ 最活跃,15℃ 时尚能正常取食,12℃ 时尚能飞行,9～10℃ 时只能爬行,7～8℃ 则完全不动。入秋时节,当刮风时,家蝇大量侵入室内,常在天花板、电线、悬空绳索和窗框等处栖息。温暖的夜晚,相当数量的家蝇栖息在室外的树叶、树枝、电线、栏杆、篱笆等处。丽蝇、麻蝇主要在室外栖息和活动。蝇类较善于飞翔,1 h 可飞行 6～8 km,一昼夜飞行 8～18 km。但在通常情况下,蝇类主要在栖息地附近觅食,常在以孳生地为中心的 100～200 m 半径范围内活动。风向、风速、食物、孳生物的气味是影响蝇类种群迁飞的主要因素。此外,交通工具如汽车、火车、飞机、轮船均帮助了蝇类由一地向另一地的扩散。

4. 季节消长 各种蝇类季节消长各不相同,随蝇种、气候和地区条件而异。一般以温暖季节为盛。我国北方寒区,蝇的繁殖季节较短(7～9 月份),温带地区较长(5～11 月份)。气温过高或雨量过多对蝇的孳生、繁殖均不利。上海及江浙周边省市,蝇类一般 3 月份出现,6 月份达高峰,7 月份密度回落,8 月份再达高峰,10 月份密度逐渐下降。值得重视的是家蝇、大头金蝇和丝光绿蝇是城市的主要防制蝇种。

按蝇类繁盛期所在的季节,将蝇类分为早春型、春夏型、夏型、夏秋型和秋型,其中以夏秋型蝇类,与肠道传染病关系最密切。

5. 越冬 大部分的蝇类都以蛹越冬,除蛹外尚可以幼虫或成虫越冬。蛹的越冬场所大都在孳生地附近的松软泥土中。蛹对寒冷和干燥的抵抗力较强。经过 −10℃ 低温,长达 4～5 个月的冬季,于翌年还能羽化为成虫。若以成虫越冬,常蛰伏于温暖、避风的厨房、地下室、暖房、仓库、地窖、禽畜圈舍等处。

三、 与疾病关系

蝇的种类多,活动范围广,但与人类关系较密切的仅数十种。我国蝇类主要以骚扰人们的生活和工作,部分蝇类能携带 100 多种病原体,机械性传播疾病。有的蝇幼虫(蝇蛆)能寄生于组织或器官中引起蝇蛆病(myiasis)。在非洲的一些吸血性蝇类可生物性传播锥虫病。

机械性传播疾病主要有细菌性、病毒性、寄生虫性疾病。

1. 细菌性疾病 细菌性疾病如伤寒、副伤寒、霍乱、副霍乱、菌痢、细菌性食物中毒、破伤风、炭疽、化脓性球菌感染、结核病。

2. 病毒性疾病 病毒性疾病如脊髓灰质炎、病毒性肝炎等。

3. 原虫性疾病 原虫性疾病如阿米巴痢疾、贾第虫病等。

4. 其他寄生虫性疾病 其他寄生虫性疾病如蛔虫病、鞭虫病、囊虫病等。

5. 蝇蛆病 临床以寄生部位分以下几种蝇蛆症。

(1)胃肠蝇蛆症:致病蝇种主要有家蝇、金蝇、丽蝇等。通常因人们误食被蝇卵或幼虫污染的食物所致，也可能在野外因便溺或赤身睡觉时，蝇在肛门附近近产卵或幼虫逆行入肛门侵入肠内致病。临床可通过粪检进行病原检查鉴定而确诊。值得注意的是，肠道蝇蛆病易被误诊为急性细菌性痢疾、慢性非特异性结肠炎，临床常表现为腹痛、腹泻、腹胀和食欲缺乏，通过检查呕吐物或粪便可鉴定确诊，口服甲苯达唑可治愈。

（2）眼蝇蛆症：致病蝇种有羊狂蝇、鼻狂蝇。患者常有飞蝇撞击眼睛的病史，表现为眼结膜炎。当侵及角膜，则角膜出现混浊或边缘溃疡，视力减退，重者蝇蛆穿透巩膜至眼前房或视网膜，造成失明，尤以纹皮蝇幼虫侵袭眼球更为严重。若患者主诉眼结膜内有异物移行感，特别在牧区，要考虑蝇蛆寄生的可能。治疗用药：0.5%～1%丁卡因滴眼液，待虫体麻痹，即用镊子或棉签取出。一般早发现，预后良好。

（3）皮肤蝇蛆症：牧区常见。致病蝇种有纹皮蝇、牛皮蝇。患者显见有与牛、羊等的密切接触史。临床依据患者的症状和体征，可分以下两类。

1）单纯型：主要症状和体征为发热，皮肤出现荨麻疹或皮疹起肿块，游走性疼痛伴奇痒，有时似锥子样刺痛。蝇蛆可侵犯人体各部位，如腰、腹、肩、胸背、面颈、腋窝、腹股沟等，偶见肛周或女性大阴唇处。

2）混合型：由于蝇蛆具有皮下移行特点，或因蝇卵进入胃肠道后未被消化液杀灭，可经门静脉随血循环扩散至全身不同部位而致病，如皮下蝇蛆病合并胸膜炎、胸腔积液、脓胸、心包炎、心包积液等损害，也可累及脑部。

（4）口腔、鼻、咽及耳道蝇蛆症：致病蝇种金蝇、绿蝇、麻蝇等。由于这些器官易产生气味，或具臭味的分泌物，当发生炎症时，可引诱蝇类产卵或幼虫。如发生化脓性中耳炎、慢性副鼻窦炎、萎缩性鼻窦炎或臭鼻症的患者。上述蝇蛆病可同时发生。当蝇幼虫寄生于鼻腔，鼻内会有异物感、瘙痒，常有脓性鼻涕。严重者可导致鼻源性脑膜脑炎，耳道蝇蛆病能引起脓血、耳鸣、眩晕或致听力障碍，若幼虫穿破耳膜侵入中耳乳突腔，破坏骨质，可引起颅内合并症，严重危及患者性命。

（5）泌尿生殖道蝇蛆症：致病蝇种有麻蝇、绿蝇、金蝇等。常在人们袒胸露背、露天就寝时或野外便溺的情况下，成蝇产卵或产幼虫于尿道口、肛门附近，蝇蛆逆行发生尿道蝇蛆病。该病引起尿道炎、膀胱炎或输尿管堵塞，后者常被误诊为输尿管结石。蝇蛆排出症状即消失。

（6）创伤蝇蛆症：致病蝇种主要是绿蝇、金蝇。此病为蝇类在人体体表伤口处产卵孵蛆所致，幼虫以伤口溃烂组织为食而生长。注意伤口的及时处理及治疗至关重要。

生物性传播疾病主要因某些蝇种可作为眼结膜吸吮线虫的中间宿主，如变色纵眼果蝇；另在非洲流行的锥虫病（睡眠病）系由舌蝇（采采蝇）传播的。

四、常见重要蝇种

1. 家蝇（_Musca domestica_）　家蝇体型中等，全身灰褐色，中胸背板黄灰色，有 4 条黑色等宽的条纹，腹部正中有黑色纵纹。家蝇分布遍及全世界，与人畜关系最密切。我国家蝇活动期以 3～11 月份，季节高峰为 9 月份。

2. 丝光绿蝇（_Lucilia sericata_）　丝光绿蝇体型中等，有金绿色金属光泽，特别胸部背板具闪耀光彩,头的颊部银白色。全国分布。

3. 大头金蝇（*Chrysomya megacephala*） 大头金蝇体型大,有蓝绿色金属光泽,复眼鲜红色,胸背部多细毛,头端两颊为橙黄色。我国大头金蝇的活动季节为4～12月份,6月份和10月份可分别出现高峰。

4. 巨尾阿丽蝇（*Aldrichina grahami*） 巨尾阿丽蝇为大型蝇种,深青黑色,中胸背板前中部有3条纵纹,腹部带有深浓的蓝黑色金属光泽。早春出现,5月份达高峰。

5. 黑尾麻蝇（*Scarcophaga melanura*） 黑尾麻蝇为中大型蝇种,暗灰色,中胸背板有3条黑色纵纹,腹部背面具黑白相间的棋盘状显斑。全国分布。麻蝇成虫直接产幼虫。

五、蝇类的综合防制原则

控制和管理蝇类孳生场所(孳生地)是防制工作的关键。环境改造,注重居住区的卫生保洁至关重要,重点管理好厕所、垃圾房、畜圈、禽舍等,做到孳生物质的无害化处理和综合利用。

第四节　蜚　蠊

蜚蠊(蟑螂 cockroach)多为棕褐色的中型至大型昆虫,主要以机械携带多种病原体如痢疾、伤寒、阿米巴包囊、蠕虫卵等。国内曾有报道从蟑螂体内分离到黄曲霉、青霉、腺病毒、脊髓灰质炎病毒,亦有怀疑蟑螂可能是病毒性肝炎的媒介。凡是人类居住或活动的场所几乎都遭受其害,它们作为室内常见害虫又能损害多种物品,近年蟑螂的危害日趋严重,几乎侵及千家万户、各行各业。因此在医学上和经济上都具重要地位。我国室内常见的蜚蠊种类有德国小蠊、黑胸大蠊、美洲大蠊。

一、形态特征

常见蟑螂具油亮光泽,长10～30 mm,大小色泽随种而异。头小隐伏于前胸腹面,触角细长呈鞭状。复眼、单眼各1对,口器咀嚼式,由上内唇、下唇、舌、上颚和下颚组成,下唇和下颚各有下唇须与下颚须。前胸背板很大,有的具有斑纹特征。中后胸各有翅1对,前翅狭长革质,后翅宽大膜质。3对足强劲有力,善于疾走。腹部10节,第10腹节背板称肛上板,其两侧有尾须1对,上有空气振动感受器。雄虫第9腹节腹板两侧有1对腹刺,雌虫无。雌虫末端腹板演变成叶片状构造,具有夹持卵荚(卵鞘)的功能。

二、生态特点

蜚蠊生活史属不完全变态,分卵、若虫、成虫3期。成虫交配后约10天,雌虫产卵,其储于卵荚内,产卵时分泌黏性物质使卵荚黏附于物体上,不同种蜚蠊每个卵荚含卵数16～40粒不等,卵期约1个月,孵出若虫体甚小,形态上与成虫相似,但无翅亦性器官尚未发育成熟,须历经多次蜕皮(7～13 次),待末龄若虫蜕皮后羽化为成虫。

1. **食性**　蜚蠊为杂食性昆虫,嗜食含糖和淀粉及发酵的食物,也取食粪便、痰液等排泄物,取食同时呕吐胃内容物并排粪,如此易沾染病原体传播疾病。蜚蠊也能啮咬非食物性材料,如书籍、纸张、纤维板、尼龙袜等。蜚蠊分泌一种有特殊臭味的油状物,在它栖息的场所或吃过的食物上都留下难闻的气味,称为蟑螂臭。蜚蠊耐饥力较强,存活期间水是必不可少的,无水无食物条件下,尚能存活 1 周。

2. **活动习性**　蜚蠊虽有翅但飞行能力弱,主要靠足疾走。活动相当敏捷,高峰多在夜晚 7:00～11:00,以温暖有食物、水源的灶间菜橱和水槽处最常见。也隐匿于各种器具或缝隙中,因藏及电脑等电器设备中造成系统设备故障,危害严重。卵荚常产于其中,并混有特殊臭味的黑色小粪粒。出现的季节一般在 15℃以上,随温度上升而活动增加。蜚蠊主动迁移而成为居家环境的害虫,其随交通工具被动扩散使某些种类成为世界广布虫种。

三、 与疾病关系

早已证实蜚蠊能携带多种病原体传播疾病,如痢疾、伤寒、霍乱、阿米巴病等。近些年,国内报道从蜚蠊体中分离到痢疾杆菌、沙门菌、铜绿假单胞菌杆菌、链球菌、大肠埃希杆菌等 40 种。其中以肠道病菌最重要。除此以外,蜚蠊体内还携带金黄色葡萄球菌、结核分枝杆菌、麻风分枝杆菌等。蜚蠊还携带多种病毒,其中主要携带的是乙肝、脊髓灰质炎、腺病毒。蜚蠊体内还检测到多种真菌(黄曲霉、青霉)及检出阿米巴包囊、贾第虫包囊、蠕虫卵(蛔虫、鞭虫、蛲虫、钩虫、绦虫)。一般认为,蜚蠊的传病主要通过其体表或体内(肠道)的携带。此外,它可作为美丽筒线虫、东方筒线虫、鼠念珠棘头虫、缩小膜壳绦虫的中间宿主。近代国内外学者皆提出,蜚蠊也是对人致敏的变应原,引起人的过敏性哮喘、皮炎等变态反应。

四、 常见重要种类

1. **黑胸大蠊**　黑胸大蠊体长 20～30 mm,通体黑褐色(老红木色)。

2. **美洲大蠊**　美洲大蠊体长 30～40 mm,呈酱红色,前胸背板上有明显的黑褐色蝶形斑。

3. **德国小蠊**　德国小蠊是室内蟑螂中体型最小的一种,体长 10～15 mm,茶褐色,前胸背板上有 2 条黑褐色纵纹。

五、 蟑螂的综合防制原则

蟑螂是室内害虫,其发生与所孳生的室内环境状况有紧密依存关系,通过改善环境卫生及房屋结构等环境防制手段,清除蟑螂赖以栖息生存的条件是最根本、最有效的治本措施,可达到控制虫害的目的。实践证明,凡是蟑螂侵害严重的场所,其环境一定脏、乱、差。消灭蟑螂首先就要从整治环境着手。蟑螂栖息活动的场所多种多样,环境复杂,防制中必须根据虫情和环境条件,采取综合性防制方法,需制订完整、科学的防制方案,充分发挥各种方法的优势,相互取长补短,才能达到满意持久的防制效果。

第五节　蚤

蚤(flea)俗称跳蚤。目前全世界已知有 2 500 种(亚种)，我国约有 650 种(亚种)。有些种类寄生在恒温动物、鸟类的体表，吸血并传播鼠疫等疾病，是重要的媒介昆虫。其中最重要的隶属于蚤科、角叶蚤科、多毛蚤科和细蚤科。

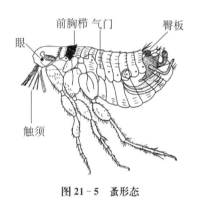

眼　触须　前胸栉　气门　臀板

图 21－5　蚤形态

一、形态特征

蚤体形左右侧扁，无翅善跳，长约 3 mm，棕黄至深棕色，体壁坚硬，长有许多鬃、刺、栉，体分头、胸、腹 3 部，分节明显。通常雄蚤比雌蚤小。口器刺吸式(图 21－5)。体内构造以消化系统与传播疾病最有关系，它分为咽、食管、前胃、中肠等。前胃为一漏斗形小球体，位于胸腹交界处附近，内壁长有很多倒生的角质刺构造对鼠疫传播起了极大作用。

二、生态特点

蚤为完全变态昆虫。生活史历经卵、幼虫、蛹和成虫 4 期。雌蚤通常产卵于宿主毛内或巢穴中，适宜温湿度条件下约经 5 天孵出幼虫。幼虫体小细长，蛆形，乳白色，无眼、无足，体长约 4.5 mm，多在阴暗地面、缝隙中及鼠洞、猫、犬窝巢等处活动，幼虫极活跃，畏光，对干燥颇敏感。口器咀嚼式，自然条件下以生活环境(尘土、垃圾)中的某些有机物碎屑为食料，幼虫发育更需要成蚤在宿主巢穴内排出的大量血粪为营养要素。适宜条件下幼虫期 2～3 周。成熟幼虫自行吐丝作茧，在茧内化蛹。茧略呈黄白色。由于茧外常黏附着尘土、碎屑等具有伪装作用。蛹期长短取决于温度和相对湿度条件，通常 1～2 周或 2～3 周，有时蛹期可长达一年或更长。成虫出茧有时需要刺激，如动物来临带来的空气震动，接触的压力或实时的温度升高，均可诱导成虫破茧而出。此特性可以解释为什么当人进入一个久无人居住的房屋，或较久无人进入的仓库时，会突然遭到大量蚤侵袭。

一般由卵发育至成虫需要 1 个月。雌蚤吸血交配后分批产卵，产卵时间可持续数月，一生产卵 300～500 个，寿命 1～2 年。

蚤的雌雄虫均吸血。每天吸血多次，每次 2～10 min。蚤对温度反应敏感，只有宿主体温正常时方可寄生，若宿主发病体温升高或死亡后体温下降，则立即转移至其他宿主身上吸血，因此犬、猫、鼠体上的蚤都可以到人体上吸血，故流行病学意义重大。蚤吸血时常常时吸时停，且边吸血边排粪，这一习性也与疾病的传播有着极大关系。

成蚤跳跃能力很强，如人蚤跳跃可远至 33 cm，高达 18 cm，是自身的 100～200 倍。但其散布主要依靠动物宿主(鼠类等)的活动而带至他处。人类的经济活动由交通工具使有些蚤种成为世界性的广布蚤种。

三、 与疾病关系

1. 叮刺骚扰 蚤在叮刺时不仅产生刺激或引起疼痛，而且叮刺后局部皮肤常出现不同程度的过敏反应，如丘疹、风疹块等。因瘙痒难忍，重者使人难以入眠。在蚤的繁盛季节，地方人群中尤其儿童和青年中，因受到大量蚤的叮刺而发生蚤咬性皮炎。

2. 皮下寄生症 潜蚤属的雌蚤可在宿主皮下营永久性的固定寄生，除造成局部疼痛不适外，易发生继发性感染。其主要寄生在足趾或趾甲下，也可寄生肘间，甚至会阴部等皮肤较柔软的地方。当雌蚤妊娠时其腹部膨大如豌豆，寄生在脚上，将严重影响行走。潜蚤病常见于南美洲和非洲，我国少见。

3. 鼠疫（plague） 病原体鼠疫耶尔森菌（*Yersinia pestis*）。传播机制，当蚤刺吸患者或病鼠的血液后，鼠疫耶尔森菌被吸入蚤胃（中肠），其迅速繁殖并向前胃推移，前胃有前胃刺（棘），鼠疫耶尔森菌就可在刺间继续繁殖，形成菌栓，致前胃堵塞而成为"堵塞蚤"。蚤由于前胃堵塞，所吸血液不能入胃（中肠），饥饿使之吸血更加频繁，咽部的吸力也增强，以至食管内血液倒流，可洗刷前胃中的菌栓，如此病原被反吐进入宿主体内，使宿主受染。这是蚤传播鼠疫的主要方式。如果菌栓不完全堵塞前胃，当蚤猛力吸血时，前胃和中肠的病原菌也能随同血液反流入宿主体内。此外，蚤吸血同时有排泄粪便的习性，因此粪便污染宿主皮肤上的伤口，如抓伤，以及蚤刺叮处的伤口，也可引起感染，或者当人们用指甲将蚤掐死时，蚤消化道内的鼠疫耶尔森菌也能通过皮肤上的破损处感染人体。

4. 地方性斑疹伤寒 地方性斑疹伤寒是由莫氏立克次体（*Rickettsia mooseri*）所引起的急性传染病，也是鼠类中流行的自然疫源性疾病，以蚤为媒介传播于人。当病原被吸入蚤的消化道内，立克次体即侵入蚤胃壁上皮细胞并繁殖，10～12 天后大量立克次体由胃壁细胞破裂散入胃腔，然后随蚤粪便排出，蚤连续排出的粪中含立克次体至少可 36 天。

感染途径：主要通过黏膜（眼黏膜、鼻黏膜、口腔黏膜）及破损的皮肤。

感染方式：①含立克次体的蚤粪擦入皮肤上的破损处或擦于眼结膜处受染；②含有立克次体的蚤粪干燥飞扬在空气中，被吸入呼吸道而引起感染；③可能由于摄入被病原蚤粪或鼠尿污染的食物而得到感染。目前，地方性斑疹伤寒在我国的东北、华北及西南等地区每年还有散发病例。

5. 绦虫病 蚤可作为犬复孔绦虫、长膜壳绦虫和短膜壳绦虫的中间宿主，人体感染系由于误食了含有似囊尾蚴的蚤所致。

当前，因宠物饲养，特别是犬和猫带来的蚤患问题，在城市生活中尤为突出，更缘于城市建设大面积的住房拆迁，亦使鼠类宿主四处逃窜也带来局部地区的蚤患形成，应引起关注。

其次，近年来，国内市场经济的繁荣发展，西部大开发，交通条件的改善，使人口流动加速，旅游业的兴起，使之"背包族、背包客"盛行，越来越多的人进出于鼠疫疫源地，造成疫源地向开放性转化，从而增加了人类与鼠疫宿主、媒介的接触机会，使人间鼠疫发生和远距离传播的潜在威胁不断增加,更应该引起充分的重视。

四、重要蚤种

1. 印鼠客蚤（*Xenopsylla cheopis*） 印鼠客蚤又称印度鼠蚤、开皇客蚤,是世界公认的鼠疫的最重要传播媒介。蚤体较小,几丁质化较浅,淡黄,无颊栉与前胸栉,中胸腹侧板上有2根角质厚杆(纵脊),成"V"字形。

2. 猫栉首蚤（*Ctenocephalides felis*） 猫栉首蚤俗称猫蚤,棕黄色,头部长而尖,头部有颊栉,具有8个栉齿,又有前胸栉。猫蚤是目前人们饲养宠物猫犬身上最常见的寄生蚤种。

3. 不等单蚤（*Monopsyllus anisus*） 不等单蚤通称东亚鼠蚤,又称横滨单蚤,体色淡,缺颊栉,有前胸栉。

4. 长须山蚤（*Oropsylla silantiewi*） 长须山蚤又称谢氏山蚤,无颊栉,具有前胸栉。下唇须发达,至少有一节超过前足转节,甚至达到股节之半。该蚤种是旱獭的特有寄生蚤。

五、蚤的综合防制原则

1. 环境卫生 经常保持室内外清洁卫生,清除垃圾,地面需填平打实,使之光洁,易于清扫。

2. 消灭老鼠 灭鼠为灭蚤的重要措施。鼠类是蚤的重要宿主,且蚤多孳生在鼠的洞穴内。鼠的种类很多,应首先着重消灭与人类关系密切的家栖性鼠类。

3. 烧燎灭蚤 此法简单易行,但必须注意因地制宜。适用于农村砖土地(土炕)等,用干草均匀铺于地面,(3～7 cm厚),从一边点燃,可使蚤的卵、幼虫、蛹及成虫全部烧死。

4. 药物灭蚤 以美曲膦酯(敌百虫)、二氯苯醚菊酯类等药物,对环境与禽畜棚作药物喷洒。

当前,城市生活中居民因宠物饲养,特别犬、猫饲养带来的蚤患问题需引起充分注意,定期对宠物作体外寄生虫的杀虫处理尤其必要。如以1%的氯菊酯对宠物作药浴,而后用药枷法(宠物项圈)进行预防。

第六节　虱

虱(louse)是永久性的体外寄生虫,隶属于虱目(Phthiraptera)、吸虱亚目(Siplunculata),虱科(Pediculidae)和阴虱科(Phthiridae)。寄生于人体的虱有两种,即人虱和阴虱。由于人虱在人体上寄生部位的不同,以及形态和生理上的某些差异,又分为两个亚种,即人体虱和人头虱,故通称为3种:头虱(*P. h. capitis*)、体虱(*P. h. humanus*)和阴虱(*Phthirus pubis*)。虱作为媒介昆虫,主要传播重要的疾病,如流行性斑疹伤寒、回归热和战壕热。近年来,我国阴虱感染在人群中逐年升高,受到日益关注。WHO已将阴虱感染列为性传播疾病之一。

一、形态特征(以体虱作为代表种)

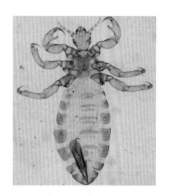

图 21-6 体虱形态

虱体呈梭形,体长 4 mm。体壁革质具韧性,背腹扁平,胸节愈合,灰白色或灰色。虱足短而壮实,虱爪适于抓握,特别其胫节末端有一向内侧而生的指状突起,与跗节末端的强弯钩爪,相对而握成为抓握器,此适应性构造利于虱紧紧抓握住宿主的毛发或衣服纤维(图 21-6)。人体虱和人头虱形态相似,相对体虱较大,体色较浅;头虱较小,体色较深。

阴虱(耻阴虱)因其体型宽短呈蟹状,又称蟹虱,比体虱更小,仅在 1.5~2 mm。前足细弱,中后足粗壮,且胫突与爪发达。

二、生态特点

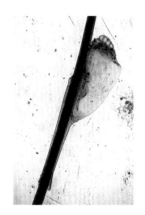

图 21-7 头虱卵

虱的发育属不完全变态,分卵、若虫和成虫 3 个时期。成虫交配后约 2 天即产卵于人的毛发或衣服纤维上,由于成虫产卵时分泌一种胶液形成胶质套而使卵胶着在毛发或衣服纤维上(图 21-7)。卵期 1 周,若虫即从卵盖处钻出,数小时即可吸血。若虫经 3 次蜕皮发育为成虫。由卵发育至成虫需要 16 天,成虫寿命约一个月。

虱的成虫、若虫不论雌雄均能吸血,而且专吸人血。体虱多集聚于内衣领襟、衣缝、裤腰或被褥的线缝处;头虱多寄生于头部耳后两侧发际处,也能迁移至内衣中寄生;阴虱多集中在阴毛或肛毛上,也有转移至腋毛寄生,甚至在眉毛或眼睫毛上发现。

体虱避光而喜于暗处,喜接近有人气味或有虱粪黏着的衣服。对温、湿度极敏感,最适宜温度为 29~30℃。当人出汗或生病体温升高或死亡后,极易迅速爬离,寻觅新宿主,由此造成散播。生活中与有虱人共被同睡,互穿戴衣帽或使用有虱人的梳篦,都可染虱上身。生活中的浴室、影剧院、车船、旅店等均可成为虱的传播场所。阴虱主要通过性生活传播。

三、与疾病关系

1. **虱叮瘢痕与瘙痒** 人被虱叮咬后,局部可产生丘疹和瘀斑,阴虱叮咬部位常可出现蓝色晕斑。患者常有爬虫感,并瘙痒,遇热更甚,反应的程度因人而异。局部因瘙痒而挠抓易引起继发感染。

2. **传播疾病**

(1) 流行性斑疹伤寒(虱媒斑疹伤寒):病原体是普氏立克次体,通过人虱(主要是体虱)所传播的急性传染病。临床特征为持续性高热约 2 周,在第 4 天起出现瘀点样皮疹,重症患者多在第 2 周死亡。患者在 2～3 日内血液内出现大量立克次体时,若被虱吸入,便在虱的胃壁细胞中大量繁殖,数天后细胞胀破,立克次体进入肠腔,随虱粪排出,此受染虱再刺吸人血时,同时排泄带有立克次体的粪便于人的皮肤上,即可通过被虱叮咬的伤口或破损的皮肤而侵入。亦因人的挠抓,将虱抓碎,则虱体内的病原体即经抓痕而侵入人体。由于普氏立克次体在虱粪中能存活 66 天,因此干虱粪内的病原体可悬浮于空气中,被人吸入呼吸道而导致感染;亦可由眼结膜进入人体发生感染;牙咬虱子经口腔黏膜也能感染。虱携带普氏立克次体后,自身寿命缩短。

(2) 回归热:病原体是回归热包柔螺旋体。症状为隔周反复发热。当虱吸食患者血液后,螺旋体被虱吸入消化道,再穿过肠壁到达血体腔大量繁殖,人的感染是因为虱体被压碎,螺旋体随体液外溢,经人的皮肤伤口侵入。因此,不可用手将虱掐碎,更忌用牙咬碎虱体。

(3) 战壕热:病原体为五日热立克次体,症状似斑疹热而轻,无死亡。临床特征为间歇发热和全身疼痛,并多次复发。人感染战壕热的方式与感染流行性斑疹伤寒相同,但在传播途径中,虱吸入患者的血液后,病原体进入虱的肠腔内繁殖,并不侵犯细胞,故受染虱不致死亡,但具终生的传染性。立克次体可随粪便排出,如将虱擦入伤口或将虱压破在皮肤伤口处,都可被感染。虱粪中的病原体毒力至少可保持 4 个月。

我国现已无或很少有虱传疾病的发生。人虱传播的斑疹伤寒、战壕热和回归热目前仅证实人体虱能传播。人头虱在实验中感染成功,但无自然感染的报道,也未能证实阴虱传播疾病。在斑疹伤寒流行过程中,若虱全死亡,可致流行自然熄灭,但无症状的带菌者为传染源。体虱可能与传播乙型脑炎有关,还需进一步证实。

当前我国虱病流行现状显示,头虱在城镇和农村的一些幼儿园或小学校中时有发生,即使在大城市的学龄前儿童或小学生中仍有不间断地出现。值得注意的是在某些小旅店中,遗落在卧具上的虱及附有虱和虱卵的毛发是扩散传播人虱及阴虱的重要途径之一。阴虱的传播流行主要通过性生活。

四、 虱的综合防制原则

1. 养成良好的个人卫生习惯　生活中做到勤洗澡、勤更衣、勤洗被褥,以防生虱。灭虱必须做到全家或集体同时灭,反复灭,效果才好。

2. 物理灭虱　利用虱子既怕冷又不耐热的习性,可将衣物用煮烫、熨烫、干热、冷冻等方法将其杀灭。

3. 药物灭虱　对有虱者的衣物可用敌敌畏、美曲膦酯、二氯苯醚菊酯等药作熏蒸,也可用敌敌畏乳剂、倍硫磷粉剂等喷洒或浸泡衣物以达到灭虱目的。对于头虱和阴虱患者可将毛发剃光或剪短后再涂搽药物。

第七节 臭　　虫

臭虫,古时又称床虱、壁虱。在人居室内繁殖,嗜吸人血。臭虫有一对臭腺,能分泌异常臭液,其有防御天敌和促进交配之用。臭虫爬过的地方,都留下难闻的臭气,故名臭虫。我国的常见种类是臭虫属(*Cimex*)的温带臭虫(*Cimex lectularius*)和热带臭虫(*C. hemipterus*),前者因抗寒性较强,分布遍及全国,后者抗寒性较弱,分布局限于见南方的热带和亚热带地区。

一、形态特征

1. **成虫** 成虫背腹扁平,宽椭圆形,红棕色,遍体生有粗短毛,雌虫长约 5 mm,宽约 3 mm,雄虫略小于雌虫。头两侧有突出的复眼 1 对,触角 1 对,分 4 节,能弯曲,口器刺吸式。不吸血时弯向胸部腹面的纵沟内,胸 3 节,前胸明显,背板隆起,前缘有不同程度的凹陷,通常温带臭虫凹入深,热带臭虫凹入浅,中胸背板三角形,附着 1 对翅基。后胸背板大部被翅基遮盖。胸部腹面有 3 对足,在中、后足基节间各有 1 个新月形的臭腺孔,受惊扰时,分泌独特的臭气。腹部 10 节组成,仅见 8 节,雌虫腹部第 5 节腹面右侧有一三角形凹陷,为交合口,称柏氏器(organ of Berless)。雄虫腹部第 9 节有镰刀状交尾器(图 21 - 8)。

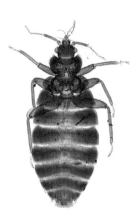

图 21 - 8　臭虫形态

2. **虫卵** 虫卵长约 1 mm,淡黄色,椭圆形,具卵盖,略偏一侧。

3. **若虫** 若虫与成虫相似,体形小而颜色浅,生殖器官未发育成熟。若虫须经 5 龄期蜕皮,刚蜕皮时体色乳白,以后渐变褐色。

二、生态特点

臭虫的生活史为不完全变态,分卵、若虫和成虫 3 个时期。若虫在蜕皮前必须吸血 1 次以上。

臭虫的雌雄虫和若虫均吸血,成虫必须吸血才能产卵,常产于床板、褥垫、蚊帐四角、墙壁、墙纸、地板及木器家具的缝隙中。臭虫贪食,吸血量可超过自身体重的 1～2 倍。隐藏在高处的臭虫常采取从高处如屋顶、帐顶落下的方法,落于人体上吸血。吸血时并不爬在人的皮肤上,而是停在紧贴皮肤的被褥、衣服或家具上。臭虫的栖息处常有许多棕褐色的粪迹。

臭虫繁殖力强,一年可 4～5 代,繁殖代数也视血食、温度和相对湿度的情况而定。群居习性,怕光,多在夜间寻求血食,其高峰在人就寝后 1～2 h 和拂晓前一段时间。爬行甚快,每分钟达 1～2.1 m,易散播。成虫耐饥力强,可长达半年多,若虫也可存活 30～70 余天。成虫寿命 1 年或 1 年半。最适宜的生长温度,温带臭虫为 28～29℃,热带臭虫为 32～33℃。

三、 与疾病的关系

臭虫对人的危害,主要是吸血骚扰,影响睡眠。其叮刺时将唾液注入皮内,可使敏感性较高的人瘙痒难忍,局部出现红肿丘疹,挠破皮肤可造成继发性感染。若长期被大量臭虫叮咬吸血可引起贫血或神经衰弱。

虽用实验方法能使臭虫感染某些病原体,如鼠疫、回归热、麻风、黑热病等,但迄今尚未证实臭虫能在自然情况下传播疾病。20 世纪 70 年代以来,国内外学者曾从捕获的臭虫体内检出乙型肝炎病毒表面抗原(HBsAg),这是值得注意的问题。

四、 臭虫的综合防制原则

灭臭虫切记要做到全面、彻底、同步、多手段反复杀灭的原则。注重环境卫生工作,特别针对如旅店、浴室、火车、轮船、集体宿舍等的防制。

当前药物使用如倍硫磷、溴氰菊酯等效果显著。

其次,采取人工捕杀、烈日暴晒、沸水浇烫等方法可杀死全部的卵、若虫和成虫。

第八节　锥　蝽

锥蝽(triatomid bug)因其头部狭长,又被称锥鼻蝽(cone-nose bug)。锥蝽属于猎蝽科,为中型或大型昆虫。分类上属于半翅目,猎蝽科,全世界已知种类达 2 500 多种,典型的猎蝽为捕食性昆虫,所谓 assassin bug,意为食虫蝽,属益虫。猎蝽科中的锥猎蝽亚科,其全靠吸食脊椎动物的血液而生存繁殖。其中的 3 个属与医学关系最密切,它们是红锥猎蝽属(*Rhodnius*)、全圆蝽属(*Panstrongylus*)和锥猎蝽属(*Triatoma*),其中的有些种类是美洲锥虫病(American trypanosomiasis)的媒介。

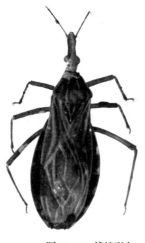

图 21 - 9　锥蝽形态

一、 形态特征

1. **成虫**　体型大,通常 30 mm。头部狭长,喙 3 节,不用时藏在头下和前足之间。吸食时向头前方伸出。口器为刺吸式。复眼突出,单眼位复眼后缘,触角细长 4 节。前胸背板宽大,后缘两侧呈肩形突出。翅两对,前翅革质色深,后半部膜质,后翅全为膜质。停息时,后翅折叠,覆盖在腹部背方,前翅再交叉重叠在后翅之上。腹部背板与腹板汇合处的腹缘凸出,称侧接缘。成虫的侧接缘常有明显的色斑(红、棕、黄色)。可用于分类鉴定。有的种类胸和肢体带有色班(图 21 - 9)。

2. **卵**　卵圆形或长椭圆形,约 2 mm,一端有盖,卵壳上有花纹,初产为白色,渐变为粉红或乳酪色。

3. **若虫**　若虫分 5 龄,初龄无翅,色淡;第 2 龄具短翅;随龄期增长而翅加长。生殖器官尚未发育成熟。

二、生态特点

生活史属不完全变态,自卵、若虫、成虫的发育过程中,若虫期只会爬行。若虫的每一龄期需 40～50 天。因此,生活史周期较长,从卵发育至成虫通常需时 1～2 年。若虫、成虫不论雌雄均吸血。它们白天隐匿于墙缝、屋角及其他黑暗处,夜间寻觅血食。血食对象广泛,包括哺乳类、鸟类及爬行类等动物,甚可吸食同类的胃血。锥蝽有边吸血边排粪或吸血后即排粪的习性。常叮刺人体裸露部位,喜好叮刺人的脸颊、眼眦及口唇处,故在美洲对锥蝽称之"亲嘴虫"(kissing bug)。锥蝽的成虫、若虫均在夜间吸血,且吸血过程较长,可持续 10～25 min。叮咬人时一般不疼痛,故人常不被惊醒。锥蝽吸血后往往排泄少量粪于叮咬处。

三、与疾病的关系

锥蝽是流行于中、南美洲恰加斯病(Chagas' disease)的重要媒介。锥蝽吸食人血液后,克氏锥虫的锥鞭毛体在锥蝽胃内经过一个完整的发育期,成为上鞭毛体,并大量繁殖,10～15 天后发育为循环后期锥鞭毛体。此期为感染阶段。受染的锥蝽终生具有传染性。当锥蝽再次叮人吸血时,循环后期锥鞭毛体随锥蝽粪便排出,通常锥蝽排粪于叮咬处附近,随即可经皮肤伤口或黏膜侵入人体。病原传播特点为粪源性传播。

四、锥蝽的综合防制原则

迄今,恰加斯病仍无有效的治疗药物,也无疫苗可预防,故重点在于防止疾病的传播。由于恰加斯病是中南美洲农村地区贫困居民的疾病,人们居住的茅草泥屋最有利于锥蝽的栖息,是典型的感染场所。当前把重点放在家栖型锥蝽的防制上,使用化学杀虫剂作滞留喷洒杀灭锥蝽,如拟除虫菊酯对锥蝽的杀虫效果较好,现场使用方便。改善居住条件和改进住房结构,以防锥蝽在室内的孳生与栖息,如粉刷墙面、铺抹水泥地面、安装塑料吊顶或金属屋顶,使之不留锥蝽的栖身之处。亦使用蚊帐做好个人防护。同时必须注意对畜禽圈舍的改造,也是至关重要的。

第九节　舌　蝇

舌蝇通称采采蝇,属于蝇科舌蝇属。吸血性蝇类,且雌雄均吸血。

一、形态特征

体长 6～13 mm,颜色呈黄、黄褐、深褐至黑色,体狭,头较胸狭小,喙狭细,向前方水平方向突出,触角芒上侧具分支,每一分支又具羽毛状。停息时,两翅如剪刀状地在腹部平叠,且远超腹远端。腹背板上有的有暗褐色斑条纹,有的全暗褐色。

二、与疾病的关系

舌蝇作为非洲睡眠病的重要传播媒介,非洲锥虫病的病原体有两种,即布氏冈比亚锥虫和布氏罗得西亚锥虫。前者的传播媒介主要是须舌蝇(*Glossina palpalis*),这类舌蝇孳生于西非延河流或森林的稠密植物地带。后者为刺舌蝇(*G. morsitans*),主要孳生在东非热带草原和湖岸的森林及植丛地带,其嗜吸动物血,在动物中传播锥虫,人因进入这种场所而感染。舌蝇传播西非、东非睡眠病的病原传播特点是涎源性接种传播。

三、舌蝇的综合防制原则

及时发现、隔离和治愈患者,以控制疾病的传染源作为预防锥虫病的重要措施。此外,媒介防制以使用杀虫剂消灭舌蝇可达到预防疾病的目的。

(孙建华)

第二十二章　疾病相关的蜱螨

第一节　概　述

蛛形纲(Arachnida)属节肢动物门、螯肢动物亚门,又分 11 亚纲。其中以蜱螨亚纲(Acari)与医学关系最为密切,其次为蝎亚纲(Scorpiones)、蜘蛛亚纲等。全世界已知约 5 万多种,绝大多数为陆生。蜱螨亚纲许多种类可以传播多种疾病,是医学节肢动物中重要的类群。蛛形纲的主要特征是:①虫体分头胸部及腹部或头胸腹愈合为一体;②无翅及触角;③无复眼,有的可有单眼;④成虫有足 4 对;⑤以书肺或气管呼吸。

一、蛛形纲特征

1. **蜱螨亚纲**　外形多呈圆形或卵圆形。螨较小,虫体长 0.1~0.4 mm。蜱较大,多 2 mm 以上,饱食后可达 1 cm 以上。虫体由颚体(gnathosoma)和躯体(idiosoma)组成。颚体又称假头(capitulum),包括口器和颚基(假头基)两部分。口器由 1 对须肢、1 对螯肢及其下方的口下板组成。须肢是感觉器官,螯肢和口下板为取食器官。须肢基节愈合成颚基。躯体的表皮有的较柔软,有的形成不同骨化程度的板。此外,在表皮上还有各种条纹、刚毛等。躯体腹面正中线上有生殖孔和肛门,前者位于躯体前半部,后者位于躯体亚末端。躯体腹面有足 4 对,通常分为 6 节,包括基节、转节、股节、膝节、胫节和跗节,跗节末端有爪和爪间突。气门有或无,其位置和数目各类群不同。生活史可分为卵、幼虫、若虫和成虫等期。若虫期数因类群而异。有的有静止期,如恙螨的若蛹和成蛹。幼虫有足 3 对,若虫与成虫有足 4 对。若虫与成虫形态相似,但生殖器官尚未成熟。蜱螨亚纲中的许多种类能传播和储存多种病原体,某些种类可刺螫、毒害、寄生或致敏引起蜱螨源性疾病。其中有重要医学意义的种类有蜱、革螨、恙螨、蠕形螨、疥螨和尘螨等。

蜱和螨的主要区别可从体型、体表和口下板特征予以区别(表 22-1)。

表 22-1　蜱与螨的共性和个性

	特征	蜱	螨
共性	形态	整个虫体分为颚体(又称假头)与躯体两部分;幼虫有足 3 对,若虫、成虫均有足 4 对	
	生活史	属于不完全变态,分为卵、幼虫、若虫和成虫 4 个时期	
个性	形态　体型大小	较大,肉眼可见	很小,多数肉眼不可见
	体表	革质,无或有短毛	膜质,躯体有长毛
	口下板	显露,有齿	无或隐入,无齿
	生态习性	蜱类均营寄生生活,幼虫、若虫和成虫均吸血	螨类多营自生生活,仅少数为寄生性,除了永久性寄生的种类外,往往有多种食性

2. **蝎亚纲** 蝎亚纲蜱螨体分头胸部和腹部。头端有 1 对螯肢,较小。须肢 1 对,较粗大,呈长钳状。头胸部背面有 1 对中眼和 3～5 对侧眼。腹部前 7 节粗大,后 6 节窄长,末端具 1 尖刺,内有毒腺。

3. **蜘蛛亚纲** 蜘蛛亚纲蜱螨体分头胸部和腹部,两部分以一细柄相连。头前方有单眼,多数有 4 对。螯肢 1 对,毒腺管开口于其前端。须肢足状。腹部球形,多不分节,其末端通常有 3 对纺器。

二、生活史

蜱螨为卵生,或卵胎生(即直接产幼虫或第 1 若虫)。生殖方式主要是两性生殖,但经常进行孤雌生殖(parthenogenesis)。蜱螨类生活史可分为卵、幼虫、若虫和成虫等期。幼虫有足 3 对,若虫与成虫则有 4 对。若虫与成虫形态很相似,但生殖器官未成熟。在生活史发育过程中有 1～3 个或更多若虫期。成熟雌虫可产卵、产幼虫,有的可产若虫。

三、与医学有关的种类

在蜱螨亚纲中,与医学有关的有寄螨目中的蜱和革螨,真螨目中的恙螨、疥螨、蠕形螨、尘螨等。

四、蜱螨对人体的危害

1. **寄生** 疥螨寄生于人体皮内引起疥疮;蠕形螨寄生于毛囊、皮脂腺引起蠕形螨病。

2. **叮刺或毒螯** 革螨、恙螨叮刺人时可致皮炎;蜱叮咬严重者可致蜱瘫痪。蝎毒含有神经毒素或溶血毒素等,人偶然触及毒蝎时,可遭到螯刺,表现为局部疼痛、水肿或皮肤坏死,严重者可出现全身神经麻痹,或出血、溶血。蛛毒含有神经毒素、溶血毒素和细胞毒因子等。

3. **吸血** 蜱吸血量大,饱血后虫体可胀大几十倍甚至 100 多倍。

4. **过敏性疾病** 尘螨能致过敏性哮喘、过敏性鼻类、过敏性皮炎。

5. **传播疾病**

(1)病毒性疾病:硬蜱传播森林脑炎、新疆出血热;革螨及恙螨可传播流行性出血热。

(2)细菌病:硬蜱、软蜱和革螨传播兔热病。

(3)立克次体病:恙螨传播恙虫病,硬蜱传播北亚蜱媒斑疹伤寒,硬蜱和软蜱传播 Q 热,革螨传播立克次体病。

(4)螺旋体病:硬蜱传播莱姆病,软蜱传播蜱媒回归热。

(5)原虫病:硬蜱传播巴贝虫病。

蜱螨传播疾病的特点:①传播疾病多为人兽共患疾病;②病原体如某些病毒或立克次体等可经卵传播;③既是传播媒介,也可作为病原体的贮存宿主;④所传疾病通常呈散发性流行。

第二节 蜱

蜱(ticks)属于蜱螨亚纲的寄螨目(Parasitiformes)、蜱总科(Ixodidea)。全世界已发现800余种,其中硬蜱科700余种,软蜱科150余种。蜱类根据躯体背面是否有盾板分为硬蜱(hard ticks)和软蜱(soft ticks)。成虫在躯体背面有壳质化较强的盾板,通称为硬蜱(hard tick),属硬蜱科(Ixodidae);背面无盾板者,通称为软蜱,属软蜱科(Argasidae)。全世界已发现约800多种,计硬蜱科约700多种,软蜱科约150种,纳蜱科1种。我国已记录的硬蜱科约100种,软蜱科10种。与医学有关的重要种类有全沟硬蜱(*Ixodes persulcatus*)、草原革蜱(*Dermacentor nuttalli*)、亚东璃眼蜱(*Hyalomma asiaticum kozlovi*)和乳突钝缘蜱(*Ornithodoros papillipes*)等。

一、硬蜱

蜱成虫呈椭圆形,由颚体和躯体两部分,体长 2 ~ 10 mm。未吸血时腹背扁平,背面稍隆起,饱血后胀大如赤豆或蓖麻子大小,有时可长达 30 mm。表皮革质,背面或具壳质化盾板。

1. **颚体** 颚体由颚基、螯肢、口下板和须肢组成。颚基与躯体相连,整个颚体从背面可以看到。自颚基背面中央向前伸出 1 对螯肢,上有锯齿,为刺割器官。螯肢腹面有一口下板,其腹面有许多倒齿,为吸血时穿刺与附着器官。螯肢两侧有一对须肢,吸血时起固定和支柱作用(图 22 - 1)。

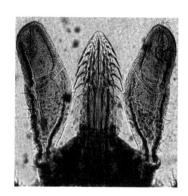

图 22 - 1 硬蜱颚体

2. **躯体** 躯体呈袋状,多呈褐色,两侧对称。表皮为革质,弹性大,吸血后虫体可显著增大。躯体背面有盾板。雌蜱盾板较小,仅占躯体前半部。雄蜱盾板较大,几乎盖满躯体背面(图 22 - 2)。雌蜱的盾板仅占体背前部的一部分,有的蜱在盾板后缘形成不同花饰称为缘垛(festoon)。因盾板坚硬不能伸缩,故吸血后雌、雄蜱体大小相差悬殊。躯体腹面有 4 对足、每足 6 节,即基节、转节、股节、胫节、膝节和跗节。基节上通常有距。跗节末端有爪 1 对及垫状爪间突 1 个。第Ⅰ对足跗节背缘近端部具哈氏器(Haller's organ),有嗅觉功能。生殖孔位于腹面的前半,常在第Ⅱ、Ⅲ对足基节之间的水平线上。肛门位于躯体的后部,常有肛沟。气门 1 对,位于第Ⅳ对足基节的后外侧,气门板宽阔。雄蜱腹面有几个质板,其数目因蜱的属种而不同。

二、软蜱

软蜱属于寄螨目,软蜱科,因其背面无盾板而得名。

软蜱形态基本与硬蜱相似,但其躯体背面无盾板,雌、雄蜱从外形上不易区别。颚体位

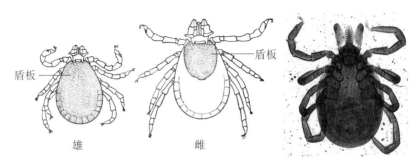

图 22 - 2　硬蜱模式图

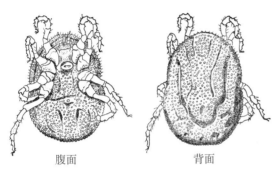

腹面　　　　　　　背面

图 22 - 3　软蜱模式图

于躯体腹面,从背面看不见。颚基背面无孔区。躯体背面无盾板,体表多呈颗粒状小疣,或具皱纹、盘状凹陷。气门板小,位于第Ⅳ对足基节的前上方。生殖孔位于腹面的前部,两性特征不显著。肛门位于体中部或稍后,有些软蜱尚有肛前沟和肛后中沟及肛后横沟,分别位于肛门的前后方。各基节均无距刺,跗节有爪,无爪垫。成虫及若虫第Ⅰ～Ⅱ对足之间有基节腺的开口(图 22 -

3)。基节腺液的分泌,有调节虫体及血淋巴水分和电解质的作用。钝缘蜱属的一些种类在吸血时,病原体可随基节腺液的分泌污染宿主伤口而致感染。

（一）生活史

蜱的生活史包括卵、幼虫、若虫和成虫 4 期(图 22 - 4)。

成虫吸血后交配落地,爬行在草根、树根、畜舍等处,在表层缝隙中产卵。硬蜱一生产卵一次,饱血后在 4～40 天内全部产出,可产卵数百至数千个,因种而异。软蜱一生可产卵多次,一次产卵 5～200 个,总数可达千枚。雄蜱一生可交配数次。卵呈球形或椭圆形,大小为 0.5～1 mm,色淡黄至褐色,常堆集成团。在适宜条件下,卵在 2～4 周内孵出幼虫。幼虫形似若虫,但体小,足 3 对,幼虫经 1～4 周蜕皮为若虫。硬蜱若虫只 1 期,软蜱若虫经过 1～6 期不等。若虫足 4 对,无生殖孔,再到宿主身上吸血,落地后经 1～4 周蜕皮而为成虫。硬蜱完成一代生活史所需的时间由 2 个月至 3 年;多数软蜱需半年至两

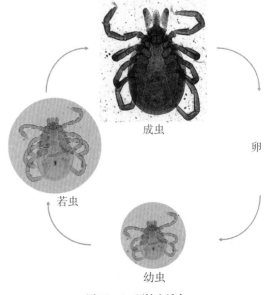

成虫

卵

若虫

幼虫

图 22 - 4　硬蜱生活史

年。硬蜱寿命1个月到数十个月不等;软蜱的成虫由于多次吸血和多次产卵,一般可活5～6年甚至数十年。

蜱在生活史中有更换宿主的现象,根据其更换宿主的次数可分为以下4种类型。①单宿主蜱:发育各期都在一个宿主体上,雌虫饱血后落地产卵。如微小扇头蜱(*Boophilus microplus*)。②二宿主蜱:幼虫与若虫同一宿主,而成虫寄生另一宿主。如残缘璃眼蜱(*Hyaloma detritum*)。③三宿主蜱:幼虫、若虫、成虫分别在3个宿主体上寄生。如全沟硬蜱、草原革蜱。目前发现近90%以上的硬蜱为三宿主蜱,蜱媒疾病的重要媒介大多也是三宿主蜱。④多宿主蜱:幼虫、各龄若虫、成虫以及雌蜱每次产卵前都需寻找宿主寄生吸血,每次饱血后离去。软蜱多为多宿主蜱。

(二)生态

1. 滋生地 硬蜱多分布在开阔的自然界,如森林、灌木丛、草原、半荒漠地带。而不同蜱种的分布又与气候、土壤、植被和宿主有关,如全沟硬蜱多见于高纬度针阔混交林带,而草原革蜱则生活在半荒漠草原,微小牛蜱分布于农耕地区。在同一地带的不同蜱种,其适应的环境有所不同,如黑龙江林区的蜱类,全沟硬蜱多于针阔混交林带。软蜱栖息隐蔽的场所,包括兽穴、鸟巢及人畜住处的缝隙里。

2. 活动与栖息 蜱的嗅觉敏锐,对动物的汗臭和CO_2很敏感,当与宿主相距15 m时,即已感知,由被动等待到活动等待,一旦接触宿主即攀援而上。如栖息在森林地带的全沟硬蜱,成虫寻觅宿主时,多聚集在小路两旁的草尖及灌木枝叶的顶端等候,当宿主经过并与之接触时即附着宿主;栖息在荒漠地带的亚东璃眼蜱,多在地面活动,主动寻觅宿主;栖息在牲畜圈舍的蜱种,多在地面或爬上墙壁、木桩寻觅宿主。蜱的活动范围不大,一般为数十米。宿主的活动,特别是候鸟的季节迁移,对蜱类的播散起着重要作用。

3. 吸血习性 蜱的幼虫、若虫、雌雄成虫都吸血。蜱对宿主的寄生部位常有一定的选择性,一般在皮肤较薄、不易被搔到的部位。例如,全沟硬蜱寄生在动物或人的颈部、耳后、腋窝、大腿内侧、阴部和腹股沟等处。微小扇头蜱多寄生于牛的颈部肉垂和乳房,次为肩胛部。波斯锐缘蜱多寄生在家禽翅下和腿腋部。宿主包括陆生哺乳类、鸟类、爬行类和两栖类,有些种类侵袭人体。多数蜱种的宿主很广泛,例如全沟硬蜱的宿主包括哺乳类200种,鸟类120种和少数爬行类,并可侵袭人体。这在流行病学上有重要意义。硬蜱多在白天侵袭宿主,吸血时间较长,一般需要数天。软蜱多在夜间侵袭宿主,吸血时间较短,一般数分钟到1 h。蜱的吸血量很大,各发育期的虫体饱血后可胀大几倍至几十倍,雌性硬蜱甚至可达100多倍。

4. 季节消长 气温、相对湿度、土壤、光周期、植被、宿主等都可影响蜱类的季节消长及活动。在温暖地区多数蜱种在春、夏、秋季活动,如全沟硬蜱成虫活动期在4～8月,高峰在5～6月初,幼虫和若虫的活动季节较长,从早春4月持续至9～10月。一般有两个高峰,主峰常在6～7月,次峰在8～9月。在炎热地区有些种类在秋、冬、春季活动,如残缘璃眼蜱。软蜱因多在宿主洞巢内,故全年均可活动。

蜱多数在栖息场所越冬,硬蜱可在动物的洞穴、土块、枯枝落叶层中或宿主体表越冬。

软蜱主要在宿主住处附近越冬,越冬虫期因种类而异。有的各虫期均可越冬,如硬蜱属中的多数种类;有的以成虫越冬,如革蜱属中的所有种类;有的以若虫和成虫越冬,如血蜱属和软蜱中的一些种类;有的以若虫越冬,如残缘璃眼蜱;有的以幼虫越冬,如微小扇头蜱(表22-2)。

表22-2　硬蜱与软蜱共性和个性

	特征	硬蜱	软蜱
形态	体型	虫体椭圆形,体长2~10 mm;饱血后长大如蓖麻子表皮革质。虫体分为颚体和躯体两部分	
	盾板	有,易区分雌雄	无,不易区分雌雄
	颚体位置	躯体前端	躯体腹面,背部不能看到
	颚基背面	有1对孔区	无孔区
	基节腺	退化或不发达	发达。足基节Ⅰ、Ⅱ之间通常有1对基节腺开口
	生活史	不完全变态。发育过程分卵、幼虫、若虫和成虫4个时期。成虫吸血后交配落地产卵。产卵后雌蜱即干死,雄蜱一生可交配数次	
		硬蜱若虫只一期,完成一代生活史所需时间由2个月至3年不等;寿命自1个月到数十个月不等。90%以上的硬蜱为三宿主蜱,蜱媒疾病的重要媒介大多是三宿主蜱	软蜱若虫经过1~6期不等。多数软蜱完成生活史需半年至两年。成虫由于多次吸血和多次产卵,一般可活5~6年至数十年。通常软蜱都属多宿主蜱
生态	孳生地	硬蜱多生活在森林、灌木丛、开阔的牧场、草原、山地的泥土中等	软蜱多栖息于家畜的圈舍、野生动物的洞穴、鸟巢及人房的缝隙中
	吸血习性与宿主关系	各期蜱都吸血。宿主包括陆生哺乳类、鸟类、爬行类和两栖类,有些种类侵袭人体。这在流行病学上有重要意义。蜱的吸血量很大,各发育期饱血后可胀大几倍至几十倍,甚至可达100多倍。寄生部位一般在皮肤较薄、不易被搔到的部位	
		硬蜱多在白天侵袭宿主,吸血时间较长,一般需要数天	软蜱多在夜间侵袭宿主,吸血时间较短,一般数分钟到1 h
	分布与活动	蜱的活动范围不大,一般为数十米。宿主的活动,特别是候鸟的季节迁移,对蜱类的散播起着重要作用。蜱类寻觅宿主的方式;蜱的嗅觉敏锐,对动物的汗臭和CO_2很敏感,由被动等待到活动等待,一旦接触宿主即攀登而上	
		硬蜱多分布在开阔的自然界,如森林、灌木丛、草原、半荒漠地带	软蜱栖息隐蔽的场所,包括兽穴、鸟巢及人畜住处的缝隙里
	季节消长和越冬	在温暖地区多数种类的蜱在春、夏、秋季活动,或春季与秋季两个活动高峰。硬蜱可在动物的洞穴、土块、枯枝落叶层中或宿主体上越冬	软蜱多在宿主洞巢内,故终年都可活动,或在宿主住处附近越冬
	重要蜱种	全沟硬蜱(*Ixdoes persulcatus*) 草原革蜱(*Dermacentor nuttalli*) 亚东璃眼蜱(*Hyalomma asiaticum kozlovi*) 草原血蜱(*Haemaphysalis verticalis*)	乳突钝缘蜱(*Ornithodoros papillipes*)

(三) 我国重要传病蜱种

1. 全沟硬蜱(*Ixodes persulcatus*)　全沟硬蜱盾板褐色,须肢为细长圆筒状,颚基的耳状突呈钝齿状。肛沟在肛门之前呈倒"U"字形,足Ⅰ基节具一细长内距。是典型的森林蜱种,是针阔混交林优势种。成虫在4~6月活动,幼虫和若虫在4~10月出现。三宿主蜱,3年完成一世代发育。以未吸血的幼虫、若虫和成虫越冬。成虫寄生于大型哺乳动物,经常侵袭人;幼虫和若虫寄生于小型哺乳动物及鸟类。分布于东北和内蒙古、甘肃、新疆、西藏等地。是我国森林脑炎的主要媒介,并能传播Q热和北亚蜱传立克次体病(又称西伯利亚蜱传斑疹伤寒)。

2. **草原革蜱**(*Dermacentor nuttalli*) 草原革蜱盾板有珐琅样斑,有眼和缘垛;须肢宽短,颚基矩形,足Ⅰ转节的背距短而圆钝。是典型的草原种类,多栖息于干旱的半荒漠草原地带。成蜱春季活动,幼蜱、若蜱夏秋季出现。属三宿主蜱,一年一世代,以成虫越冬。成虫寄生于大型哺乳类,有时侵袭人;幼虫和若虫寄生于各种啮齿动物。分布于东北、华北、西北和西藏等地区。是北亚蜱传立克次体病的主要媒介,也可传播布氏杆菌病。

3. **亚东璃眼蜱**(*Hyalomma asiaticum kozlovi*) 亚东璃眼蜱盾板红褐色,有眼和缘垛,须肢为长圆筒状,第2节显著伸长;足淡黄色,各关节处有明显的淡色环。雄虫颈沟明显呈深沟状,气门板呈烟斗状。栖息于荒漠或半荒漠地带。成蜱出现在春夏季。属三宿主蜱,一年大约发育一代,主要以成虫越冬。成虫主要寄生于骆驼和其他牲畜,也能侵袭人,幼虫和若虫寄生于小型野生动物。分布于吉林、内蒙古以及西北等地区。为新疆出血热传播媒介。

4. **乳突钝缘蜱**(*Ornithodoros papillipes*) 乳突钝缘蜱体表颗粒状,肛后横沟与肛后中沟相交处几乎成直角。生活于荒漠和半荒漠地带。多宿主蜱。栖息于中小型兽类的洞穴或岩窟内。寄生在狐狸、野兔、野鼠、刺猬等中小型兽类,也常侵袭人。分布于新疆、山西,传播回归热和Q热。

(四) 蜱对人的危害性

1. **直接危害** 蜱在叮刺吸血时多无痛感,但由于螯肢、口下板同时刺入宿主皮肤,可造成局部充血、水肿、急性炎症反应,还可引起继发性感染。有些硬蜱在叮刺吸血过程中唾液分泌的神经毒素可导致宿主运动性纤维的传导障碍,引起上行性肌肉麻痹现象,甚至可导致呼吸衰竭而死亡,称为蜱瘫痪(tick paralysis)。多见于儿童,如能及时发现,将蜱除去后症状即可消除。

2. **传播疾病** 蜱传播的病原体包括病毒、立克次体、原虫等,病原体尚可经卵传递给子代,传播的主要疾病种类如下。

(1)森林脑炎:是一种由森林脑炎病毒引起的神经系统急性传染病,为森林区的自然疫源性疾病。我国主要的病媒蜱种为全沟硬蜱,病毒在蜱体内可长期保存,可经各变态期及经卵传至下1代或第3、4代,并可在蜱体内越冬。本病多发生在5~8月,在我国主要分布于黑龙江和吉林两省林区,患者主要是伐木工人。此外,四川、河北、新疆、云南等省和自治区也有病例发生。

(2)新疆出血热:是一种蜱媒急性传染病,是荒漠牧场的自然疫源性疾病。病原为一种蜱媒RNA病毒。疫区牧场的绵羊及塔里木兔为主要传染源,急性期患者也可传染源。传播媒介主要为亚东璃眼蜱,病原体可在蜱体内保存数月,可经卵传递。本病除经蜱传播外,羊血经皮肤伤口,及医务人员接触急性期患者新鲜血液后,也可感染发病。在我国流行于新疆,患者主要是牧民,发病的高峰期在4~5月。

（3）蜱媒回归热：又称地方性回归热，是由钝缘蜱传播的自然疫源性螺旋体病，不规则间歇发热为其主要临床特征。我国新疆有该病流行，南疆村镇型的病原体为伊朗包柔氏螺旋体（*Borrelia persica*），乳突钝缘蜱为传播媒介；北疆荒野型的病原体为拉氏包柔氏螺旋体（*B. latyshevyi*），特突钝缘蜱为传播媒介。病原体可经卵传递。乳突钝缘蜱可经卵传递 8 代，并能贮存 14 年。动物传染源主要是鼠类，患者也可作为本病的传染源。

（4）莱姆病：我国于 1985 年夏在黑龙江海林县林区首次发现。病原体是伯氏包柔螺旋体（*B. burgdorferi*）。它是一种由硬蜱传播的自然疫源性疾病，好发于春、夏季。我国主要媒介是全沟硬蜱，某些野生小型啮齿动物为储存宿主。本病分布广泛，在五大洲 20 多个国家都有病例报道。已证实我国近 20 省、市、自治区有本病流行。

（5）Q 热：病原体为贝氏立克次体（*Coxiella burneti*）。本病临床特点为起病急骤。常在野生动物（啮齿类）与家畜之间传播流行，牛、羊为人体 Q 热的主要传染源。感染方式主要由呼吸道吸入传播，也可通过消化道及蜱的叮咬、粪便污染伤口而感染。病原体能在蜱体内长期存在，并经卵传递，如乳突钝缘蜱可贮存病原体 2～10 年。本病分布遍及世界各地，在我国已有十几个省、市、自治区证实有 Q 热存在。在流行区已发现微小牛蜱、亚东璃眼蜱和铃头血蜱（*Haemaphysalis campanulata*）自然感染。

（6）北亚蜱传立克次体病：又称西伯利亚蜱传斑疹伤寒。病原体为西伯利亚立克次体（*Rickettsia sibirica*）。小啮齿动物为主要传染源，草原革蜱为其主要媒介，边缘革蜱（*Dermacentor marginatus*）也能传播。病原体可经卵传递，在蜱体内可存活 2 年。病原体可通过蜱的叮刺或蜱粪污染而感染。我国新疆、内蒙古、黑龙江有本病存在。

（7）细菌性疾病：蜱能传播一些细菌性疾病，如鼠疫、布氏杆菌病、野兔热。蜱能长时间保存一些病原菌，并经卵传递。例如鼠疫杆菌在草原革蜱成虫体内可保存 509 天；兔热杆菌在拉合尔钝缘蜱（*O. lahorensis*）体内可存活 200～700 天，故蜱在保存这些病的自然疫源中起一定作用。

（8）原虫病：蜱能传播巴贝虫病，详见巴贝虫章节。

（9）蜱还能传播无形体病。

由于软蜱的耐饥力很强，寿命长，病原体可长期保存，故软蜱在某些病原体的传播上起贮存宿主的角色。

（五）蜱的综合防制原则

1. 个人防护 个人防护是最重要的防制措施。可扎紧外衣领袖口、裤脚管，穿长靴，非必要不在地上坐卧，自行并互相检查体表和行李物箱。一旦发现，应立即清除。

2. 消除孳生栖息场所 清除住地杂草，搞好环境卫生，清理畜舍，捕杀鼠类，在住地周围喷洒杀虫剂，经常检查家畜，或涂擦对其无害的杀虫剂灭蜱等措施。

3. 环境防制 草原地带采用牧场轮换和牧场隔离办法灭蜱。结合垦荒，清除灌木杂草，清理禽畜圈舍，堵洞嵌缝以防蜱类孳生；捕杀啮齿动物。

4. 化学防制 蜱类栖息及越冬场所可喷洒敌敌畏、马拉硫磷、杀螟硫磷等。林区用六六六烟雾剂收效良好，牲畜可定期药浴杀蜱。

第三节　革　　螨

革螨(gamasid mite)亦称血坪、腐食螨,属寄螨目、革螨总科。其种类很多,分布广泛。我国常见种类有拔氏禽刺螨(*Ornithonyssus bacoti*)、鸡皮刺螨(*Dermanyssus gallinae*)、格氏血厉螨(*Haemolaelaps glasgowi*)和毒厉螨(*Laelaps echidninus*)等。

一、形态

革螨在螨类中是体型较大的一类,一般长 0.2～0.5 mm,也可达 1.5～3.0 mm。圆形或卵圆形,黄色或棕褐色,背腹扁平,表皮革质坚韧。虫体分颚体和躯体两部分。颚体位于躯体前方,由颚基、螯肢及须肢组成。颚基紧连躯体,形状各异,有分类意义。螯肢由螯杆和螯钳组成。须肢呈长棒状,因基部与颚基愈合,故仅见 5 节。躯体背面具背板,大多 1 块,少数种类 2 块。背板上的刚毛数目和排列的顺序,因种而异。躯体腹面靠近颚体后缘的正中有一个叉形的胸叉。雌螨腹面有几块骨板,由前而后分别为胸板、生殖板、腹板及肛板,有些虫种的生殖板和腹板可愈合为殖腹板。雄螨腹面的骨板常愈合为一块全腹板。雌虫生殖孔位于胸板之后,被生殖板遮盖;雄虫生殖孔位于胸板前缘。气门 1 对,位于第Ⅲ、Ⅳ对足基节间的外侧,向前延伸形成管状的气门沟。足 4 对,分 6 节,第Ⅰ对足跗节背面亚末端有一个跗感器(图 22-5)。

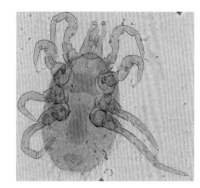

图 22-5　革螨形态

二、生活史及生态习性

1. **生活史**　革螨的生活史属于半变态,分为卵、幼虫、若虫和成虫 4 个时期。卵经 1～2 天孵出幼虫,约经 24 h 即可蜕皮变为若虫。若虫可分为两期,经几天发育后蜕皮为成虫。在适宜条件下 1～2 周完成生活史。革螨卵生(oviparity)或卵胎生(ovoviviparity),个别种类行孤雌生殖。一般情况下 1～2 周内完成生活史。

2. **生态习性**

(1) 活动与栖息:革螨大多数营自生生活,少数营寄生生活。营自生生活的革螨孳生于枯枝烂叶下、草丛和土壤里、禽畜粪堆和仓库储品中。寄生生活的革螨多数寄生于宿主的体表,少数寄生于体内,如鼻腔、呼吸道、外耳道、肺部等。体外寄生的革螨根据其寄生时间的长短又分为两种类型。①巢栖型:整个发育和繁殖过程都在宿主巢穴中进行,仅在吸血时才与宿主接触,对宿主无严格的选择性,如血革螨属、禽刺螨属、皮刺螨属等。②毛栖型:长期寄生在宿主体表,较少离开宿主,对宿主有较明显的选择性,如赫刺螨属、厉螨属等。

(2) 食性:寄生性革螨以刺吸宿主的血液和组织液为食。巢栖型革螨的吸血量较大,耐饥力较强;毛栖型革螨一般吸血量较小,耐饥力差。有的革螨种类兼性吸血,既可刺吸血液,也可吸食游离血、捕食小节肢动物或者取食动物性废物和有机质,如格氏血厉螨、茅舍血厉螨等;有的种类专性吸血,仅以宿主血液为食,如柏氏禽刺螨、鸡皮刺螨等。此类革螨吸血量大,一次吸血可超其原体重 10 多倍。营自生生活的革螨主要捕食小型节肢动物,也可以腐败的有机物质为食。

（3）季节消长:多数革螨整年活动,但有明显的繁殖高峰。其季节消长取决于宿主活动的季节变化,宿主巢穴内微小气候条件及宿主居留在巢穴的久暂等。一般密度在 9 月以后逐渐增高,10～11 月可出现高峰,入冬后渐降,春夏季最少。如格氏血厉螨、耶氏厉螨主要在秋冬季繁殖;柏氏禽刺螨和鸡皮刺螨在夏秋季大量繁殖。

三、 对人体危害

革螨叮咬后可引起皮炎,奇痒,重者可出现荨麻疹。此外,尚与流行性出血热(病原体为病毒,可经卵传递至后代)、Q 热和地方性斑疹伤寒、野兔热和蜱媒回归热等疾病相关。故应引起重视。

四、 革螨的综合防制原则

（1）灭鼠,清理鸽巢和禽舍。

（2）药物灭螨:用美曲膦酯(敌百虫)、敌敌畏或马拉硫磷等喷洒。用敌敌畏熏蒸灭螨效果良好。

（3）个人防护:涂擦驱避剂如邻苯二甲酸二甲酯于裸露部位,有 1～6 h 驱避效果;亦可将布带浸泡驱避剂系于手腕、踝关节,防止革螨侵袭。

第四节　恙　螨

恙螨(chiggers)又称沙螨、沙虱、恙虫,属真螨目(Acariformes)、恙螨科(Trombiculidae)。恙螨的成虫和若虫营自生生活,幼虫寄生在家畜和其他动物体表,吸取宿主组织液,引起恙螨皮炎,传播恙虫病。全世界已知有 3 000 多种及亚种,其中有 50 种左右可侵袭人体,我国已记录有 400 多种及亚种。恙螨主要分布在温暖潮湿地区,以热带雨林为最。东南亚地区的恙螨种类繁多,是世界上恙螨最集中的地区。我国以东南沿海至西南边境省区为恙螨主要分布区域。青藏高原虽然干寒,但也有局部微小气候适宜螨种存在。我国恙虫病的主要媒介为地里纤恙螨(*Leptotrombidium deliense*)和小盾纤恙螨(*L. scutellare*)。

一、 幼虫形态

恙螨幼虫体形微小,长 0.2～0.5 mm,椭圆形;颜色多呈红、橙、淡黄或乳白色。初孵出时体长约 0.2 mm,经饱食后体长达 0.5～1.0 mm 以上。虫体分颚体和躯体两部分。颚体位于躯体前端,由螯肢及须肢各 1 对组成。螯肢的基节呈三角形,端节的定趾退化,动趾变为螯肢爪。须肢圆锥形,分 5 节。颚基在腹面向前延伸,其外侧端形成一对螯盔(galea)。躯体背面的前端有盾板,呈长方形、矩形、五角形、半圆形或舌形,是重要的分类依据。盾板上通常有毛 5 根,中部有 2 个圆形的感器基(sensillary base),由此生出呈丝状、羽状或球杆状的感器(sensillum)。多数种类在盾板的左右两侧有眼 1～2 对,位于眼片上。盾板后方的躯体上有横列的背毛,其排列的行数、数目和形状等因种类而异。气门位于颚基与第 1 对足基节之间。足分 6 或 7 节,如为 7 节则股节又分为基股节和端股节。足的末端有爪 1 对和爪间突 1 个(图 22－6)。

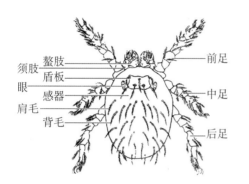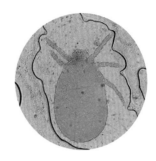

须肢　螯肢　前足
盾板
眼
感器　中足
肩毛
背毛　后足

图 22－6　恙螨形态

二、生活史及生态习性

1. **生活史**　恙螨的生活史可分为卵、前幼虫、幼虫、若蛹、若虫、成蛹和成虫 7 个时期。雌虫于泥土中产卵,经 5～7 天卵内幼虫形成,逸出包有薄膜的前幼虫,经 10 天左右发育,幼虫破膜而出,寻找宿主寄生,经 2～3 天饱食后,落地化为若蛹。若蛹内的若虫成熟后,约经 3 周变成蛹,再经 1～2 周孵出成虫,整个生活史的完成需 2～3 个月。雄虫性成熟后,产精包以细丝粘于地表,雌螨通过生殖吸盘摄取精包并在体内受精,经 2～3 周开始产卵于泥土表层缝隙中,一生产卵 100～200 个,平均寿命 288 天。

2. **生态习性**

(1) 宿主选择:恙螨幼虫的宿主范围很广泛,包括哺乳类、鸟类、爬行类、两栖类以及无脊椎动物,哺乳动物宿主主要是鼠类,有些种类也可侵袭人体。多数种类的恙螨对宿主选择性不强,但也有某些种类对宿主有较强的选择性。大多数恙螨幼虫寄生在宿主体表,多在皮薄而湿润处,如鼠的耳窝、会阴部,鸟类的腹股沟、翼腋下,爬行类的鳞片下等。在人则常寄生在腰、腋窝、腹股沟、阴部等处。

(2) 食性:恙螨的若虫和成虫均营自生生活,主要以昆虫卵为食,但其幼虫则需寄生,摄取宿主的组织液和淋巴液为食。刺吸时先以螯肢爪刺入皮肤,分泌涎液,宿主组织受溶组织酶的作用,上皮细胞、胶原纤维及蛋白发生变性,出现凝固性坏死,在唾液周围形成一个环圈,继而往纵深发展形成一条小吸管通到幼虫口中,称为茎口(stylostome),被分解的组织和淋巴液通过茎口进入幼虫消化道。幼虫在刺吸过程中,一般不更换部位或转换宿主。

(3) 孳生地与活动:除幼虫必须寄生外,恙螨生活史的其他时期都在地面浅表层生活。恙螨孳生地要求土壤较潮湿,宿主(主要是鼠类)常经过和停留,若虫和成虫食物(如小昆虫及其卵)丰富。在野外多孳生于小溪、河沟两旁、沼泽、水塘、树林及耕地的边缘地带和草地;在居民点多分布在地势低洼、潮湿荫蔽、环境卫生不好、常有鼠类活动的场所,如墙脚、洞穴等。恙螨的孳生地常孤立而分散,呈点状分布,称为螨岛(mite island)。

恙螨的活动范围很小,未进食的幼虫通常只在半径 3 m、垂直距离 10~20 cm 的范围内活动,这与恙螨的群集特点有关。恙螨喜攀登地草树叶、石头或地面物体尖端或深入泥洞微小环境。恙螨在水中能生活很久,因此洪水、暴雨或河水泛滥可导致恙螨扩散。在宿主体表吸食的幼虫可随宿主动物扩散。

(4) 季节消长:恙螨的季节消长除其本身的生物学特点外,还受温度、相对湿度和雨量的影响。各地区的各种恙螨幼虫发现于宿主体表均有季节消长规律,大致可分为 3 型。①春夏型:每年夏季出现一次高峰。②春秋型:有春秋两个季节高峰,多数恙螨属此型。③秋冬型:出现在 10 月以后至次年 2 月,以冬季为高峰。春夏型和春秋型的恙螨多以若虫和成虫越冬,秋冬型无越冬现象。恙螨幼虫在自然界中的密度变化有明显的季节性,与恙虫病的流行密切相关。一般说,雨量丰富、温度在 22~28℃,是恙螨孳生繁殖最有利的季节。东南亚地区是世界上恙螨最集中的地区。我国以东南沿海至西南边境省区为最多,尤其是云南至广东边境各省区。

三、 与疾病的关系

恙螨幼虫叮刺人体可引起恙螨皮炎(trombiculiasis,trombiculosis),在叮刺局部还可留下痕迹("焦痂"),引流淋巴结大。恙螨幼虫最大危害是传播恙虫病(tsutsugamushi disease)。恙虫病的病原体是立克次体,当幼虫叮咬患病宿主时受染。立克次体在幼虫体内可随其发育保存,并可经卵传递至下一代幼虫(可传 2~3 代),当此幼虫再叮咬其他宿主时,便可传播恙虫病。恙虫病主要在鼠类等动物流行,人也可感染。此外,还可传播流行性出血热、Q 热、弓形虫病等,但其媒介作用尚待进一步证实。

四、 恙螨的综合防制原则

1. 环境整治 清除杂草,搞好环境卫生,消灭鼠类,在不能除草的场所喷洒杀虫剂等,都是消灭孳生栖息场所的有效措施。在野外作业时尽量减少暴露部位,不在草地坐卧,外露的皮肤部位应酌情涂擦防护剂,以防幼虫叮刺传播恙虫病。

2. 药物杀螨 在人经常活动的地方、鼠洞鼠道附近及孳生地,可喷洒六六六、美曲膦酯(敌百虫)等。

3. 个人防护 野外工作时衣、裤口要扎紧,外露皮肤可涂驱避剂(如邻苯二甲酸二甲酯)或将衣服用驱避剂浸泡。

第五节 疥 螨

疥螨(scab mites,itch mite)又称疥虫,属真螨目、疥螨科(Sarcoptidae)、疥螨属(*Sarcoptes*),是一种永久性寄生螨类。寄生于人和哺乳动物的皮肤表皮层内,引起一种有剧烈瘙痒的顽固性皮肤病,称为疥疮(scabies)。寄生于人体的疥螨为人疥螨(*Sarcoptes scabiei hominis*))。

一、形态

雌螨大小为(0.3～0.5)mm×(0.25～0.4)mm,雄螨略小。疥螨颚体短小,位于前端;螯肢钳状,尖端有小齿,适于啮食宿主皮肤的角质层组织。须肢分3节。无眼无气门。躯体背面有横形的波状横纹和成列的鳞片状皮棘,躯体后半部有几对杆状刚毛和长鬃。腹面光滑,仅有少数刚毛。足4对,短粗,分5节。前两对足与后两对足之间的距离较大。足的基部有角质内突。雌雄螨前2对足的末端均有具长柄的爪垫,称吸垫(ambulacra),为感觉灵敏部分;后2对足的末端雌雄不同,雌虫均为长刚毛,而雄虫的第4对足末端具吸垫。雌螨的生殖孔位于后2对足间的中央。雄螨的外生殖器位于第4对足间略后处。肛门位于躯体后缘正中(图22－7)。

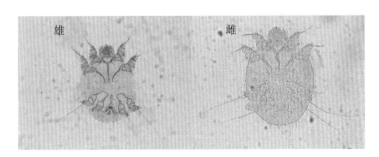

图 22－7 疥螨形态

二、生活史及生态

疥螨常寄生于人体皮肤较柔软嫩薄之处,常见于指间、腕屈侧、肘窝、腋窝前后、腹股沟、外生殖器、乳房下等处;儿童皮肤嫩薄,全身均可被侵犯。疥螨生活史分为卵、幼虫、前若虫、后若虫和成虫5个期。疥螨寄生于人体皮肤表皮角质层,啮食角质组织,并以其螯肢和足跗节末端的爪在皮下开凿一条与体表平行而迂曲的隧道,雌虫在隧道内产卵。卵呈圆形或椭圆形,淡黄色,壳薄,大小为80×180 µm,产出后经3～5天孵出幼虫。幼虫足3对,生活在原隧道中,经3～4天蜕皮为前若虫。前若虫形似成虫,足4对,但生殖器尚未显现,约经2天后蜕皮成为后若虫。雌性后若虫产卵孔尚未发育完全,但阴道孔已形成,可行交配。后若虫再经3～4天蜕皮而为成虫。疥螨交配发生在雄性成虫和雌性后若虫之间,多在人体皮肤表面进行。交配受精后的雌螨最为活跃,每分钟可爬行2.5 cm,此时也是最易感染新宿主的时期。雄虫大多在交配后不久即死亡；雌性后若虫在交配后 20～30 min 内钻入宿主皮内，蜕皮为雌虫，2～3 天后即在隧道内产卵。每天可产 2～4 个卵，一生共可产卵 40～50 个，雌螨寿命约 5～6 周。

疥螨的扩散与环境的温度、相对湿度有关，雌性成虫离开宿主后的活动、寿命及感染人的能力明显受环境温度及相对湿度的影响。温度较低，湿度较高时寿命较长，而高温低湿则对其生存不利。雌螨的适宜扩散温度为 15～31℃之间，有效扩散时限为 1～7 天，在此时限内活动正常并具感染能力。

三、与疾病关系

疥疮流行广泛，遍及世界，多发生于学龄前儿童及青年集体中，但亦可发生在其他年龄组。感染方式主要通过直接接触，如与患者握手、同床睡眠以及性生活等。患者在夜间睡眠时，疥螨活动十分活跃，常在宿主皮肤表面爬行和交配，增加了传播机会。患者的衣被、手套、鞋袜等可起间接传播作用。公共浴室的休息更衣间是重要的社会传播场所。许多寄生哺乳动物的疥螨，偶可感染人体，但症状较轻。

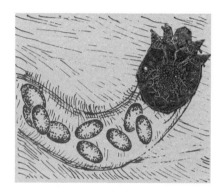

图 22-8　疥螨致病模式图

雌虫在表皮钻掘隧道较深，雄虫、若虫和幼虫开掘的则较浅（图 22-8）。在寄生过程中，因虫体机械刺激和其分泌物、排泄物等的毒性作用，致局部发生炎症，奇痒难忍，夜间尤甚。开始时病变仅限于隧道口，出现针尖大小的丘疹和水泡，因瘙痒可引起继发感染致局部化脓溃烂，称为疥疮。

四、诊断

疥螨实验诊断方法有：①用消毒针头在患处挑破，刺向隧道，挑出白色斑点状物，置 10％KOH 中消化蛋白，试管中的沉淀置载玻片上镜检，如果发现疥螨即可确诊；②用 1 滴消毒的矿物油滴在患处，再用刀片轻刮皮肤，将刮取物置玻片上镜检；③将患处直接放在解剖镜低倍视野下，用手术刀尖挑破患处找出疥螨，阳性率可达 97.5％。

五、预防和治疗

患者应隔离治疗，对密切接触者应同时治疗。患者用过的衣被、手套、毛巾等物应热水烫洗处理。避免与患者直接接触可预防传播。

治疗疥疮的常用药物有：25％苯甲酸苄酯乳剂（涂抹后保留 24 h），10％硫黄软膏，5％二氯苯醚菊酯霜，0.5％马拉硫磷或复方美曲膦酯（敌百虫）霜剂等，用药前建议患者洗热水澡。所有的衣物及被褥严格清洗、煮沸或药物消毒处理。局部止痒可用 12％苯佐卡因盐酸盐。

本病已经被 WHO 列入性传播疾病，预防工作主要是加强卫生宣教，注意个人卫生。

第六节 蠕 形 螨

蠕形螨（demodicid mite））又称毛囊螨（follicle mite）、毛囊虫；属真螨目，蠕螨科（Demodicidae）、蠕形螨属（*Demodex*）。是一类专性寄生于人和哺乳动物的毛囊和皮脂腺中的寄生虫。寄生人体的蠕形螨有毛囊蠕形螨（*Demodex folliculorum*）和皮脂蠕形螨（*D. brevis*）。

一、形态

两种蠕形螨的形态、生活史均相似。毛囊蠕形螨的躯体细长呈蛹虫状，乳白色，半透明。成虫长 0.1～0.4 mm，雌虫略大于雄虫。虫体分颚体和躯体两部分，颚体在躯体前端，呈梯形。躯体分足体和末体两部分，足体短，有足 4 对，足粗短，呈芽突状，末体细长，表皮具环状横纹，末端钝圆。皮脂蠕形螨较短，末体的尾端较尖（图 22 - 9）。

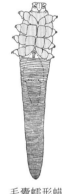 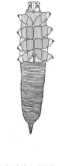

毛囊蠕形螨　　皮脂蠕形螨

图 22 - 9　蠕形螨模式图

二、生活史

蠕形螨的生活史分卵、幼虫、前若虫、若虫，成虫 5 期。生活史中不需更换宿主。毛囊蠕形螨寄生于毛囊，常多个群居。皮脂蠕形螨主要寄生于皮脂腺，常单个寄居。蠕形螨主要寄生于颜面部，额、鼻、鼻沟、头皮、颏部、颧部和外耳道，还可寄生于颈、肩背、胸部、乳头、大阴唇、阴茎和肛门等处。雌雄虫后交配后雄虫死亡，完成一代生活史约需半个月，成虫寿命约 4 个月。

三、与疾病关系

蠕形螨寄生后多数人无症状，少数人可表现为局部炎症。因为常常与多种皮肤疾患有关，蠕形螨有"颜面螨虫"之称，如玫瑰痤疮（酒渣鼻）、黑头粉刺以及其他皮肤刺激症状。研究表明蠕形螨的致病属条件性致病，即蠕形螨的机械刺激和各种代谢、分泌产物刺激引起局部炎症，再加上机体抵抗力下降以及细菌感染等因素而引起致病。有临床表现的患者，其蠕形螨感染率和感染程度均显著高于一般皮肤病患者和健康人。

虫体寄生在毛囊和皮脂腺中，在头皮、颊部、鼻、眉毛以及睫毛根部常见。一个雌虫在一个毛囊内可产 25 枚卵，当幼虫孵化并长大后，拥挤在毛囊内。雌性成虫发育成熟后，离开毛囊，再次交配并转移到其他毛囊产卵。在毛囊和皮脂腺中还集聚了其他代谢产物，毛囊周围的表皮增生，加重了毛囊堵塞。但是，皮肤损害主要是由于继发性细菌感染所致。

四、诊断

蠕形螨感染患者,可用痤疮挤压器、弯头眼科镊或手指挤压患部,将挤出物刮下置玻片上,加 1 滴 50% 的甘油酒精或花生油,加盖片镜检。人群普查常用透明胶纸粘贴方法,于临睡前将透明胶带贴于鼻尖、鼻翼、鼻沟和额部等处,次晨取下贴于载玻片上镜检。此法优于挤压法,可推广使用。

五、预防和治疗

人体蠕形螨呈世界性分布,国内外报道人群感染率为 0.8%～100%,男性感染率高于女性。感染的年龄从 4.5 个月至 90 岁。感染方式可能通过直接或间接接触而传播。

外用 2% 甲硝唑(灭滴灵)霜、10% 硫黄软膏、苯甲酸苄脂乳剂、二氯苯醚菊酯霜剂等均有一定疗效。用药前洗温水澡可使毛囊口张大有利于药物渗入。

第七节　尘　　螨

尘螨(dust mite)呈世界性分布,普遍存在于人类居住和工作场所,是一种强烈的变应原,可引起螨性哮喘、过敏性鼻炎、特应性皮炎及慢性荨麻疹等,危害人体健康。尘螨过敏性哮喘也是临床上最为常见的哮喘之一。在分类学上,尘螨隶属蛛形纲,真螨目、粉螨亚目、粉螨总科(Acaroidea)、蚍螨科(Pyroglyphidae)。可诱发过敏性哮喘的主要是表皮螨属(*Epidermoptes*),该螨属通常占室内螨总数的 90% 以上,现已证实表皮螨共有 47 个种类,其中已有 10 余种已在室内尘土中发现,6 种被认为与过敏性哮喘关系最为密切,分别为户尘螨(*Dermatophagoides pteronyssinus*, Der. *p*)、粉尘螨(*Dermatophagoides farinae*, Der. *f*)、埋内欧尘螨(*Euroglyphus maynei*, Em)、微角尘螨(*Dermatophagoides microceras*)、害鳞嗜螨(*Lepidoglyphus destructor*)以及多毛螨(*Hirstia*);屋尘螨是导致尘螨过敏性哮喘最重要的螨种。

一、形态

螨体呈椭圆形,乳黄色,大小为 $(0.2～0.5) mm \times (0.1～0.4) mm$。体表有指纹状皮纹,颚体有螯肢 1 对,须肢 1 对。躯体表面有细密或粗皱的皮纹和少量刚毛。躯体背面前端有狭长的前盾板。雄螨体背后部还有 1 块后盾板,其两侧有 1 对臀盾。躯体背面前侧有 1 对长鬃,尾端有 2 对长鬃。外生殖器位于腹面中央,雌螨为产卵孔,雄螨为阳茎,其两侧有 2 对生殖乳突,雌螨具交合囊,位于躯体后端。肛门靠近后端,呈纵行裂孔,雄螨菱形肛区两侧有 1 对肛吸盘。腹部前、后部各有足 2 对,基节形成基节内突,跗节末端具爪和钟罩形爪垫。

二、 生活史

尘螨生活史分卵、幼虫、第1期若虫、第3期若虫和成虫5个时期。温度和相对湿度等条件适宜时从虫卵发展为成虫约需3周。雄性尘螨存活期为2～3个月,雌性尘螨的存活期为3～5个月。尘螨普遍存在于人类居所。户尘螨主要孳生于卧室内的枕头、褥被、沙发、软垫、衣柜和家具中。粉尘螨在面粉厂、棉纺厂、食品仓库、中药库以及动物饲料仓库等地大量孳生。尘螨生长发育的最适温度为(25 ± 2)℃,相对湿度80％左右。因此一般在7～9月大量繁殖,秋后数量下降。

三、 与疾病关系

尘螨是诱发支气管哮喘的重要变应原。尘螨的排泄物、分泌物和死亡虫体的分解产物等均可作为过敏原,粪粒的致敏性最强。上述物质被分解为微小颗粒,通过铺床叠被、打扫房屋等活动,使尘埃飞扬,过敏体质者吸入后产生超敏反应。尘螨性过敏属于外源性变态反应,患者往往有家族过敏史或个人过敏史。尘螨过敏常见临床表现主要为哮喘和过敏性鼻炎。尘螨的死亡虫体碎片、分泌物、代谢物等是强烈的过敏原,人接触或吸入后可致过敏性皮炎、过敏性鼻炎、支气管哮喘等病症。

四、 尘螨的综合防制原则

预防感染主要是注意清洁卫生,经常清除室内尘埃、勤洗衣被、勤晒褥垫、卧室常通风等,可防尘螨孳生繁殖。对疑为尘螨感染引起病症者进行病原检查很困难,用尘螨浸液做皮肤过敏试验,阳性者可作脱敏治疗,或用抗过敏药物治疗。常用的杀螨剂如7％尼帕净、1％林旦、虫螨磷、甲苯酸苄酯,那他霉素等。无论采用何种制剂和方法,均应每间隔1～2个月重复使用1次。

五、 我国最常见的室内致敏螨种

主要有户尘螨、粉尘螨。

1. **户尘螨**　户尘螨主要孳生于卧室内的枕头、褥被、沙发、软垫、衣柜和家具中。雄虫大小为$(240～280)\mu m\times(155～220)\mu m$,后盾板长大于宽。足Ⅰ与Ⅱ等粗,基节内不突出,无胸骨。雌虫大小为$(290～380)\mu m\times(220～260)\mu m$,形体较扁,后背中央皮纹纵行,足Ⅳ短小,足Ⅲ粗长(图22-10)。

2. **粉尘螨**　粉尘螨在面粉厂、棉纺厂、食品仓库、中药库以及动物饲料仓库等地大量孳生。雄虫大小为$(285～360)\mu m\times(200～245)\mu m$,后盾板宽短,足Ⅰ特别粗短,基节Ⅰ内突相接,有胸骨。雌虫大小为$(370～440)\mu m\times(235～220)\mu m$,体形饱满,后背中央皮纹横形,末端拱形。足Ⅲ和Ⅳ等粗,细长(见图22-10)。

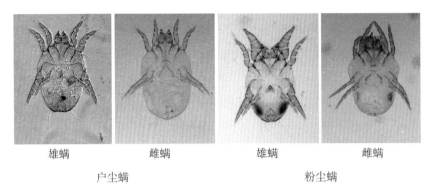

雄螨　　　　　　　雌螨　　　　　　　　雄螨　　　　　　　雌螨

户尘螨　　　　　　　　　　　　　　粉尘螨

图 22 - 10　屋尘螨和粉尘螨形态

第八节　其 他 螨 类

螨类中尚有一些可引起皮炎、寄生后导致过敏或肺部感染者。

一、粉螨

粉螨属于真螨目,疥螨亚目(Sarcoptiformes),粉螨总科(Acaroidea),粉螨科(Acaridae)。我国已知 30 多种,分布广泛。成虫分为前半体和后半体,上具刚毛(毛发状或稀栉齿状)。主要致病的粉螨虫种有粗脚粉螨、腐酪食螨和乳果螨。粉螨个体较小、种类繁多、生境广泛,可在储藏物中大量的孳生,主要以植物或动物的有机残屑为食,但以储藏物中的储粮、干果、毛皮等为主。粉螨完成一代 2～4 周,分卵、幼螨、第 1 期若螨、第 2 期若螨、第 3 期若螨和成螨 6期孳生于各种谷物、谷粉干果、奶酪、火腿、食糖、宠物饲料等食物中,是储藏食品螨类中为害最重的一种。这些螨类分别以皮屑、面粉等食物、真菌等为食,营自生生活。

人与之接触可被叮咬引起如下情况。①螨性皮炎:人接触粉螨,接触处出现丘疹、红斑,搔抓后变为疱疹,继发细菌感染成为脓疱。相关螨类粗脚粉螨、腐食酪螨、奈氏粟螨等。②粉螨的分泌物、排泄物、皮屑可作为过敏原,引起过敏性疾病。③其他:因误食食品中腐酪食螨,螨进入消化道可导致肠螨病。主要症状有腹痛、腹泻、脓血便等。吸入粉螨如腐食酪螨或乳果螨也可导致肺螨病,主要症状有咳嗽、咳痰、胸痛,伴有嗜食酸性粒细胞增高。也有螨入侵泌尿系统导致尿螨病的报道。

防制粉螨应做好食品的存储管理,保持环境干燥,注意食物卫生和个人防护。

二、蒲螨

蒲螨属于真螨目,绒螨亚目(Trombidiformes),跗线螨总科(Tarsonemoidea),蒲螨科(Pyemotidae)。蒲螨非人体寄生性螨,是农业害虫类的寄生螨、也是粮仓害虫(蝶蛾类)的寄生螨。蒲螨可刺叮人体,引起皮疹(又称谷痒疹)。

　　蒲螨体型小,约 0.2 mm。体壁柔软,分节,足细,口器刺吸式,雌虫如纺锤形。受孕雌虫后端呈囊状膨大,直径可达 2 mm。雌虫寄生于蝶蛾类昆虫的幼虫体上,受孕雌虫的卵在母体内生长发育,化为成螨后才爬出母体。在有蝶蛾昆虫的稻草、谷物、棉籽或麻袋上,可有许多蒲螨聚集。蒲螨在春秋繁盛,如其寄主死亡,则离开,就可叮人。人与之接触时,刺叮皮肤,引起皮疹。通常在仓库搬运工易遭受侵袭。

　　人体发生蒲螨皮炎时,可洗澡更衣,患处搽止痒剂。离开蒲螨环境,即可逐渐缓解。防制措施主要是应加强粮仓管理,防止蝶蛾类孳生,这样也就防止了蒲螨的孳生。此外,应采取灭螨措施和注意个人防护。

(毛佐华)

中英文名词对照索引

主要参考文献

1. 陈心陶. 医学寄生虫学. 北京：人民卫生出版社，1965

2. 赵慰先. 人体寄生虫学. 第 2 版. 北京：人民卫生出版社，1997

3. 吴观陵. 人体寄生虫学. 第 4 版. 北京：人民卫生出版社，2013

4. 潘卫庆，汤林华. 分子寄生虫学. 上海：上海科技出版社，2004

5. 李雍龙. 人体寄生虫学. 第 7 版. 北京：人民卫生出版社，2008

6. 诸欣平，苏川. 人体寄生虫学. 第 8 版. 北京：人民卫生出版社，2013

7. 王陇德. 全国人体重要寄生虫病现状. 北京：人民卫生出版社，2008

8. 余森海. 医学寄生虫学词汇. 北京：人民卫生出版社，2009

9. 詹希美. 人体寄生虫学. 第 2 版. 北京：人民卫生出版社，2010

10. 吴忠道，诸欣平. 人体寄生虫学. 第 3 版. 北京：人民卫生出版社，2015

11. 文心田，于恩庶，徐建国等. 当代世界人兽共患病学. 成都：四川科学技术出版社，2011

12. 汤林华，许隆祺，陈颖丹. 中国寄生虫病防治与研究. 北京：北京科学技术出版社，2012

13. 陈灏珠，林果为，王吉耀. 实用内科学. 第 14 版. 北京：人民卫生出版社，2013

14. 曹务春. 流行病学. 第 3 版. 北京：人民卫生出版社，2015

15. Chiodini PL，Moody AH，Manser DW. Atlas of Medical Helminthology and Protozoology. 4th ed. London：Churchill Livingstone，2001

16. John DT，Petri WA. Medical Parasitology. 9th ed. Philadelphia：Saunders Elsevier，2006

17. Garcia LS. Diagnostic Medical Parasitology. 5th ed. Wathington，DC：ASM Press，2007

18. Farrar J，Hotez PJ，Junghanss T，et al. Manson's Tropical Diseases. 23th ed. Philadelphia：Saunders Elsevier，2009

19. Bogitsh BJ，Carter CE，Oeltmann TN. Human Parasitology. 4th ed. New York：Academic Press，2013

20. Schmidt GD，Robert LS. Foundations of Parasitology. 9th ed. New York：McGraw-Hill Science/ Engineering/Math，2013

21. Aboobaker AA，Blaxter ML. Functional genomics for parasitic nematodes and platyhelminths. Trends Parasitol，2004，20：178～184

22. Baird FJ，Gasser RB，Jabbar A，et al. Foodborne anisakiasis and allergy. Mol Cell Probes，2014，28：167～174

23. Berriman M，Ghedin E，Hertz-Fowler C，et al. The genome of the African trypanosome Trypanosoma brucei. Science，2005，309：416～422

24. Bobes RJ，Fragoso G，Fleury A，et al. Evolution，molecular epidemiology and perspectives on the research of taeniid parasites with special emphasis on Taenia solium. Infect Genet Evol，2014，23：150～160

25. Chuah C，Jones MK，Burke ML，Cellular and chemokine-mediated regulation in schistosome-induced hepatic pathology. Trends Parasitol，2014，30：141～150

26. Correia da Costa JM，Vale N，Gouveia MJ，et al. Schistosome and liver fluke derived catechol-estrogens and helminth associated cancers. Front Genet，2014，5：444

27. Cowie RH. Pathways for transmission of angiostrongyliasis and the risk of disease associated with them. Hawaii J Med Public Health，2013，72：70～74

28. Das AK. Hepatic and biliary ascariasis. J Glob Infect Dis, 2014,6:65~72

29. Gaze S, Bethony JM, Periago MV. Immunology of experimental and natural human hookworm infection. Parasite Immunol, 2014,36:358~366

30. Fernandez-Romero JA, Deal C, Herold BC, et al. Multipurpose prevention technologies: the future of HIV and STI protection. Trends Microbiol, 2015,23:429~436

31. Fitzsimmons CM, Falcone FH, Dunne DW. Helminth allergens, parasite-specific IgE, and its protective role in human immunity. Front Immunol, 2014,5:61

32. Gardner MJ, Hall N, Fung E, et al. Genome sequence of the human malaria parasite Plasmodium falciparum. Nature, 2002,419:498~511

33. Hegglin D, Bontadina F, Deplazes P. Human-wildlife interactions and zoonotic transmission of Echinococcus multilocularis. Trends Parasitol, 2015,31:167~173

34. Jain K, Jain NK. Vaccines for visceral leishmaniasis: A review. J Immunol Methods, 2015,422:1~12

35. Johnston CJ, McSorley HJ, Anderton SM, et al. Helminths and immunological tolerance. Transplantation, 2014,97:127~132

36. Hopp CS, Sinnis P. The innate and adaptive response to mosquito saliva and Plasmodium sporozoites in the skin. Ann N Y Acad Sci, 2015,1342:37~43

37. Johnston DA, Blaxter ML, Degrave WM, et al. Genomics and the biology of parasites. Bioessays, 1999,21:131~147

38. Marie C, Petri WA Jr. Regulation of virulence of Entamoeba histolytica. Annu Rev Microbiol, 2014,68:493~520

39. McNeilly TN, Nisbet AJ. Immune modulation by helminth parasites of ruminants: implications for vaccine development and host immune competence. Parasite, 2014,21:51

40. Neu N, Duchon J, Zachariah P. TORCH infections. Clin Perinatol, 2015,42:77~103

41. Nilsson SK, Childs LM, Buckee C, et al. Targeting human transmission biology for malaria elimination. PLoS Pathog, 2015,11:e1004871

42. Peacock CS, Seeger K, Harris D, et al. Comparative genomic analysis of three Leishmania species that cause diverse human disease. Nat Genet, 2007,39:839~847

43. Ryan U, Hijjawi N. New developments in Cryptosporidium research. Int J Parasitol, 2015,45:367~373

44. Tsai IJ, Zarowiecki M, Holroyd N, et al. The genomes of four tapeworm species reveal adaptations to parasitism. Nature, 2013,496:57~63

45. Utzinger J, Becker SL, van Lieshout L, et al. tools in schistosomiasis. Clin Microbiol Infect, 2015,21:529~542

46. van Lieshout L, Roestenberg M. Clinical consequences of new diagnostic tools for intestinal parasites. Clin Microbiol Infect, 2015,21:520~528

47. Welburn SC, Beange I, Ducrotoy MJ, et al. The neglected zoonoses-the case for integrated control and advocacy. Clin Microbiol Infect, 2015,21:433~443

48. Winzeler EA, Manary MJ. Drug resistance genomics of the antimalarial drug artemisinin. Genome Biol, 2014,15:544

49. Vannier EG, Diuk-Wasser MA, Ben Mamoun C, et al. Babesiosis. Infect Dis Clin North Am, 2015,29:357~370

50. Yap P, Utzinger J, Hattendorf J, et al. Influence of nutrition on infection and re-infection with soil-transmitted helminths: a systematic review. Parasit Vectors, 2014,7:229

51. Zhou Y, Liu F, Hu W, et al. The Schistosoma japonicum genome reveals features of host-parasite interplay. Nature, 2009,460:345~351

52. Young ND, Jex AR, Li B, et al. Whole-genome sequence of Schistosoma haematobium. Nat Genet, 2012,44:221~225

图书在版编目(CIP)数据

人体寄生虫学/程训佳主编. —上海:复旦大学出版社,2015.9 (2020.7 重印)
(复旦博学·基础医学本科核心课程系列教材)
ISBN 978-7-309-11722-6

Ⅰ. 人… Ⅱ. 程… Ⅲ. 医学-寄生虫学-高等学校-教材 Ⅳ. R38

中国版本图书馆 CIP 数据核字(2015)第 207411 号

人体寄生虫学
程训佳 主编
责任编辑/贺 琦

复旦大学出版社有限公司出版发行
上海市国权路 579 号 邮编:200433
网址:fupnet@ fudanpress.com http://www.fudanpress.com
门市零售:86-21-65102580   团体订购:86-21-65104505
外埠邮购:86-21-65642846   出版部电话:86-21-65642845
杭州钱江彩色印务有限公司

开本 787×1092 1/16 印张 22.75 字数 486 千
2020 年 7 月第 1 版第 2 次印刷

ISBN 978-7-309-11722-6/R · 1495
定价:80.00 元